临床输血个案精选

（第2版）

顾　问　汪德清

主　编　于　洋　王秋实　苗天红

副主编　李尊严　马曙轩　李晓丰　陈　青

人民卫生出版社
·北京·

图书在版编目（CIP）数据

临床输血个案精选 / 于洋,王秋实,苗天红主编
. —2 版 . —北京：人民卫生出版社,2021.9
ISBN 978-7-117-32026-9

Ⅰ. ①临…　Ⅱ. ①于…　②王…　③苗…　Ⅲ. ①输血–
病案–分析　Ⅳ. ①R457.1

中国版本图书馆 CIP 数据核字（2021）第 177621 号

人卫智网	**www.ipmph.com**	医学教育、学术、考试、健康， 购书智慧智能综合服务平台
人卫官网	**www.pmph.com**	人卫官方资讯发布平台

临床输血个案精选
Linchuang Shuxue Gean Jingxuan
第 2 版

主　　编：于洋　王秋实　苗天红
出版发行：人民卫生出版社（中继线 010-59780011）
地　　址：北京市朝阳区潘家园南里 19 号
邮　　编：100021
E - mail：pmph @ pmph.com
购书热线：010-59787592　010-59787584　010-65264830
印　　刷：北京汇林印务有限公司
经　　销：新华书店
开　　本：710×1000　1/16　印张：35
字　　数：627 千字
版　　次：2011 年 5 月第 1 版　　2021 年 9 月第 2 版
印　　次：2021 年 11 月第 1 次印刷
标准书号：ISBN 978-7-117-32026-9
定　　价：129.00 元
打击盗版举报电话：010-59787491　E-mail：WQ @ pmph.com
质量问题联系电话：010-59787234　E-mail：zhiliang @ pmph.com

编　者（按汉语拼音排序）

卞茂红　（安徽医科大学第一附属医院）

陈　凤　（内蒙古自治区人民医院）

陈　剑　（四川大学华西第二医院）

陈　静　（河北医科大学第三医院）

陈　青　（江苏省血液中心）

陈麟凤　（首都医科大学附属北京世纪坛医院）

杜春红　（天津医科大学总医院）

方晓蕾　（安康市中心医院）

郝一文　（中国医科大学附属第一医院）

何燕京　（中国医科大学附属盛京医院）

胡兴斌　（中国人民解放军空军军医大学西京医院）

黄远帅　（西南医科大学附属医院）

纪宏文　（中国医学科学院阜外医院）

蒋学兵　（中国人民解放军总医院第六医学中心）

李碧娟　（中南大学湘雅医院）

李翠莹　（中国人民解放军空军特色医学中心）

李小飞　（首都医科大学附属北京友谊医院）

李晓丰　（辽宁省血液中心）

李尊严　（北华大学附属医院）

刘志国　（中国人民解放军总医院第五医学中心）

刘志伟　（浙江大学医学院附属邵逸夫医院）

栾建凤　（中国人民解放军东部战区总医院）

马春娅　（中国人民解放军总医院第一医学中心）

马曙轩　（首都医科大学附属北京儿童医院）

苗天红　（北京市红十字血液中心）

欧阳锡林　（中国人民解放军总医院第四医学中心）

戎　霞　（广州血液中心）

邵树军　（河南省肿瘤医院）

宋继军　（河南省儿童医院）

孙福廷　（潍坊市人民医院）

陶翠华　（武汉亚洲心脏病医院）

田文沁　（北京大学人民医院）

王秋实　（中国医科大学附属盛京医院）

主编简介

于洋,中国人民解放军总医院第一医学中心输血医学科副主任,医学博士,副主任医师,副教授,硕士研究生导师。研究方向:血液单采治疗、智能化输血辅助决策、野战输血等。现任中华医学会临床输血学分会委员、中国医师协会输血科医师分会血液净化专业委员会副主任委员、北京医学会输血学分会副主任委员,《中国实验血液学杂志》编委、《中国输血杂志》编委、《临床输血与检验》编委、CNAS 医学实验室评审员等学术职务。主编学术专著 3 部,参编 4 部,发表科研论文 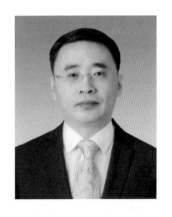 120 余篇(第一作者或通讯作者 40 余篇,其中 SCI 论文 13 篇)。主持或完成省部级以上科研课题 3 项。先后获得中国人民解放军总医院科技进步二等奖 1 项、首届北京输血创新项目奖 1 项、军队医疗成果二等奖 1 项、北京市医学科技一等奖 1 项、中华医学科技进步二等奖 1 项,获 CFDA 批文 2 项、发明专利 3 项、实用新型专利 4 项,软件著作权 4 项。

主编简介

王秋实,中国医科大学附属盛京医院输血科主任,医学博士,主任医师,教授,硕士生导师。现任中华医学会临床输血学分会委员、中国医师学会输血科医师分会常务委员、全国临床输血相容性检测室间质量评价专家委员会委员、第八届国家卫生健康标准委员会血液标准专业委员会委员、《中国输血杂志》编委、《临床输血与检验杂志》编委,辽宁省医学会输血分会候任主任委员,辽宁省临床用血质控中心副主任委员。承担和参与沈阳市科技局和辽宁省科技厅课题8项,累计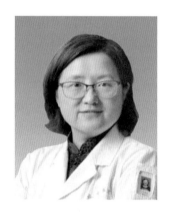经费80余万。以第一作者、通讯作者发表中英文论文30余篇。参编参译专著5部。有近25年输血科工作经验,主要从事临床输血、输血治疗和用血管理工作,包括大量用血患者用血管理和凝血管理、疑难用血检测和用血指导、稀有血型用血指导、输血不良反应监控和处理、输血科信息化建设等。

主编简介

苗天红，北京市红十字血液中心血液研究所血型室主任，主任技师。主要研究方向和专业领域为红细胞血型和临床输血。现任中国输血协会免疫血液学专业委员会副主任委员、北京医学会输血医学分会委员、全国临床输血相容性检测室间质量评价项目专家委员会委员、《中国输血杂志》编委《北京医学》输血专栏编委。

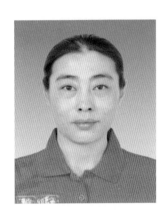

序

　　输血的定义为应用血液及其制剂、血液制品和代用品、干细胞、血液细胞因子及其重组生物工程产品，以及去除和置换等技术，恢复和调控患者血液及其成分的数量、质量和功能的临床医疗措施。面对各种输血措施的广泛应用、血源供不应求矛盾的凸显以及输血风险的存在，就必须做好科学合理的输血。目前在临床实际操作过程中尚存在很多影响临床安全有效输血的因素，如何有效解决这些影响输血安全和疗效的因素，降低输血风险，规范临床输血相关行为一直是我们思考的问题。经过多年临床实践，结合国内外同行经验，参考相关学科成熟的做法，将各种临床输血指南与临床输血实践经验有机结合，通过学习各类典型输血案例，尤其是这些案例实施中的思考方法、分析处置策略，能够有效提升临床医师和输血专业人员的业务水平。

　　本书是在《临床输血个案精选》第 1 版的基础上，经过进一步精选，保留了大约 20% 的原有案例，增加 80% 新的典型案例，历时三年完成。全书共分两篇，12 章，161 个病例。与第 1 版比较，该书的每一个病例在以往涵盖的简要病史、辅助检查、临床诊疗经过、相关知识链接、案例点评及参考文献的基础上更加强调诊疗思维，突出临床输血实践的重要性；旨在更好地提高临床输血医师的综合判断能力及解决临床问题的实际能力。全书条理清晰，实用性、指导性强，适合各科临床医师、输血科专业人员及医学院校师生阅读参考。

　　感谢为本书提供典型案例的所有编者，相信这些输血案例一定会对提升读者输血相关诊疗技能发挥积极作用。另外，虽然本书的编者都是富有临床经验和教学经验的专家,但与临床其他学科的个案比较还存在一定差距,所以也希望广大师生以及业内专家能提出宝贵意见,使之能够不断完善和提高。

汪德清

二〇二一年六月于北京

前　　言

　　临床输血主要包括输血相容性检测和输血相关治疗两大部分。输血相容性检测是医疗机构输血医学科（血库）的基础性工作，其能力与水平直接影响临床输血安全；输血相关治疗是近年来临床输血快速发展的一个方向，是体现输血医学科（血库）专业性的重要方面。提高输血相容性检测水平、扩大输血相关治疗参与度是临床输血学科发展的紧迫需求。临床诊疗，包括临床输血，强调以循证医学为基础，目的是为了使临床输血诊疗过程规范化。然而，在临床输血实践中还应兼顾个体化原则，就是将现有临床指南、规范与每位患者自身的特殊性有机结合起来。因此，培养输血科医师、技术人员独立思考、分析判断患者病情的能力至关重要，而案例教学法是快速提高输血医技人员临床诊疗水平的有效手段，这也是编写本书的基本出发点。

　　本书在第1版编写经验的基础上，对原有章节结构进行了调整，共包括2篇12章161个案例。第一篇主要聚焦输血相容性检测，重点关注常规检测的规范性、特殊检测的适用性以及分子生物学技术对传统血型血清学技术的补充与支撑作用；第二篇主要针对临床输血相关治疗，既包括传统的成分输血（内科、外科、妇科、儿科），也包括新兴技术条件下的患者血液管理，还涉及细胞治疗、组织工程、单采治疗、输血不良反应等，涵盖了临床输血治疗的各个方面，展现临床输血专业技术的全面性，特别是在临床危重症患者救治以及多学科协作中起到了重要作用。每个病例都涵盖了简要病史、辅助检查、诊疗经过、相关知识链接、案例点评及参考文献。我们希望通过临床病例讨论的形式，为广大读者全面、多维度展示经典输血案例的诊疗过程，突破传统实验室思维，强调临床输血实践的重要性，以提高输血技术人员和输血医师的综合判断能力及解决复杂临床输血问题的实际能力。全书选材考究、条理清晰,实用性、指导性强,适合各专科临床医师、研究生、规培生、输血科医技人员及医学院校师生阅读参考。虽然本书编者均为富有临床经验和教学经验的输血专家,但受能力和水平限制,错误和不妥之处在所难免,敬请广大临床及输血界同行批评指正。

于　洋　王秋实　苗天红
二〇二一年六月于北京

目　录

第一篇　输血相容性检测疑难案例

第二篇　输血治疗相关案例

第一篇

输血相容性检测疑难案例

第一章

特殊血型抗原案例

1. A$_m$ 亚型 1 例及其家系调查

一、简要病史

患者,男性,13 岁,因"急性重型再生障碍性贫血"收入院,拟行输血治疗,常规检查血型时发现 ABO 血型正反定型不一致。既往无输血史,无家族遗传性疾病史。

二、实验室检查

（一）血型血清学常规检查

1. 血型鉴定 患者 ABO 血型正反定型不一致,RhD 阳性。对其 7 位近亲属 ABO 血型进行检测,结果见表 1-1。

2. 抗体筛查 阴性。

（二）血型血清学特殊检查

1. 唾液型物质凝集抑制试验 取患者唾液 2mL,离心去除杂质后煮沸 10 分钟,3 600r/min 离心 10 分钟取上清液在标记 A、B、O 的试管中各加一滴,再分别加入抗 -A,抗 -B,抗 -H 最适稀释度抗血清 1 滴室温中和 1 小时,加入相应反定型 A$_c$、B$_c$、O$_c$ 离心后看结果。7 位近亲属重复上述检测,检测结果见表 1-1。

2. 吸收放散试验 患者及其母亲、外公、舅舅的红细胞洗涤后吸收试剂抗 -A 血清,分别测定吸收后上清液抗体效价,结果见表 1-2。

由表 1-1、1-2 可见,患者及母亲、外公、舅舅常规检测正反定型不符;4 人红细胞与抗 -A、抗 -AB 均不凝集（表 1-1）;4 人红细胞都能吸收且放散出抗 -A 抗体,但吸收抗 -A 抗体能力较弱（表 1-2）,而能放散出较强的抗 -A 抗体（表 1-1）;唾液中含正常 A、H 物质,与 A$_m$ 亚型血型血清学特征一致[1-3]。

表1-1 患者及亲属ABO血型鉴定试验结果

样本	正定型				反定型					唾液血型物质检测			抗-A 吸收放散			最终血型
	抗-A	抗-B	抗-AB	抗-H	A_{1c}	B_c	O_c	A_{2c}	自身	抗-A	抗-B	抗-H	A_{1c}	B_c	O_c	
患者	0	0	0	3+	0	4+	0	0	0	0	3+	0	3+	0	0	A_m
母亲	0	0	0	3+	0	4+	0	0	0	0	3+	0	3+	0	0	A_m
父亲	4+	0	4+	/	0	4+	0	0	0	/	/	/	/	/	/	A
外婆	0	0	/	/	4+	4+	0	/	0	/	/	/	/	/	/	O
外公	0	0	0	3+	0	4+	0	0	0	0	3+	0	3+	0	0	A_m
舅舅	0	0	0	3+	0	4+	0	0	0	0	3+	0	3+	0	0	A_m
大姨	0	0	/	/	4+	4+	0	/	0	/	/	/	/	/	/	O
表弟（大姨之子）	0	0	/	/	4+	4+	0	/	0	/	/	/	/	/	/	O

表 1-2 4 例 A$_m$ 血型 RBC 吸收抗 -A 血清后抗体效价变化结果

抗血清效价	2	4	8	16	32	64	128	256
试验抗 -A 血清	4+	4+	4+	4+	4+	3+	2+	+
患者 RBC 吸收后抗 -A 效价	4+	4+	4+	3+	2+	2+	1+	w
患者母亲 RBC 吸收后抗 -A 效价	4+	4+	4+	4+	3+	2+	1+	/
患者舅舅 RBC 吸收后抗 -A 效价	4+	4+	4+	3+	2+	2+	1+	w
患者外公 RBC 吸收后抗 -A 效价	4+	4+	4+	3+	2+	2+	1+	w

（三）血型分子生物学检测

ABO 基因检测：采用 SSP 方法进行的 *ABO* 基因型检测，患者及其母亲、外公、舅舅基因型为 A$_m$/O$_1$，表型可确定为 A$_m$ 亚型。

（四）患者家系调查

患者及其 7 位近亲属 ABO 血型关系，详见图 1-1。

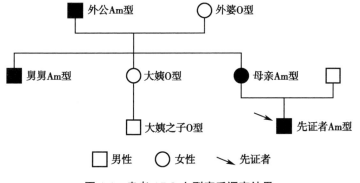

图 1-1 患者 ABO 血型家系调查结果

三、诊疗过程

患者诊断重型再生障碍性贫血，入院后查 Hb 54g/L，PLT 3×10⁹/L，患者输入 O 型洗涤红细胞 2U 和 A 型单采血小板 2 个治疗量，输血过程中患者生命体征平稳，无输血不良反应，输注后 24 小时，Hb 提高到 73g/L，PLT 提高为 78×10⁹/L，红细胞和血小板均输注有效。

四、相关知识链接

ABO 血型系统因红细胞膜抗原分布不同，形成了一个错综复杂的大家族,ABO 亚型是指在常见的 A、B、O、AB 四种血型下进一步细分的 ABO 血型,必须具有遗传学基础和明确的血清学特征。A 亚型除了常见的 A_2、A_3、A_{int} 之外,还有 A_m、A_x、A_{end} 和 A_y 等[4]。A_m 亚型为一种十分罕见的血型,1956 年由 Wiener 和 Gordon 首次报道[5],国内报道在 440 617 人中仅检出 2 例[6]。A_m 亚型通常与抗 -A 或抗 -AB 无凝集,血清中不含有抗 -A_1,因此只有正反定型同时检测,才能对 ABO 血型做出准确的判断,如只做正定型,易将该 ABO 亚型误定为"O"型。

血清学方法对 ABO 亚型的准确鉴定需根据红细胞与抗 -A、抗 -A_1、抗 -B、抗 -AB、抗 -H 的凝集强度,血浆中是否存在抗 -A_1,分泌型人的唾液中 A、B、H 血型物质,红细胞、血清的吸收放散等一系列的组合试验进行区分[7]。严重感染、肿瘤、年龄等因素均可能导致血型抗原的减弱,但其导致血型抗原减弱的机制是疾病所致,绝大多数不涉及血型基因的改变,会随疾病的好转而恢复[2]。而 ABO 亚型是由血型基因改变所致,和疾病的发生无关,可通过家系调查或经由分子生物学方法进行确认。目前血型分子诊断的检测方法通常有 2 种:通过聚合酶链式反应(polymerase chain reaction, PCR)序列特异性引物(sequence specific primer, SSP)方法检测 *ABO* 基因型[8-9],或通过基因测序技术参照已知单体型进行分析[10-11]。

关于 A_m 血型的家族性,国外曾有学者报道在一家三代中检出 A_m 血型[12],本研究在一家三代人中经血清学和分子生物学方法检测出 4 例 A_m 血型,也证实了 ABO 亚型具有遗传学特征的观点[7]。

五、案例点评

本病例经血型血清学、基因检测和家系调查,证实为 A_m 亚型。为患者设计输血方案主要考虑:急性重型再生障碍性贫血、抗体筛查为阴性,无不规则抗 -A_1 抗体,输注 A 型红细胞悬液或 O 型洗涤红细胞均可满足需求。在时间和条件都允许的情况下,选择输注 O 型洗涤红细胞,输注安全、有效。对于血小板输注,A 型优选,AB 型次选,患者输注 A 型单采血小板 2 个治疗量后,安全有效。

参考文献

1. 陈剑,朱凯,凤婧,等 . A_m 亚型患者的血型检测与家系调查及输血治疗[J].
中国输血杂志, 2011, 24(11): 956-957.
2. 向东 . ABO 亚型的检测[J]. 中国输血杂志, 2010, 23(8): 577-579.
3. 汪德清,宫济武,李志强,等 . 输血技术操作规程(输血科部分)[M]. 北京:
人民卫生出版社, 2016.

4. 杰夫·丹尼尔.人类血型［M］.朱自严,译.北京:科学出版社,2007.

5. WIENER AS,GORDON EB. A hitherto undescribed human blood group Am［J］. Br J Haematol, 1956, 2（3）: 305-307.

6. 向东,刘曦,郭忠慧,等.上海地区中国人群中 ABO 亚型的研究［J］.中国输血杂志,2006,19（1）:25-26.

7. 赵桐茂.人类血型遗传学［M］.北京:科学出版社,1987.

8. 喻琼,吴国光,梁廷连,等.中国汉族人群 ABO 血型系统基因分型研究与应用［J］.江西医学检验,2003,21（3）:133-136.

9. HOSSEINI-MAAF B, HELLBERG A, CHESTER M A, et al. An extensive polymerase chain reaction-allele-specific polymorphism strategy for clinical ABO blood group genotyping that avoids potential errors caused by null, subgroup, and hybrid alleles［J］. Transfusion, 2007, 47（11）: 2110-2125.

10. YIP S P. Single-tube multiplex PCR-SSCP analysis distinguishes 7common ABO alleles and readily identifies new alleles［J］. Blood, 2000, 95（4）: 1487-1492.

11. ROUBINET F, JANVIER D, BLANCHER A. A novel CisAB allele derived from a B allele through a single point mutation［J］. Transfusion, 2002, 42（2）: 239-246.

12. UKITA M, YAMADA N, SENO T. An example of Am due to a rare allele at the ABO locus with special reference to N-acetyl-galactosaminy-transferase assay in serum［J］. Proc japan acad, 1980, 56（8）: 534-537.

2. 不确定 A 亚型 1 例

一、简要病史

患者,男性,60 岁,确诊为"多发性骨髓瘤",为行化疗入院,常规血型鉴定时发现 ABO 血型正反定型不一致。既往有肾功能不全、高血压病史。否认遗传性疾病史,有输血史。

二、实验室检查

（一）血型血清学常规检查

1. 血型鉴定 ABO 正反定型不一致,RhD 阳性,见表 1-3。

2. 抗体筛查试验 阴性。

表 1-3 患者血型鉴定结果

	正定型							反定型			自身
	抗-A	抗-B	抗-AB	抗-D	抗H			A_{1c}	B_c	O_c	
					P_c	O_c	B_c				
微柱凝胶卡	0	0	/	4+	/	/	/	0	4+	0	/
室温试管法	0	0	0	4+	$2+^s$	3+	2+	$1+^s$	3+	0	0

（二）血型血清学特殊检查

1. 直接抗人球蛋白试验（direct antiglobulin test，DAT） 阴性。

2. 吸收放散试验（抗 A） 放散液与 A_{1c} 呈阳性反应，与 B_c 和 O_c 呈阴性反应，检出弱 A 抗原。

血型血清学结论：符合 A 亚型，可能存在抗 -A_1 抗体。

（三）血型分子生物学检测

1. ABO 血型基因外显子 6、7 直接测序 结果为外显子 7 c.297A/G 杂合，c.1009A/G 杂合，见图 1-2。

2. ABO 血型基因外显子 6、7 以及内含子 6 克隆测序 结果为外显子 7 c.297A>G，c.1009A>G，见图 1-3。

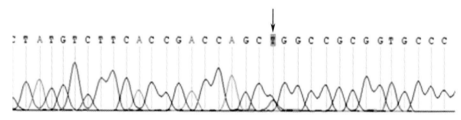

Exon7 nt467CT

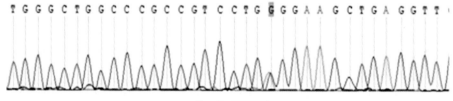

Exon7 nt1009AG

图 1-2 ABO 血型基因 Exon6、7 测序部分图谱

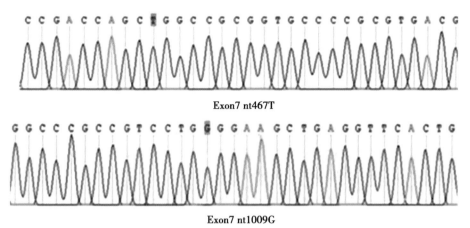

Exon7 nt467T

Exon7 nt1009G

图 1-3 ABO 血型基因 Exon6、7 以及 Intron6 克隆测序部分图谱

三、诊疗经过

患者多发性骨髓瘤（IgAλ 型，Ⅲ a 期），诊断明确。入院后给予唑来膦酸抑制骨破坏，行相关实验室检查后予以 CTD 方案（环磷酰胺 800mg/d，第 1天至第 8 天；沙利度胺片 10mg，每晚 1 次；地塞米松磷酸钠注射液 40mg，第1 天至第 4 天，第 9 天至第 12 天，第 17 天至第 20 天）化疗，化疗过程顺利，住院期间未输血。

四、相关知识链接

ABO 亚型常表现为正反定型不一致或者抗原强度减弱，ABO 血型系统中以 A 亚型最多见，根据其血清学特征 A 亚型可分为 A_2、A_3、A_{end}、A_x、A_m、A_y、A_{el} 等，其中 A_2 亚型最常见[1]。A_2 亚型的特点为红细胞上只有 A 抗原，无A_1 抗原，其血清中除含抗 -B 外，1%~2% 的 A_2 亚型人血清中含有抗 -A_1 抗体。有文献报道 A_2 及其各等位基因的表型频率与遗传基因频率具有人种及地域的差异性，Ying 等检测中国人群 A_2 发生率为 0.41%[2]，孟庆宝等的研究则显示 A_2 基因频率为 0.096 2[3]。中国汉族人群 A_2 亚型的等位基因可能存在遗传多态性[4]，刘达庄和喻琼等报道中国人群中 A_2 亚型以 *A205* 为主[5-6]，国外文献报道高加索人群中，几乎所有的 A_2 亚型的遗传基因为 *A201*[7-8]。

除亚型外，红细胞表面抗原减弱也是造成患者 ABO 血型正反不符的常见原因。在某些病理条件下，如恶性血液病及肿瘤等，由于疾病导致 A 或者B 转移酶活性降低，造成红细胞膜上血型抗原合成不足，表现为 ABO 血型抗原减弱或消失[9]，引起正反定型不一致，为临床输血带来困难。

五、案例点评

本实验室对该案例患者 ABO 血型基因外显子 6、7 进行直接测序,对 ABO 血型基因外显子 6、7 以及内含子 6 进行克隆测序,其结果(图 1-2、图 1-3)符合 *ABO*A2.05/O.01.02* 表现。但一般的 A$_2$ 亚型使用单克隆抗 -A 试剂通常会呈 3+~4+ 的凝集,该患者红细胞与抗 -A 试剂却无凝集,通过吸收放散实验才检出弱 A 抗原,与常见 A$_2$ 亚型的血清学表现并不一致,不排除患者疾病导致抗原减弱。同时,由于条件限制,并没有对其 *ABO* 基因的全部外显子进行测序,尚无法最终确认其 ABO 基因型。因此,当工作中发现 ABO 正反定型不一致时,建议有条件的实验室对标本进行 ABO 基因检测,最好是 ABO 血型基因第 1-7 外显子测序,明确其 ABO 血型基因型和表型,根据血型鉴定结果为患者选择最合适的血液成分进行输注,确保输血疗效及安全。该患者由于血清学可能存在抗 -A$_1$,输注红细胞时应选择 O 型洗涤红细胞为宜。

参考文献

1. 林甲进,朱碎永,施顺秋,等. A$_2$B 亚型血型血清学特征及采血前后主要血液指标的变化[J].中国卫生检验杂志,2013,23(12):2623-2624.

2. YING Y, HONG X, XU X, et al. Serological characteristic and molecular basis of A2 subgroup in the Chinese population[J]. Transfus Apher Sci, 2013, 48(1):67-74.

3. 孟庆宝,兰炯采,潘雅军,等.徐州汉族人群 ABO 血型及 HAB 分泌型基因分型研究[J].中国输血杂志,2001,14(4):213-217.

4. 张爱,池泉,任本春. ABO 血型系统中 1 种新 A2 等位基因的发现及在中国福建地区汉族人群中 A2 亚型调查[J].中国实验血液学杂志,2012,20(5):1243-1245.

5. 刘达庄,朱自严,陈仁标,等.稀有血型工作在中国的发展概况[J].临床输血与检验,2002,9(4):76.

6. 喻琼,梁延连,邓志辉,等.常见 ABO 抗原和稀有 A2 抗原同步基因分型的研究[J].中国输血杂志,2006,19(5):361.

7. REID M E. The Blood Group Antigen, Facts Book[M]. New York:Harcourt Brace&Company, 1997:98.

8. HELMUT S B. Human Blood Groups:Chemical and Biochemical Basis of Antigen Specificity[M]. New York:Springer-Verlag Wien, 1997:120-135.

9. RYZHOVIM, KORCHAGINA EY, POPOVA IS, et al. Block synthesis of

A（type2）and B（type2）tetrasaccharides related to the human ABO blood group system［J］. Carbohydr Res，2016，430（4）：59-71.

3. 急性白血病致 A 抗原减弱 2 例

一、简要病史

病例 1，男性，12 岁，1 个月前无明显诱因出现全身皮肤瘀点瘀斑、口腔出血。以"骨髓增生异常综合征"收治入院，因 PLT 4×10^9/L，申请输注单采血小板，ABO 血型鉴定时发现正反定型不一致。既往无输血史，无家族遗传性疾病史。

病例 2，女性，78 岁，以"急性粒细胞白血病（M2a）"收入院。ABO 血型鉴定时发现正反定型不一致。既往结核病史 40 余年，反复头痛 3 余年，无高血压、冠心病等心血管疾病。无药物、食物过敏史、外伤史，既往曾多次输注 O 型 RhD 阳性红细胞。

二、实验室检查

（一）血型血清学常规检查

1. 血型鉴定

病例 1：ABO 血型鉴定发现正定型抗 A 凝集强度为 $2+^w$（表 1-4、表 1-5），RhD 阳性；

病例 2：ABO 血型鉴定（试管法）发现正反定型结果不一致，结果见表 1-6。

2. 抗体筛查

病例 1：阴性。

病例 2：阴性。

表 1-4　ABO 血型正反定型检测结果

方法	ABO 正定型					ABO 反定型			自身
	抗 -A	抗 -B	抗 -A$_1$	抗 -AB	抗 -H	A$_c$	B$_c$	O$_c$	
IS	$2+^w$	0	0	$2+^w$	$1+^w$	0	4+	0	0
RT	2+	0	0	$2+^w$	1+	0	4+	0	0

注：IS（immediately spin）为盐水介质即刻离心法；RT（room temperature）为室温孵育 5min 后离心。

表 1-5　住院期间患者多次复查 ABO/RhD 血型结果

时间	抗 -A	抗 -B	抗 -D	A_{1c}	B_c
初次	$2+^w$	0	4+	0	4+
2 个月后	$2+^w$	0	4+	0	4+
5 个月后	1+	0	4+	0	4+
6 个月后	$1+^w$	0	4+	0	4+
8 个月后	0	0	4+	0	4+

注:试验方法为 IS。

表 1-6　ABO 血型鉴定结果

反应条件	正定型			反定型			
	抗 -A	抗 -B	抗 -H	A_{1c}	B_c	O_c	自身
IS	0	0	4+	0	3+s	0	0
4℃ 10min	0	0	/	0	4+	0	0

注:IS:立即离心;4℃ 10min:4℃ 孵育 10min 后离心。

(二)血型血清学特殊检查

1. 毛细管离心法分离患者红细胞

病例 2 入院前输注过 O 型 RhD 阳性红细胞,应用毛细管离心技术,分离患者自身红细胞检测其是否含有 A 抗原,结果抗 -A 标准血清与离心后毛细管远端和近端红细胞反应均为阴性。

2. 吸收放散试验

结果提示病例 2 红细胞上有较弱的 A 抗原。推测该患者可能为急性白血病导致的抗原减弱,不能排除 A 亚型的可能。

(三)血型分子生物学检测

病例 1:应用人类 ABO 血型基因分型 PCR-SSP 检测试剂盒进行基因分型,检测到 A1.01 和 A2.01 两个等位基因,基因分型判定为 A_1/A_2。

病例 2:ABO 血型基因测序,参照 ISBT 红细胞免疫遗传学和血型术语予以 ABO 等位基因的命名,按惯例以 ABO*A1.01 等位基因标准序列为参考序列,该患者 ABO 血型等位基因为 ABO*A1.02/O.01.01,见图 1-4。

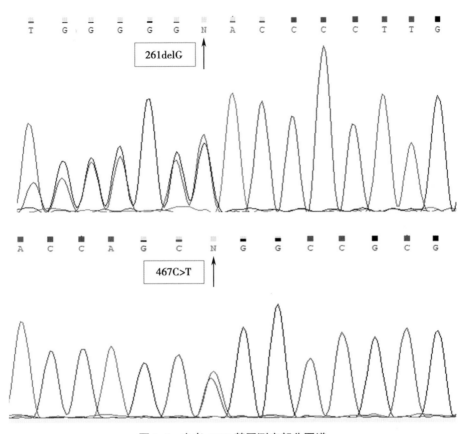

图1-4 患者 *ABO* 基因测序部分图谱

三、诊疗经过

病例1入院后进一步完善骨髓细胞形态学及流式细胞分析,诊断为"急性髓系白血病 M5b 型"。由于患儿家属对规范治疗配合差,治疗效果欠佳。患儿因病情不稳定,一年内数次住院。共输注 A 型单采血小板 15U,A 型悬浮红细胞 4U,未发生输血不良反应,出血及贫血症状得以缓解。

病例2入院后,血小板和血红蛋白持续下降,血小板低至 6×10^9/L,血红蛋白下降至 59g/L。输血科会诊意见:患者 A 亚型待排除,外送血型基因检测等待时间较长,血型完全确定之前,结合血清学检测结果及患者输血史,建议输注 O 型 RhD 阳性红细胞和 A 型、RhD 阳性单采血小板。临床医师采纳输血科意见,患者先后输注 A 型、RhD 阳性单采血小板 3 个治疗剂量,O 型 RhD 阳性去白细胞红细胞 4U。输注过程平稳,无输血不良反应。输血后 Hb 提升至 98g/L,血小板每次输注后均明显上升,输注有效。

四、相关知识链接

ABO血型具有遗传学特性,其抗原性通常情况下保持不变,但某些恶性肿瘤患者可能会出现红细胞血型抗原减弱或消失的现象[1]。恶性肿瘤所致红细胞A、B、H抗原减弱或缺失并不少见,给血型鉴定与输血造成困难[2-3]。已有研究报道多种恶性肿瘤中血型抗原的异常表达状态与肿瘤的恶性程度、转移和预后等恶性生物学行为有关[4]。Tina等应用流式细胞技术发现骨髓增生异常综合征(myelodysplastic syndromes,MDS)、骨髓增殖性疾病(myeloproliferative diseases,MPD)和慢性髓系白血病(chronic myelocytic leukemia,CML)患者的A、B抗原半数以上有不同程度的减弱[5]。恶性肿瘤导致血型抗原减弱的确切机制尚未明确,有学者认为由H转移酶缺失或合成受抑所致,也有学者认为是白细胞病理性增加致红细胞生成障碍,从而使成熟红细胞减少、不成熟红细胞增多,其表面A、B、H抗原较少所致。更有研究表明白血病患者的*ABO*基因的表达下降是由于白血病患者*ABO*基因启动子区的甲基化引起[6]。不论原因如何,此种改变通常是暂时的,并非真正的血型改变,一旦病情缓解,减弱的血型抗原即可恢复正常表达,而病情加重时又可出现血型抗原减弱[7]。对于此类患者的血型鉴定,血清学试验有时难以区分抗原一过性减弱还是亚型,确诊有赖于对患者行血型基因检测。

五、案例点评

病例1ABO血型鉴定发现异常,询问病史以及输血史,进行血型血清学相关检测,结合检测结果,考虑为A抗原减弱,无法确定是疾病导致还是A亚型。进一步通过基因检测确定患儿血型基因型为A_1/A_2,考虑是急性白血病导致的A抗原减弱,血型定为A型。临床ABO血型鉴定过程中,正反定型的凝集强度和反应格局要同时满足标准,才能正确判定ABO血型,正反定型凝集强度和/或反应格局不符者要查明原因。针对正反定型不一致或血型抗原弱表达的恶性肿瘤患者,除进行血型血清学相关检测外,还需结合患者既往史、现病史、用药史,输血史等临床信息,必要时可结合基因分型、基因测序等分子生物学检测方法来最终确定正确血型,有助于临床安全有效输血。本例患儿一年内病情逐步加重反复并多次住院,患儿A抗原随病情严重程度呈逐渐减弱趋势,直至血清学方法无法检测到A抗原,临床工作中应注重甄别。

病例2入院时正处于白血病发病急性期,血清学血型检测结果示A抗原减弱不排除A亚型,但外院既往血型鉴定为O型、RhD阳性且患者多次输注

O 型、RhD 阳性红细胞,若要准确鉴定血型除待患者疾病缓解后复查外,还可进行 ABO 血型基因检测。血型基因检测外送期间,患者由于疾病需要输血,给予 A 型、RhD 阳性单采血小板、O 型、RhD 阳性去白细胞红细胞,治疗后 Hb 及 PLT 均得以有效提高,避免了贫血及出血给患者带来的风险。患者血型基因检测最终结果为 A 型(基因型为 *ABO*A1.02/O.01.01*),A 抗原减弱考虑是白血病导致,根据患者需要后续可以输注 A 型血液成分。

参考文献

1. HAJIZADEH R, KAVANDI H, NADIRI M, et al. Association of ABO blood group with incidence and outcome of acute pulmonary embolism[J]. Turk Kardiyol Dern Ars, 2016, 44 (5): 397-403.

2. DABELSTEEN E, GAO S. ABO blood group antigens in oral cancer[J]. J Dent Res, 2005, 84 (1): 21-28.

3. HULT AK, YAZER MH, J RGENSEN R, et al. Weak A phenotyes associated with novel ABO alleles carrying the A2-related 1061C deletion and various missense substitutions[J]. Transfusion, 2010, 50 (7): 1471-1486.

4. WELSHINGER M, FINSTAD CL, VENKATRAMAN E, et al. Expression of A, B and H blood group antigens in epithelial ovarian cancer: Relationship to tumor grade and patient survival[J]. Gynecol Oncol, 1996, 62 (1): 106-112.

5. TINA B, BELINDA J, FARMER, et al. Loss of red cell A, B, and H antigens is frequent in myeloid malignancies[J]. Blood, 2001, 97 (11): 3633-3639.

6. CHEN Q, XIAO J, LU L, et al. A novel B allele with c.502C>G mutation identified in a Chinese individual[J]. Transfusion, 2015, 55 (6pt2): 1582-1583.

7. 徐华,鲍国强,王宝燕,等. ABO 基因启动子 CpG 岛甲基化与白血病的相关性[J]. 中国实验血液学杂志,2008,16 (2): 240-246.

4. B305 亚型鉴定 1 例

一、简要病史

患者,女性,34 岁,汉族,孕 38^{+4} 周,因"妊娠期血小板减少"提前入院待产,常规血型鉴定时发现 B 抗原减弱。既往无输血史、妊娠史。

二、实验室检查

（一）血型血清学常规检查

ABO 血型鉴定，B 抗原减弱，见表 1-7。

表 1-7 ABO 血型鉴定结果

试剂	正定型				反定型			
	抗 -A	抗 -B	抗 -AB	抗 -H	A_{1c}	B_c	O_c	自身
试剂 1	0	2+	1+	4+	4+	0	0	0
试剂 2	0	2+	/	/	4+	0	0	0

血型血清学结果考虑 B 亚型，但无法确认亚型类别。

（二）血型分子生物学检测

1. PCR-SSP 分型 患者 *ABO* 基因型为 *B/O1* 型。

2. *ABO* 基因测序 *ABO* 基因位点扩增方法及扩增引物序列参考文献[1-3]，直接测序分析发现第 6 外显子存在 261delG，分析存在 O 基因，第 7 外显子存在 425 T/C、526C/G、657C/T、703A/G、796C/A、803G/C 和 930G/A 7 个位点杂合。

3. 基因克隆测序 多个克隆验证，序列比对得到两个等位基因 *ABO*B3.05* 和 *ABO*O.01.01*。参照 ISBT 红细胞免疫遗传学和血型术语予以 *ABO* 等位基因的命名，按惯例以 *ABO*A1.01* 等位基因标准序列为参考序列，B3.05 等位基因序列与 *A1.01* 等位基因比对存在 297A>G、425T>C、526C>G、657C>T、703A>G、796C>A、803G>C 和 930G>A 8 个位点基因突变；*B3.05* 等位基因序列与 *B1.01* 等位基因比对仅第 425 位碱基为 T>C 突变（c.425T>C），导致第 142 位蛋氨酸替换为苏氨酸（p.Met142Thr）。B3.05 等位基因序列与 *A1.01* 等位基因和 *B.01* 等位基因比对结果，见表 1-8。先证者直接测序与基因克隆 425 碱基突变峰图，见图 1-5。

分子生物学结论：该患者 ABO 血型基因型为 *ABO*B3.05/O.01.01*。

三、诊疗经过

患者入院第 1 天，血小板 $46 \times 10^9/L$，应用糖皮质激素和免疫球蛋白治疗，同时输注 AB 型血小板 2U，未发生输血不良反应。入院第 3 天行子宫下段剖宫产术，术前常规备 O 型洗涤红细胞和 AB 型血小板，术中未输血，患者术后未发生出血现象。

表 1-8　*B3.05* 等位基因序列及 *A1.01* 等位基因和 *B.01* 等位基因比对结果

等位基因	核苷酸位置																			
	-35	-18	-72	28	155+5	247	255	297	410	425	526	547	646	657	703	796	803	930	938	1054
A1.01	GGCGGAAGG / CGGAGGCCG	G	G	G	G	G	C	A	C	T	C	G	T	C	G	C	G	G	A	C
B.01	-	G	-	G	G	G	C	G	C	T	G	G	T	T	A	A	C	A	A	C
B3.01	-	-	-	-	-	-	-	G	-	-	G	-	-	T	A	A	C	A	-	T
B3.02	-	-	-	-	-	-	-	G	-	-	G	-	-	C	A	A	C	A	-	-
B3.03	-	-	-	-	A	-	-	G	-	-	G	-	-	T	A	A	C	A	-	-
B3.04	-	-	-	-	-	T	-	G	-	-	G	-	-	T	A	A	C	A	-	-
B3.05	-	-	-	-	-	-	-	G	-	C	G	-	-	T	A	A	C	A	-	-
B3.06	-	-	-	-	-	-	-	G	-	-	G	A	-	T	A	A	C	A	-	-
B3.07	-	-	-	-	-	-	-	G	T	-	G	-	-	T	A	A	C	A	C	-
B3.08	-	-	-	-	-	-	-	G	-	-	G	-	-	T	A	A	C	A	C	-
B3.09	-	-	-	-	-	-	T	G	-	-	G	-	-	T	A	A	C	A	C	-
B3.10	-	-	-	A	-	-	-	G	-	-	G	-	-	T	A	A	C	A	-	-
B3.11	del	-	-	-	-	-	-	G	-	-	G	-	-	T	A	A	C	A	-	-
B3.12	-	-	A	-	-	-	-	G	-	-	G	-	-	T	A	A	C	A	-	-
B3.13	-	-	-	-	-	-	-	G	-	-	G	-	A	T	A	A	C	A	-	-
AA pos	-	-	-	10	-	83	85	99	137	142	176	183	216	219	235	266	268	310	313	352
AA var	-	-	-	G>R	-	D>Y	NC	NC	A>V	M>T	R>G	D>N	F>I	NC	G>S	L>M	G>A	NC	H>P	R>W

注：AA pos.Amino acid position；AA var.Amino acid variation；NC.No change。

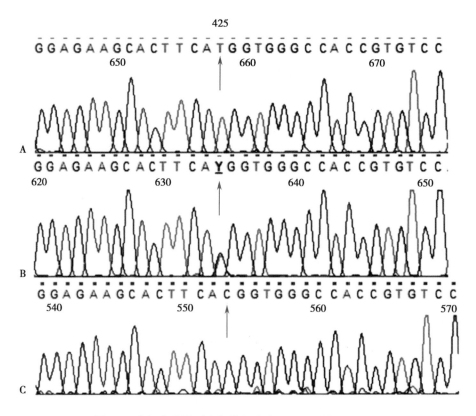

图 1-5　先证者直接测序与基因克隆 nt425 碱基突变峰图

注：A. *A1.01* 等位基因；B. 先证者直接测序的基因序列；C. 先证者基因克隆的基因序列

四、相关知识链接

目前发现的 *ABO* 等位基因已达到 350 多个，其中 *B3* 等位基因 13 种。NCBI 血型抗原基因突变数据库显示[4]，425 位碱基 T>C 突变有两种等位基因，分别是 *ABO*AEL.06*[5] 和 *ABO*B3.05*[6]。含有 c.425T>C 突变的 *AEL.06* 等位基因导致 A 糖基转移酶活性的明显下降，产生仅能在吸收放散试验中才能检出的 A_{el} 表型。*B* 基因的 c.425T>C 突变导致 B_3 表型。

B_3 亚型通常具有独特的混合外观凝集特性，表现为 B_3 的红细胞与抗 -B 或抗 -AB 反应时，在显微镜下呈现一些小的凝集团，而凝集团块周围伴大量的游离红细胞。据报道 B_3 亚型在中国台湾地区具有较高频率[1]，而在中国大陆地区 B_3 变异型频率较低[7]。许先国等[8] 报道 2 例个体的 *B305* 等位基因是与 A_1 的等位基因（*A1.01* 或 *A1.02*）组合遗传而表现为 B_3 亚型。B_3 亚型血清学出现混合外观凝集的原因至今尚不明确。对 B_3 红细胞进行进一步的血清学和细胞学研究,结合其 *ABO* 基因遗传基础,将有助于进一步了解这类血型的形成机制。

五、案例点评

本案例患者在血清学上表现为比正常 B 抗原凝集稍弱、H 抗原增强,未出现 B$_3$ 亚型特异性的混合外观表现,因此很难通过血型血清学结果做出 B$_3$ 的判断,最终通过分子生物学检测确认为 *ABO*B3.05/O.01.01*[9]。B$_3$ 患者输血时很难找到同型血液,由于 B$_3$ 血液中通常不含抗 -B,选择输注 B 型血液成分即可。本例患者由于妊娠期血小板减少症,选择输注了 AB 型单采血小板,可能不是最佳的选择。虽然输注 AB 型单采血小板相对更安全,但由于患者血液中含有抗 -A 抗体,会与血小板上的 A 抗原结合,导致血小板被过早清除。因此,条件允许情况下,还是建议优先输注 B 型单采血小板,以获得更好的输注效果。

参考文献

1. 戚新,章旭,刘显智,等 . 1 例 ABO 血型 cisAB06 亚型的基因序列分析[J]. 中华医学遗传学杂志,2013,30(2):172-175.

2. 李归冀,章旭 . 两例 ABO 变异型 Bw 亚型的分子遗传学分析[J]. 中华医学遗传学杂志,2013,30(6):733-735.

3. 林凤秋,章旭,李剑平 . α-1,3 半乳糖基转移酶基因 905A>G 突变的研究[J]. 中华医学遗传学杂志,2014,31(1):82-84.

4. PATNAIK S K, HELMBERG W, BLUMENFELD O O. NCBI dbRBC database of allelic variations of genes enoming antigens of blood group systems[J]. Nucleic Acids Res, 2012, 40(Database issue): 1023-1029.

5. YU Q, DENG Z H, WU G G, et al. Molecular genetic analysis gr a novel Ael allele of the ABO blood group system[J]. J Hum Genet, 2005, 50(12): 671-673.

6. 许先国,洪小珍,刘瑛,等 . 一种新的 B3 变异型相关的 B 糖基转移酶基因 M142T 突变研究[J]. 中华医学遗传学杂志,2009,26(3):254-257.

7. 向东,刘曦,郭忠慧,等 . 上海地区中国人群中 ABO 亚型的研究[J]. 中国输血杂志,2006,19(1):25-26.

8. 杰夫·丹尼尔 . 人类血型[M]. 朱自严,译 . 北京:科学出版社,2007.

9. 李归翼,章旭 . ABO 变异型 B305 血型基因亚型的鉴定及序列分析[J]. 中国实验血液学杂志,2016,24(5):1563-1566.

5. B$_{el}$06 亚型鉴定 1 例

一、简要病史

患者,女性,34 岁,因"子宫肌瘤"入院,手术备血时发现 ABO 正反定型不一致。孕 3 产 1,既往无输血史,无家族遗传性疾病史。

二、实验室检查

（一）血型血清学常规检查

1. 血型鉴定　ABO 正反定型不一致,RhD 阳性,结果见表 1-9。

表 1-9　血型鉴定结果

反应温度	正定型				反定型			
	抗 -A	抗 -B	抗 -D	抗 -H	A$_{1c}$	B$_c$	O$_c$	自身
IS	0	0	4+	3+	3+	0	0	0
4℃ 10min	0	0	4+	/	4+	0	0	0

2. 抗体筛查　阴性。

（二）血型血清学特殊检查

1. 吸收放散试验　患者红细胞检出 B 抗原。

2. 唾液型物质凝集抑制试验　只检测出 H 物质,无 A 和 B 血型物质。

血型血清学结果:初步判断为 B 亚型,其血清学格局符合 B$_{el}$ 表型。

（三）血型分子生物学检测

1. *ABO* 基因 PCR-SSP 分析　结果见图 1-6,患者 *ABO* 基因型为 *B/O$_2$* 型。

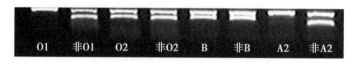

图 1-6　*ABO* 基因 PCR-SSP 分析

2. *ABO* 基因测序　对患者 B 基因第 6、7 外显子基因测序进行分析,参照 ISBT 红细胞免疫遗传学和血型术语予以 *ABO* 等位基因的命名,按惯例以 *ABO*A1.01* 等位基因标准序列为参考序列,该患者存在 8 个核苷酸杂合,即 297A/G、526C/G、657C/T、703G/A、796C/A、803G/C、905A/G 和 930G/A。与 *B.01*

基因序列比较,仅存在 c.905A>G 突变(图 1-7)。检索血型抗原基因突变数据库[1],该序列与 *BEL.06* 和 *BX.02* 基因的序列完全一致,由于该患者的血清学结果与 B$_{el}$ 亚型一致,所以其基因定为 *ABO*BEL.06*[2]。

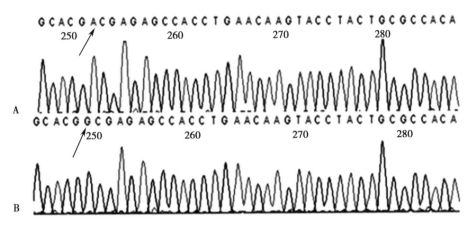

图 1-7 *ABO* 基因测序结果与 *B101* 等位基因序列 905 位的比较

注:A 为 *B1.01* 基因序列;B 为患者 *ABO* 基因序列。

三、诊疗经过

患者入院第 2 天行子宫肌瘤剔除术,术前备 O 型洗涤红细胞,手术过程顺利,出血 200mL,术中未输血。

四、相关知识链接

1900 年 Landsteiner 发现了人类第一个血型—ABO 血型系统[3]。*ABO* 基因有 7 个外显子和 6 个内含子,包含编码序列 1 062 个碱基[4]。*A101* 和 *B101* 两个等位基因高度同源,两者在氨基酸编码区仅有 7 个核苷酸的差异,其中 297A>G、657C>T 和 930G>A 均位于密码子的摇摆位置,不引起氨基酸的改变;526C>G、703G>A、796C>A 和 803G>C 引起 4 个氨基酸的替换,从而使得酶特异性发生显著变化[5-6]。

1964 年,Reecl 等发现 1 例需通过吸收和放散试验才能证明红细胞上有 A 抗原存在的个体,命名为 A$_{el}$ 型。同样需通过吸收和放散试验才能证明红细胞上有 B 抗原存在的个体,被命名为 B$_{el}$ 型[7]。B$_{el}$ 型是较少见的 ABO 亚型,血型测定时极易误判为 O 型。临床若将有弱抗原的献血者的红细胞错误定型为 O 型而输注给 O 型患者,则可能会引起严重的输血反应[8]。但将 B$_{el}$ 型患者误定为 O 型,输注 O 型红细胞,通常不会引起明显的不良反应。

五、案例点评

本案例采用常规血清学方法不能正确鉴定 ABO 血型,很容易误定为 O 型,通过吸收放散试验确定其红细胞上含有 B 抗原,但是唾液中不含有 B 物质,与 B_{el} 亚型血清学特征相符。*ABO* 基因分型证实存在 *B* 基因。通过 *ABO* 基因测序存在 297A/G、526C/G、657C/T、703G/A、796C/A、803G/C、905A/G 和 930G/A 杂合,与 *B.01* 基因序列比较仅存在 c.905A>G 突变,而且该患者的血清学结果与 B_{el} 亚型一致,所以定为 B_{el}06。

ABO 亚型经常在 ABO 正反定型不一致或者凝集强度改变的情况下发现,其在临床输血中引起定型和配血困难,严重影响输血的安全性和有效性,在临床上应引起重视。当 ABO 血型正反定型不一致或者血清学检测结果不符合孟德尔遗传规律,应采用分子诊断技术进行辅助诊断,保证临床输血安全。

参考文献

1. PATNAIK S K, HELMBERG W, BLUMENFELD O O. BGMUT: NCBI dbRBC database of allelic variations of genes encoding antigens of blood group systems [J]. Nucleic Acids Res, 2012, 40 (Database issue): 1023-1029.

2. 杜文竹,章旭. ABO 亚型 Bel06 的分子生物学鉴定 [J]. 中国当代医药, 2015, 22 (30): 166-167+170.

3. YAMAMOTO F, MCNEILL P D, YAMAMOTO M, et al. Molecular genetic analysis of the ABO blood group system: 3. A (X) and B (A) alleles [J]. Vox Sang, 1993, 64 (3): 171-174.

4. YAMAMOTO F, MCNEILL P D, KOMINATO Y, et al. Molecular genetic analysis of the ABO blood group system: 2. cis-AB alleles [J]. Vox Sang, 1993, 64 (2): 120-123.

5. 周英,李健,吕文彬,等. Bel 亚型的血型血清学特征及其遗传背景分析 [J]. 中国生物制品学杂志, 2009, 22 (11): 1130-1131+1144.

6. 段福才,王明禄,周克礼,等. ABO 血型 B2 和 AB2 亚型血清学特征及人群分布研究 [J]. 中国实验血液学杂志, 2010, 18 (5): 1331-1334.

7. DREXLERHG, UPHOFFCC. Mycoplasma contamination of cell cultures: Incidence, sources, effects, detection, elimination, prevention [J]. Cytotechnology, 2002, 39 (2): 75-90.

8. 王燕菊,蒋学兵,陈丽,等. Bel 亚型 1 例报告 [J]. 北京医学, 2015, 37 (2): 164.

6. B$_w$14 亚型 1 例

一、简要病史

患者,男性,汉族,54 岁,因"膀胱占位"收入院,术前常规血型检测发现 ABO 血型正反定型不一致。既往无输血史,无家族遗传性疾病史。

二、实验室检查

（一）血型血清学常规检查

1. 血型鉴定　ABO 正反定型不一致,RhD 阳性,见图 1-8、表 1-10。

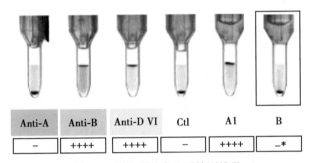

Anti-A	Anti-B	Anti-D VI	Ctl	A1	B
−	++++	++++	−	++++	−*

图 1-8　微柱凝胶卡血型检测结果

表 1-10　患者血清学检测结果

方法	正定型					反定型			
	抗 -A	抗 -B	抗 -A$_1$	抗 -AB	抗 -H	A$_{1c}$	B$_c$	O$_c$	自身
卡式	0	4+	/	/	/	4+	±	0	/
室温	0	4+	0	4+	3+	2+	±	0	0
4℃	0	4+	0	4+	4+	2+	1+^{s}	0	0

2. 抗体筛查　阴性。

（二）血型血清学特殊检查

DAT:阴性。

血型血清学结论:可能为 B 亚型,血清中含有弱的抗 -B 抗体。

（三）血型分子生物学检测

ABO 基因测序及克隆分析：ABO 基因部分序列检测图谱，见图 1-9。经 ABO 基因测序及克隆分析，参照 ISBT 红细胞免疫遗传学和血型术语予以 ABO 等位基因的命名，按惯例以 ABO*A1.01 等位基因标准序列为参考序列，发现该患者 ABO 血型的基因与 ABO*B.01 基因第 7 外显子的 523 位碱基发生 G>A 突变（c.523G>A），此突变引起 175 位缬氨酸被甲硫氨酸替换（p.Val175Met），因此其基因为 ABO* BW.14/O.01.01。

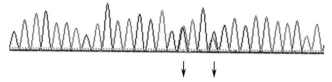

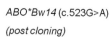

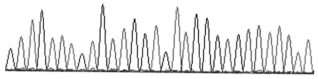

图 1-9　患者 ABO 基因部分序列检测图谱

三、诊疗经过

患者入院完善相关检查后行经腹腔镜膀胱部分切除术，术前备 O 型洗涤红细胞 2U，手术过程顺利，未输血。

四、相关知识链接

ABO 亚型是 ABO 血型进一步细分的血型，ABO 亚型具有遗传基础，一般有明确的血清学特点，如抗原减弱、血型鉴定中正反定型不一致等，从而造成血型鉴定困难或交叉配血不合[1-2]。其中，B 亚型有 B_3、B_x、B_m、B_{end} 和 B_{el} 等，对于不能归入其中的其他 B 亚型可总称为 B_w，血型抗原基因突变数据库（BGMUT）目前已报道 40 余种 B_w 亚型[3-4]。H 抗原是 A 和 B 抗原的前体，高表达于 O 型红细胞表面，在正常的 A 和 B 型个体中，H 抗原的量很少，因为

H 抗原已转换为 A 抗原和 B 抗原。B_w 亚型通常 B 抗原数量要明显少于正常 B 型个体，H 抗原数量要明显多于正常 B 型个体。

五、案例点评

本例患者 ABO 血型，经全自动微柱凝胶卡式法表现为正反定型不一致，试管法仅出现 H 抗原增强，原有的 B 细胞弱凝集（±）无明显变化，但 4℃孵育后 B 细胞凝集明显增强（$1+^s$）。直接和间接抗人球蛋白试验结果均为阴性。我们对患者 ABO 基因进行测序分析，发现其存在 c.523G>A 突变，符合 ABO*BW.14/O.01.01 基因型特征。该突变导致多肽链 175 位缬氨酸被甲硫氨酸替换，通常可能会导致 α-1, 3- 半乳糖苷转移酶（GTB）活性下降，从而使 B 抗原表达减弱，产生 B_w 型，但本案 B 抗原并未出现明显减弱，与单克隆抗 -B 抗体可以产生 4+ 凝集。由于未能做家系调查，是否可能出现 ABO 等位基因竞争现象尚不清楚。对于未产生抗 -B 抗体的 B_w 患者输注红细胞时，可以选择正常 B 型悬浮红细胞；对于已产生抗 -B 抗体的 B_w 患者输注红细胞时，应选择 O 型洗涤红细胞。如果病情需要，B_w 患者可以输注 B 型血浆及血小板。

参考文献

1. DANIELS G. Human blood groups. 3rd ed［M］. Oxford. UK：Wiley-Blackwell，2013.

2. HOSSEINI-MAAF B，LENS J A，PERSSON M，et al. Structural basis for red cell phenotypic changes in newly identified，naturally occurring subgroup mutants of the human blood group B glycosyltransferase［J］. Transfusion，2007，47（5）：864-875.

3. Blood Group Antigen Gene Mutation Database（Alleles of the ABO Blood Group System）［EB/OL］. http：//www.ncbi.nlm.nih.gov/projects/gv/rbc/xslcgi.fcgi?cmd=bgmut/systems_alleles&system=abo

4. CAI X，JIN S，LIU X，et al. Molecular genetic analysis of ABO blood group variations reveals 29 novel ABO subgroup alleles［J］. Transfusion，2013，53（11）：2910-2916.

7. B(A)02血型鉴定1例

一、简要病史

患者,男性,57岁,汉族,因"贫血待查"入院治疗,在进行常规血型鉴定时,发现ABO血型正反定型结果不一致。既往无输血史,无家族遗传性疾病史。

二、实验室检查

(一)血型血清学常规检查

1. 血型鉴定 ABO正反定型不一致,RhD阳性,结果见表1-11,初步考虑:符合$A_{亚}B$亚型血清学格局,血清中存在抗-A_1。

表 1-11　血型鉴定结果

反应温度	正定型						反定型				
	抗-A	抗-A_1	抗-B	抗-D	抗-AB	抗-H	A_{1c}	A_{2c}	B_c	O_c	自身
室温	4+	0	4+	4+	4+	4+	2+	0	0	0	0
4℃ 10min	4+	0	4+	4+	4+	4+	3+	0	0	0	0

2. 抗体筛查 阴性。

(二)血型分子生物学检测

1. ABO血型PCR-SSP分析 ABO血型基因分型和ABO cisAB与B(A)血型基因分型对比,结果见图1-10、表1-12。

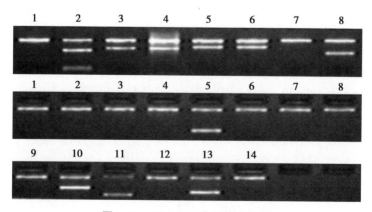

图 1-10　PCR-SSP方法检测结果

表 1-12　PCR-SSP 方法检测结果

内对照产物大小：434bp	1	2	3	4	5	6	7	8
	O1（191bp）	O2, B, A1, A2（191bp）	O2（194bp）	O1, B, A1, A2（194bp）	B（246bp）	A1, A2, O1, O2（246bp）	A2（155bp）	A1, B, O1, O2（155bp）
ABO cisAB 与 B（A）血型基因分型结果	1	2	3	4	5	6	7	8
	cisAB01（313bp）	cisAB01, B（A）01（178bp）	B（A）01, B（A）03,（216bp）	cisAB02（451bp）	B（A）02（137bp）	cisAB03（137bp）	B（A）04（280bp）	B（A）06（178bp）
内对照产物大小：1161bp	9	10	11	12	13	14		
	cisAB04（190bp）	B1（313bp）	B2（178bp）	O1（196bp）	O2（220bp）	阴性对照（1161bp）		

2. ABO 基因序列分析　以正常 A_1/A_1，B_1/B_1，O_1/O_1 样本为对照，对 *ABO* 基因序列分析发现：除 297G、526G、657T、703A、796A、803C 和 930G，使其表现 *B* 等位基因的特点外，还有 1 个 c.700C>G 的突变（图 1-11），参照 ISBT 红细胞免疫遗传学和血型术语予以 *ABO* 等位基因的命名，按惯例以 *ABO*A1.01* 等位基因标准序列为参考序列，该序列的等位基因为 *ABO*B（A）.02*。

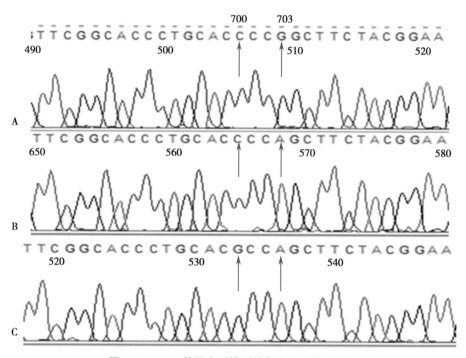

图 1-11　*ABO* 基因序列检测的部分序列检测图谱

A. *A101* 等位基因；B. *B101* 等位基因；C. *B（A）02* 等位基因

三、诊疗经过

患者入院第 1 天查 Hb 58g/L，予以输注 O 型去白细胞红细胞 2U，输注顺利，未见输血不良反应。3 天后输注 O 型去白细胞红细胞 1U，未见输血不良反应，病情基本稳定出院，出院时 Hb 78g/L。

四、相关知识链接

B（A）血型最早由 Yamamoto 等于 1956 年发现，是一种非常罕见的 ABO 亚型，被认为是遗传学上的 B 型[1-2]，但是由于 B（A）血型中的 A 和 B 抗原的传递呈顺式遗传方式，因此与 cis AB 血型有相似之处[3-4]。在适当的条件下,来源 B 型血清的酶能够催化 N- 乙酰氨基半乳糖从 UDP-N- 乙酰基半乳糖到 2' - 岩藻糖 (一种低分子质量的 H 类似物),形成一种具有 A 活性的结构,高浓度的 B- 转移酶甚至可以使 O 细胞与抗 -A 试剂发生凝集[5]。B (A) 在人群中发生频率大约在 1/590 000~1/170 000[6],分子机制基本上为 *B* 等位基因的点突变[7],其中 B (A) 01 为 BABB 组合,B (A) 06 为 BBBA 组合;B (A) 03 与 B (A) 01 相比,其内含子 3 和 6 出现众多突变,同时外显子 7 还存在 657C> T 同义突变;B (A) 02、B (A) 04 及 B (A) 05 则是在 BBBB 的基础上分别增加了 700C> G,640A>G 和 641T>C 突变[5]。

五、案例点评

本案例患者血型血清学检测结果推测为 $A_{亚}B$,但经分子生物学检测,确认为 B (A) 02 型,与田力等[8]、李翠莹等[9]报道结果一致。B (A) 型患者作为受血者可输注 B 型悬浮红细胞或 O 型洗涤红细胞,条件允许时可以采取自体输血。

参考文献

1. YAMAMOTO F, MCNEILL P D, YAMAMOTO M, et al. Molecular genetic analysis of the ABO blood group system 3. Ax and B (A) alleles [J]. Vox Sang, 1993, 64 (3): 171-174.

2. YU L C, LEE H L, CHAN Y S, et al. The molecular basis for the B (A) allele: an amino acid alteration in the human histoblood group Balpha- (1, 3) -galactosyl transferase increases its intrinsic alpha- (1, 3) -N-acetylgalactosaminyl transsferase activity [J]. Biochem Biophys Rescommun, 1999, 262 (2): 487-493.

3. TZENG C H, CHEN Y H, LYOU J Y, et al. A novel cisAB allele derived from a unique 796C>A mutation in exon 7 of ABO gene [J]. Transfusion, 2005, 45 (11): 50-55.

4. DENG Z H, YU Q, LIANG Y L, et al. Characterization of a novel B (A) allele with BBBA type at the ABO blood group [J]. J Hum Genet, 2006, 51 (8): 732-736.

5. 杰夫·丹尼尔. 人类血型 [M]. 朱自严, 译. 北京:科学出版社, 2007.

6. SCHENKEL-BRUNNER H. ABO system human blood groups chemical and biochemical basis of antigen specificity. 2nd ed [M]. New York: Springer, 2000.

7. BLUMENFELD O O, PATNAIK S K. Allelic genes of blood group antigens: a

source of human mutations and cSNPs documented in the Blood Group Antigen Gene Mutation Database [J]. Human Murat, 2004, 23 (1): 8-16.

8. 田力, 范成文, 姚志强, 等. 罕见 B (A) 血型的分子遗传学研究 [J]. 中国输血杂志, 2012, 25 (1): 33-35.

9. 李翠莹, 田力, 肖洁, 等. B (A) 血型的血清学及分子遗传学研究 - 附 2 例报告 [J]. 中国输血杂志, 2014, 27 (12): 1315-1317.

8. B(A)04 血型鉴定 1 例

一、简要病史

患者, 男性, 54 岁, 因"右侧腰腹部疼痛 3 天"住院治疗, 常规 ABO 血型鉴定时发现正反定型不一致。既往无输血史, 无家族遗传性疾病史。

二、实验室检查

(一) 血型血清学常规检查

1. 血型鉴定　ABO 正反定型不一致, RhD 阳性, 结果见表 1-13。

2. 抗体筛查　阴性。

(二) 血型血清学特殊检查

1. 红细胞 H 抗原检测　与抗 -H 凝集反应 (2+) 强于正常 B 型细胞 (±)。

2. 唾液血型物质　检测出 B 和 H 抗原物质, 而无 A 物质。

血清学结果见表 1-13: 推测可能为 B (A)。

表 1-13　患者血型血清学鉴定结果

试剂厂家	正定型						反定型				吸收放散	血型物质
	抗 -A	抗 -A$_1$	抗 -B	抗 -AB	抗 -D	抗 -H	A$_{1c}$	B$_c$	O$_c$	自身		
试剂 1	1+^{w}	0	4+	4+	4+	2+	3+	0	0	0	含有 A 抗原	B, H
试剂 2	1+^{w}	/	4+	/	4+	/	3+	0	0	0	/	/

(三) 血型分子生物学检测

1. ABO 血型 PCR-SSP 分析　患者标本用 ABO、cisAB 与 B (A) 检测试剂盒进行 PCR-SSP 检测, 结果见图 1-12。

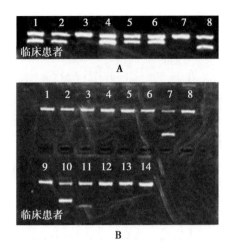

图1-12 患者ABO、cisAB与B（A）血型基因扩增电泳图谱

注：图A 1-8分别为：O1阳性、非O1阳性、O2阴性、非O2阳性、B阳性、非B阳性、A2阴性、非A2阳性，*ABO*基因检测结果均是*O1B*；而在图B第7、10、11泳道［B（A）04型特征带］均出现目的条带，其余泳道均为阴性，符合B（A）04表现。

2. *ABO*基因直接测序 第6、7外显子区域都存在261G/del、297A/G、526C/G、640 A /G、657 C/T、703 A/G、796 A/C、803 C/G、930 A/G的杂合。参照ISBT红细胞免疫遗传学和血型术语予以*ABO*等位基因的命名，按惯例以*ABO*A1.01*等位基因标准序列为参考序列，发现该先证者在*ABO*B.01*基础上的c.640A>G突变是B（A）04型的等位基因（图1-13）[1-2]。

3. *ABO*基因克隆测序分析 对样本进行DNA克隆，挑取多个克隆进行序列测定，均发现2种单倍型的核苷酸序列。参照ISBT红细胞免疫遗传学和血型术语予以*ABO*等位基因的命名，按惯例以*ABO*A1.01*等位基因标准序列为参考序列。患者有1条单倍型序列是正常的*ABO*0.01.01*等位基因（c.261delG）；另1条单倍型的第7外显子测序结果序列为297G、526G、640G、657T、703A、796A、803C、930A，其与*ABO*B.01*等位基因的差别只在于第7外显子c.640A>G突变，而与B（A）04的等位基因序列一致。

分子生物学结论：该患者ABO血型基因型为*ABO*BA.04/0.01.01*。

三、诊疗经过

患者入院诊断为十二指肠球部溃疡穿孔，入院后第2天，行胃十二指肠溃疡穿孔修补术。因血液中心同时段发现了1例B（A）04健康献血者，遂为患者术中输注该献血者红细胞悬液2U。手术过程顺利，术后第10天，患者康复出院。

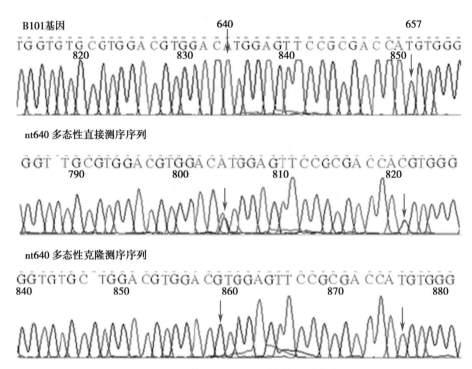

图 1-13　*ABO* 基因 nt640 多态性基因型克隆前后
测序结果与 *ABO*B0.1* 等位基因序列比对

四、相关知识链接

按照 ABO 三复等位基因学说和孟德尔学说,血清学 AB 型和 O 型的亲代不可能生育出 AB 型或 O 型的子代,但 B(A)型的亲代却是例外,是传统遗传学的特例。从血型血清学表现上看,B(A)血型红细胞上含有少量 A 抗原活性和接近正常的 B 抗原特异性,与人源血清鉴定结果为 B 型,与单克隆株抗 -A 试剂可出现阳性反应,强度较弱(<2+),亲和力较差,凝集块很快消散;其 H 抗原含量接近 O 型细胞,明显高于正常 B 型细胞;B(A)型血清中含有的抗 -A 可以凝集 A_1 细胞和部分 A_2 细胞,而不像通常 A_xB 亚型血清中的不规则抗 -A_1 只与 A_1 细胞反应,不与 A_2 细胞反应[3]。

五、案例点评

本研究通过 *ABO* 基因直接测序和克隆测序结果相互验证,排除碱基假突变,与 *B.01* 等位基因序列相比,突变均为 c.640A>G,其余碱基序列完全一致,但二者各有 1 条单倍型序列是正常的 *O.01.01* 等位基因(c.261delG),符

合 *ABO*BA.04/O.01.01* 的基因。该 c.640A>G 突变使 214 位甲硫氨酸被缬氨酸置换（p.Met214Val），从而导致该 B 等位基因具有编码双功能活性酶的能力。

　　本案例患者比较幸运，血液中心同时段有 B（A）型血液可供输注，但这种概率非常小，通常可以选择 B 型或 O 型洗涤红细胞，紧急情况下可以选择 B 型悬浮红细胞。如果患者存在凝血功能障碍，通常选择 AB 型血浆、血小板输注。紧急情况下或 AB 型血浆、血小板无法获得时，也可以考虑输注 B 型血浆、血小板。

参考文献

1. 林风秋，章旭，李剑平．α-1，3 半乳糖基转移酶基因 905A>G 突变的研究 ［J］.中华医学遗传学杂志，2014，31（1）：82-84.
2. 李丽春，章旭，李剑平．罕见 B（A）血型的鉴定及临床安全输血的研究 ［J］.中国输血杂志，2016，25（7）：689-692.
3. 黄晓燕，段福才，李大元，等．1 例罕见 B（A）血型者家系遗传调查及临床输血策略［J］.甘肃医药，2014，33（4）：295-299.

9. A102B$_w$33 亚型鉴定 1 例

一、简要病史

　　患者，女性，54 岁，蒙古族，因肝血管瘤入院治疗，常规 ABO 血型鉴定时发现正反定型不一致。既往无输血史，有妊娠史。否认家族遗传性疾病史。

二、实验室检查

（一）血型血清学常规检查

1. 血型鉴定　ABO 正反定型不一致，RhD 阳性，结果见表 1-14。

表1-14　血型鉴定结果

试剂	正定型						反定型			
	抗-A	抗-A$_1$	抗-B	抗-AB	抗-D	抗-H	A$_{1c}$	B$_c$	O$_c$	自身
试剂 1	4+	4+	3+	4+	4+	3+	0	1+	0	0
试剂 2	4+	/	3+	/	4+	3+	0	1+	0	0

2. 抗体筛查 阴性。

血清学结果：初步考虑 $AB_{亚}$ 型，产生抗 -B 抗体。

（二）血型分子生物学检测

1. *ABO* 基因 PCR-SSP 分型 结果见图 1-14，检测到 A_1 和 B 基因，未检测到 *cisAB* 与 *B*（*A*）基因。

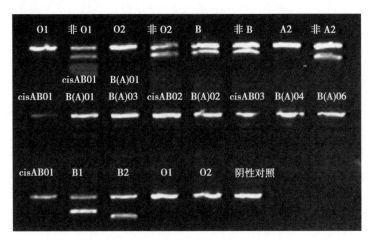

图 1-14 分子生物学 PCR-SSP 分型结果

2. *ABO* 基因测序 结果见图 1-15，直接测序结果显示第 6、7 外显子存在 297A/G、467C/T、526C/G、657C/T、703A/G、803G/C 和 930G/A 7 个位点杂合。经多个克隆验证、序列与血型抗原基因突变数据库进行比对，得到 2 个等位基因，分别是 *A102* 和 B_w33。参照 ISBT 红细胞免疫遗传学和血型术语予以 *ABO* 等位基因的命名，按惯例以 *ABO**A1.01 等位基因标准序列为参考序列比对，其中的 *A102* 可以命名为 *ABO**A1.02，但该 B_w33 的序列目前在 ISBT 网站还没有命名。该 B_w33 基因序列与 *ABO**A1.01 基因比对存在 c.297A>G、c.526C>G、c.657C>T、c.703A>G、c.803G>C 和 c.930G>A 6 个位点基因突变，与 *ABO**B.01 基因比对仅第 796 位碱基发生 A>C 突变，而 nt796C 是 *A* 基因具有的特性。

三、诊疗经过

患者入院第 2 天，行部分肝叶切除术，术前备 O 型洗涤红细胞，术中输注 O 型洗涤红细胞 4U，未发生输血不良反应，手术过程顺利，术后第 15 天康复出院。

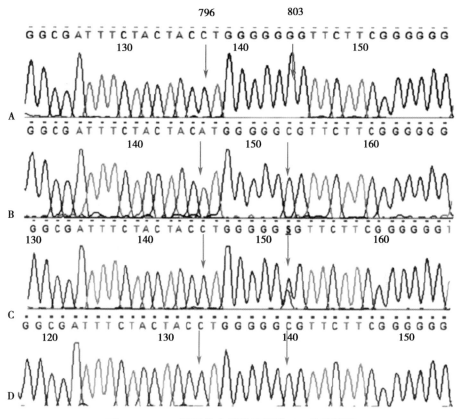

图 1-15　ABO 基因位点扩增核苷酸 796 位置图谱

注：A 为 ABO*A1.01 基因；B 为 ABO*B.01 基因；C 为直接测序结果；D 为克隆测序结果。

四、相关知识链接

ABO 亚型并不少见，可严重影响输血的安全性和有效性。ABO 亚型的鉴定包括正反定型试验、吸收放散检测红细胞上的抗原、唾液血型物质分析、家系调查等。很多情况下，ABO 亚型鉴定需要采用血清学方法结合基因分型技术进行综合判断，才能获得准确结果[1-2]。血型抗原基因突变数据库曾经公布的 ABO 等位基因中，B_w 是一类频率相对较高的 B 变异型，目前国际上共发现 40 余种 B_w 型的等位基因[3]。Bw33 等位基因是在 B.01 基因基础上保留了 A101 基因的 796C 位点，其他基因突变点与 B.01 基因相同。Bw33 等位基因导致红细胞 B 抗原表达减弱，少部分个体血清中还会产生抗 -B 抗体。

五、案例点评

本案例血型血清学发现 ABO 正反定型不一致，但从血清学结果只能得出 AB 亚型的结论。采用分子生物学检测方法,通过 PCR-SSP 分型和基因测序确认该样本基因型为 $A102/Bw33$[4]。对于未产生抗 -B 抗体的 AB_w 患者输注红细胞时,可以选择正常 AB 型悬浮红细胞;对于已产生抗 -B 抗体的 AB_w 患者输注红细胞时,应选择 A 型或 O 型洗涤红细胞,情况紧急时也可以直接输注 A 型悬浮红细胞。如果病情需要,AB_w 患者应输注 AB 型血浆及血小板。

参考文献

1. DALIELS G. Hum blood Groups. 2nd ed[M]. Oxfond:Black well science, 2002:17-59.

2. 洪小珍,许先国,马开荣,等.B(A)血型分子机制研究及家系分析[J].中华检验医学杂志,2010,33(1):51-55.

3. PATNAIK SK, HELMBERG W, BLUMENFELD OO. NCBI dbRBC database of allelic variations of genes encoding antigens of blood group systems[J]. Nucleic Acids Res,2012,40(1):1023-1029.

4. 王凤敏,章旭,李剑平.ABO 变异型 A102Bw33 血型基因亚型遗传学鉴定[J].中国实验血液学杂志,2016,24(1):225-228.

10. $A_{el}B$ 亚型鉴定和输血治疗 2 例

一、简要病史

病例 1,女性,40 岁,低置胎盘,孕 19^{+6} 周,因"中期引产"入院。术前常规 ABO 血型鉴定时发现正反定型不一致。孕 3 产 2,既往无输血史、过敏史,有剖宫产史。

病例 2,女性,44 岁,因"反复咳嗽、咯血 20^+ 年,加重伴头昏、无力 9 天"入院。患者 20 年前无明显诱因出现咳嗽、咯血,在当地医院诊断为"肺结核",多次予以抗结核治疗,病情迁延未愈。既往有输血史(具体不详),无药物、食物过敏史。

二、实验室检查

(一)血型血清学常规检查

1. 血型鉴定

病例 1:ABO 正反定型不一致,RhD 阳性,见表 1-15。

病例 2:ABO 正反定型不一致,RhD 阳性,见表 1-16。

表 1-15 病例 1 血型鉴定结果

试验方法	正定型						反定型				
	抗 -A	抗 -A$_1$	抗 -B	抗 -AB	抗 -D	抗 -H	A$_{1c}$	A$_{2c}$	B$_c$	O$_c$	自身
微板法	0	/	4+	/	4+	/	0	0	0	0	0
试管法	0	0	4+	4+	4+	w+	w+	0	0	0	0

表 1-16 病例 2 血型鉴定结果

反应温度	正定型			反定型				
	抗 -A	抗 -B	抗 -D	A$_{1c}$	A$_{2c}$	B$_c$	O$_c$	自身
室温	0	4+	4+	0	0	0	0	0
4℃ 10min	0	4+	4+	1+^{w}	0	0	0	0

2. 抗体筛查试验

病例 1：阴性。

病例 2：阴性。

（二）血型血清学特殊检查

1. DAT

病例 1：阴性。

2. 吸收放散试验（检测 A 抗原）

病例 1：检出弱 A 抗原。

病例 2：结果显示放散液与 A$_c$ 反应阳性 2+^{s}。

3. H 抗原强度测定

病例 2：Oc（3+^{s}）> 患者 c（1+^{s}）=Bc（1+^{s}）。

4. 血清学初步结论：

病例 1：可能为 A$_{亚}$B 血型，其血清学反应格局符合 A$_{el}$B 亚型的血清学特征，反定型与 A$_1$c 有弱凝集，存在抗 -A$_1$ 抗体。

病例 2：初步判定患者为 A$_{亚}$B 血型，其血清学反应格局符合 A$_{el}$B 亚型的血清学特征，同时含有弱的抗 -A$_1$ 抗体。

（三）血型分子生物学检测

病例 1：*ABO* 基因测序及克隆分析：*ABO* 基因部分序列检测图谱，见图 1-16。参照 ISBT 红细胞免疫遗传学和血型术语予以 *ABO* 等位基因的命名，按惯例以 *ABO*A1.01* 等位基因标准序列为参考序列比对，该患者 ABO 血型的基因为 *ABO*AEL.05/B.01*，其中 *AEL.05* 是在 *A1.02* 基因的 767 位碱基发生 T>C 突变（c.767T>C），该突变导致 256 位异亮氨酸被苏氨酸替换（p.Ile256THr）。

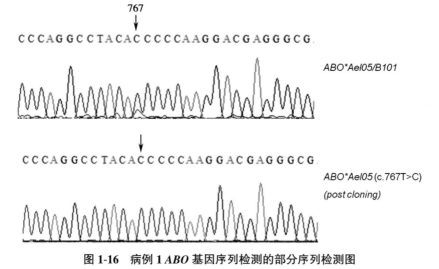

图1-16　病例1 *ABO* 基因序列检测的部分序列检测图

病例2：*ABO* 基因测序结果显示该患者为 *ABO*AEL.04/B.01*，见图1-17。

三、诊疗经过

病例1入院完成相关检查后，全麻下行中期引产术，手术过程顺利，出血50mL，未输血。

病例2入院后行经皮股动脉造影术并出血支血管栓塞术。术后患者仍间断性咯血，Hb最低降至37g/L，输血科会诊后建议外送血型基因检测，输注B型RhD阳性洗涤红细胞，以纠正贫血。临床采纳输血科意见给予患者B型RhD阳性洗涤红细胞6U治疗后，Hb升至78g/L。输血治疗期间，患者仍间断性咯血，再次行皮股动脉造影术并出血支血管栓塞术，术后咯血症状缓解，予以抗感染、止血、化痰、增强免疫、护胃及维持水电解质平衡等支持治疗，患者病情逐步稳定后转结核病专科医院继续诊治。

四、相关知识链接

ABO亚型是ABO血型系统特殊的表现形式，通常ABO亚型会导致正反定型不一致，这主要是由于 *ABO* 基因突变导致其编码A和B糖基转移酶功能异常所致[1]。A亚型一般分为 A_2，A_3，A_x，A_{end}，A_m 及 A_{el} 等。其中 A_{el} 红细胞上A抗原量最少，约为 A_1 抗原量的1/1 000[2]，不被抗-A和抗-AB凝集，通过吸收放散试验与抗-A试剂有反应性，其血清与A型红细胞不凝集或弱凝集，其红细胞上极少的A抗原也可通过流式细胞术或者胶体金免疫电镜检测到。大多数 *Ael* 等位基因的先证人群为亚洲人，*Ael* 在人群中频率较低且存在差异，有学者报道法国150 000献血者中未找到1例，在中国台湾地区人群

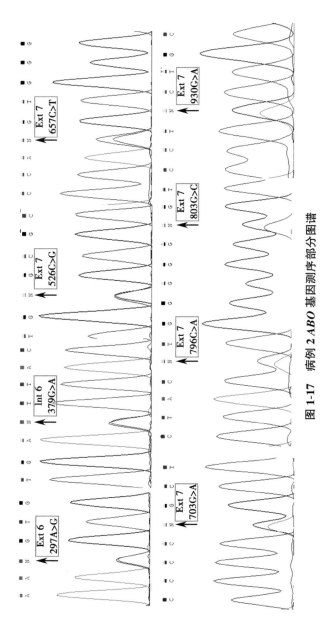

图 1-17 病例 2 *ABO* 基因测序部分图谱

注：符合 AEL.04/B.01 基因型多数突变位点特征。

中表达概率为 1/80 000[3]，韩国约 0.001%、日本约 0.004 9%[4]。*Ael* 形成的分子机制有点突变、插入、缺失、拼接位点突变等，导致其编码氨基酸变化引起转移酶活力降低，从而使抗原表达减弱[5]。

五、案例点评

病例 1 和病例 2 都是在血型鉴定过程中出现正反定型不一致而被发现，血清学表现基本相同，其红细胞虽未与抗 -A 抗体发生凝集，但吸收放散试验证实其红细胞上存在较弱 A 抗原，且血清中存在较弱的抗 -A$_1$ 抗体，符合 A$_{el}$B 亚型个体血清学表现。但二者的基因型并不相同，病例 1 为 *AEL.05/B.01*，病例 2 为 *AEL.04/B.01*。针对此类患者，不能给予 AB 型红细胞输注，只能给予 B 型或 O 型洗涤红细胞，特别紧急时可以输注 B 型悬浮红细胞，血浆、血小板一般选择 AB 型输注。

此类案例提示：在进行 ABO 血型正反定型试验中，对凝集强度的判断不容忽视，A$_{el}$B 亚型很容易判断为 B 型。必要时，借助分子生物学技术确定其基因型，综合表型与基因型的结果实现准确定型。

参考文献

1. CHACKO M P, MATHAN A, DANIEL D, et al. Para-Bombay：A blind spot in Blood grouping［J］. Asian J Transfus Sci，2011，5：182-183.

2. DANIELS G. Human blood groups. 3rd ed［M］. Oxford, UK：Wiley-Blackwell, 2013.

3. 何卫社，梁俊杰，刘建岭，等 . 罕见患者 Ael04 亚型 1 例及其家系调查［J］. 临床输血与检验，2017，19（2）：203-204.

4. JUNG B K, COI G R, CHANG J H, et al. ABO*Ael03/O genotype with ABO discrepancy：The first case in Korea［J］. Ann LAB Med, 2015, 35（1）：137-140.

5. CAI X, JIN S, LIU X, et al. Molecular genetic analysis Of ABO blood group variations reveals 29 novel ABO subgroup alleles［J］. Transfusion，2013，53（S2）：2910-2916.

11. cisAB03 血型鉴定及家系调查 1 例

一、简要病史

患者，女性，74 岁，因突然呕血三次颜色鲜红，量约 150mL/ 次，伴中上腹痛，排柏油样大便一次，以"消化道出血"收入院。常规 ABO 血型鉴定时发现正反定型不一致。既往患消化道溃疡多年无输血史，无家族遗传性疾病史。

二、实验室检查

（一）血型血清学常规检查

1. ABO 血型鉴定　患者 ABO 血型正反定型不一致，RhD 阳性，对患者九位近亲属分别进行了血型鉴定，结果见表 1-17。标本 3（患者儿子）ABO 正反定型也不一致，其余标本均为 B 型。

2. 抗体筛查　患者及其九位近亲属均为阴性。

（二）血型血清学特殊检查

1. DAT　阴性。

2. 唾液血型物质检测　标本 1、标本 3 唾液中均含有 A、B 和 H 血型物质，结果见表 1-18。

表 1-17　患者及其近亲属血型鉴定结果

标本编号	受检者	正定型						反定型			
		抗 -A	抗 -A$_1$	抗 -B	抗 -AB	抗 -D	抗 -H	A$_{1c}$	B$_c$	O$_c$	自身细胞
1	患者	2+	0	3+	3+	4+	4+	4+	4+	0	0
2	丈夫	0	0	4+	4+	4+	2+	4+	0	0	0
3	儿子	1+^{w}	0	4+	4+	4+	3+	2+	0	0	0
4	女儿 1	0	0	4+	4+	4+	2+	4+	0	0	0
5	女儿 2	0	0	4+	4+	4+	2+	4+	0	0	0
6	女儿 1 配偶	0	0	4+	4+	4+	2+	4+	0	0	0
7	女儿 2 配偶	0	0	4+	4+	4+	2+	4+	0	0	0
8	孙女	0	0	4+	4+	4+	2+	4+	0	0	0
9	外孙女 1	0	0	4+	4+	4+	2+	4+	0	0	0
10	外孙女 2	0	0	4+	4+	4+	2+	4+	0	0	0

表 1-18　标本 1 和标本 3 唾液中 ABH 物质检测结果

	抗 -A 管	抗 -B 管	抗 -H 管
标本 1	0	0	0
标本 3	0	0	0
A 型分泌型对照	0	4+	0
B 型分泌型对照	4+	0	0
O 型分泌型对照	4+	4+	0
AB 型分泌型对照	0	0	0

（三）血型分子生物学检测

1. ABO 血型基因 PCR-SSP 分型检测 结果见图 1-18，患者（标本 1 ）的基因型为 *B/O₂* 杂合，但是与血清学结果不符；其儿子（标本 3 ）的基因型为 *B/B* 纯合，也与血清学结果不符。

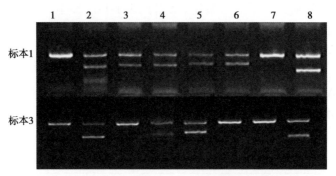

图 1-18 标本 1 和标本 3 ABO 血型基因分型电泳图
注：1~8 孔引物分别为 O1、非 O1、O2、非 O2、B、非 B、A2 和非 A2。

2. cisAB 与 B（A）血型基因分型检测 结果见图 1-19，标本 1 和标本 3 均符合 *cisAB03* 型。根据以上分型结果得出标本 1 的 *ABO* 基因型应为 *cisAB03/O02* 型，标本 3 应为 *cisAB03/B* 型。

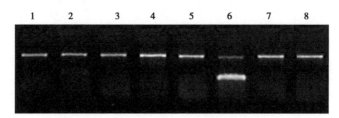

图 1-19 cisAB 与 B（A）血型基因分型结果
注：从 1~8 孔所加引物分别为 cisAB01、cisAB01/B（A）01、B（A）01/B（A）03、cisAB02、B（A）02、cisAB03、B（A）04、B（A）06。

3. *ABO* 基因第 6、7 外显子测序 参照 ISBT 红细胞免疫遗传学和血型术语予以 *ABO* 等位基因的命名，按惯例以 *ABO*A1.01* 等位基因标准序列为参考序列比对，标本 1 的 *ABO* 基因第 6、7 外显子测序结果显示存在 8 个碱基突变，分别是 c.297A>G、c.526C>G、c.657 C>T、c.700C>T、c.703G>A、c.796C>A、c.803G>C 和 c.930G>A 突变，此序列与 ISBT 发布的 *ABO*cisAB.03* 基因的第 6、7 外显子序列完全一致。而其与 *ABO*B.01* 基因序列比对仅在 700 位发生 C>T 的突变（c.700C>T），导致 234 位脯氨酸变成丝氨酸（p.Pro234Ser）。

分子生物学检测结论：标本 1 基因应为 *ABO*cisAB.03/O.01.02*。

4. 家系调查 标本 1~10 血型家系调查结果，见图 1-20。

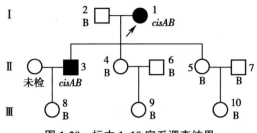

图 1-20 标本 1~10 家系调查结果

三、诊疗经过

患者入院时 Hb 69g/L,输血前检查发现 ABO 正反定型不一致,随后行家系调查,采集患者丈夫、儿子、2 个女儿及配偶、孙女 1 人和外孙女 2 人的静脉血标本进行相关检测,最后确认患者 ABO 基因型为 cisAB03/O02。输注 O 型洗涤红细胞 2U 及 AB 型 FFP 2U,未发生输血不良反应,同时给予抗感染、心电监测及止血等对症支持治疗。住院 7 天后,患者生命体征基本稳定出院,出院时 Hb 87g/L。

四、相关知识链接

cisAB 表现型在 1964 年报道发现[1],是一种独特的 ABO 表型,表现在同一等位基因的编码产物兼具 A 和 B 特异的糖基转移酶活性,在遗传上表现为 cisAB 血型与 O 型婚配生出 AB 型和 O 型子女。cisAB 是较为罕见的 ABO 血型,人群发生频率非常低,大约在 1/170 000 到 1/580 000 之间。cisAB 表型在日本人群中大约为 0.000 014 16[2]。本例标本检测为 cisAB03[3],其为 BBBB 酶型,nt700 位点有突变(C>T),导致酶特异性和酶活性的改变。值得注意的是,cisAB03 的等位基因为 c.700C>T 突变,B(A)02 的等位基因为 c.700C>G 突变[4],二者是在不同等位基因基础上发生的相互独立的核苷酸突变,但恰好发生在同一位点。2003 年许先国[5]首先报道在中国人群中存在 cisAB01 等位基因,随后多个地区发现中国人群 cisAB01 等位基因,其他类型的基因型相对较少[6]。cisAB03 此前在中国未见相关报道,应为罕见的等位基因,有关 cisAB03 的等位基因频率调查及其在中国人群的遗传规律有待进一步研究。

五、案例点评

本案患者 ABO 血清学正反定型不一致,加做了 ABO 血型 PCR-SSP 基因分型、cisAB 与 B(A)血型基因分型,最终进行了 ABO 基因第 6、7 外显子测序,与 ISBT 发布的 ABO*cisAB.03 基因的第 6、7 外显子序列完全一致。

cisAB 血清学特征随着个体、家系而异。cisAB 细胞上的 A 抗原经常是 A_2，B 抗原表达弱，血清中总是有弱抗 -B，所含的 H 物质与 A_2 细胞所含的 H 物质相当。但本例家系标本血清学特征与上述 cisAB 有所不同，标本 1 的 A 抗原较 B 抗原弱，B 抗原凝集强度与正常 B 抗原无差异。血清中含有抗 -A 及抗 -B，而且均凝集较强，与正常 O 细胞无差异，H 物质与 O 细胞所含的 H 物质相当。标本 3 的 A 抗原强度非常弱，B 抗原强度正常，血清中含有抗 -A_1。这些都是由于 cisAB 特殊的基因基础和遗传方式，表现在血清学上可能出现同一家系中不同 cisAB 的血清学异质性，甚至于出现类似于 B（A）的血清学表现。而标本 3 基因分型应为 *cisAB03/B* 型，可能由于 B 的糖基转移酶争夺 A 酶的底物 H 而使 A 抗原减弱，所以标本 3 的 A 抗原没有标本 1 的 A 抗原强。

ABO 亚型常给临床输血带来困扰。由于血清学方法的局限性，许多变异型在血清学分型时可能被误判。ABO 血型正反定型不一致的标本需要深入研究。利用分子生物学技术，疑难血型的输血会更加准确，在红细胞血型领域，有可能发现更多新的基因变异型。*cisAB03* 患者输血，通常选择 O 型洗涤红细胞，紧急时可以考虑输注 O 型悬浮红细胞，如果患者没有抗 -B，也可以考虑输注 B 型悬浮红细胞。凝血功能障碍时，通常输注 AB 型血浆和血小板。

参考文献

1. YAMAMOTO F, MCNEILL P D, KOMINATO Y, et al. Molecular genetic analysis of the ABO blood group system, cis-AB alleles［J］. Vox sang, 1993, 64（2）: 120-123.

2. SCHENKEL-BRUNNER H. ABO system. Human blood groups chemical and biochemical basts of antigen specificity. 2nd ed［M］. New York: Springer, 2000.

3. 章旭, 张坤莲, 李剑平. cisAB03 血型鉴定及家系分析［J］. 中国输血杂志, 2011, 24（3）: 230-232.

4. YU L C, LEE H L, CHAN Y S, et al. The molecular basis for the B（A）allele: an aminoacid alteration in the humanhisto blood group B al-pha-（1,3）-galactosyl trans-ferase increases its intrinsic alpha-（1,3）-N-acetylgalactosaminy ltransferase activity［J］. Biochem Biophys Res Commun, 1999, 262（12）: 487-493.

5. 许先国, 洪小珍, 朱发明, 等. cisAB 亚型第 6、7 外显子及侧翼内含子序列分析［J］. 临床检验杂志, 2003, 21（2）: 69-71.

6. 郭忠慧, 向东, 朱自严, 等. 罕见的 cisAB 与 B（A）血型的基因型研究［J］. 中华医学遗传学杂志, 2004, 21（4）: 321-324.

12. cisAB06 亚型鉴定 1 例

一、简要病史

患者,女性,35 岁,因"幽门梗阻拟行手术治疗"入院,术前备血时发现 ABO 血型正反定型不一致。既往有妊娠史,无输血史,否认家族遗传性疾病史。

二、实验室检查

(一)血型血清学常规检查

1. 血型鉴定 抗-A 弱凝集,ABO 正反定型不一致,RhD 阳性,结果见表 1-19。

2. 抗体筛查 阴性。

(二)血型血清学特殊检查

1. DAT 阴性。

2. 唾液血型物质检测 唾液中无 A 物质,有 B、H 物质,结果见表 1-19。

表 1-19 患者血型鉴定结果

试剂	正定型						反定型				唾液血型物质检测
	抗-A	抗-A$_1$	抗-B	抗-AB	抗-D	抗-H	A$_{1c}$	B$_c$	O$_c$	自身	
试剂 1	1+	0	4+	4+	4+	2+	4+	0	0	0	B、H
试剂 2	1+	0	4+	4+	4+	2+	4+	0	0	0	/

(三)血型分子生物学检测

1. ABO 血型基因 PCR-SSP 分型检测 ABO 血型基因分型电泳见图 1-21,初步判断患者 ABO 基因型为 B/O02 型。

2. ABO 基因第 6~7 外显子测序 参照 ISBT 红细胞免疫遗传学和血型术语予以 ABO 等位基因的命名,按惯例以 ABO*A1.01 等位基因标准序列为参考序列比对,存在 6 个碱基突变,分别是 c.297A>G、c.657C>T、c.703G>A、c.796C>A、c.803G>C 和 c.930G>A 突变。而与 ABO*B.01 基因序列比对仅在 526 位发生 G>C 的突变(c.526G>C),见图 1-22。该位点的突变导致 176 位亮氨酸变成脯氨酸(p.R176G),其氨基酸与 A 基因相同。而此序列与 ABO*cisAB.06 基因的序列完全一致。该基因与各个 cisAB 基因突变点比较,见表 1-20[1]。

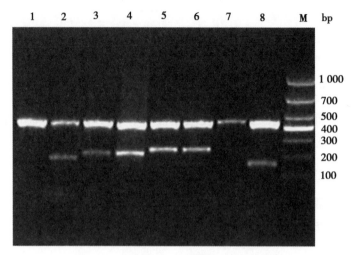

图 1-21 患者 ABO 血型基因分型电泳图

注:1~8:分别为 O₁、非 O₁、O₂、非 O₂、B、非 B、A₂ 和非 A₂;M:1000bp 分子量标志物。

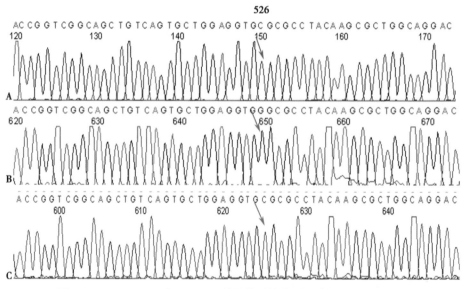

图 1-22 _A101_、_B101_ 和 _cisAB06_ 等位基因的第 7 外显子部分测序结果

注:A:_A101_ 等位基因;B:_B101_ 等位基因;C:_cisAB06_ 等位基因。箭头示 526 位碱基突变点。

表 1-20 *cisAB* 基因的第 6 和 7 外显子突变位点

ABO 等位基因	核苷酸位置									
	297	467	526	657	700	703	796	803	930	1009
A101	A	C	C	C	C	G	C	G	G	A
B101	G	C	G	T	C	A	A	C	A	A
cisAB01（AAAB）	A	T	C	C	C	G	C	C	G	A
cisAB01var（AAAB）	A	T	C	C	C	G	C	C	G	G
cisAB02（BBAB）	G	C	G	T	C	A	C	C	A	A
cisAB03（BBBB）	G	C	G	T	T	A	A	C	A	A
cisAB04（AABA）	A	T	C	C	C	G	A	G	G	A
cisAB05（BBBA）	G	C	G	T	C	A	A	G	A	A
cisAB06（ABBB）	G	C	C	T	C	A	A	C	A	A
氨基酸变异	无	P156L	R176G	无	P234A	G235S	L266M	G268A	无	R337G

分子生物学检测结论：该样本基因型应为 *ABO*cisAB.06/O.01.02*。

三、诊疗经过

患者入院后第 4 天在全麻下行胃大部切除术，术中输注 O 型洗涤红细胞 2U，未发生输血不良反应，手术过程顺利。术后给予对症支持治疗，住院 15 天后康复出院。

四、相关知识链接

ABO 血型系统基因定位于 9 号染色体，由 7 个外显子和 6 个内含子组成，包含编码序列 1 062 个碱基。*ABO*A1.01* 和 *ABO*B.01* 两个等位基因高度同源，二者在氨基酸编码区仅有 7 个核苷酸的差异，其中 c.297A>G、c.657C>T 和 c.930G>A 均位于密码子的摇摆位置，不引起氨基酸的改变；c.526G>C（p.R176G）、c.703G>A（p.G235S）、c.796C>A（p.I266M）和 c.803G>C（p.G268A）突变引起 4 个氨基酸的替换，从而使得酶特异性发生显著变化[2]。

cisAB 基因和 *B*(*A*)基因就是在常见的 *A* 或 *B* 基因中发生 1 个或者 2 个碱基突变,使得 A 抗原有了一些 B 抗原的性质,或者 B 抗原有了一些 A 抗原的性质。

目前发现的 *cisAB* 的等位基因有 7 种,分别为在欧美发现的 *ABO*cisAB.01*、*ABO*cis-AB.02* 和 *ABO*cisAB.03* 等位基因,在中国台湾发现的 *ABO*cis-AB.04* 等位基因和在中国大陆发现的 *ABO*cis-AB.01var*、*ABO*cis-AB.05* 和 *ABO*cis-AB.06* 等位基因[2-4]。中国人 *ABO*cisAB.06* 等位基因是 2009 年 Zhu 等首先报道,推测 *ABO*cis-AB.06* 等位基因应该在中国人群中较罕见[3]。

cisAB 表现型是一种独特的 ABO 表型,表现在同一等位基因的编码产物兼具 A 和 B 特异的糖基转移酶活性。*cisAB* 血清学特征随着个体的不同、家系的不同而有所不同。*cisAB06* 等位基因是在 *ABO*B.01* 等位基因的基础上保留了 *ABO*A1.01* 等位基因的 526 位 C 位点,相应的氨基酸组合为(176R、235S、266M 和 268A),即为 ABBB 单倍型组合的等位基因,与所发现的其他 6 种 *cisAB* 基因单倍型不同。Seto[5]等通过构建基因突变体和原核细胞体外表达的方式,分别研究了 AAAA、BAAA、BBAA、BBBA 和 BBBB 5 种单倍型组合的糖基转移酶特异性和酶动力学,发现 BAAA、BBAA 和 BBBA 单倍型组合均同时拥有 A 型酶供体和 B 型酶供体催化功能。我们推测 ABBB 单倍型组合能够同时催化 A 型酶供体和 B 型酶供体,血清学表达 A 和 B 抗原。

五、案例点评

本案例患者 ABO 血清学正反定型不一致,进行了 *SSP* 基因分型检测,最终通过 *ABO* 基因第 6、7 外显子测序,其序列与 ISBT 发布的 *ABO*cisAB.06* 基因的第 6、7 外显子序列完全一致。由于样本有限,未对该样本 A 和 B 转移酶活性进行检测。但是通过血清学试验我们推测本例 *cisAB06* 的 ABBB 型重组酶催化 A 型酶活性比正常 A 型酶低很多,因此 A 抗原表达非常弱,出现类似于 B(A)的血清学表现。我们根据文献扩增引物对 E67-F 和 E67-R 扩增内含子 5-3' 非翻译区基因片段,引物针对 A 和 B 基因特异性设计,测序是 1 条单链结果,通过直接测序得 *cisAB06* 基因序列,结合 PCR-SSP 分型检测结果,判定该患者 *ABO* 基因型为 *ABO*cisAB.06/O.01.02*[6]。

cisAB06 患者与其他 *cisAB* 患者输血原则一致,通常选择 O 型洗涤红细胞,紧急时可以考虑输注 O 型悬浮红细胞,如果患者没有抗 -B,也可以考虑输注 B 型悬浮红细胞。凝血功能障碍时,通常输注 AB 型血浆和血小板。

参考文献

1. PAMAIK S K, HELMBERG W, BLUMENFELD O O. BGMUT: NCBI dbRBC database of allelic variations of genes encoding antigens of blood group systems [J]. Nucleic Acids Res, 2012, 40: 1023-1029.

2. YAMAMOTO F, MENEILL F D, KOMINATO Y, et al. Molecular genetic analysis of the ABO blood group system cis-AB alleles [J]. Vox sang, 1993, 64 (2): 120-123.

3. ZHU F, TAO S, XU X, et al. Distribution of ABO blood group allele and identification of three novel alleles in the Chinese Han population [J]. Vox sang, 2010, 98 (4): 554-559.

4. TZENG C H, CHEN Y J, LYOU J V, et al. A novel cis-AB allele derived from aunique 796C>A mutation in exon 7 of ABO gene [J]. Transfusion, 2005, 45 (1): 50-55.

5. SETO N O, PALCIC M M, COMPSTON C A, et al. Sequential interchange of four amino acids from blood group B to blood group A glycosyltransferase boosts catalytic activity and progressively modifies substrate recognition in human recombinant enzymes [J]. J Biol Chem, 1997, 272 (22): 14133-14138.

6. 戚新, 章旭, 刘显智, 等. 一例 ABO 血型 cisAB06 亚型的基因序列分析 [J]. 中华医学遗传学杂志, 2013, 30 (2): 172-175.

13. 类孟买 Oh^{B}1 例

一、简要病史

患者, 男性, 69 岁, 因 "反复胸痛 2 年, 加重 20 小时" 急诊收入院。临床诊断: 冠状动脉粥样硬化性心脏病; 高脂血症; 老年退行性心瓣膜病; 急性前间壁、前壁心肌梗死。术前常规检查 ABO 血型时发现正反定型不一致。既往无输血史, 无家族遗传性疾病史。

二、实验室检查

(一)血型血清学常规检查

1. 血型鉴定　ABO 正反定型不一致, RhD 阳性, 结果见表 1-21。

表 1-21　血型鉴定 (试管法) 结果

反应温度	正定型				反定型			
	抗 -A	抗 -B	抗 -A$_1$	抗 -D	A$_{1c}$	B$_c$	O$_c$	自身
室温	0	0	0	4+	2+	±	1+	0
4℃ 10min	0	0	0	4+	3+	2+	2+	1+^{w}
37℃ 2min	0	0	0	4+	2+	±	1+	0

2. 抗体筛查　阳性,结果见表1-22。

表1-22　抗体筛查试验结果

方法	1号	2号	3号	自身
室温	2+	2+	2+	0
4℃ 10min	3+	3+	3+	1+^{s}
37℃ 5min	2+^{s}	2+^{s}	2+^{s}	0
聚凝胺	1+^{s}	1+^{s}	1+^{s}	0

（二）血型血清学特殊检查

1. DAT　阴性。

2. H抗原检测　抗-H与患者红细胞反应均为阴性,与Oc和Bc反应均为阳性。

3. 吸收放散试验　患者红细胞与单克隆抗-B,室温和4℃过夜后检测放散液均为阴性,与人源抗-B吸收后,室温检测放散液为阴性,4℃过夜后检测放散液为弱阳性。

4. 唾液血型物质检测　检测到B、H血型物质。

血清学结果:该该患者血清学反应格局基本符合类孟买 Oh^B 的血清学特征,同时含有弱的抗-HI抗体。

（三）血型分子生物学检测

血清基因检测:结果见图1-23,显示该患者为 h3/h3;Se357/Se357;ABO*B.01/O.01.02。

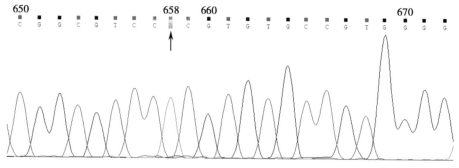

图1-23　患者血型基因测序结果

注:符合 h3/h3;Se357/Se357;ABO*B.01/O.01.02 基因突变位点特点

三、诊疗经过

患者入院后,给予抗凝治疗。因患者为稀有血型,血源获取困难,且患者为高龄冠心病患者且有急性前间壁、前壁心肌梗死,亦不适宜做自体血采集,故不考虑行外科手术,改行冠状动脉造影术 + 冠脉内局部药物释放术 + 冠状动脉支架植入术。患者手术顺利,术前术中及术后 Hb 均维持在 140g/L 左右,未输血,术后病情趋于平稳,出院。

四、相关知识链接

ABO 血型系统是人类发现最早的血型系统,*ABO* 基因位于第 9 号染色体编码 A 和 B 转移酶,它们催化 H 抗原产生 A 抗原和 B 抗原[1]。然而,H 抗原的生成又是由 H- 转移酶催化的,编码 H- 转移酶的是位于第 19 号染色体上的 *FUT1*(或 *H*)和 *FUT2*(*Se*)基因,其中 *FUT1* 基因决定 H 抗原在红细胞上的表达,*FUT2* 基因决定 H 抗原在分泌腺和消化液中的表达[2-3]。当 *FUT1*（*H*）基因变为一种稀有的 *h/h* 纯合子时,就是我们通常所说的类孟买型或者孟买型,也可以称为 H 缺乏表现型,具体指那些红细胞上缺乏 H 抗原的稀有表现型。H 抗原可以出现或不出现在分泌液中[4-5]。

五、案例点评

本例患者的 ABO 血型为类孟买 Oh^B,是 ABO 血型系统中比较罕见的血型之一,有研究表明其在人群中的频率为 0.04‰[6]。该患者第 9 号染色体上具有野生型 B 基因和 O 基因（*ABO*B.01* 和 *ABO*O.01.02*）,但由于其第 19 号染色体上 *FUT1* 基因变为一种稀有的等位基因 *h* 纯合子（*h3/h3*）,*FUT2* 基因表达（*Se357/Se357*）,导致该患者能够编码 B 转移酶,却由于不能编码 H 转移酶,提供 H 抗原,从而不能在红细胞膜上表达 B 抗原。而 *FUT2* 基因的表达（*Se357/Se357*）,导致该患者分泌液中存在正常的 B、H 物质。有研究表明[7],分泌液中的 H 物质被 B 转移酶催化,形成的 B 抗原可以吸附在红细胞膜表面,使其与标准抗 -B 血清产生弱凝集,但本案例红细胞与抗 -B 血清无凝集。几乎所有的类孟买血清中都会含抗 -H 或抗 -HI 抗体,并且通常无活性[8],但本例患者血清内的抗 -HI 抗体在 37℃ 具有活性。因此针对该患者,不能输注 H 抗原阳性的红细胞,这样极易产生溶血反应,只能给予同型 Oh^B 红细胞或自体输血。但 Oh^B 红细胞很难找到,紧急情况下可以考虑输注 B 型红细胞。

参考文献

1. LUO G, WEI L, WANG Z, et al. The summary of FUT1 and FUT2 genotyping analysis in Chinese para-Bombay individuals including additional nine probands from Guangzhou in China［J］. Transfusion, 2013, 53（12）: 3224-3229.

2. 黄丹丹. 2 例类孟买血型的分子机制研究及家系调查［J］. 中国输血杂志, 2013, 26（9）: 850-853.

3. 刘巍, 蔡晓红. 贵阳市 1 例稀有血型类孟买 Bmh 的检测分析［J］. 检验医学与临床, 2016, 12（13）: 3584-3585.

4. 耿宝财, 杨佶军, 王雅丽, 等. 类孟买 B 血型报告 1 例［J］. 中国输血杂志, 2016, 8（29）: 855-857.

5. 陈萍, 沈雨青, 张水木. 类孟买血型的鉴定及输血对策的探讨［J］. 临床血液杂志, 2016, 29（6）: 508-509.

6. XU X, TAO S, YING Y, et al. A novel FUT1 allele was identified in a Chinese individual with para-Bombay phenotype［J］. Transfus Med, 2011, 21（6）: 385-393.

7. LIANG W, XU H, LIU Y Y, et al. Molecular genetic analysis of para-Bombay phenotype in Chinese persons: a novel FUT1 allele is identified［J］. Transfusion, 2015, 55（6Pt2）: 1588-1589.

8. ZHANG W, ZHU Z Y. Structural modification of H histo-blood group antigen［J］. Blood Transfus, 2015, 13（1）: 1-7.

14. *FUT1* 基因 c.35C>T 和 c.658C>T 纯合突变产生 O_h^A 1 例

一、简要病史

受检者为无偿献血者, 男性, 35 岁, 献血后复检 ABO 血型时发现正反定型不一致。既往体健, 无输血史。

二、实验室检查

（一）血型血清学常规检查

1. 血型鉴定 ABO 正反定型不一致, RhD 阳性, 结果见表 1-23。

2. 抗体筛查 3 系均为阳性（＋）。

表 1-23　血型鉴定结果

反应温度	正定型						反定型			
	抗-A	抗-B	抗-H	抗-D	抗-Le^a	抗-Le^b	A$_{1c}$	B$_c$	O$_c$	自身
4℃	0	0	0	4+	0	2+	1+	4+	2+	0
22℃	0	0	0	4+	0	1+	±	4+	1+	0
37℃	0	0	0	4+	0	1+	±	4+	1+	0

（二）血型血清学特殊检查

1. DAT　阴性。

2. 唾液血型物质检测　发现受检者唾液中存在 A 和 H 物质。

3. 抗体鉴定　10 系谱细胞均为阳性（+）。

血清学结果：初步怀疑为 A 型类孟买型，血清中产生抗-HI 抗体，抗体室温效价为 1，4℃条件下的效价是 2。

（三）血型分子生物学检测

1. ABO 血型基因检测　根据 ABO 血型基因检测试剂盒提供的参考等位基因和电泳结果（图 1-24）判定受检者 *ABO* 基因型为 *A1/O1*。

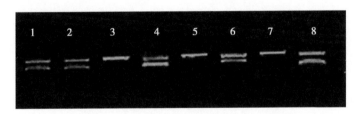

图 1-24　患者 *ABO* 基因 PCR-SSP 电泳图

注：上方条带为内参质控带，下方条带为阳性分型带；1~8：分别为 O$_1$ 阳性、非 O$_1$ 阳性、O$_2$ 阴性、非 O$_2$ 阳性、B 阴性、非 B 阳性、A$_2$ 阴性、非 A$_2$ 阳性。

2. *ABO* 基因直接测序　患者基因型为 *ABO*A1.01/O.01.01*（即 c.261delG/），与 PCR-SSP 结果一致。

3. *FUT1* 基因测序　直接基因测序发现这名献血者的两个 *FUT1* 等位基因均发生 c.35C>T（图 1-25A）变异和 c.658C>T（图 1-25B）错义突变，而其余序列与 FUT1 基因参考序列（NM_000148）一致，其基因型为 *h$^{35T+658T}$/h$^{35T+658T}$*。后又对该献血者母亲进行了 *FUT1* 基因测序，发现存在 35 C/T 杂合和 658 C/T 杂合，符合遗传学规律。

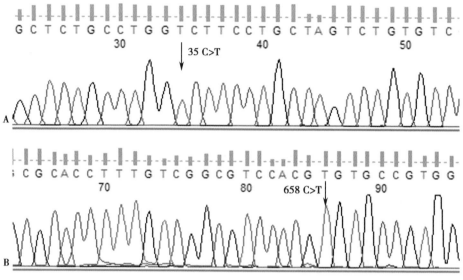

图 1-25　患者 *FUT1* 基因第 35 位、658 位核苷酸测序图

注: A: 患者第 35 位核苷酸测序图（c.35C>T）; B: 先证者第 658 位核苷酸测序图（c.658C>T）。

三、诊疗经过

该献血者献血前初检只做正定型,定为 O 型,复检时发现正反定型不一致,遂行分子生物学检测,最终定型为 O_h^A- 分泌型。

四、相关知识链接

目前国内外已报道的类孟买基因相关突变已超过 40 种,国内已报道的类孟买型个例已超过 50 例[1-5],其中 c.35C>T 属于常见突变,在中国人群中的发生频率可达 26%[6],而 c.658C>T 突变也一种常见突变,但两种突变同时以纯合方式发生于一个人的两个等位基因却极其罕见。以往 c.35C>T 一直被认为是无义突变,与类孟买表型无关,但最近有研究表明,35T 体外重组蛋白活性仅为 *FUT1* 野生型体外重组蛋白的 79.45%[7]。c.658C>T 突变可导致 220 位精氨酸变为半胱氨酸（p.Arg220Cys）,这两个氨基酸的物理化学性质差异较大,极有可能导致 α-1, 2- 岩藻糖基转移酶的生物活性降低甚至完全消失。而事实也证明,与 *FUT1* 野生型体外重组蛋白活性相比,658T 体外重组蛋白活性为零[8]。

五、案例点评

本案例红细胞与抗 -H 反应呈阴性,与抗 -A、抗 -B、抗 -AB 反应也呈阴性,唾液中存在 A 和 H 物质,且 ABO 血型基因检测试剂盒及基因测序结果判定其 *ABO* 基因为 *ABO*A1.01/O.01.01*,该结果与类孟买 O_h^A- 分泌型血型特点相符。针对 *FUT1* 基因进行测序的结果发现,患者存在 c.35C>T 和 c.658C>T 两处突变,*FUT1* 基因型为 $h^{35T+658T}/h^{35T+658T}$,两种突变同时以纯合方式发生于一个人的两个等位基因却极其罕见,c.35C>T 只是削弱了 FUT1 蛋白的活性,而 c.658C>T 则使 FUT1 蛋白完全失活,两个等位基因均在 35 位和 658 位发生突变是导致先证者表现为类孟买表型的直接原因。

本研究中我们还检测了患者母亲的 *FUT1* 基因,发现存在 35C/T 杂合和 658 C/T 杂合,符合遗传学规律。由于客观原因尚未能对其他家系成员的 *FUT1* 基因进行突变分析,未能进一步明确该突变的来源及分子遗传机制。

参考文献

1. XU X, TAO S, YING Y, et al. A novel FUT1 allele was identified in a Chinese individual with para-Bombay phenotype [J]. Transfus Med, 2011, 21 (6): 385-393.

2. 郭忠慧,向东,朱自严,等. 中国类孟买血型 FUT1 和 FUT2 基因研究 [J]. 中华医学遗传学杂志, 2004, 21 (5): 419-421.

3. 许德义,邓刚,黄丹丹,等. 两例类孟买血型的 FUT1 基因突变分析 [J]. 中华医学遗传学杂志, 2011, 28 (6): 694-698.

4. 陶苏丹,和艳敏,洪小珍,等. α-1, 2- 岩藻糖基转移酶基因 293C>T 和 658C>T 突变真核细胞稳定表达的研究 [J]. 中华医学遗传学杂志, 2011, 28 (5): 521-524.

5. 王慧,章旭,黄旭颖,等. 类孟买型 O_{Hm}^A 鉴 1 例 [J]. 临床血液学杂志, 2008, 21 (2): 108-109.

6. 吴远军,刘景春,刘兴玲,等. 类孟买血型 O_{Hm}^B 的血型血清学及家系调查 [J]. 第四军医大学学报, 2006, 27 (19): 1778-1781.

7. GEOFF D. ABO, hh and lewis systems. Human Blood Groups. 2nd ed [M]. London: Black well, 2002.

8. CAI X H, JIN S, LIU X, et al. Molecular genetic analysis for the para-Bombay blood group revealing two novel alleles in the FUT1 gene [J]. Blood Transfusion, 2011, 9 (4): 466-468.

15. RhD 变异型 DVI Ⅲ型鉴定 2例

一、简要病史

病例 1,男性,54 岁,因肺癌拟行肺叶切除术,术前常规血型检查时发现 RhD 血型弱阳性(IgM+IgG 抗 -D),既往无输血史。

病例 2,献血者,男性,23 岁,献血时初筛为 RhD 阴性,进一步做 RhD 阴性确认。既往体健,无输血史。

二、实验室检查

(一)血型血清学常规检查

1. 血型鉴定

分别采用试管法和 ABO/RhD 血型卡(标准血清试剂为 IgM 抗 -D)进行血型检测,患者为 A 型,RhD 阴性;献血者为 B 型,RhD 阴性。应用抗人球蛋白法进行 RhD 阴性确认试验,结果见表 1-24。

表 1-24 患者、献血者与四种抗 D 血清反应格局

受检者	试验方法	抗 -D 标准血清			
		IgM	IgM+IgG(1)	IgM+IgG(2)	IgG
病例 1(患者)	IS	0	0	0	0
	IAT	/	4+	4+	4+
病例 2(献血者)	IS	0	0	0	0
	IAT	/	4+	4+	4+

病例 2:

2. 抗体筛查:病例 1 和病例 2 均为阴性。

(二)血型血清学特殊检查

1. Rh 分型 病例 1(患者)和病例 2(献血者)Rh 分型结果均为 Ccdee。

2. DAT 病例 1 和病例 2 均为阴性。

3. 血清学结果 初步判定病例 1 和病例 2 均为部分 D。

(三)血型分子生物学检测

RhD 基因 PCR-SSP 分型检测:检测结果见图 1-26、1-27 和 1-28。参照

表 1-25 的反应格局判定结果,病例 1（患者）和病例 2（献血者）的表型为 RhDVI Ⅲ型,基因型为 *RHD-CE（3-6）-D*。

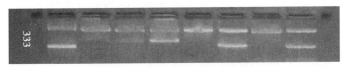

图 1-26　患者 RhD 基因分型结果

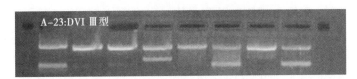

图 1-27　献血者 RhD 基因分型结果

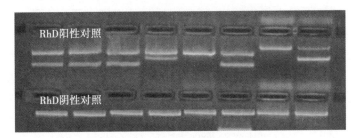

图 1-28　RhD 阴性和阳性对照

表 1-25　人类红细胞 RhD 阴性鉴定基因检测试剂盒

	1 EXON1	2 EXON5	3 EXON6	4 EXON7*	5 845A	6 845G	7 1227A	8 1227G
RH 阳性	+	+	+	+	−	+	−	+
RH 阴性	−	−	−	−	−	+	−	−
RHD-CE（2-9）-D	+	−	−	−	−	+	−	−
DVa（Has）	+	−	+	+	−	+	−	+
DVI Ⅲ型	+	−	−	+	−	+	−	+
弱 D15 型	+	+	+	+	+	+	−	+
DEL RHD1227A 纯合型	+	+	+	+	−	+	+	−
DEL RHD1227A 杂合型	+	+	+	+	−	+	+	+
	132bp	157bp	132bp	287bp	188bp	188bp	348bp	348bp

三、诊疗经过

将病例 1（患者）按 RhD 阴性结果处理，为其选择 RhD 阴性血液输注；将病例 2（献血者）捐献的血液成分按 RhD 阳性血发放。

四、相关知识链接

Rh 血型基因（RH）位于人类 1 号染色体短臂 34.3~36.1 区域，由两个同源、紧密连锁的 RHD 和 RHCE 基因组成。RHD 基因编码 D 抗原，RHCE 基因编码 C、c、E、e 抗原。RHD 和 RHCE 基因高度同源（93.8%），均有 10 个外显子和 9 个内含子，长度分别是为 57932bp 和 58575bp，均编码 417 个氨基酸。RhD 抗原表型除了正常的 D 阳性和 D 阴性外，还存在着多种 D 变异型，包括部分 D（partial D）、弱 D（weak D）和 DEL 型[1-3]。部分 D 抗原表达不完整，和有些抗 -D 试剂不发生凝集反应，其产生的分子机制主要有 3 种：RHD/CE 等位基因转换、单点错义突变和多点错义突变[4]。DVI 分 4 种类型，均为 RHD/CE/D 杂交基因编码。DVI Ⅰ型：RHD-CE（4-5）-D；DVI Ⅱ型：RHD-CE（4-6）-D；DVI Ⅲ型：RHD-CE（3-6）-D；DVI Ⅳ型：RHD-CE（3-5）-D。这 4 种 RHD 基因的变化均造成了 D 抗原表位的减少，使得大部分单克隆抗 -D 与 DVI 细胞不反应或弱反应。DVI Ⅲ型外显子 3~6 被 RHCE 基因 e 等位基因取代，形成了 DVI Ce 单倍型[5]。DVI 型大部分发现于白种人，在中国人群中较少报道，因其极易被免疫产生抗体，所以在临床中是比较重要的部分 D 血型[6]。

五、案例点评

本案例中一个患者、一个献血者，两个标本与不能检出 DVI 的 4 批 IgM 单克隆抗 -D 反应阴性，与能检出 DVI 的 2 批 IgM+IgG 抗 -D 和 1 批 IgG 抗 -D 均反应阳性，Rh 分型为 Ccee，经 PCR-SSP 分型检测定型为 DVI Ⅲ型，RHD-CE（3-6）-D。因为 DVI 型人极易因免疫而产生抗 -D 抗体，所以对 DVI 型受血者应当做是 D 阴性处理，需要输注 RhD 阴性血[7]。受血者 RhD 定型时应使用不能检出 DVI 型的 IgM 单克隆抗 -D 试剂。以输血为目的常规血型检测不必使用高效价的 IgM 单克隆抗 -D 试剂，也没有必要用 IgG 抗 -D 试剂对阴性反应的标本进行阴性确认试验，否则可能会增加不必要的风险[8]。本案中病例 1（患者）标本的送检医院由于使用 IgM+IgG 抗 -D（IAT）发现患者标本弱阳性反应，如报告 D 阳性，输注 RhD 阳性红细胞后，很可能会刺激机体产生抗 -D 抗体，或者发生迟发性溶血性输血反应。如使用不能检出 DVI 型的 IgM 单克隆抗 -D 试剂，可能会避免出现类似问题。DVI 型人作为供血者，因其红细胞上有 D 抗原需当做 RhD 阳性血液用于临床。本案中病例 2（献血者），初筛为 RhD 阴性,用两个批次,不同克隆株的 IgM+IgG 抗 -D、一批 IgG 抗 -D 进行 RhD 阴性确认,结合分子生物学检测确认为部分 D 中的 DVI 型,将该血液成分做为 RhD 阳性发往医院。DVI 型个体作为献血者应作为 RhD 阳性供者处理,作为受血者时则应作为 RhD 阴性患者处理,这就提示医院输血医学科和采供血机构在 RhD 血型鉴定中应选用适合所在实验室检测目的的抗 -D 试剂和检测方法。

参考文献

1. RICHARD E, ROSENFIEID, FRED H, et al. Genetic Model for the Rh Blood-Group system［J］. Proc Natl Acad Sci USA, 1973, 70（5）: 1303-1307.

2. GAHMBERG C G. Molecular identification of the human Rh0（D）antigen［J］. FEBS Lett, 1982, 140（1）: 93-97.

3. AGRE P, CANTRON J-P. Molecular biology of the Rh antigens［J］. Blood, 1991, 78（3）: 551-563.

4. FRANZ F, NICOLE W, EICHER I, et al. DNB: a partial D with anti-D frequent in Central Europe［J］. Blood, 2002, 100（6）: 2253-2256.

5. GEOFF DANIELS. Human Blood Groups. 3rd ed［M］. Wiley-Blackwell, 2012.

6. YE L, WANG P, GAO H, et al. Partial D phenotypes and genotypes in the Chinese population［J］. Transfusion, 2012, 52（2）: 241-246.

7. 张东民,刘衍春,马玲,等. 高效价抗 -D 的 RhD 3 型标本分析［J］. 中国输血杂志, 2013, 26（10）: 1004-1005.

8. 赵国华,赵维齐. BCSH 输血相容性检测程序指南［J］. 中国输血杂志, 2013, 26（11）: 1161-1172.

16. *RHD* 基因 c.101A>G 和 c.845G>A 突变导致弱 D1 例

一、简要病史

无偿献血者,女性,汉族,36 岁,献血时常规 RhD 血型鉴定（IgM 抗 -D）时,发现结果为弱阳性（2+）,送检。既往有妊娠史,无输血史,否认家族遗传性疾病史。

二、实验室检查

（一）血型血清学常规检查

1. 血型鉴定 B 型,RhD 弱阳性（IgM 抗 -D,盐水法）。

2. 抗体筛查　阴性。

（二）血型血清学特殊检查

1. DAT　阴性。

2. RhD 确认试验　应用盐水法及间接抗人球蛋白法进行 RhD 抗原血清学检测，结果见表 1-26，判断该献血者红细胞表面存在 D 抗原。

表 1-26　献血者标本与四种抗 D 血清反应格局

试验方法	抗 -D 标准血清			
	IgM+IgG（1）	IgM+IgG（2）	IgM+IgG（3）	IgG
IS	2+	2+	2+	0
IAT	3+	2+	3+	2+

（三）血型分子生物学检测

1. *RHD* 基因测序结果　*RHD* 基因第 1~10 外显子序列特异性扩增参照文献进行[1]，结果显示该样本 *RHD* 基因在第 1 外显子 101 位 A+G 和第 6 外显子 845 G+A 为杂合性，见图 1-29B。

2. RT-PCR 和 TA 克隆检测　为了检测突变点是否在同一条 cDNA 链上，采用 RT-PCR 和 TA 克隆技术，RT-PCR 产物进行 TA 克隆，得到两种单倍体，即一个单倍体存在 c.101A>G 突变，另一条单倍体存在 c.845G>A 突变。通过基因克隆和直接测序结果相互验证，排除碱基假突变。国际血型抗原突变库中检索[2]，c.101A>G 突变基因型为 *RHD* weak D 101G，c.845G>A 突变基因型为 *RHD* weak D type 15。c.101A>G 突变导致 34 位氨基酸由酪氨酸突变成半胱氨酸，c.845G>A 突变导致 282 位氨基酸由甘氨酸突变成天冬氨酸[3]。基因测序 101 位和 845 位突变结果见图 1-29C。

三、诊疗经过

该献血者经过血清学及分子生物学检测，最后确认为 c.101A>G、c.845G>A 突变导致弱 D 表型，其血液作为 RhD 阳性血液用于临床。

四、相关知识链接

RHD 基因结构复杂，编码 RhD 抗原的 *RHD* 基因位于 1 号染色体短臂，由 10 个外显子组成，编码区全长 1251bp，编码 417 个氨基酸。*RHD* 基因发生突变往往导致 RhD 抗原数量减少或免疫活性降低。目前已发现的与 *RHD* 基因相关的变异体 296 个，其中导致弱 D 表型的变异体约有 85 个[4]。中国人

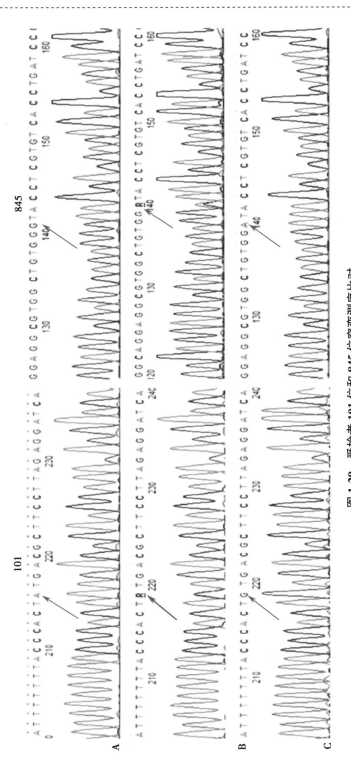

图 1-29 受检者 101 位和 845 位突变测序比对

注：A. RHD 野生型序列；B. 先证者直接测序序列；C. 先证者基因克隆测序

中最常见的弱 D 表型为 *RHD* 弱 D type 15（c.845G>A），占被检弱 D 表型个体的一半以上[5-6]，*RHD* 弱 D101G（c.101A>G）比较罕见，同一个体发现两种突变更为罕见。

作为 RhD 血型的变异体，弱 D 及部分 D 的形成主要有 3 种方式：①亲代遗传。由一个异常 *RHD* 基因通过正常遗传途径连续遗传给后代；②由于相对的基因复合物有 C 基因而产生的"位置效应"所引起的 D 抗原性减弱，这在非裔人群中最多；③由于个体本身发生遗传突变事件，使 D 抗原嵌合体部分发生 *RHD* 基因缺失、*RHD/RHCE* 基因交换、*RHD* 基因碱基突变所形成。

弱 D 表型曾被称为 D" 型。和正常 RhD 阳性红细胞上的 D 抗原相比，弱 D 表型红细胞 D 抗原质量未变，只是数量减少；弱 D 通常是由于 *RHD* 基因编码区发生碱基突变，进而使得编码的 RhD 蛋白的氨基酸发生替换，这种氨基酸替换主要位于胞内和跨膜区域，影响了 RhD 蛋白插入膜的效率，表现为抗原位点数减少，但抗原表位数目基本不变。已有文献报道单独 845G>A 突变，其位于跨膜区，盐水介质检测为阴性，间接抗人球蛋白试验为阳性[7]。101G>A 突变位于胞外区，为 Fichou 等 2013 年报道，研究结果推测盐水介质能够检测到凝集，但是凝集强度比正常 RhD 抗原凝集弱[8]。

五、案例点评

本案例同时存在 101G>A 和 845G>A 突变，三批 IgM 试剂检测阳性，但是凝集强度较弱。由于条件限制，未进行家系调查，但是该例样本为两条单链的单核苷酸突变，推测应该是来自亲代遗传。对于此类弱 D 表型献血者，应将其血液视为 RhD 阳性用于临床。

参考文献

1. 章旭,刘显智,李剑平. 117 名 RhD 阴性个体 RHD 基因序列分析[J]. 中国输血杂志, 2012, 25（10）: 1022-1025.

2. FLEGEL W A, WAGNER F F. Molecular biology of partial D and weak D: implications for blood bank practice[J]. Clin lab, 2002, 48（1）: 53-59.

3. 章旭,孙长平,李剑平. RHD 基因 101A>G 和 845G>A 突变导致 Rh 弱 D 的分子机制[J]. 中华医学遗传学杂志, 2015, 32（5）: 700-702.

4. PATNAIK S K, HELMBERG W, BLUMENFELD O O. BGMUT: NCBI dbRBC database of allelic variations of genes encoding antigens of blood group systems[J]. Nucleic Acids Res, 2012, 40（1）: 1023-1029.

5. 孙国栋,段现民,张彦平,等. 中国人群中发现的主要弱 D 型 - 弱 D15 个体的分子背景研究[J]. 中国实验血液学杂志, 2006, 14（5）: 1024-1028.

6. YAN L, W U J, ZHU F, et al. Molecular basis of D variants in Chinese persons [J]. Transfusion, 2007, 47（3）: 471-477.

7. 熊文, 秦建江, 刘艳, 等. 一个弱 D15 型家系研究[J]. 中华医学遗传学杂志, 2007, 2（1）: 35-37.

8. FICHOU Y, LE MARÉ CHAL C, JAMET D, et al. Establishment of a medium-throughput approach for the genotyping of RHD variants and report of nine novel rare alleles[J]. Transfusion, 2013, 53（8）: 1821-1828.

17. 弱D型54变异体1例

一、简要病史

患者, 男性, 48 岁, 因 "左肾结石" 入院拟行手术治疗。术前进行常规 RhD 血型鉴定时, 发现与 IgM 抗 -D 标准血清发生弱凝集, 更换另外一个厂家的 IgM 抗 -D 试剂, 结果为阴性, 为进一步确定 RhD 血型送检。既往无输血史。

二、实验室检查

（一）血型血清学常规检查

1. 血型鉴定 A 型, RhD 弱阳性, 应用盐水法及抗人球蛋白法进行 RhD 抗原血清学检测, 结果见表 1-27, 判断该献血者红细胞表面存在 D 抗原。

表 1-27 患者标本与 6 种抗 -D 血清反应格局

试验方法	抗 -D 标准血清					
	IgM（1）	IgM（2）	IgM+IgG（1）	IgM+IgG（2）	IgM+IgG（3）	IgG
IS	2+	2+	2+	0	0	0
IAT	/	/	1+	2+	2+	1+

2. 抗体筛查 阴性。

（二）血型分子生物学检测

1. RHD 基因检测 RHD 基因 PCR 扩增检测参照文献[1], 凝胶电泳结果显示所有外显子均检测到大小与理论相符的片段, 说明存在 RHD 基因。在融合 Rh 盒子特异性扩增产物中存在约 2.8kb 条带（图 1-30）, 说明其存在 RHD 基因的缺失。根据以上实验结果, 得出先证者基因型为 RHD+/RHD–。

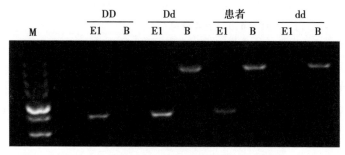

图 1-30　融合 Rh 盒子特异性引物扩增结果

注：DD、Dd 和 dd 分别为 Rh 阳性（纯合）、Rh 阳性（杂合）和 Rh 阴性对照；
E1：第 1 外显子特异性引物扩增产物；B：融合 Rh 盒子特异性引物扩增产
物；M 为 DNA Marker（从上至下为 5kb、3kb、2kb、1.5kb、750bp 和 500bp）

2. *RHD* 基因测序　对 *RHD* 基因第 1~10 外显子特异性扩增产物进行直接测序发现，与 *RHD* 基因参考序列（NM-016124）相比，患者第 3 外显子的第 365 位碱基存在 C>T 突变（图 1-31），与数据库中弱 D 型 54 序列（AM396538）完全一致。

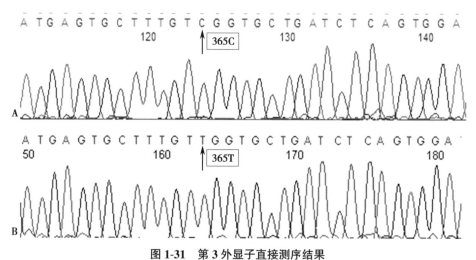

图 1-31　第 3 外显子直接测序结果

注：A. 患者 *RHD* 基因序列图；B. 正常 *RHD* 基因序列图

三、诊疗经过

患者入院后第 2 天，行左肾下盏经皮肾镜超声气压弹道碎石术，术前备 O 型 RhD 阴性洗涤红细胞 2U，手术过程顺利，出血 30mL，术中未输血。

四、相关知识链接

目前 RhD 抗原检测（初筛）仍以 IgM 抗 -D 抗体为主，对于献血者为了避免 D 抗原变异体的漏检，为后续的临床输血带来严重后果，在工作中需选用多个厂家的不同试剂，并且将盐水介质和抗人球蛋白法等结果进行综合分析，如果为 D 变异型应作为 RhD 阳性供者处理；对于受血者如果为 RhD 变异型，通常按照 RhD 阴性患者处理。对于 RhD 变异型标本，不同来源的抗 -D 试剂与其细胞的反应强度可能存在差异，因此 DNA 分型技术常被用作筛选和检测 D 变异体的辅助工具；而 DNA 测序技术则被认为是研究 D 变异体分子机制最准确的方法，也是鉴定新突变的首选方法。

目前已发现的与 *RHD* 基因相关的变异体已超过 250 个，其中导致弱 D 表型（红细胞 D 抗原表达完整但数量减少，通常用抗人球蛋白法可以检测到）的变异体约有 100 多个。中国人中最常见的弱 D 表型为弱 D 型 15（c.845G>A），占被检弱 D 表型个体的一半以上[2-3]。弱 D 型 54 是 2010 年 Schmid 等[4]首次在德国人群中报道，该表型在中国人群中非常少见。弱 D 型 54 是由 *RHD* 基因的第 365 位碱基发生 C>T 突变，致使第 122 位氨基酸由丝氨酸转变为亮氨酸（p.Ser122Leu）而引起。Schmid 等[5]的研究表明，c.365C>T 突变会使每个红细胞上的 D 抗原数量减少至约 3200 个，是正常 RhD 阳性表型个体的 1/3~1/10（正常 RhD 阳性表型红细胞上带有 1 万 ~ 3.3 万个抗原）。叶璐夷等[6]首次在中国人群中报道了弱 D 型 54，并对该表型的 D 抗原表位组成进行了分析，指出弱 D 型 54 具有部分 D 表型的特征。因此推断：D 抗原数量和质量的双重减弱共同导致弱 D 型 54 表型的出现。

五、案例点评

RHD 基因结构复杂，其两侧各有一段约 9 000bp 的侧翼序列片段，称为 Rh 盒子（Rhesus box），5' 端为上游 Rh 盒子，3' 端为下游 Rh 盒子[7]。*RHD* 基因缺失时，上下游 Rh 盒子接合，并形成一个融合 Rh 盒子。因此用 PCR 方法检测融合 Rh 盒子的存在与否即可检测是否有 *RHD* 基因的缺失（*RHD*⁺/*RHD*⁻ 和 *RHD*⁻/*RHD*⁻ 具有融合 Rh 盒子）。本案例患者既有融合 Rh 盒子的特异性扩增条带又具有各外显子特异性扩增产物，因此判定患者基因型为 *RHD*+/*RHD*–。由于患者只含有一个 *RHD* 等位基因，当该等位基因发生突变时（c.365C>T），可导致个体 RhD 抗原表达减弱，因而表现为弱 D 型。

Rh 血型系统是最具多态性的红细胞血型系统，目前临床 Rh 血型鉴定仍以传统的血清学方法为主，但该方法在检测试剂和结果判定上都存在一定的缺陷，尤其对于弱表达表型容易造成结果误判。另一方面，随着分子生物学技术的日益发展，以 DNA 为研究对象对 Rh 血型进行基因分型的方法也开始普及,该方法对于疑难 Rh 血型的判定及新变异体的鉴定尤其有效。

参考文献

1. 章旭,刘显智,李剑平.117 名 RhD 阴性个体 RHD 基因序列分析[J].中国输血杂志,2012,25(10):1022-1025.

2. 孙国栋,段现民,张彦平,等.中国人群中发现的主要弱 D 型 - 弱 D15 个体的分子背景研究[J].中国实验血液学杂志,2006,14(5):1024-1028.

3. YAN L, WU J, ZHU F, et al. Molecular basis of D variants in Chinese persons [J]. Transfusion, 2007, 47(3): 471-477.

4. SCHMID P, YON ZABERN I, SCHARBERG E A, et al. Specific amino acid substitutions cause distinct expression of JAL(RH48) and JAHK(RH53) antigens in RhCE and not in RhD[J]. Transfusion, 2010, 50(1): 267-269.

5. 赵桐茂.RhD 抗原变异体及其在输血在的意义[J].中国输血杂志,2008,21(1):1-4.

6. 叶璐夷,谢莉,贺云蕾,等.3 例弱 D 表型献血者的 RhD 抗原表位和分子机制研究[J].临床输血与检验,2013,15(2):97-100.

7. WAGNER F F, FLEGEL W A. RHD gene deletion occured in the Rhesus box [J]. Blood, 2000, 95(12): 3662-3668.

18. 新 RhD 变异血型 2 例

一、简要病史

病例 1,女性,21 岁,因"停经 16^{+2} 周,发现胎死宫内 10 天"入院,拟行引产术。术前检测 RhD 血型(微柱凝胶卡)结果为弱阳性(2+)。既往孕 2 产 0,2011 年曾行人工流产术。否认输血史。

病例 2,女性,22 岁,因"停经 40^{+5} 周"入院待产。孕期检查发现为 A 型,RhD 血型混合视野(试管法)。同时诊断 α- 地中海贫血。既往孕 1 产 0。否认输血史。

二、实验室检查

(一)血型血清学常规检查

1. 血型鉴定

病例 1:微柱凝集法检测 ABO 血型为 O 型,RhD 为弱阳性 2+。

病例 2：试管法检测 ABO 血型为 A 型，RhD 为混合视野。

2. 抗体筛查

病例 1：阴性。

病例 2：阴性。

（二）血型血清学特殊检查

1. DAT

病例 1：阴性。

病例 2：阴性。

2. RhD 血型确认

病例 1：应用不同厂商的微柱凝集卡、盐水试管法，结果见表 1-28。不能判断 RhD 血型为弱 D 还是部分 D。

表 1-28　患者红细胞与不同抗 -D 单克隆试剂在不同条件下的反应

方法	抗 D 克隆	免疫球蛋白	方法	结果
微柱凝胶卡 1	D7B8	IgM	微柱，RT	2+
微柱凝胶卡 2	P3x61	IgM	微柱，RT	1+
微柱凝胶卡 3	MS-26	IgG	微柱，15min，37℃ /AHG	4+
试剂血清 1	TH-28/MS-26	IgM/IgG	盐水，RT/AHG	0/4+
试剂血清 2	TH-28	IgM	盐水，RT	0
试剂血清 3	HM10	IgM	盐水，RT	0

病例 2：使用 13 种不同的单克隆 IgM 和（或 IgG）抗 -D 试剂检测结果分别出现不同的凝集强度，具体结果见表 1-29。与单克隆和多克隆的 IgG 抗 -D 试剂反应（IAT 条件下）结果为强阳性 3+~4+。

表 1-29　患者红细胞与不同抗 -D 单克隆试剂在不同条件下的反应结果

方法	抗 D 克隆	免疫球蛋白	方法	结果
微柱凝胶卡 1	D7B8	IgM	微柱，RT	2+
微柱凝胶卡 2	P3x61	IgM	微柱，RT	W+
微柱凝胶卡 3	MS-26	IgG	微柱，15min，37℃	3+
试剂血清 1	TH-28/MS-26	IgM/IgG	盐水，RT/AHG	1+/3+
试剂血清 2	TH-28	IgM	盐水，RT	1+

续表

方法	抗 D 克隆	免疫球蛋白	方法	结果
部分 D 鉴定试剂	HM10	IgM	盐水，RT	0
	HM16	IgG	盐水，AHG	3+
	P3X61	IgM	盐水，RT	0
	P3X35	IgG	盐水，AHG	3+
	P3X21211F1	IgM	盐水，RT	W+
	P3X21223B10	IgM	盐水，RT	0
	P3X241	IgG	盐水，AHG	3+
	P3X249	IgG	盐水，AHG	4+
	P3X290	IgG	盐水，AHG	2+

（三）血型分子生物学检测

1. RH 系统基因分型

病例 1：*RHD* 基因型为 *RHD+/RHD−*，*RHCE* 基因型为 *Ce/Ce*。

病例 2：*RHD* 基因型为 *RHD+/RHD−*，*RHCE* 基因型为 *Ce/ce*。

2. RH 系统 DNA 测序

病例 1：结果显示 *RHD* 基因第 4 外显子 496 号碱基发生 C>G 错义突变（图 1-32），导致第 166 位氨基酸由谷氨酸变为天冬氨酸[1]。经数据证实该血型为部分 D 表型。这个新的 *RHD* 基因核酸序列在 GenBank 编号为 KU559900。

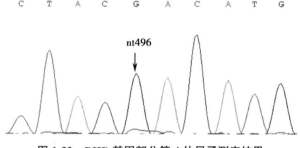

图 1-32　*RHD* 基因部分第 4 外显子测序结果

病例 2：结果显示在 *RHD* 基因第 5 外显子 662 号碱基发生 C>G 错义突变，见图 1-33，导致第 221 位氨基酸由脯氨酸变为精氨酸[2]。该氨基酸改变位于胞膜内，理论上该血型应为弱 D 表型[3]，但血清学表现出不同凝集强度，因此目前还不能明确归类为弱 D 或者部分 D。这个新的 *RHD* 基因核酸序列在 GenBank 编号为 KU559899。

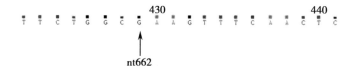

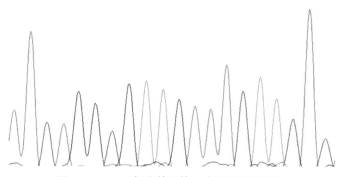

图 1-33 *RHD* 部分基因第 5 外显子测序结果

三、诊疗经过

病例 1 入院第 2 天在全麻下行清宫术，术中患者生命体征平稳，失血量 50mL，未输血。术后给予补液等对症支持治疗，次日出院。

病例 2 入院第 3 天行子宫下段横切口剖宫产术。术中患者生命体征平稳，无明显活动性出血，失血量称重 300g，未输血，输液 1 100mL。新生儿出生时 Apgar 评分，1 分钟、5 分钟、10 分钟均为 10 分。术后第 3 天出院。

四、相关知识链接

Rh 血型系统是最复杂的红细胞血型系统，在临床输血中的重要性仅次于 ABO 血型系统。目前已经确定的 Rh 系统抗原多达 55 个，*RHD* 基因和 *RHCE* 基因位于人类染色体 1p34.3~36.1，分别编码 Rh 血型系统的 D、C/c 和 E/e 抗原。一般称 D 抗原阴性的为 Rh 阴性血型，D 抗原阳性的为 Rh 阳性血型。在分子水平上，弱 D 表型通常是指位于细胞膜内或跨膜区的氨基酸发生改变，导致 D 抗原表位数量减少，但抗原性质未发生改变；部分 D 表型通常是由位于细胞膜外的氨基酸发生改变，导致 D 抗原表位发生质量的改变[4]。目前将弱 D 和部分 D 表型统称为 RhD 变异型。

五、案例点评

此两例孕产妇患者的 *RHD* 基因均为新发现的碱基点突变导致出现不同的 RhD 变异表型。在中国汉族人群中，RhD 阴性分布率为 0.2%~0.5%[5]，属于稀有血型，对临床输血和孕产妇的影响非常大，RhD 变异表型更是罕见。随着国家二孩政策的开放，RhD 母婴血型不合导致胎儿严重损害的风险也越来越大，对临床输血安全和围产期安全提出了更高的要求和挑战[6]。常规血清学方法对此两例 RhD 血型进行检测，不同试剂/方法表现出不同结果，采用单一检测试剂/方法出具血型报告存在一定的安全风险。

因此，建议输血前选择至少 2 种不同方法/试剂对患者的 RhD 血型进行检测，以避免将 RhD 变异血型误判为 RhD 阳性，降低同种免疫风险。对于 RhD 变异血型的孕产妇，建议定期进行抗体筛查，以排除母体发生同种免疫导致新生儿溶血病（hemolytic disease of the fetus and newborn, HDFN）[7]。对于患者（受血者），一般将 RhD 变异血型当作 RhD 阴性处理；对于献血者，一般将 RhD 变异血型当作 RhD 阳性进行处理[8-9]；RhD 变异型孕产妇是否能产生抗 -D 并引起 HDFN 尚需要进一步深入研究。

参考文献

1. ZHAO H, TIAN L, CHEN J. A serologic weakly reactive RhD is caused by a c.496C>G（p.His166Asp）in RHD gene［J］. Transfusion, 2016, 56（11）: 2897-2898.

2. FENG J, TIAN L, CHEN J. A new RHD variant allele is caused by a RHD 662C>G mutation［J］. Transfusion, 2016, 57（6）: 1566-1567.

3. WAGNER F F, GASSNER C, MÜLLER T H, et al. Molecular basis of weak D phenotypes［J］. Blood, 1999, 93（1）: 385-393.

4. FLEGEL WA, VON ZABERN I, DOESCHER A, et al. D variants at the RhD vestibule in the weak D type 4 and Eurasian D clusters［J］. Transfusion, 2009, 49（6）: 1059-1069.

5. 赵桐茂. 人类血型遗传学［M］. 北京: 科学出版社, 1987.

6. 雷哲, 杨旭. RhD 阴性产妇用血安全分析［J］. 中外女性健康研究, 2016, 6: 32-38.

7. 章旭, 李革飞, 李剑平. D 变异体 DIV b 型引起重度新生儿溶血病的研究［J］. 中华微生物学和免疫学杂志, 2014, 34（3）: 224-227.

8. DELANEY M. What is the value of a blood type？［J］. Transfusion, 2015, 55
（9）: 2057-2059.

9. MERRON B M, MAGUIRE K, MORRIS K. When is an anti-D antibody not an
anti-D antibody？［J］. Transfusion Medicine, 2015, 25（2）: 115-117.

19. 双胎新生儿发生 HDFN 合并 D 抗原遮蔽 1 例

一、简要病史

孕妇，32 岁，经试管婴儿术怀孕双胎，孕 34^{+2} 周时外院检查发现 Rh 血型抗体效价升高，入院。检测结果显示孕妇血清中存在抗 -D，抗体效价为 1024，于孕 34^{+6} 周行剖宫产，娩出 1 对龙凤胎，大婴为男孩，小婴为女孩，大、小婴儿均因早产、低体重、全身皮肤黄染、贫血貌、新生儿原始反射减弱等临床表现转入新生儿科治疗。孕妇既往孕 5 产 1，曾因流鼻血有过输血史（具体输血情况不详），4 次药物流产史。

二、实验室检查

（一）血型血清学常规检查

1. 血型鉴定　母亲为 B 型、RhD 阴性，父亲为 B 型、RhD 阳性，大婴为 O 型、RhD 阴性（初筛），小婴为 B 型、RhD 阴性（初筛）。

2. 抗体筛查　母亲、大婴、小婴均为阳性。

3. 抗体鉴定　反应格局如表 1-30，结果显示母亲、大婴、小婴血清中均存在抗 -D 抗体。

（二）血型血清学特殊检查

1. Rh 分型试验　母亲为 CCee，父亲为 CcEe，大婴为 CcEe，小婴为 CcEe。

2. 双胎新生儿 RhD 抗原鉴定　采用微柱凝胶卡法、玻片法、试管法检测 RhD 抗原均为 RhD 阴性。将 2 名患儿红细胞先用生理盐水洗 3 遍，然后于 56℃水浴箱中热放散 15 分钟，取出后再用生理盐水洗涤 3 次，取洗涤后红细胞用盐水试管法检测 RhD 抗原，结果均为 RhD 阳性（2+），证实 2 名新生儿红细胞上存在 RhD 抗原。

3. 新生儿溶血试验　双胎 3 项检测结果见表 1-31。

4. 母亲 IgG 抗 -D 抗体效价测定　母亲生产前 1 天和生产后 7 天，IgG 抗 -D 效价均为 1024。

表 1-30 抗体鉴定结果

序号	Rh-hr						Kell						Duffy		Kidd		Lewis		P	MNS				Luth		母亲		大婴		小婴	
	D	C	E	c	e	C^w	K	k	Kp^a	Kp^b	Js^a	Js^b	Fy^a	Fy^b	Jk^a	Jk^b	Le^a	Le^b	P1	M	N	S	s	Lu^a	Lu^b	IS	IAT	IS	IAT	IS	IAT
1	+	+	−	−	+	+	−	+	−	+	−	+	+	−	+	−	−	+	+	+	+	−	+	−	+	0	3+	0	2+	0	2+
2	+	+	−	−	+	−	+	+	−	+	−	+	−	+	+	+	−	+	+	−	+	−	+	−	+	0	3+	0	2+	0	2+
3	+	−	+	+	−	−	−	+	−	+	−	+	+	−	+	+	+	−	+	−	+	−	+	−	+	0	3+	0	2+	0	2+
4	+	−	−	+	+	−	−	+	−	+	/	+	−	+	+	−	−	+	+	−	+	+	+	−	+	0	3+	0	2+	0	2+
5	−	−	−	−	+	−	−	+	−	+	−	+	+	+	+	+	−	+	+	+	−	−	+	−	+	0	0	0	0	0	0
6	−	−	+	+	−	−	+	−	−	+	/	+	+	−	−	+	+	−	+	+	−	+	+	−	+	0	0	0	0	0	0
7	−	−	−	+	+	−	−	+	+	+	/	+	+	+	+	+	−	+	+	+	−	−	−	+	+	0	0	0	0	0	0
8	−	−	−	+	+	−	+	+	−	+	−	+	+	+	−	+	+	−	+	+	+	+	+	−	+	0	0	0	0	0	0
9	−	−	−	+	+	−	−	+	−	+	/	+	−	+	+	−	−	+	+	+	−	+	−	−	+	0	0	0	0	0	0
10	−	−	−	+	+	−	+	+	−	+	/	+	+	−	W	−	+	−	+	+	−	−	+	−	+	0	0	0	0	0	0
11	+	+	+	−	−	−	−	+	−	+	−	+	+	+	−	+	−	+	+	+	+	−	+	−	+	0	3+	0	2+	0	2+
12	+	W	+	+	−	−	−	+	−	+	−	+	+	−	+	−	−	+	+	+	+	−	+	−	+	0	3+	0	2+	0	2+
13	−	−	−	+	+	−	−	+	−	+	−	+	+	+	+	+	−	−	+	+	+	−	+	+	+	0	0	0	0	0	0
14	+	+	+	+	+	+	+	+	−	+	/	+	+	+	−	+	+	+	+	+	+	+	+	−	+	0	3+	0	2+	0	2+
15	−	+	−	+	+	+	+	+	−	+	−	+	+	+	+	+	−	+	+	+	−	+	+	−	+	0	0	0	0	0	0
16	−	+	−	+	+	−	−	+	−	+	−	+	+	+	−	−	−	+	+	+	−	+	+	+		0	0	0	0	0	0
自身																										0	0	0	4+	0	4+

表 1-31 双胎新生儿溶血试验 3 项结果

	DAT	游离试验（IAT）	放散试验（IAT）
大婴	4+	2+	4+
小婴	4+	2+	4+

（三）血型分子生物学检测

双胎新生儿 *RHD* 基因型检测：结果均为 *RHD/−*。

三、诊疗过程

双胎新生儿出生后，均出现全身皮肤黄染、贫血貌，临床症状及实验室检测结果证实双胎新生儿均存在抗 -D 抗体引起的 HDFN。为纠正贫血和高胆红素血症，大婴进行了 2 次换血、1 次输血；小婴 1 次换血、2 次输血。患儿输血、换血血液成分选择原则：ABO 血型同患儿，RhD 血型同母亲。

双胎患儿第 1 次换血后，血红蛋白水平明显升高，但胆红素水平不仅未降低反而上升，可能原因：胎儿在母亲体内时，由于 HDFN 导致红细胞的致敏和破坏，使患儿血红蛋白下降，胆红素上升，但升高的胆红素可以通过母亲肝脏代谢而排到母体外；一旦脱离母体，患儿的肝脏系统发育不够完善，对胆红素的代谢能力急剧下降，导致患儿出生后胆红素水平急剧升高。即便出生后立即予以换血，但换血后残留在患儿体内的致敏红细胞仍然不断地被破坏，导致患儿胆红素短期内继续升高。但通过多次换血或输血治疗，患儿体内致敏的 RhD 阳性红细胞被 RhD 阴性红细胞置换出来，胆红素水平也逐渐降低。

换血和输血治疗后患儿血浆中抗体效价无明显下降，可能是由于 IgG 抗 -D 不仅分布于血管内，还分布于血管外的组织器官中，且后者为多，半衰期较长，故尽管血浆内的 IgG 抗 -D 被置换出来，但血管外组织器官中高含量的 IgG 抗 -D 仍然可以通过扩散作用不断地进入血管内。所以仍需对患儿进行随访，并定期监测胆红素水平。

经过换血和输血治疗，由于换入和输入的血液成分中没有血小板，导致患儿换血和输血后血小板均有下降，因大婴血小板降至低于 $30 \times 10^9/L$，为防止出血，大婴在换血后予以输注血小板，患儿未出现出血症状。双胎新生儿换血及输血前后 PLT、Hb、TB、抗 -D 效价的变化分别见表 1-32 和表 1-33。双胎新生儿经过光疗、丙种球蛋白、白蛋白、换血及输血等综合治疗 19 天后，痊愈出院。

表 1-32　大婴换血及输血前后各项检测指标的变化

换血治疗	PLT/×（10⁹·L⁻¹）		Hb/（g·L⁻¹）		TB/（μmol·L⁻¹）		抗-D 效价	
	前	后	前	后	前	后	前	后
第 1 次换血	128	34	85	141	121.7	134.1	512	512
第 2 次换血	17	26	97	188	210.4	195.2	512	512
第 3 次输血	90	77	93	139	37.1	20.9	128	64

表 1-33　小婴换血及输血前后各项检测指标的变化

换血治疗	PLT/×（10⁹·L⁻¹）		Hb/（g·L⁻¹）		TB/（μmol·L⁻¹）		抗-D 效价	
	前	后	前	后	前	后	前	后
第 1 次换血	251	81	98	130	87.7	123.9	512	512
第 2 次输血	105	91	97	132	101.1	58.3	512	512
第 3 次输血	223	216	98	152	45.3	38.3	128	128

四、相关知识链接

Rh 系统血型不合引起的 HDFN 临床症状通常比较严重，尤以 RhD 血型不合引起的 HDFN 最为严重，通常发生在第 2 胎及以后，其造成的溶血病约占 HDFN 的 14.3%[1]，很容易导致新生儿出生后出现黄疸、贫血、水肿、肝脾肿大，甚至死胎或新生儿死亡等并发症，如治疗不及时，病死率极高[2]。通常母亲抗体效价与 HDFN 的发病率呈正相关[3]，一般认为 Rh 血型不合抗体效价达到或超过 16 时具有临床意义，需密切监测胎儿相关指标变化[4]。换血治疗是 Rh 系统 HDFN 常用的治疗手段，通常 1 次换血治疗，能够置换出患儿体内约 85% 的致敏红细胞和抗体，降低胆红素 30%~40% 左右[5-7]。

新生儿抗原遮蔽，是指新生儿 RhD 抗原被母亲的抗-D 抗体封闭，导致常规检测 RhD 抗原阳性患儿错误定型为阴性，为后续治疗带来麻烦。患儿准确的血型鉴定是开展安全有效换血治疗的前提，特别是怀疑抗-D 抗体引起的 HDFN，高效价的 IgG 抗-D 抗体致敏患儿红细胞，可能导致 RhD 阳性被误定为阴性。

五、案例点评

本案例中，母亲抗-D 效价高达 1024，考虑与其输血、反复妊娠及流产有关。双胎新生儿初次血型鉴定玻片法、试管法、血型卡检测 RhD 抗原均为阴性,由于患儿全身皮肤黄染、贫血貌、胆红素升高、临床表现严重、并发多种症状,结合母亲抗 -D 效价为 1 024,实验室考虑初次 RhD 血型鉴定结果可能为假阴性,疑似 RhD 抗原"遮蔽现象"。我们将患儿红细胞在 56℃进行热放散,第 1 次热放散后 D 抗原仍为阴性,考虑热放散时震荡力度不够,重复试验时加大震荡力度,再次 RhD 抗原检测结果为阳性(2+)。由此说明:患儿红细胞上存在 D 抗原,随后的血型基因检测报告也证实了该结果。

本案例提示:对于可能已经发生 HDFN 的新生儿,当实验室初次检测 RhD 血型为阴性时,一定要结合母亲产前抗体情况和新生儿产后的临床表现来确认结果的可靠性和后续检测方案。产前 RhD 阴性和特殊情况的孕产妇进行抗体筛查和鉴定,对其新生儿可能发生 HDFN 的输血或换血救治具有非常重要的临床意义。

参考文献

1. MOISE KJ, JR, ARGOTI P S. Management and prevention of red cell alloimmunization in pregnancy: a systematic review[J]. Obstet Gynecol, 2012, 120(5): 1132-1139.

2. 张秋会,于长江,张献清,等. 新生儿溶血病致 D 抗原遮蔽现象引起 D 抗原假阴性的鉴定与分析[J]. 临床血液学杂志, 2013, 26(4): 219-221.

3. MOISE K J. Hemolytic disease of the fetus and newborn[J]. Clin AdvHematol Oncol, 2013, 11(10): 664-666.

4. 王婧,潘家华. 母婴 Rh 血型不合溶血病的诊治进展[J]. 中国新生儿科杂志, 2016, 31(2): 152-155.

5. 陈妙蝉,蔡葵. 换血治疗重症新生儿高胆红素血症血液指标效果分析[J]. 国际检验医学杂志, 2013, 34(8): 966-967.

6. 蒋永江,陈继昌. 新生儿高胆红素血症换血治疗研究新进展[J]. 中国实用医药, 2007, 2(1): 44-45.

7. 吴孟兴,屈柯暄,周蓉,等. 新生儿溶血病换血治疗临床效果分析[J]. 检验医学与临床, 2014, 11(24): 3459-3462.

20. Rh$_{null}$鉴定及输血救治 1 例

一、简要病史

患者,男性,53 岁,胸闷 5 个月、加重 3 天,门诊以"三尖瓣关闭不全"收入院。2002 年因"风湿性心脏病、瓣膜病、心房颤动",于外院行"体外循环下二尖瓣、主动脉瓣置换术",手术效果满意。2008 年心脏超声检查发现三尖瓣反流,间断复查彩超,未予特殊治疗。既往有输血史(具体不详)。

二、实验室检查

(一)血型血清学常规检查

1. 血型鉴定 A 型、RhD 阴性。

2. 抗体筛查 入院时阴性,术后 13 天(2017-03-26)阳性。

3. 抗体鉴定 术后 13 天时抗 -ce(抗 -f)抗体,出院前为抗 -Rh29,结果见表 1-34。

(二)血型血清学特殊检查

1. DAT 入院时阴性,术后 13 天(2017-03-26)阳性(抗 -IgG+ 抗 -C3d 阳性,抗 -IgG 阳性,抗 -C3d 阴性)。

2. Rh 分型试验 患者 C、c、E、e 均为阴性,初步定为"Rh$_{null}$"表型。患者家系 Rh 血型结果见表 1-35。

(三)血型分子生物学检测

RHD、*RHCE* 血型基因检测:结果见表 1-36、图 1-34 和图 1-35。

(四)其他

1. 血常规 RBC 3.5×10^{12}/L, Hb 122g/L, Hct 0.340, PLT 104×10^9/L, WBC 4.03×10^9/L。

2. 凝血功能筛查 PT 22.7s, INR 2.05, APTT 38.3s, Fbg 2.04g/L。

三、诊疗经过

患者经血型血清学、分子生物学检测确认为 Rh$_{null}$后,无法找到 Rh 抗原表型相同供者血液。2017-03-02 和 2017-03-07 分别采集患者自体全血200mL 储存备用。2017-03-13 行三尖瓣置换术,麻醉成功后行等容血液稀释采集自体全血 400mL 备用,术中回收红细胞约 900mL,所有自体血液均在术中 / 术后进行了回输,术中同时输注 A 型、RhD 阴性单采血小板 1 个治疗剂

表1-34　患者抗体鉴定结果

序号	Rh-hr						Kell						Duffy		Kidd		Lewis		P	MNS				Luth		2017-03-26		2017-04-18	
	D	C	E	c	e	C^w	K	k	Kp^a	Kp^b	Js^a	Js^b	Fy^a	Fy^b	JK^a	JK^b	Le^a	Le^b	P1	M	N	S	s	Lu^a	Lu^b	IS	IAT	IS	IAT
1	+	+	-	-	+	+	-	+	-	+	-	+	+	-	+	-	-	+	+	+	+	-	+	-	+	0	2+	0	2+
2	+	+	-	-	+	-	+	+	-	+	-	+	-	+	+	+	-	+	+	-	+	-	+	-	+	0	2+	0	2+
3	+	-	+	+	-	-	-	+	-	+	-	+	+	-	+	+	+	-	+	-	+	-	+	-	+	0	2+	0	2+
4	+	-	+	+	+	-	-	+	-	+	-	+	+	-	+	-	-	+	-	-	+	+	+	-	+	0	2+	0	2+
5	-	+	-	-	+	-	+	+	-	+	/	+	+	+	+	+	-	+	+	+	-	-	+	-	+	0	2+	0	2+
6	-	+	+	+	-	-	-	+	-	+	/	+	+	+	-	+	+	-	+	+	-	+	+	-	+	0	2+	0	2+
7	-	+	-	+	+	-	-	-	-	+	/	+	-	+	+	+	-	+	-	+	-	-	-	-	+	0	2+	0	2+
8	-	+	-	+	+	-	+	+	-	+	/	+	+	+	+	-	+	-	+	+	-	+	+	-	+	0	2+	0	2+
9	+	+	+	-	+	-	-	+	-	+	/	+	+	+	-	+	-	+	-	+	+	+	+	+	+	0	2+	0	2+
10	+	+	+	-	+	-	+	+	-	+	/	+	+	-	-	+	+	-	+	+	+	-	+	-	+	0	0	0	2+
11	-	+	-	+	+	+	-	+	-	+	/	+	+	+	+	+	-	+	+	-	+	+	+	-	+	0	2+	0	2+
自身																										0	0	0	0

表 1-35　患者家系 Rh 血型血清学结果

	D	C	c	E	e
先证者	–	–	–	–	–
先证者妻子	+	–	+	+	+
先证者女儿	+	+	+	+	+
先证者女婿	/	/	/	/	/
先证者外孙女儿	/	/	/	/	/
先证者堂哥	/	/	/	/	/

表 1-36　患者家系 Rh 血型分子生物学结果

	RHD 基因型	*RHCE* 基因型	*RHD* 外显（1~10）序列	*RHCE* 外显子（1~10）序列	*RHAG* 外显子序列
先证者	*D*	*C*,*e*	正常	同 *Ce* 一致	第 5 外显子 761 纯合突变氨基酸 A 变成 D
先证者妻子	*D*	*c*,*E*,*e*	正常	同 *ce* 和 *cE* 一致	同对照一致
先证者女儿	*D*	*C*,*c*,*E*,*e*	正常	同 *Ce* 和 *cE* 一致	第五外显子 761 杂合突变氨基酸 A 变成 D
先证者女婿	/	/	/	/	同对照一致
先证者外孙女	/	/	/	/	同对照一致
先证者堂哥	/	/	/	/	同对照一致

量，A 型、RhD 阳性冷沉淀 20U，未使用异体红细胞成分，手术过程顺利。术后因引流多且血红蛋白持续下降，自 2017-03-14 至 2017-03-24 累计输注 A 型、ccdee 红细胞 5.5U，A 型、ccdEe 红细胞 2U，期间抗体筛查均阴性，交叉配血相合。输血后 Hb 上升不明显，自 2017-03-21 后不升反降。2017-03-26 经治医师再次申请红细胞 2U，复查抗体时发现其结果由阴性转为阳性，抗体特异性鉴定结果表明，患者血清内出现抗 -ce（抗 -f）抗体，此时患者 Hb 已经降到 56g/L。患者可能因多次输血产生同种抗体，发生迟发性溶血性输血反应，从而导致 Hb 持续下降，建议临床进行溶血相关检查。

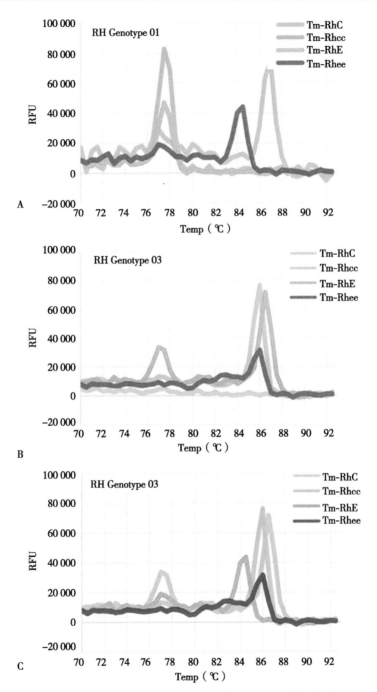

图 1-34　先证者、先证者之妻、先证者之女 *RhCE* 基因检测

注：A 代表先证者，Ccee；B 代表先证者之妻，ccEe；C 代表先证者之女，CcEe；
波峰代表内参 / 测试片段阳性结果；76~78 度为内参；80 度以上为阳性

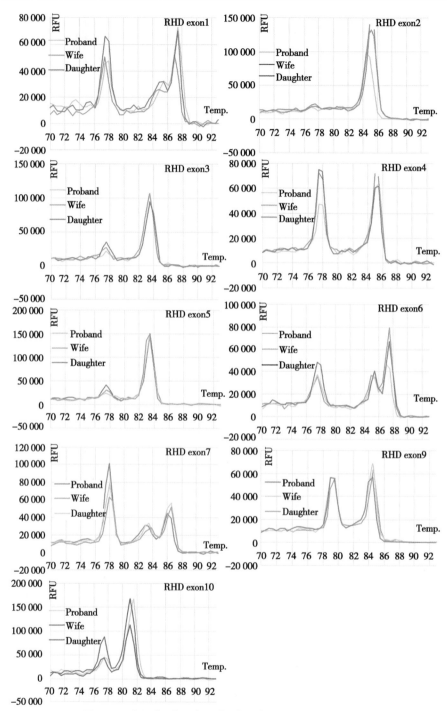

图 1-35　先证者、先证者之妻、先证者之女 *RHD* 基因检测

注：波峰代表内参/测试片段阳性结果；76~78 度为内参；80 度以上为阳性

临床采纳输血科建议,主要检查结果如下:DAT 阳性(多抗阳性,单抗 -IgG 阳性),FHb 203mg/L(参考范围 5~40mg/L),网织红细胞 3.26%(参考范围 0.67%~1.92%),触珠蛋白 <0.298g/L(参考范围 0.3~2g/L)。根据以上检查结果及患者临床症状和体征,明确该患者发生了溶血性输血反应。重新制订输血方案,多方考虑后决定给予与患者 RH 基因型相同(CCDee)的悬浮红细胞 2U 进行输注,患者血红蛋白开始缓慢上升。2017-04-19 患者各项指标稳定后顺利出院,出院前再次进行抗体筛查和抗体特异性鉴定,抗体筛查阳性,但抗体特异性鉴定反应已发生变化,患者血清中检出抗 -Rh29,即与 Rh 系统所有抗原(C,c,D,E,e)均呈阳性反应。患者输血具体情况见表 1-37。

表 1-37 患者输注红细胞具体情况

输血日期	输注红细胞信息			血红蛋白 /(g·L⁻¹)	
	ABO 血型	Rh 血型	输注数量	输血前	输血后
2017-03-14	A	ccdee	2U	82	79
2017-03-15	A	ccdee	2U	79	78
2017-03-21	A	ccdEe	2U	70	69
2017-03-24	A	ccdee	1.5U	69	65
以上阶段抗体筛选阴性					
2017-03-29	A	CCDee	2U	49	61
2017-03-30	A	CCDee	2U	61	73
2017-03-31	A	CCdee	2U	73	82
以上阶段抗体筛选阳性,血清内存在抗 f 抗体					

四、相关知识链接

1961 年,Vos 等首先报告了红细胞上缺失所有 Rh 抗原的表型称为 Rhnull 型[1]。Rhnull 是十分罕见的,依据分子机制和遗传规律,可将 Rhnull 分为两型,一种是无效型 Rhnull:由于 *RHD* 和 *RHCE* 座位出现沉默基因纯合子,以致形成无活性的 *RHCE* 和缺乏的 *RHD*;另外一种是调节型 Rhnull:*RH* 基因正常,但是 *RHAG*(Rh-associated glycoprotein,RhAG)蛋白是一种无活性的突变纯合子(或双杂合子)。此外,有些 *RHAG* 的突变可产生一种低水平表达 Rh 抗原,这种表型称为 Rhmod[2]。抗 -Rh29 是由 Rhnull 个体通过妊娠、输血、移植等产生的免疫性抗体,这种抗体除 Rh$_{null}$ 细胞外,与所有 Rh 表型的红细胞都反应[3]。抗 -Rh29 能引起溶血性输血反应和 HDFN,有一位 Rh$_{null}$ 产生抗 -Rh29 的患者,输入 RhD 阴性血液后,产生了溶血性输血反应并导致死亡[2]。当 Rh$_{null}$ 个体受到免疫刺激时并非都产生抗 -Rh29,可能产生针对 Rh 某个或某几个抗原的抗体。此外,Rh$_{null}$ 综合征患者输血后除可产生抗 -Rh29 外,还可产生抗 E、抗 e 以及其他 Rh 系统同种抗体[4-5]。

红细胞膜上 RhAG 蛋白的存在是 Rh 抗原表达的必要条件,RhAG 是跨膜蛋白,具有使红细胞结构稳定的功能,纯合子 *RHAG* 基因失活是导致 Rh$_{null}$ 表型的最主要原因[2,6]。在 Rh$_{null}$ 表型患者外周血涂片中可以发现口形红细胞、球形红细胞和靶形红细胞,因阳离子转运缺陷和红细胞渗透脆性增加,导致红细胞在体内的存活期缩短。因此 Rh$_{null}$ 综合征患者多有不同程度的代偿性溶血性贫血[7-8]。Rh$_{null}$ 非常罕见,中国到目前仅有 1 例因 *RHAG* 基因突变导致 Rh$_{null}$ 表型的报道[9]。

五、案例点评

本案例就是因为 RhAG 纯合子突变导致红细胞膜上无 Rh 抗原的表达,鉴于 Rh$_{null}$ 患者受到免疫刺激时极易产生抗 -Rh29 抗体,因此术前输血科会诊时建议临床尽量使用自体血,手术过程中三种自体输血方式联合应用,做到了术中未用异体红细胞成分。术后因病情需要进行输血治疗时,考虑到 D 抗原免疫原性在 Rh 系统中最强,因此首先选择 RhD 阴性红细胞进行输注,当产生抗 -f 抗体后,又选择与患者 Rh 基因型相同血液进行输注,输注效果较好。

此类患者如何输血国内暂未见相关文献支持,通过本案例可为此类患者的临床输血提供一个思路:①对于调节型 Rh$_{null}$ 患者,尽量使用自体输血,条件允许时,可以考虑术前单采自体红细胞以满足临床用血需求,但 Rh$_{null}$ 在细胞形态和功能上均存在一定程度的异常,导致大多数患者都存在一定程度的溶血性贫血,本例患者也存在这种情况,因此无法在术前储存足够多的自体血液;②基因型检测十分必要,当需要输异体红细胞成分时,建议首选与患者 Rh 基因型相同的血液进行输注。

参考文献

1. VOS G H, VOS D, KIRK R L, et al. A sample of blood with no detectable Rh antigens[J]. Lancet, 1961, 277(7167): 14-15.

2. 杰夫·丹尼尔. 人类血型[M]. 朱自严,译. 北京: 科学出版社, 2007.

3. SEIDL S, SPIELMANN W, MARTIN H. Two siblings with Rh$_{null}$ disease[J].

Vox Sang, 2010, 23（3）: 182-189.

4. SILVY M, BELEY S, PEYRARD T, et al. Short duplication within the RHCE gene associated with an in cis deleted RHD causing a Rhnull amorph phenotype in an immunized pregnant woman with anti-Rh29［J］. Transfusion, 2015, 55（6pt2）: 1407-1410.

5. CAMBOT M, MAZURIER C, CANOUI-POITRINE F, et al. In vitro generated Rh（null）red cells recapitulate the in vivo deficiency: a model for rare blood group phenotypes and erythroid membrane disorders［J］. Am J Hematol, 2013, 88（5）: 343-349.

6. BRUCE L J. Red cell membrane transport abnormalities［J］. Curr Opin Hematol, 2008, 15（3）: 184-190.

7. BALLAS S K, CLARK M R, MOHANDAS N, et al. Red cell membrane and cation deficiency in Rh null syndrome［J］. Blood, 1984, 63（5）: 1046-1055.

8. 王群, 李剑平. Rh_{null} 综合征的分子遗传学研究［J］. 中国输血杂志, 2008, 21（2）: 133-135.

9. TIAN L, SONG N, YAO Z Q, et al. A family study of the Chinese Rh_{null} individual of the regulator type: a novel single missense mutation identified in RHAG gene［J］. Transfusion, 2011, 51（12）: 2686-2889.

21. RhDc-孕母产生抗-Hr_0、抗-e抗体致HDFN1例

一、简要病史

孕母, 21岁, 孕 34^{+2} 周时, 查 Hb 77g/L（110~150g/L）, ABO 正反定型不一致, 抗体筛查阳性, 血红蛋白电泳及地中海贫血基因检测均提示"轻型 α 地中海贫血"。孕3产1, 曾于2年前药物流产1次, 1年前孕 38^{+4} 周在外院顺产1胎, 自诉新生儿出生时即出现黄疸, 呈进行性加重, 2天后死亡。否认输血史、过敏史。

二、实验室检查

（一）血型血清学常规检查

1. 血型鉴定　孕母 ABO 正反定型不一致, RhD 血型为阳性, 结果见表1-38。使用 O 型、CCDee 红细胞反复多次吸收血清后, 重做反定型, B_c 和 O_c 凝集消失, ABO 血型定为 B 型。

表 1-38　孕母血型鉴定结果

反应温度	正定型				反定型			
	抗 -A	抗 -B	抗 -AB	抗 -D	A_{1c}	B_c	O_c	自身
RT	0	4+	4+	4+	3+	2+	2+	0
4℃	0	4+	4+	4+	4+	3+	3+	0

2. 抗体筛查　阳性,结果见表 1-39。

3. 抗体鉴定　孕母血清与 10 系抗体鉴定细胞在立即离心、37℃、木瓜酶法、抗人球蛋白法中均出现凝集(见表 1-40),而与自身细胞反应阴性,可排除自身抗体和冷凝集素,孕母体内可能同时存在 IgG 和 IgM 类抗体,但抗体的特异性还需进一步的试验证实。

(二)血型血清学特殊检查

1. Rh 分型鉴定　孕母 RBC 与抗 -D 血清和抗 -c 血清凝集,与抗 -C、抗 -E,抗 -e 均不凝集,经吸收放散试验证实患者 Rh 血型为 RhDc- 表型。

2. 患儿家系调查血型鉴定　家系共 6 人,包括患儿、父亲、母亲、姨妈、外公、外婆,使用血清学方法分别检测 ABO 及 Rh 血型分型,结果见表 1-41。

3. 孕母 DAT　阴性。

4. 吸收放散试验　孕母血清分别与 O 型 CCDee、ccDEE、ccdee 和 B 型 CcDee 红细胞在 37℃做吸收试验,吸收后的红细胞经充分洗涤后做三氯甲烷、三氯乙烯放散试验,吸收、放散结果见表 1-42。

表 1-42 结果显示,孕母血清中存在一种与红细胞共有抗原反应的抗体及可分离的抗 -e 抗体。

用 ccDEE 细胞对患者血清做吸收放散试验,放散液用 CCDee 细胞再做吸收放散试验,随之再用 ccdee 细胞吸收放散,结果见表 1-43。

结果说明,所有细胞吸收的是同一种能与普通 Rh 细胞反应的抗体,这种直接与 Rh 血型系统高频率 Hr_0 抗原(Rh17)反应的抗体称为抗 -Hr_0 抗体[1]。

5. 抗体效价　孕母于分娩前检测,体内同时存在 IgM 抗 -Hr_0,效价为 128;IgG 抗 -Hr_0,效价为 512;IgM 抗 -e,效价为 16;IgG 抗 -e,效价为 8。

6. 产后 HDFN 三项试验　DAT 阳性(4+),游离抗体试验阳性(4+),放散试验阳性(4+)。患儿血清中也检测出和母亲一致的 IgG 类抗 -e 抗体及抗 -Hr_0 抗体。

(三)血型分子生物学检测

患儿母亲基因检测结果显示,母亲两个等位基因为 Dc–/D––。

表 1-39　抗体筛查结果

序号	Rh-hr						Kell						Duffy		Kidd		Lewis PP		P	MNS				Luther		Xg	检测方法	
	D	C	E	c	e	C^w	K	k	Kp^a	Kp^b	Js^a	Js^b	Fy^a	Fy^b	Jk^a	Jk^b	Le^a	Le^b	P1	M	N	S	s	Lu^a	Lu^b	Xg^a	IS	IAT
1	+	+	-	-	+	-	+	+	-	+	/	/	-	+	+	+	-	+	+	+	+	+	+	-	+	-	3+	4+
2	+	-	+	+	-	-	-	+	-	+	/	/	+	+	-	-	+	-	+	+	-	+	-	-	+	-	2+	4+
3	+	-	+	+	-	-	-	+	-	+	/	/	+	-	+	+	+	+	+	+	+	+	+	-	+	+	3+	4+
自身																											0	0

表 1-40　患者抗体鉴定结果

序号	Rh-hr					Kidd		MNS					Duffy		Diego		Kell		Lewis		检测方法			
	D	C	E	c	e	Jk^a	Jk^b	M	N	S	s	Mur	Fy^a	Fy^b	Di^a	Di^b	K	k	Le^a	Le^b	IS	37℃ 30 min	木瓜酶	IAT
1	+	+	0	0	+	+	+	+	+	0	+	0	+	0	0	0	0	+	0	+	3+	3+	4+	4+
2	+	0	+	+	0	+	0	0	+	0	+	0	+	0	0	+	0	+	0	+	2+	3+	4+	4+
3	+	+	0	+	+	0	0	+	+	+	+	0	+	0	+	+	0	+	0	+	3+	3+	4+	4+
4	+	+	+	+	+	+	+	0	0	0	+	0	+	0	+	0	0	+	+	0	3+	3+	4+	4+
5	+	0	+	+	0	+	0	+	+	0	+	0	+	0	0	0	0	+	0	+	3+	3+	4+	4+
6	+	+	0	+	+	+	+	+	+	+	0	0	+	0	0	0	0	+	+	0	3+	3+	4+	4+
7	0	0	0	+	+	+	+	+	+	+	0	+	+	0	0	0	0	/	0	0	3+	3+	4+	4+
8	+	+	0	0	+	+	+	+	+	0	+	0	+	0	0	0	0	+	+	0	3+	3+	4+	4+
9	+	0	0	+	+	0	+	+	+	0	+	0	+	0	0	+	0	+	/	0	2+	3+	4+	4+
10	+	0	0	+	0	/	/	+	+	+	+	/	/	/	/	/	/	/	/	/	0	0	0	0
自身	+	0	0	+	0																0	0	0	0

表 1-41　患儿家系 ABO 及 Rh 血型的血型血清学结果

样本	正定型							反定型			
	抗 -A	抗 -B	抗 -C	抗 -c	抗 -D	抗 -E	抗 -e	A_{1c}	B_c	O_c	自身
患儿	0	0	4+	0	4+	0	4+	3+	2+	2+	0
父亲	0	4+	4+	4+	4+	0	4+	4+	0	0	0
母亲	0	4+	0	4+	4+	0	0	3+	2+	2+	0
姨妈	0	4+	0	4+	4+	0	4+	4+	0	0	0
外公	4+	4+	0	4+	4+	0	4+	0	0	0	0
外婆	0	0	4+	0	4+	0	4+	4+	4+	0	0

表 1-42　孕母血清吸收放散试验（IAT）

试验细胞	CCDee		ccDEE		ccdee		CcDee	
	吸收液	放散液	吸收液	放散液	吸收液	放散液	吸收液	放散液
CCDEE	0	3+	0	3+	0	2+	0	2+
ccDEE	0	2+	0	2+	0	3+	0	2+
CcDee	0	2+	4+	3+	0	2+	0	2+
CCDee	0	3+	3+	3+	0	2+	0	3+
ccdee	0	3+	4+	3+	0	3+	0	3+
Ccdee	0	2+	4+	2+	0	3+	0	3+

表 1-43　连续吸收放散试验结果（IAT）

试验细胞	ccDEE		CCDee		ccdee	
	吸收液	放散液	吸收液	放散液	吸收液	放散液
CCDee	3+	4+	0	3+	0	3+
ccDEE	0	4+	0	3+	0	2+
ccdee	3+	4+	0	4+	0	3+
CcDee	3+	4+	0	4+	0	2+

（四）其他

1. 血常规　患儿出生 Hb 54g/L。

2. 血生化　患儿生后立即查 TB 152.5μmol/L，IB 133.4μmol/L。出生 4

小时查 TB 347.2μmol/L, IB 318.3μmol/L。

三、诊疗经过

孕母孕 35⁺² 周时,胎心监护显示 NST(非压力试验)无反应,B 超提示羊水指数为正常低限,提示可能存在胎盘功能不足,行急诊剖宫产术娩出患儿。由于孕母 ABO 血型与患儿不一致,轻度地中海贫血,分娩前 Hb 仅 77g/L,不符合为患儿提供血液的条件,家系成员中也无 ABO 血型同患儿、Rh 血型同母亲的供者为患儿供血,故根据实验室检测结果,选择 Rh 血型与患儿母亲最相近、最小不相容的 O 型,RhDccEE 洗涤红细胞,AB 型新鲜冰冻血浆(fresh frozen plasma, FFP)备用。

患儿出生后体重 2 800g, P 142 次 /min, R 54 次 /min, Apgar 评分 1 分钟、5 分钟、10 分钟分别为 9 分、10 分、10 分;患儿全身皮肤苍白,颜面部皮肤轻度黄染、皮下斑疹、气促、呻吟、口吐白沫,即刻转入新生儿科。根据母亲产前检测情况结合患儿的临床表现,考虑诊断:①新生儿 Rh 溶血病;②新生儿肺炎,肺透明膜病变待排;③皮下瘀斑:颜面部见皮肤瘀斑;④呼吸衰竭;⑤早产儿。综合产前产后实验室检查结果,决定为其进行换血治疗,使用 O 型 RhDccEE 洗涤红细胞 3U, AB 型 FFP 200mL,并给予白蛋白、丙种球蛋白、蓝光照射支持治疗。换血后患儿黄疸减轻、胆红素明显下降,但于患儿出生后第 3 天,胆红素再次升高为 TB 478.3μmol/L, IB 432.5μmol/L,立即为其进行二次换血治疗,使用了 O 型 DccEE 洗涤红细胞 3U, AB 型 FFP 200mL,换血后患儿胆红素再次明显下降,未再升高。由于患儿为早产儿,除了重度 Rh 血型 HDFN 外,还存在新生儿肺炎、呼吸衰竭、消化道出血、新生儿硬肿症、皮下瘀斑、宫内感染、新生儿坏死性小肠结肠炎等,换血治疗后第 8 天,患儿出现呼吸不规律,反应较差,消化道出血、呕血 50mL 左右,凝血功能异常,家属放弃一切治疗,最终患儿死亡。

四、相关知识链接

Rh 血型系统为 ISBT 确认的 43 个血型系统中最为复杂和最具多态性的血型系统,由 2 条高度同源的 *RHD* 和 *RHCE* 基因编码 D、C、c、E、e 五个抗原。*RHD* 和 *RHCE* 基因的变异,决定了 Rh 血型系统的抗原多态性。Rh 抗原缺失型极其罕见,现在报道的有 ---、D--、Dc-、DCᵂ- 等,其发生的原因包括: *RHD* 基因删除伴 *RHCE* 基因突变、失去活性,或 *RH* 基因正常而 Rh 相关糖蛋白(RhAG)基因突变失去活性并呈纯合子状况,先证者一般为父母同胞近亲婚配。绝大部分 Rh 抗原缺失型个体都有不同程度的溶血性贫血,现称为 Rh 缺失综合征,典型症状包括存在异型红细胞、红细胞存活周期变短等。

　　Rh 缺失型患者由于输血或怀孕等因素,有可能产生抗 -Hr$_0$ 抗体,该抗体可能导致非常严重的 HDFN[2-5]。该病重者可宫内发病致胎儿流产、死亡,部分患儿出生后病情进展迅速,胆红素脑病发生率和死亡率也极高[6-8]。Denomme 等[9]首次报道对该类孕妇采用与胎儿 ABO 血型不相合的母亲血液进行胎儿宫内输血并取得成功。李碧娟等[10-11]首次在国内尝试采用最小不相容法对 B 型 RhDc- 母亲的新生儿换血并取得成功。

五、案例点评

　　该案例患者为非常罕见的 RhDc- 孕妇,在孕前检测过程中发现血型正反定型不一致,Rh 抗原分型 E、e 抗原均为阴性,抗体筛查阳性。后实验室经过反复的抗体筛查、抗体鉴定、吸收、放散等试验,证实该孕母为 Rh 缺失型 RhDc-,血清中同时存在 IgM 和 IgG 抗 -Hr$_0$ 和抗 -e 抗体。由于该类 Rh 缺失型极其罕见,仅与 Rh 缺失的患者交叉配血完全相合,即使在全国范围内也很难为患儿找到完全相合的血液进行输血 / 换血治疗。为本案例患儿提前准备的 O 型、DccEE 洗涤红细胞为最小不相容(2+)和 AB 型 FFP,于患儿出生 4 小时、出生 3 天,两次为进行换血治疗,患儿血红蛋白上升,胆红素下降,贫血缺氧状态得到及时纠正,高胆红素血症得到有效控制,皮肤黄染减轻。

　　对罕见血型抗体导致的 HDFN 患儿的救治,在不可能得到完全相合的血液时,采取最小不相容换血疗法是避免新生儿重度胆红素脑病、挽救患儿生命的可行且有效的方案。该案例中,产前检测母亲血型抗体,提前为新生儿准备换血所需血液,为重度 HDFN 患儿的救治赢得了宝贵的时间。该患儿母亲体内 IgG 抗 -Hr$_0$ 效价为 512、IgG 抗 -e 效价为 8,可能导致新生儿宫内长期缺血缺氧,宫内发育异常,患儿出生后存在多种基础疾病,虽然换血治疗取得成功,但患儿最终死于其他先天发育异常。对该类异常特殊 HDFN 的救治,应该考虑从母亲孕前开始准备,提前进行有效的临床干预。

参考文献

1. 陈剑,杨世英,戴维. Rh 抗原缺失 Dc- 型抗体研究[J].中国输血杂志,2011,4(7):589-591.

2. GONG Y, AI Y, ZHOU R. Rare case of hemolytic death of the newborn due to anti-Hr$_0$ and anti-e[J]. J Obstet Gynaecol Res, 2011, 37(5):465-467.

3. WHANG D H, KIM H C, HUR M, et al. A successful delivery of a baby from a D--/D-- mother with strong anti-Hr$_0$[J]. Immunohematology, 2000, 16(3):112-114.

4. LENKIEWICZ B, ZUPANSKA B. Moderate hemolytic disease of the newborn due to anti-Hr$_0$ in a mother with the D--/D--phenotype［J］. Immunohematology, 2000, 16（3）: 109-111.

5. DEITENBECK R, TUTSCHEK B, CROMBACH G, et al. Successful management of pregnancy and hemolytic disease of the newborn due to anti-Hr0 in a woman of the D--phenotype［J］. Transfusion, 1999, 39（10）: 1151-1152.

6. BRUMIT M C, CARNAHAN G E, STUBBS J R, et al. Moderate hemolytic disease of the newborn（HDN）due to anti-Rh17 produced by a black female with an e variant phenotype［J］. Immunohematology, 2002, 18（2）: 40-42.

7. HIROSE M, NAKANISHI K, KAKU S, et al. Fetal Hemolytic Disease due to Anti-Rh17 Alloimmunization［J］. Fetal Diagn Ther, 2004, 19（2）: 182-186.

8. DELANEY M, MATTHEWS D C. Hemolytic disease of the fetus and newborn: managing the mother, fetus, and newborn［J］. Hematology Am Soc Hematol Educ Program, 2015 2015（1）: 146-151.

9. DENOMME G A, RYAN G, SEAWARD P G, et al. Maternal ABO-mismatched blood for intrauterine transfusion of severe hemolytic disease of the newborn due to anti-Rh17［J］. Transfusion, 2004, 44（9）: 1357-1360.

10. 李碧娟,袁芬,李宁,等. Rh 缺失型 D- 临床及家系调查分析 2 例［J］. 中国输血杂志, 2007, 20（4）: 321-322.

11. LI B J, JIANG YJ, YUAN F, et al. Exchange transfusion of least incompatible blood for severe hemolytic disease of the newborn due to anti-Rh17［J］. Transfusion Med, 2010, 20（1）: 66-69.

22. *A4GALT* 基因突变致罕见 p 表型 1 例

一、简要病史

患者,女性,汉族,因"反复早期流产多次,抗体筛查阳性"送检。既往孕 5 产 0,无输血史。

二、实验室检查

（一）血型血清学常规检查

1. 血型鉴定 ABO 正反定型不一致,RhD 阳性,见表 1-44。使用 O_c 吸收血清后,重做反定型,B_c 和 O_c 凝集消失,ABO 血型确定为 A 型。

表 1-44　患者血型鉴定结果

反应温度	正定型				反定型			
	抗 -A	抗 -B	抗 -AB	抗 -D	A_{1c}	B_c	O_c	自身
RT	4+	0	4+	4+	2+	2+	2+	0
4℃	4+	0	4+	4+	3+	3+	3+	0

2. 抗体筛查　阳性,见表 1-45。

3. 抗体鉴定　发现患者血浆与 10 个谱细胞室温盐水试管法均为 2+,经过 37℃孵育后(1+)和盐水替代法(2+)检测结果仍为阳性,故可排除冷凝集素和高球蛋白引起的非特异性凝集。自身对照为阴性,表明患者血清中含有一种能与大部分人红细胞反应的同种抗体,见表 1-46。进一步鉴定发现,先证者血清与 p 表型的红细胞反应为阴性,同时发现来源于其他 p 表型个体的抗 -Tja 抗体与先证者红细胞反应为阴性,表明先证者为罕见的 p 表型,推测其血清中含有抗 -Tja 抗体。但是该抗体在 37℃温育后并没有引起红细胞溶血。

(二)血型血清学特殊检查

1. DAT　阳性(未分型)。

2. Rh 表型　为 CcDEe。

3. 家系调查　其他 3 位家系成员均为正常的 P_1 表型,见表 1-47。

(三)血型分子生物学检测

患者及其家系共 4 名成员,以及 2 名对照样本(P_1 和 P_2 表型)的变异位点经过多次 PCR 扩增、基因测序及克隆测序证实,排除 Taq 酶的保真性问题引入的假变异。与 α-1, 4- 半乳糖基转移酶基因(*A4GALT*)参考序列相比较,患者及家庭成员在 *A4GALT* 基因编码区 c.109A>G, c.930C>G 和 c.987G>A 为纯合变异,家庭成员 *A4GALT* 基因在 343~345 位之间缺失一个 A(腺嘌呤),为杂合变异,患者 *A4GALT* 基因在 343~345 位之间纯合缺失一个 A(表 1-47、图 1-36),表明患者 *A4GALT* 基因 343~345 位之间缺失一个腺嘌呤为父母遗传所得。

三、相关知识链接

p 血型是 P1Pk 血型系统中罕见的表型,在人群中的比例很低,欧洲人群 p 表型频率为 5.8/ 百万,我国人群中分布频率目前尚不明确[1]。α-1, 4- 半乳糖基转移酶基因编码的酶催化合成 P1 和 P^k 抗原,而 β-1, 3-N- 乙酰氨基半乳糖转移酶基因控制 P 抗原。p 表型是个体红细胞上缺乏 P1、P、P^k 和 LKE 四种抗原,极易因免疫产生抗 -P1PP^k(即抗 -Tja 抗体)。由于抗 -Tja 抗体能结合补体造成溶血,可引起严重的溶血性输血反应、早期流产和 HDFN,因此具有重要的临床意义[2]。

表 1-45 抗体筛查结果

序号	Rh-hr						Kell						Duffy		Kidd		Lewis		P	MNS				Luther		Xg	检测方法	
	D	C	E	c	e	C^w	K	k	Kp^a	Kp^b	Js^a	Js^b	Fy^a	Fy^b	Jk^a	Jk^b	Le^a	Le^b	P1	M	N	S	s	Lu^a	Lu^b	Xg^a	IS	IAT
1	+	+	-	-	+	-	+	+	-	+	/	/	-	+	-	+	-	+	+	+	+	+	+	-	+	-	2+	1+
2	+	-	+	+	-	-	-	+	+	+	/	/	+	+	+	-	+	-	+	+	-	+	-	-	+	-	2+	1+
3	+	-	+	+	-	-	-	+	-	+	/	/	+	-	+	-	+	+	+	+	+	+	+	-	+	+	2+	1+
自身																											0	1+

表 1-46 患者抗体鉴定结果

序号	Rh-hr					Kidd		MNSs					Duffy		Diego		Kell		P	Lewis		检测方法			
	D	C	E	c	e	Jk^a	Jk^b	M	N	S	s	Mur	Fy^a	Fy^b	Di^a	Di^b	K	k	P1	Le^a	Le^b	IS	37℃ 30min	盐水替代	IAT
1	+	+	0	0	+	+	+	+	+	0	+	0	+	0	0	+	0	+	+	0	+	2+	1+	2+	1+
2	+	0	+	+	0	+	0	0	+	0	+	0	+	+	0	+	0	+	+	0	+	2+	1+	2+	1+
3	+	+	0	+	+	+	+	+	+	0	+	0	0	0	0	+	0	+	+	+	+	2+	1+	2+	1+
4	+	+	0	+	+	+	0	0	0	0	+	0	+	0	0	+	0	+	+	0	+	2+	1+	2+	1+
5	+	0	0	+	0	0	+	+	+	0	0	0	0	0	0	+	0	+	+	0	+	2+	1+	2+	1+
6	+	0	0	+	+	0	+	+	+	0	0	0	0	+	0	+	0	+	+	0	+	2+	1+	2+	1+
7	0	+	0	0	+	+	+	0	+	0	0	0	+	0	0	+	0	+	+	0	0	2+	1+	2+	1+
8	+	+	0	0	+	+	+	0	0	0	0	0	0	+	0	+	0	+	+	0	+	2+	1+	2+	1+
9	0	0	+	+	0	0	0	+	+	+	+	0	+	0	0	0	0	0	+	0	+	2+	1+	2+	1+
10	+	0	0	+	0	+	+	+	+	+	+	0	+	+	0	+	+	/	+	/	/	2+	1+	2+	4+
自身	+	0	0	+	0																	0	0	0	1+

表 1-47　先证者及家庭成员免疫学及 *A4GALT* 基因检测结果

样本	ABO 血型	抗 -P1	抗 -PP1P^k	抗体	*A4GALT* 基因型			
					109	343~345	930	987
参考序列					AA	AAA/AAA	CC	GG
先证者	A	0	0	anti-PP1P^k	GG	AA/AA	GG	AA
父亲	B	+	+	0	GG	AAA/AA	GG	AA
母亲	A	+	+	0	GG	AAA/AA	GG	AA
姐姐	B	+	+	0	GG	AAA/AA	GG	AA

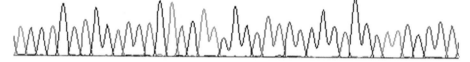

图 1-36　患者 *A4GALT* 基因 343~345 delA

　　关于 p 表型的分子基础研究较少,研究表明 α-1,4- 半乳糖基转移酶基因是 p 表型的遗传基础。国际上已发现 p 表型的 *A4GALT* 基因突变有 37 种,包括单核苷酸突变、核苷酸插入或缺失等[3-7]。其中大部分变异型是在欧洲和日本人群中发现的,中国人群中发现的 *A4GALT* 变异型等位基因主要包括300~301 del G、418~428 ins/del、c.343A>T 和 972~997 del 26bp[8-10]。

四、案例点评

　　本案例为反复流产的育龄女性,进行抗体筛查时发现血清中有较强的抗 -Tja 同种抗体(又称抗 -PP1P^k)抗体,经免疫学和分子生物学鉴定发现该女性为罕见的 p 血型。与以往报道不同是该先证者体内抗 -Tja 抗体除了能在盐水介质中直接凝集非 p 表型红细胞外,在 37℃和 2-Me 处理后,仍然与非 p 表型红细胞有较强的反应,而且 56℃灭活补体前并没有引起溶血。对于产生抗 -Tja 同种抗体的 p 表型受血者,应选择 ABO 血型同型的 p 表型血液进行输注,条件允许情况下可进行自体输血;对于含有高效价抗 -Tja 抗体的孕妇,必要时可应用血浆置换或特异性抗体吸附法来降低抗体效价。

　　本例 p 表型孕妇通过基因测序分析发现其分子基础为 *A4GALT* 基因 343~345 位纯合缺失一个腺嘌呤（即 343~345delA）。*A4GALT* 基因编码区 c.109A>G，c.930C>G 和 c.987G>A 为已知的 SNP 位点，与 p 表型无关[10]。经检索 343~345delA 在国内外未见相关报道。该变异将导致 *A4GALT* 基因阅读框移码突变，在第 115 位氨基酸发生移码，在第 133 氨基酸提前形成终止密码。推测变异后的多肽链失去 α-1,4 半乳糖基转移酶活性，导致 P1、Pk 及其下游的 P、LEK 抗原不能正常表达而产生 p 表型。家系调查发现，患者的父母和姐姐均为携带 343~345delA 突变型等位基因的杂合子，但所有携带杂合子突变点的家系成员均不产生 p 表型，表明其遗传方式为常染色体隐性遗传[11]。

　　抗 -Tja 抗体导致孕妇反复流产在我们亚洲人群中报道较少见，从 *A4GALT* 基因测序分析发现的 343~345delA 突变为首次报道，这为研究我国人群 p 表型的免疫学特点和遗传分子基础提供了新的思路。

参考文献

1. 杰夫·丹尼尔 . 人类血型［M］. 朱自严，译 . 北京：科学出版社，2007.

2. STEFFENSEN R, CARLIER K, WIELS J, et al. Cloning and expression of the histo-blood group Pk UDP-galactose：Ga1beta-4G1cbeta1-cer alpha1，4-galactosyltransferase. Molecular genetic basis of the p phenotype［J］. J Biol Chem, 2000, 275（22）: 16723-16729.

3. THURESSON B, WESTMAN J S, OLSSON M L. Identification of a novel A4GALT exon reveals the genetic basis of the P1/P2 histo-blood groups［J］. Blood, 2011, 117: 678-687.

4. JULIA S, WESTMAN, ÅSA HELLBERG, et al. Large deletions involving the regulatory upstream regions of A4GALT give rise to principally novel P1PK-null alleles［J］. Transfusion, 2014, 54（7）: 1832-1835.

5. TILLEY L, GREEN C, DANIELS G. Sequence variation in the 5' untranslated region of the human A4GALT gene is associated with, but does not define, the P1 blood group polymorphism［J］. Vox Sang, 2006, 90（3）: 198-203.

6. HELLBERG A, SCHMIDT MELBYE A C, REID M E, et al. Expression of a novel missense mutation found in the A4GALT gene of Amish individuals with the p phenotype［J］. Transfusion, 2008, 48（3）: 479-487.

7. WESTMAN J S, HELLBERG A, PEYRARD T, et al. P1/P2 genotyping of known and novel null alleles in the P1PK and GLOB histo-blood group systems ［J］. Transfusion, 2013, 53（11 Suppl 2）: 2928-2939.

8. 严力行,朱发明,许先国,等.一例α-1,4半乳糖基转移酶基因一碱基缺失导致p表型[J].中华医学遗传学杂志,2003,20(6):495-498.

9. 许先国,洪小珍,马开荣,等.α-1,4半乳糖基转移酶基因26个碱基缺失导致的罕见p表型[J].中华医学遗传学杂志,2013,30(3):309-312.

10. 马开荣,蓝小飞,许先国,等.P1Pk血型系统中一例罕见p表型分子遗传机制研究[J].中华医学遗传学杂志,2015,32(2):250-253.

11. LI X,DIAO X,XIA X,et al. A novel mutation in A4GALT was identified in a Chinese individual with p phenotype[J]. Transfusion,2017,57(1):215-216.

（陈 剑 陈 青 李小飞 李晓丰 李尊严 栾建凤 马春娅 马曙轩
苗天红 王秋实 王远杰 杨 超 杨 眉 于淑红 于 洋）

第二章

特殊血型抗体案例

1. 先天性 ABO 血型抗体缺乏 1 例

一、简要病史

患者,男性,23 岁,两个月前患者出现劳累后心悸、气促及四肢乏力等不适,休息后缓解,无胸闷、胸痛,无咯血、无晕厥,心脏彩超提示"二尖瓣后瓣脱垂并轻度关闭不全,二尖瓣前叶裂不除外",为手术治疗收入院。术前常规 ABO 血型鉴定发现正反定型不一致。平素体健,曾有"痛风"史,无药物及食物过敏史、外伤史、输血史。

二、实验室检查

(一)血型血清学常规检查

1. 血型鉴定 ABO 正反定型不一致,RhD 阳性,结果见表 2-1。

表 2-1 血型鉴定结果

反应温度	正定型				反定型			
	抗 -A	抗 -A$_1$	抗 -B	抗 -D	A$_{1c}$	B$_c$	O$_c$	自身
室温	4+	4+	0	4+	0	0	0	0
4℃ 10min	4+	4+	0	4+	0	±	0	0

2. 抗体筛查 阴性。

(二)血型血清学特殊检查

1. H 抗原检测 O$_c$(4+)>B$_c$(2+)> 患者 $_c$(1+)=A$_{1c}$(1+)。

2. 吸收放散试验 应用人源抗 -B 和单克隆抗 -B 与患者红细胞进行吸

收放散试验,放散液中均未检出抗 -B 抗体。

（三）其他检测

1. 血浆免疫球蛋白　结果见表 2-2。

表 2-2　血浆免疫球蛋白检测结果

免疫球蛋白	检测值	参考范围 /（g·L⁻¹）
IgA	1.62g/L	0.63~4.84
IgM	0.52g/L	0.22~2.40
IgG	6.99g/L	5.40~18.22
IgE	<0.05IU/mL	0~100.00

2. 部分术前血常规和生化检测　结果见表 2-3。

综合以上检测结果:该患者符合 A 型、缺乏抗 -B 抗体的血清学特征,但仍不完全排除 AB 亚型。

表 2-3　部分术前检测结果

检测项目	检测值	参考范围
Hb	160.0g/L	139.0~184.0g/L
Hct	0.499	0.430~0.550
PLT	208.0×10^9/L	（125.0~350.0）$\times 10^9$/L
TP	77.6g/L	65.0~85.0g/L
Alb	48.7g/L	40.0~55.0g/L
Glo	28.9g/L	20.0~40.0g/L

（四）血型分子生物学检测

ABO 基因测序:结果见图 2-1,该患者 ABO 血型基因型为 *A1.02/O.01.01*,排除 AB 亚型可能。

三、诊疗经过

患者入院后,需择期行二尖瓣置换、三尖瓣成形术,但由于外送血型基因检测等待时间过长,临床无法待 ABO 血型完全确定后再行手术。输血科会诊

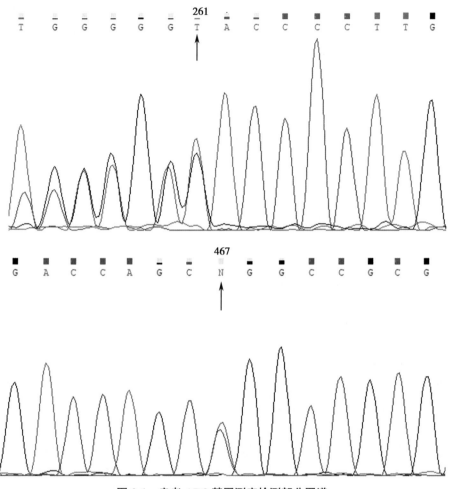

图 2-1 患者 _ABO_ 基因测序检测部分图谱

意见：手术尽量采用术中自体血回输；如需用异体血，红细胞选择输注 O 型或 A 型、RhD 阳性；血浆或血小板选择输注 AB 型、RhD 阳性。临床采纳此备血方案，行二尖瓣置换、三尖瓣成形术，手术过程顺利，术中出血 500mL，未输注异体血液成分。术后为纠正凝血功能，输注 AB 型、RhD 阳性 FFP 4U，输注过程平稳，无输血不良反应。患者术后 10 天康复出院。

四、相关知识链接

ABO 血型系统是人类发现最早的血型系统，ABO 血型鉴定要通过正定型和反定型共同决定，只有当正定型（检测红细胞上抗原）和反定型（检测血浆中的血型抗体）结果相符，才能确定 ABO 血型。*ABO* 基因位于第 9 号染色体，该基因并不直接编码 ABO 抗原，而是编码 A 和 B 转移酶，A 和 B 转移酶作用于 H 抗原产生相应的 A、B 抗原，且血清中总是出现与红细胞表面缺乏抗原相对应抗 -A 和抗 -B 抗体[1-2]。生理状况下除了新生儿、老年人相应抗体减少外，正常成年人缺乏相应的 ABO 血型抗体是极其罕见的，ABO 血型抗体缺乏的机制尚不明确[3]。有研究者认为这种人可能属于免疫耐受现象[4]；病理状况下如血液病、肿瘤、免疫球蛋白缺乏以及长期慢性消耗疾病患者，体内免疫系统受到抑制，血清蛋白生成减低，也有可能出现 ABO 血型抗体减弱[5]。

五、案例点评

本案例患者的 ABO 血型正定型抗 -A 阳性、抗 -B 阴性，反定型 A_c、B_c 均为阴性，正、反定型明显不一致。患者为青壮年，否认除本次入院以外任何疾病史，既往无输血史且未行血型检测，给临床血型鉴定带来一定的困难。经血清学试验及基因检测，明确患者为 A 型，该患者可能为先天缺乏 ABO 血型抗体或免疫球蛋白降低所致 ABO 血型抗体减弱。但患者各种免疫球蛋白检测值均在正常范围内，据此推测该患者可能为先天 ABO 血型抗体缺乏患者。有研究表明先天缺乏 ABO 血型抗体患者中抗 -B 抗体缺乏占多数[6]。ABO 抗体减弱患者中，抗 -B 减弱比抗 -A 减弱者多 1 倍以上[7]。患者入院时无既往血型检测结果及输血史，也无可明显影响血型抗体产生的疾病，若要准确鉴定患者血型需进行基因检测。外送血型基因检测期间，患者由于病情需要手术不能继续延期，从输血安全角度出发，采取相容性输注原则为患者备血。患者因为手术及时，救治得当，得以康复出院。患者血型基因检测最终结果为 A 型，日后如需输血治疗可输注 A 型血液成分。血型抗体缺如或减弱均会干扰血型鉴定，有时在血清学检测上很难与某些亚型区分，但二者的输血策略又明显不同。因此，需结合血清学检测结果、患者输血史及病史进行综合判断，必要时进行血型基因检测。

参考文献

1. 李佳怡，李清．ABO 血型抗体减弱 1 例［J］．世界最新医学信息文摘，2017，17（6）：177-178.

2. 金沙，向东，刘曦，等．疾病导致 ABO 血型抗原及抗体减弱的分析［J］．临床输血与检验，2010，12（1）：61-62.

3. CAI X, JIN S, LIU X, et al. Molecular genetic analysis of ABO blood group variations reveals 29 novel ABO subgroup alleles［J］. Transfusion, 2013, 53

（2）：2910-2916.

4. DENOMME G A. Prospects for the provision of genotyped blood for transfusion
［J］. Br J Heamatol, 2013, 163（1）: 3-9.

5. HULT A K, YAZER M H, JERGENSEN R, et al. Weak A phenotypes associated
whit novel ABO alleles carrying the A2-related 1061C deletion and various
missense substitutions［J］. Transfusion, 2010, 50（7）: 1471-1486.

6. CHEN Q, XIAO J, LU L, et al. A novel B allele with c. 502C>G mutation identified
in a Chinese individual［J］. Transfusion, 2015, 55（6pt2）: 1582-1583.

7. CHEN D P, SUN C F, NING H C, et al. Genetic and mechanistic evaluation for
the weak A phenotype in Ael blood type with IVS6+5G>A ABO gene mutation
［J］. Vox Sang, 2015, 108（1）: 64-71.

2. B 型产妇 IgG 抗 -A 引起 HDFN 1 例

一、简要病史

产妇,孕 31^{+6} 周,先兆早产于外院产钳助产娩出一男婴,羊水、胎盘、脐带无异常,男婴出生体重 1 500g,身长 43cm,生后 Apgar 评分 1 分钟 8 分(肤色、肌张力各扣 1 分)。该患儿因"早产儿,低体重儿"转入院。患儿出生第 2 天 TB 升高至 141.3μmol/L,第 3 天升至 247μmol/L;出生时 Hb 143g/L,第 2 天降至 103g/L,怀疑发生 HDFN。孕 3 产 1,无输血史,无家族遗传性疾病病史。

二、实验室检查

（一）血型血清学常规检查

1. 血型鉴定　患儿为 AB 型、RhD 阳性;母亲为 B 型、RhD 阳性,反应格局见表 2-4。

2. 抗体筛查　母子均为阴性,IAT 法。

表 2-4　血型及抗体筛查结果

样本	正定型			反定型			抗体筛查（IAT）		
	抗 -A	抗 -B	抗 -D	A$_{1c}$	B$_c$	O$_c$	I	II	III
母亲	0	4+	4+	3+	0	0	0	0	0
新生儿	4+	4+	4+	+/−	0	0	0	0	0

（二）血型血清学特殊检查

1. 新生儿 DAT　2+（未分型）。

2. 母亲 IgG 抗 -A 效价测定　64。

3. 新生儿游离抗体检测及放散实验　抗人球蛋白介质下，患儿血清与 A 细胞发生凝集，患儿红细胞放散液与 A 细胞发生凝集，结果见表 2-5。

表 2-5　游离试验及放散试验结果

	介质	A_{1c}	B_c	O_c
游离试验	IAT	2+	0	0
放散试验	IAT	2+	0	0

注：IAT 为间接抗人球蛋白法。

三、诊疗经过

患儿出生时 TB 水平 43.5μmol/L，第 3 天升高近 6 倍，达 247μmol/L；患儿出生第 2 天 Hb 下降明显，从 143g/L 下降至 103g/L，严重贫血貌，怀疑患儿发生了 HDFN。经实验室血型血清学检查，患儿母亲虽然血型为 B 型，但其体内存在效价为 64 的 IgG 抗 -A，经胎盘进入患儿体内，导致患儿 AB 型红细胞发生溶血。临床及时给予患儿蓝光照射纠正黄疸，输注 O 型洗涤红细胞纠正贫血，经过 14 天综合治疗，患儿症状逐渐缓解，TB 降至正常水平，Hb 升至 170g/L，康复出院。

四、相关知识链接

HDFN 是由于母婴血型不合，母亲血清中的 IgG 抗体通过胎盘进入胎儿体内导致胎儿或新生儿红细胞破坏的一种同种免疫性疾病，可引起患儿贫血、水肿、肝脾肿大，严重者发生黄疸甚至死亡[1-4]。因此，HDFN 的早期诊断、早期治疗，对避免病情进一步发展，提高患儿的生存率及生存质量有着重要的临床意义。

ABO 血型不合 HDFN 是我国 HDFN 发病的主要原因之一，尤以 O 型母亲所产 A、B 或 AB 型的新生儿病例居多[5-6]。这是由于 O 型个体中通常存在较高效价的 IgG 类抗 -A 或抗 -B，此 IgG 抗体（抗 -A/B）可通过胎盘屏障进入新生儿体内，与从父亲遗传来的血型抗原（A/B/AB 抗原）发生免疫性溶血反应。非 O 型母亲所产新生儿发生 ABO-HDFN 的病例国内鲜有报道。Jeon H 等[7]报道了 A_2 型母亲产生效价为 256 的 IgG 抗 -B 导致 B 型新生儿发生 HDFN。Wang M 等[8]报道了由 A 型母亲产生效价 >1 024 的 IgG 抗 -B 导致 HDFN。

五、案例点评

B 型人群血液中含有抗 -A 抗体,大多以 IgM 类为主,但该病例 B 型母亲产生了效价较高的 IgG 类抗 -A 抗体,是发生 HDFN 的基础条件。近年来,夫妇血型不合时,尤其孕妇血型为 O 型,父亲为非 O 型时,IgG 抗体效价监测已成围产期保健检查的常规项目。本病例提示:非 O 型孕妇所生新生儿与母亲 ABO 血型不合时也有发生新生儿溶血的可能。因此,对于夫妇 ABO 血型不合(母亲非 O)时,产前也应该定期监测对应的抗体效价,产后根据新生儿的临床表现及时进行 HDFN 相关实验室检测,以早期发现 HDFN,提高救治效果。

参考文献

1. 钟红梅,汪秀红,张善庆 . 微柱凝胶技术检测孕妇 IgG 抗体效价的评价［J］. 国际检验医学杂志,2013,34(10):1334-1335.

2. 王长海 . 孕妇 IgG 抗体效价与新生儿溶血病发病的相关研究［J］. 中国实用医药,2015,23(10):48-49.

3. 冯万周,王凤岚,田华,等 . 孕妇高效价血型 IgG 抗体的监测及干预措施的疗效分析［J］. 临床血液学杂志(输血与检验),2015,12(28):721-722.

4. 李惠娟 . 新生儿溶血病的实验室指标分析［J］. 中国现代药物应用,2015,9(17):56-57.

5. 李保才,黎海澜 . 母婴血型不合引起新生儿溶血病的实验室诊断［J］. 检验医学与临床,2011,12(8):2886-2887.

6. 李勇,马学严 . 实用血液免疫学［M］. 北京:科学出版社,2006.

7. JEON H, CALHOUN B, POTHIAWALA M. Significant ABO hemolytic disease of the newbornin a group B infant with a group A2 mother［J］. Immunohematology, 2000, 16(3): 105-108.

8. WANG M, HAYS T, AMBRUSO D R, et al. Hemolytic disease of the newborncaused by a hightiteranti-group B IgG from a group A mother［J］. Pediatr Blood Cancer, 2005, 45(6): 861-862.

3. 过客淋巴细胞引起 ABO 非同型肝移植患者术后发生溶血反应 1 例

一、简要病史

患者,女性,42 岁,因"先天性胆管囊肿,先天性肝内胆管扩张"收入院,拟行肝移植手术。孕 1 产 1。无食物及药物过敏史,无家族性遗传病史,有多次输血史(具体不详)。

二、实验室检查

(一)血型血清学常规检查

1. 血型鉴定

(1)术前患者:A 型,RhD 阳性。

(2)供体:为 O 型,RhD 阳性。

(3)术后第 11 天:患者 ABO 正反定型不相符(表 2-6)且与 A 型供血者交叉配血均不相合。

表 2-6　患者术后 11 天正反定型反应格局

试剂	正定型			反定型			
	抗 A	抗 -B	抗 -D	A_{1c}	B_c	O_c	自身对照
立即离心	4+	0	4+	$1+^w$	4+	0	$1+^w$
4℃ 10min	4+	0	4+	$1+^s$	4+	0	$1+^s$
恢复室温	4+	0	4+	1+	4+	0	1+

2. 抗体筛查

(1)移植前:阴性,自身对照阴性。

(2)移植后(+11 天):患者血清中检出与自身红细胞反应的抗体,但与 3 系抗筛细胞无反应性,见表 2-7。

表 2-7　患者移植 11 天后抗体筛选结果

方法	Ⅰ	Ⅱ	Ⅲ	自身
IS	0	0	0	1+
IAT	0	0	0	1+

（二）血型血清学特殊检查

1. DAT 移植前为阴性,移植后为阳性,见表2-8。

表2-8 患者移植11天后DAT结果

试剂	多抗	-抗-IgG	-抗-C3
凝集强度	1+s	1+	±

2. 放散试验 患者红细胞放散液中检出抗-A抗体,见表2-9。

表2-9 放散液与ABO反定型试剂红细胞反应结果

试剂红细胞	A_{1c}	B_c	O_c	I	II	III
IS	3+	0	0	0	0	0
IAT	/	/	/	0	0	0

3. 抗体效价监测 结果见表2-10。

表2-10 患者血清中抗-A抗体效价测定

检测时间	IgM抗-A效价	IgG抗-A效价(2-Me处理后)
术后11d	4	2
术后13d	2	1
术后17d	1	0

（三）其他指标监测:Hb及胆红素检查结果见表2-11。

表2-11 移植术前、后患者血红蛋白及胆红素测定结果

检测时间	Hb/($g \cdot L^{-1}$)	TB/($\mu mol \cdot L^{-1}$)	DB/($\mu mol \cdot L^{-1}$)
术前	112	9.5	5.9
术后10d	87	40.7	27.3
术后11d	68	62.5	32.3
术后12d	61	46.3	24.9
术后17d	97	22.7	11.5
术后19d	94	15.1	8.6

三、诊疗经过

该患者进行 ABO 非同型肝移植术,术前患者各项生命体征稳定,血清学检查未发现异常,手术过程顺利,术中同型配合性输注 A 型悬浮红细胞 3.5U,FFP 20U,单采血小板 1 个治疗剂量,无输血不良反应。术后第 2、4 天分别输注配血相合的 A 型悬浮红细胞 2U,无输血不良反应。术后第 10 天,Hb 由 89g/L 下降至 61g/L,并伴有胆红素急剧升高。术后第 11 天再次申请输注红细胞 4U,此次备血时发现 ABO 正反不相符且交叉配血与多名 A 型献血者均不相合。复查抗体筛查仍为阴性,但自身对照为阳性,DAT 为阳性。

输血科会诊意见:经详细询问病史结合输血相关实验室检查,认为该患者血清中存在 IgM 及 IgG 抗 -A 抗体,由供者肝脏携带的淋巴细胞产生,并针对患者红细胞发生溶血反应,建议输注辐照 O 型洗涤红细胞。主管医师同意输血科会诊意见,于术后第 11 天输注 4U 辐照 O 型洗涤红细胞,Hb 由 61g/L 升至 87g/L;术后第 13 天患者因伤口渗血合并免疫性溶血,Hb 下降至 76g/L,再次输注 4U 交叉配血相合辐照 O 型洗涤红细胞,Hb 提升至 97g/L。此后溶血现象得以控制,胆红素逐步下降,Hb 逐步提升,最终患者康复出院。

四、相关知识链接

过客淋巴细胞综合征(passenger lymphocyte syndrome,PLS)是指供体中残留的淋巴细胞针对宿主抗原产生免疫性抗体而引起的一系列症状,尤其以溶血为主[1]。ABO 血型抗原在所有血型系统中的抗原性最强,所以 PLS 所致的溶血主要发生在 ABO 血型不合器官移植和骨髓移植中[2]。过客淋巴细胞针对受体 ABO 血型抗原产生的抗体主要是 IgG 抗体,且有 8~16 天的潜伏期,少量抗体不会对患者产生明显危害,但抗体量多,效价高时则会引起血管外溶血[3]。

PLS 血清学特点:ABO 非同型的肝移植术后,患者血红蛋白短期内会有下降,轻微的溶血易被忽视。如果 DAT 试验阳性,同时在受者血清检出抗受者红细胞抗体可以确诊 PLS[4-5]。过客淋巴细胞导致患者发生溶血反应的原因:①O 型供体肝脏自身携带部分 IgM 抗 -A 和 / 或 IgG 抗 -A 抗体,但抗体量少,且患者在术中输入大量 A 型血浆,故进入患者体内的少量抗 -A 抗体很快被稀释或中和,不会产生急性溶血;②抗体来源于供体肝脏的过客淋巴细胞[6],过客淋巴细胞进入受体后可增殖活化产生抗体,且供体为 O 型,受体为 A 型时最易发生[7]。供体肝脏组织中的淋巴细胞不会因灌洗而减少,其原因可能是肝脏中的淋巴细胞表达联结分子的功能很强,该分子又可与细胞间黏

附分子 -1 发生联系而使其表达增强,最终处理后的供体肝脏残留的淋巴细胞总数在（5.3 ± 2.9）$\times 10^9$ 个左右,几乎达到整个外周血中的淋巴细胞总数的一半。移植肝再灌注后,最初反应是供体淋巴细胞释放入外周血,而受体淋巴细胞则向移植物聚集。肝移植术后供体的大量淋巴细胞会从血循环中进入组织成为衍生淋巴细胞,可在血液、淋巴结和皮肤中存在[8]。

五、案例点评

本案例患者术前交叉配血相合,术中输血过程顺利,但在术后 10 天血红蛋白明显下降,且胆红素急剧升高,表现为溶血反应。对于发生急性溶血反应的病例,需从患者原发疾病史以及输血相容性试验过程两方面寻找突破口:本案例患者术后血型鉴定结果（表 2-6）表明该患者血清与反定型 Ac、自身细胞均有弱凝集,且凝集强度相当,不除外存在抗 -A 抗体或同种抗体;抗体筛查试验结果（表 2-7）显示术后盐水及抗人球蛋白介质中患者血清与筛查谱细胞均无反应,只有自身细胞有凝集,故可以排除患者血清中存在 ABO 以外抗体;患者发生溶血反应后 DAT 阳性（表 2-8）,放散试验中放散液与 Ac 有反应、与 Bc、Oc 无反应,与抗筛细胞无反应（表 2-9）,进一步证实了血清中不存在 ABO 以外的抗体,患者体内仅产生了抗 -A 抗体,经 2-Me 处理血清后证实同时存在 IgM 与 IgG 抗 -A（表 2-10）。患者给予经过辐照处理的 O 型 CCDee 洗涤红细胞输注,预防同种抗体及 TA-GVHD 发生。同时配合免疫抑制剂、人免疫球蛋白治疗,并密切监测血红蛋白、胆红素变化（表 2-11）,结果提示红细胞输注有效,未再发生溶血。

本案例提示:ABO 非同型肝移植发生 PLS 患者输注红细胞时宜选择 O 型洗涤红细胞,且 Rh 系统主要血型抗原与患者完全相容,可有效避免加重溶血,预防 Rh 系统同种抗体的产生。所有血液成分进行辐照,FFP 进行病毒灭活,尽可能地为肝移植患者提供输血保护,可以降低移植后的不良反应,从而提高移植的成功率。

参考文献

1. 尹志康,吴小宪. 移植物中过客白细胞的研究进展[J]. 实用医院临床杂志, 2013, 7（2）: 23-26.

2. HASEGAWA Y, KATO Y, KANEKO M K, et al. Neutralization of Blood Group A-Antigen by a Novel Anti-A Antibody: Overcoming ABO-Incompatible Solid-Organ Transplantation[J]. Transplantation, 2008, 85（11）: 378-385.

3. DOUGLAS W, ANNIE H, MARIA H. ABO-incompatible liver transplantation with no immunological graft losses using total plasma exchange, splenectomy,

and quadruple immunosuppression：evidence for accommodation［J］. Liver Transpl, 2003, 9（2）: 22-23.

4. 吴迪, 朱志军, 张雅敏, 等. 皮质激素联合洗涤红细胞输注治疗 ABO 血型不合肝移植后过客淋巴细胞综合征一例［J］. 中华器官移植杂志, 2013, 34（7）: 438-439.

5. 赵磊, 马路林, 张洪宪, 等. 肾移植后过客淋巴细胞综合征致重度溶血性贫血一例［J］. 中华器官移植杂志, 2014, 35（11）: 672-675.

6. 刘素芳, 苗天红, 范道旺, 等. A 型肝移植患者产生抗 -A1 例［J］. 中国输血杂志, 2012, 25（3）: 1058-1059.

7. NADARAJAH L, ASHMAN N, THURAISINGHAM R, et al. Literature review of passenger lymphocyte syndrome follow ingrenal transplantation and two case reports［J］. Am J Transplant, 2013, 13（6）: 1594-1600.

8. CATHETRINA H, MARTIN S, ALBRECHT B, et al. Rapid exchange of large numbers of donor-and host leukocytes after human liver transplantation［J］. Transplantation, 2001, 14（6）: 240-247.

4. IgG 抗 -E 抗体强度短期内显著变化 1 例

一、简要病史

患者, 男性, 65 岁, 因"间断黑便 3 天"入院急诊留观室, 临床诊断为"上消化道出血、胃溃疡、肝硬化、贫血等", 对症支持治疗后出院。第一次出院 3 个月后, 因"间断咳血伴发热 6 天, 加重 2 天"再次入院急诊观察室, 对症治疗好转后出院。第二次出院后 20 天, 主因"咳血伴胸闷喘息 3 天"又入院急诊观察室, 病情危重。40 年前外伤脾切除史, 17 年前风湿性二尖瓣狭窄行瓣膜置换术, 2 年前因直肠癌行直肠癌切除、肛门造瘘术。

二、实验室检查

（一）血型血清学常规检查

1. 血型鉴定 A 型、RhD 阳性。

2. 抗体筛查 第一次入院时为阴性, 第二次入院时为阳性, 第三次住院时阴性, 结果见表 2-12。

3. 抗体鉴定 第二次住院时经 16 系谱细胞鉴定, 结果符合抗 -E 抗体反应格局, 结果见表 2-13。

表 2-12　患者三次抗体筛查结果

序号	Rh-hr						Kell						Duffy		Kidd		Lewis PP		P	MNS				Luther		Xg	第一次		第二次		第三次	
	D	C	E	c	e	Cw	K	k	Kpa	Kpb	Jsa	Jsb	Fya	Fyb	Jka	Jkb	Lea	Leb	P1	M	N	S	s	Lua	Lub	Xga	IS	IAT	IS	IAT	IS	IAT
1	+	+	-	-	+	-	-	+	-	+	/	/	-	+	-	+	-	+	+	+	+	+	+	-	+	-	0	0	0	0	0	0
2	+	-	+	+	-	-	-	+	-	+	/	/	+	-	+	-	+	-	+	+	-	+	-	-	+	-	0	0	0	1+	0	0
3	+	-	+	+	-	-	-	+	-	+	/	/	+	-	+	-	+	+	+	+	+	+	+	-	+	+	0	0	0	1+	0	0
自身																											0	1+	0	2+	0	1+

表 2-13　抗体鉴定反应格局表

序号	Rh-hr						Kell								Duffy		Kidd		Lewis		P	MNS				Lutheran		Xg	IS	微柱凝胶 IAT
	C	D	E	c	e	Cw	t	V	K	k	Kpb	Kpa	Jsb	Jsa	Fya	Fyb	Jka	Jkb	Lea	Leb	P1	M	N	S	s	Lua	Lub	Xga		
1	+	+	0	0	0	+	/	/	0	+	0	+	+	/	+	+	+	0	0	+	+	0	+	+	+	0	+	+	0	0
2	+	+	0	0	+	0	/	/	0	w	+	+	+	0	+	0	+	+	+	0	+	0	+	0	+	0	+	+	0	0
3	0	0	+	+	0	0	/	/	0	+	0	+	+	/	0	+	0	+	0	+	+	0	+	0	+	0	+	+	0	1+
4	0	0	0	+	+	0	/	/	0	+	0	+	+	/	+	0	+	0	0	+	+	+	0	+	+	0	+	+	0	0
5	+	0	0	+	+	0	/	/	+	+	+	+	+	0	+	+	+	+	+	0	+	+	+	0	+	0	+	+	0	0
6	0	0	+	+	0	0	/	/	0	+	0	+	0	/	+	+	0	+	+	0	+	+	0	0	+	0	+	+	0	1+

续表

序号	Rh-hr								Kell						Duffy		Kidd		Lewis		P	MNS				Lutheran		Xg	IS	微柱凝胶 IAT
	C	D	E	c	e	C^w	t	V	K	k	Kp^a	Kp^b	Js^a	Js^b	Fy^a	Fy^b	Jk^a	Jk^b	Le^a	Le^b	P1	M	N	S	s	Lu^a	Lu^b	Xg^a		
7	0	0	0	+	+	0	/	/	+	0	0	+	/	+	+	0	+	+	0	+	+	+	+	+	+	0	+	0	0	0
8	0	0	0	+	+	0	/	/	0	+	0	+	/	+	0	+	+	0	+	+	0	+	0	+	+	+	+	+	0	0
9	0	0	0	+	+	0	/	/	+	+	0	+	/	+	0	+	+	0	0	+	+	0	+	+	0	0	w	+	0	0
10	0	0	0	+	+	0	/	/	0	+	0	+	/	+	0	+	0	+	0	+	+	+	+	+	0	+	0	+	0	0
11	+	+	+	0	+	0	/	/	0	+	0	+	/	+	+	+	+	+	+	0	0	0	+	0	+	0	+	0	0	1+
12	+	+	+	+	0	0	/	/	0	+	0	+	/	+	0	+	+	+	+	0	+	+	0	0	+	0	+	+	0	1+
13	w	+	0	0	+	0	/	/	0	+	0	+	/	+	+	0	+	0	+	0	+	+	0	+	0	0	+	+	0	0
14	+	0	0	0	+	+	/	/	0	+	0	+	/	+	+	+	+	+	+	0	+	+	+	+	+	0	+	0	0	0
15	0	+	+	+	0	0	/	/	+	+	0	+	/	+	0	+	+	0	+	0	+	+	+	+	+	+	+	+	0	1+
16	+	0	0	+	+	0	/	/	0	+	0	+	0	+	+	+	+	0	0	+	0	+	0	+	+	0	+	0	0	0
自身																													0	1+

4. 交叉配血 第一次住院时,多次、多人份交叉配血,结果主侧均相合;第二次住院时交叉配血10袋,微柱凝胶抗人球法2袋主侧相合,8袋主侧不相合(4袋+,4袋+/−),次侧均+;第三次住院时,直接选择2袋cE抗原阴性的红细胞配血,结果主侧均相合。

(二)血型血清学特殊检查

1. Rh分型试验 患者为CCDee。

2. 直接抗人球蛋白试验 抗-IgG+抗-C3d阳性(2+),抗-IgG阳性(2+),抗-C3d阴性。

三、诊疗经过

患者第一次住院后给予禁食、补液、抑酸、止血、抗炎、输血等支持治疗,治疗期间共输注A型、RhD阳性悬浮少白红细胞12U、FFP 32U,无输血不良反应发生,病情好转后出院;第二次住院后给予止血、抗炎、祛痰、输血等支持治疗,输血前检查发现抗体筛查阳性,经鉴定为抗-E抗体(表2-13),输注cE抗原阴性的A型悬浮红细胞10U、FFP 8U,无输血不良反应发生,病情好转后出院;第三次住院后给予止血、抗炎、输血及营养支持等治疗,病情缓解后,家属签字要求出院。治疗期间申请输注红细胞,抗体筛查试验阴性,输血科根据之前抗体鉴定结果,输注cE抗原阴性的A型悬浮红细胞2U,FFP 4U,无输血不良反应发生。后未再复诊。

四、相关知识链接

Rh抗原有很强的免疫原性,其抗原强弱顺序为D>E>c>C>e[1]。产生的IgG抗体容易引起迟发性溶血反应,对输血安全危害较大。根据北京市红十字血液中心的研究,目前中国人的Rh血型系统抗体中,抗-E与抗-Ec合计占比高达72.7%,明显高于抗-D抗体占比(约9%)[2],这可能与我国2000年实施《临床输血技术规范》中要求RhD血型同型输注有关,1999年之前的研究抗-D抗体占比为25.5%[3]。国外抗-E抗体的比例检出也比较高[4-5]。有输血专家建议将受血者RhE抗原和RhD抗原一样作为常规的输血前检测项目[6],以减少抗-E抗体的产生概率,提高输血的安全性。患者体内的IgG类抗体会随着时间延长逐渐减少,1年内,30%~35%的抗体难以检出,10年后约有50%的抗体难以检出。这些患者由于抗体水平减低,在配血时可能出现阴性结果,输入抗原阳性血液后会刺激机体回忆反应,产生抗体引起迟发性溶血反应[7-8]。

五、案例点评

本案例患者产生抗-E抗体有非常明确的大量输血史,第二次住院时抗体筛查为阳性,经鉴定为 IgG 抗 -E 抗体。该患者的特殊性在于第二次 Rh 同型输注红细胞后 20 天行抗体筛查,结果为阴性。这种抗体效价短时间迅速减弱至检测不出的情况,鲜有报道。该患者为老年患者,本身抗体效价可能低于年轻人,第二次输血前抗 -E 抗体也是弱阳性(+)。Rh 同型输注红细胞,可能由于刺激因素减少,致抗体减弱至消失。通常情况下,初次免疫产生的抗体一般较弱,与抗体相应的抗原再次进入体内时,免疫细胞就发生强烈的回忆反应,抗体数量急剧增加,效价显著增高,临床会出现严重溶血反应。输血科应高度重视此类患者的临床病史、输血史,尽可能进行 Rh 血型同型输注,以免因再次免疫引起迟发性溶血反应。

参考文献

1. 朱英哲,张可莹,赵金辉. 输血患者 E 抗体的产生[J]. 北京医学,2017,39 (2): 190-191.

2. 闫芳,刘亚庆,刘素芳,等. 意外抗体的鉴定在疑难配血中的重要作用[J]. 北京医学,2011,33(7): 587-589.

3. 陈忠,张莉尼. 121 例溶血性输血反应抗体特异性分析[J]. 临床检验杂志,1999,17(1): 42-43.

4. GHAREHBAGHIAN A, GHEZELBASH B, AGHAZADE S, et al. Evaluation of Alloimmunization Rate and Necessity of Blood Type and Screening Test among Patients Candidate for Elective Surgery[J]. Int J Hematol Oncol Stem Cell Res, 2014,8(1): 1-4.

5. MAKAROVSKA-BOJADZIEVA T, VELKOVA E, BLAGOEVSKA M. The Impact of Extended Typing On Red Blood Cell Alloimmunization in Transfused Patients[J]. Open Access Maced J Med Sci, 2017,5(2): 107-111.

6. 谭庆芬. 抗球蛋白试验在疑难交叉配血过程中的重要性分析[J]. 检验医学与临床,2014,11(13): 1747-1749.

7. BILGIN H, EREN A, KARA S. Hemolytic Anemia and Heart Failure Caused by Anti-C and Anti-E Immunization[J]. J Coll Physicians Surg Pak,2016,26(6): 539-540.

8. BECK T N, YOUNG N G, ERICKSON M L, et al. Rare antibody-associated hemolytic transfusion reaction and transfusion-related acute lung injury: a case report[J]. BMC Surg, 2017, 17(1): 48.

5. Rh 系统血型抗体联合抗 -Wrᵃ 鉴定 2 例

一、简要病史

病例 1，女性，75 岁，因"黑便、消化道出血"来急诊科就诊输血，Hb 67g/L，常规血型血清学检查时，发现抗体筛查阳性。

病例 2，女性，38 岁，因"月经量增多、尿毒症、重度贫血"来急诊科就诊输血，Hb 60g/L，常规血型血清学检查时，发现抗体筛查阳性。

二、实验室检查

（一）血型血清学常规检查

1. 血型鉴定 病例 1 为 A 型、RhD 阳性；病例 2 为 A 型、RhD 阳性，见表 2-14。

表 2-14 血型鉴定结果

	抗 -A	抗 -B	抗 -D	A_{1c}	B_c	O_c	自身对照
病例 1	4+	0	4+	0	3+	0	0
病例 2	4+	0	4+	0	3+	0	0

2. 抗体筛查 病例 1 和病例 2 均为阳性，见表 2-15。

3. 抗体鉴定

病例 1：联合应用两个批号谱细胞完成抗体鉴定（IAT），患者血液中含有抗 -c 联合抗 -Wrᵃ 同种抗体（表 2-16）。

病例 2：联合应用两个批号谱细胞完成抗体鉴定（IAT），患者血液中含有抗 -E 联合抗 -Wrᵃ 同种抗体（表 2-17）。

（二）血型血清学特殊检查

1. Rh 分型试验 病例 1 为 CCDee，病例 2 为 CCDee。

2. DAT 病例 1 阳性（2+，未分型），病例 2 阳性（3+，未分型）。

三、诊疗经过

病例 1 为其筛选 A 型、CCDee 红细胞，抗人球蛋白法交叉配血主侧阴性，次侧阳性，盐水法配血相合。患者输注该悬浮红细胞 2U，无输血不良反应发生。

表 2-15 两位患者抗体筛查结果

序号	Rh-hr						Kell						Duffy		Kidd		Lewis PP		P	MNS				Luther		Xg	病例1		病例2	
	D	C	E	c	e	C^w	K	k	Kp^a	Kp^b	Js^a	Js^b	Fy^a	Fy^b	Jk^a	Jk^b	Le^a	Le^b	P1	M	N	S	s	Lu^a	Lu^b	Xg^a	IS	IAT	IS	IAT
1	+	+	-	-	+	-	+	+	-	+	/	/	-	+	-	+	-	+	+	+	+	+	+	-	+	-	0	0	0	0
2	+	-	+	+	+	-	+	+	+	+	/	/	+	-	+	+	+	-	+	+	-	+	-	-	+	-	0	2+	0	±
3	+	-	+	+	+	-	-	+	-	+	/	/	+	-	+	-	+	+	+	+	+	+	+	-	+	+	0	2+	0	±
自身																											0	2+	0	3+

表 2-16 抗体鉴定结果（细胞谱 1）

序号	Rh-Hr								Kell						Duffy		Kidd		Lewis		P	MNS				Luther		Xg	病例1	病例2
	C	D	E	c	e	C^w	f	V	K	k	Kp^a	Kp^b	Js^a	Js^b	Fy^a	Fy^b	Jk^a	Jk^b	Le^a	Le^b	P1	M	N	S	s	Lu^a	Lu^b	Xg^a	IAT	IAT
1	+	+	-	-	+	+	/	/	-	+	+	+	/	/	+	+	+	+	+	+	+	-	+	+	+	-	+	+	0	0
2	+	+	-	-	+	-	/	/	+	+	-	+	/	/	+	+	-	+	+	+	+	+	-	+	+	-	+	+	0	0
3	-	+	+	+	-	-	/	/	+	+	-	+	/	/	-	+	-	+	+	+	+	+	+	+	+	-	+	-	2+	1+
4	-	+	-	+	+	-	/	/	-	+	-	+	/	/	+	+	+	+	-	+	w	+	-	+	+	-	+	-	2+	0
5	+	-	-	-	+	-	/	/	-	+	-	+	/	/	+	+	+	+	+	-	+	+	+	+	+	-	+	+	0	0

续表

序号	Rh-Hr								Kell						Duffy		Kidd		Lewis		P	MNS				Luther		Xg		IAT	
	C	D	E	c	e	C^w	f	V	K	k	Kp^a	Kp^b	Js^a	Js^b	Fy^a	Fy^b	Jk^a	Jk^b	Le^a	Le^b	P1	M	N	S	s	Lu^a	Lu^b	Xg^a		病例1	病例2
6	-	-	+	+	+	-	/	/	+	-	-	+	/	+	+	-	+	+	-	+	+	-	+	-	+	-	+	-		2+	1+
7	-	-	-	+	+	-	/	/	-	+	-	+	/	+	+	+	-	+	-	-	+	+	+	-	+	+	+	+		2+	0
8	-	-	-	+	+	-	/	/	+	-	-	+	/	+	+	-	+	+	-	+	+	+	+	-	+	+	+	+		2+	0
9	-	-	-	+	+	-	/	/	+	+	-	+	/	+	-	+	+	+	-	-	+	+	-	-	+	+	-	-		2+	0
10	-	-	-	+	+	-	/	/	+	+	-	+	/	+	+	-	+	+	+	-	+	-	+	+	-	-	+	+		2+	0
11	+	+	+	-	+	-	/	/	-	+	-	+	/	+	+	-	+	+	+	+	-	+	+	+	+	+	+	-		0	1+
12	w	+	+	+	-	-	/	/	-	+	-	+	/	-	-	+	+	+	+	+	+	+	+	+	+	+	+	+		2+	1+
13	+	-	+	+	+	-	/	/	-	+	-	+	/	+	+	+	-	+	-	+	-	-	-	+	+	+	+	+		2+	1+
14	-	+	+	+	-	-	/	/	-	+	-	+	/	+	+	-	+	+	-	+	+	-	-	+	-	-	+	+		2+	1+
15	+	+	-	-	+	-	/	/	-	+	-	+	/	-	-	+	+	+	-	+	+	-	-	-	-	-	+	+	Wr^{a+}	3+	1+
16	-	-	-	-	+	-	/	/	-	+	-	+	/	+	-	+	+	+	w	+	-	+	-	-	+	-	+	+	Wr^{a+}	3+	1+
自身																														2+	3+

113

表 2-17　抗体鉴定结果（细胞谱 2）

序号	Rh-Hr								Kell						Duffy		Kidd		Lewis		P	MNS				Luther		Xg	IAT	
	C	D	E	c	e	C^w	f	V	K	k	Kp^a	Kp^b	Js^a	Js^b	Fy^a	Fy^b	Jk^a	Jk^b	Le^a	Le^b	P1	M	N	S	s	Lu^a	Lu^b	Xg^a	病例1	病例2
1	+	+	−	−	+	+	/	/	−	+	−	+	/	+	+	−	+	−	−	+	−	−	+	+	+	−	+	+	0	0
2	+	+	−	−	+	−	/	/	+	+	−	+	/	+	+	+	+	+	−	−	−	+	+	+	−	−	+	+	0	0
3	−	+	+	+	−	−	/	/	+	+	−	+	−	+	+	+	−	−	+	+	+	−	+	+	+	−	w	−	2+	1+
4	−	+	−	+	+	−	/	/	−	+	−	+	/	+	+	+	−	+	−	+	+	+	+	+	+	−	+	+	2+	0
5	+	−	−	−	+	−	/	/	−	+	−	+	/	+	+	−	+	+	−	+	+	+	+	+	+	−	+	+	0	0
6	−	−	+	+	−	−	/	/	+	+	+	+	/	+	−	+	+	+	−	−	+	+	−	−	−	+	+	+	2+	1+
7	−	−	−	+	+	−	/	/	−	+	−	+	/	+	+	−	+	−	−	+	+	+	+	+	+	+	+	−	2+	0
8	−	−	−	+	+	−	/	/	−	+	−	+	/	+	+	+	+	−	−	+	−	+	+	−	+	−	+	+	2+	0
9	−	+	+	+	+	−	/	/	+	−	−	+	/	+	−	+	+	−	−	+	−	+	+	+	−	+	+	+	2+	0
10	−	+	−	+	+	−	/	/	−	+	−	+	/	+	+	−	+	+	−	+	+	+	+	+	+	+	+	−	2+	0
11	+	+	+	−	+	+	/	/	+	+	−	+	/	+	−	+	+	+	+	−	+	−	+	+	+	+	+	+	0	1+
12	w	+	+	+	−	+	/	/	−	+	−	+	/	+	+	−	+	+	+	+	+	+	+	−	+	+	+	+	2+	1+
13	−	−	−	+	+	+	/	/	+	+	−	+	/	+	−	+	+	+	−	+	+	−	+	+	+	+	+	+	2+	0
14	+	+	−	+	−	−	/	/	−	+	−	+	/	+	+	+	−	+	−	−	−	+	−	+	+	+	+	+	2+	0
15	−	+	+	+	±	+	/	/	+	+	−	+	/	+	+	+	−	+	−	−	−	+	+	+	+	−	−	+	3+	±
16	−	−	−	+	+	−	/	/	+	−	−	+	−	+	+	+	+	+	−	+	−	+	+	−	+	+	+	+	3+ Wr^{a+}	1+
自身																													2+	3+

病例 2 为其筛选 A 型、CCDee 红细胞,抗人球蛋白法交叉配血主侧阴性,次侧阳性,盐水法配血相合。患者输注该悬浮红细胞 2U,无输血不良反应发生。

四、相关知识链接

抗体亦称意外抗体,包括同种抗体和自身抗体[1]。抗体筛查的目的是检测受血者、孕妇等血清中是否存在抗 -A、抗 -B 以外的抗体,为交叉配血、ABO 血型正确定型以及 HDFN 产前、产后诊断提供参考依据。对申请输注红细胞的患者常规进行抗体筛查试验,如果结果为阳性,应进一步进行抗体鉴定,以明确抗体特异性,选择对应抗原阴性的献血者红细胞输注,保障临床输血安全。抗体可能是由于既往输血、妊娠等原因导致,也有部分抗体在无明确抗原刺激条件下自然产生[2]。

Wr^a 和 Wr^b 是 Diego 血型系统中一对相对应的抗原,有报道显示其红细胞表型频率 Wr(a+b–) 为 0,Wr(a+b+) 为 1%,而 Wr(a–b+) 为 99%[3]。Wr^a 首先在 1953 年由 Holman 报道,Wr^a 和 Wr^b 抗原在高加索人种中以 Wr^b 纯合子为主,Wr^a 抗原的检出率约为 1/1 000,目前很少有针对其他人种群体的报告[4]。Wr^a 和 Wr^b 抗原在广州汉族人群中未发现多态分布,其基因型均为 Wr^b/Wr^b。这与高加索人种中的分布情况大致相似,表明在随机输血和母婴之间发生 Wr^a 和 Wr^b 抗原血型不合的概率极低,临床意义较小[5]。

抗 -Wr^a 相对来说是一个常见抗体,常无红细胞刺激而产生,多为天然抗体,但有研究报道其能引起 HDFN 和溶血性输血反应[3]。在不同的研究中,对于抗 -Wr^a 在正常献血者中检出率报道各不相同:频率最高的在 13 例血清中检出 1 例,但其他研究报道提供的频率介于 1/100~1/56 之间[6]。一些抗 -Wr^a 是盐水介质抗体,但大多数需要抗球蛋白介质进行检测。Lubenko A 等研究表明在 44 例抗 -Wr^a 中,19 例为 IgG,16 例为 IgM,9 例为 IgG 和 IgM 混合抗体[7]。Wr^a 属于低频抗原,近年来未见到因抗 -Wr^a 造成交叉配血不相合的研究,但有研究报道大约 1/3 的自身免疫性溶血性贫血(autoimmune hemolytic anemia, AIHA)患者含有抗 -Wr^a[8]。

五、案例点评

本实验室对申请用红细胞患者常规进行抗体筛查,第一次抗体鉴定用的谱细胞 1,病例 1 抗体鉴定结果与抗 -c 格局基本一致,但 15 号谱细胞 c 抗原为阴性,该患者血浆 15 号反应为阳性,且 15 号和 16 号谱细胞强度为 3+,说明患者体内存在除抗 -c 以外的其他抗体,对照细胞谱分析怀疑联合了抗 -Wr^a;应用谱细胞 2 再次做抗体鉴定,结果显示患者血浆除与 c 抗原阳性的谱细胞反应结果为阳性外,与 c 抗原阴性,Wr^a 抗原阳性的 16 号谱细胞反应为阳性(3+),患者 Rh 分型为 CCDee,综合两个细胞谱结果并考虑可能存在"剂量效应",得出病例 1 血液中含有抗 -c 联合抗 -Wr^a。病例 2 用谱细胞 1 完成抗体鉴定,结果显示除存在抗 -E 外,15 号和 16 号谱细胞(E 抗原阴性)为阳性结果,用谱细胞 2 完成抗体鉴定结果显示除抗 -E 外,16 号谱细胞(E 抗原阴性)为阳性,患者 Rh 分型为 CCDee,综合两个细胞谱结果并考虑抗原可能存在"剂量效应",得出病例 2 血液中含有抗 -E 联合抗 -Wr^a。

本案例 2 名患者均为 IgG 类 Rh 系统血型抗体联合抗 -Wr^a 抗体,由于抗 -Wr^a 抗体强度较强,均 >2+,故为其选择 Rh 分型一致的供血者,应用抗人球蛋白法和盐水法完成配血,可以一定程度上避免由于剂量效应导致的漏检,确保输血安全和疗效。2 例患者均为直抗阳性,说明其红细胞被自身抗体致敏,故导致交叉配血时次侧出现凝集。

参考文献

1. 胡丽华 . 临床输血学检验[M]. 北京:人民卫生出版社,2012.

2. 汪德清,于洋 . 输血相容性检测实验室质量控制与管理[M]. 北京:人民军医出版社,2011.

3. 李勇,马学严 . 实用血液免疫学:血型理论和实验技术[M]. 北京:科学出版社,2006.

4. TING J Y, MA E S, WANG K Y. A case of severe haemolytic disease of the new due to anti-Di(a)antibody[J]. Hong Kong Med J, 2004, 10(5): 347-349.

5. 温机智,付涌水,姬艳丽,等 . 广州地区汉族人群 Diego 血型系统多态性调查[J]. 中国输血杂志,2015, 28(6): 663-665.

6. 杰夫·丹尼尔 . 人类血型[M]. 朱自严,译 . 北京:科学出版社,2007.

7. LUBENKO A, CONTRERAS M. The incidence of hemolytic disease of the newborn attributable to anti-Wr^a[J]. Transfusion, 1992, 32(1): 87-88.

8. 车进,张燕华,马静敏,等 . 献血员抗 -Wr^a 的血清学研究:附 1 例报告[J]. 中国输血杂志,2015, 28(11): 1377-1379.

6. D 变异体 DIVb 型产生抗 -D 引起重度 HDFN 1 例

一、简要病史

患者,女性,33 岁,汉族,孕 39 周入院待产。术前备血时发现与 24 名献血者交叉配血均不相合。后该患者行剖宫产娩出一男婴,新生儿出生后发生了 HDFN。既往无输血史,孕 1 产 0,否认家族遗传性疾病史。

二、实验室检查

(一)血型血清学常规检查

1. 血型鉴定 产妇 B 型、RhD 阳性,新生儿 B 型、RhD 阳性。

2. 抗体筛查 阳性,结果见表 2-18。

3. 抗体鉴定 符合 IgG 抗 -D 抗体反应格局,结果见表 2-19。

4. 交叉配血 患者与 24 名 B 型 RhD 阳性献血者交叉配血均不相合,与 B 型 RhD 阴性血液主、次侧交叉配血相合。新生儿与 B 型、RhD 阴性血主、次侧交叉配血均相合。

(二)血型血清学特殊检查

1. DAT 产妇阴性,新生儿阳性(抗 -IgG+C3d 2+,抗 -IgG 2+,抗 -C3d-)。

2. Rh 分型试验 产妇为 CcEe,新生儿为 CcEe。

3. 放散试验 新生儿红细胞经放散试验,释放液抗体鉴定为抗 -D 抗体,结果见表 2-19。

4. 抗体效价 产妇 IgG 抗 -D 抗体效价为 16。

血清学检测初步证实:患儿为 IgG 抗 -D 抗体引起的 HDFN。

(三)血型分子生物学检测

1. *RHD* 基因扩增和基因测序 特异性引物设计参照文献[1],PCR 扩增 *RHD* 基因第 1~10 外显子,患者扩增出外显子 1~6 和外显子 10,新生儿(患者之子)扩增出外显子 1~10。扩增结果见图 2-2。扩增阳性产物进行纯化和测序分析,使用软件 FinchTV 阅读测序图谱,软件 DNAMAN 比对和分析测序结果,与 NM_016124.3 序列进行比对,确定样本基因型。患者外显子 1~6 和 10 序列与 *RHD* 基因序列完全相同,只是缺失外显子 7~9。新生儿外显子 1~10 基因序列与 *RHD* 基因序列完全相同。将患者序列进行数据库检索,与 Rh 系统的 DIVb 型一致。

2. *RHD* 基因缺失检测 参照 Perco 等[2]的方法进行检测,患者基因型为 *RHD+/RHD–* 杂合子;新生儿基因型为 *RHD+/RHD+* 纯合子。

三、诊疗经过

产妇入院第 2 天,行剖宫产手术产下一男婴,术前备血发现,产妇 RhD 抗原为阳性,但其血液中存在抗 -D 抗体,应用三批次的抗 -D 进行 RhD 阴性确认试验,结果均为阳性反应,选择与之配血相合的 RhD 阴性备血,术中未输血。患儿出生后发生新生儿高胆红素血症,RhD 检测阳性,选择 B 型 RhD 阴性去白细胞红细胞 + 血浆(1∶1)共 700mL 进行外周静脉换血治疗,患儿生命体征平稳,15 天后出院。

表 2-18 产妇抗体筛查结果

序号	Rh-hr						Kell						Duffy		Kidd		Lewis PP		P	MNS				Luther		Xg	产妇血浆	
	D	C	E	c	e	C^w	K	k	Kp^a	Kp^b	Js^a	Js^b	Fy^a	Fy^b	Jk^a	Jk^b	Le^a	Le^b	P1	M	N	S	s	Lu^a	Lu^b	Xg^a	IS	IAT
1	+	+	-	-	+	-	+	+	-	+	/	/	-	+	+	-	-	+	+	+	+	+	+	-	+	-	0	2+
2	+	-	+	+	-	-	+	+	-	+	/	/	+	-	-	+	-	-	+	+	-	+	-	+	+	-	0	2+
3	+	-	+	+	-	-	+	+	-	+	/	/	+	+	+	+	+	+	+	+	+	+	+	+	+	+	0	2+
自身																											0	0

表 2-19 产妇及患儿红细胞放散抗体鉴定结果

序号	Rh-hr					Kidd		MNSs					Duffy		Diego		Kell	P	Lewis		产妇血浆		患儿红细胞放散液	
	D	C	E	c	e	Jk^a	Jk^b	M	N	S	s	Mur	Fy^a	Fy^b	Di^a	Di^b	K	P1	Le^a	Le^b	IS	IAT	IS	IAT
1	+	+	0	0	+	+	+	+	+	0	+	0	+	0	0	+	0	+	0	+	0	2+	0	1+
2	+	0	+	+	0	+	0	0	+	0	+	0	+	+	0	+	0	+	0	+	0	2+	0	1+
3	+	+	0	+	+	+	+	+	0	+	+	0	+	+	0	+	0	+	0	+	0	2+	0	1+
4	+	+	+	+	+	+	0	+	+	0	+	0	+	+	+	+	0	+	+	+	0	2+	0	1+
5	+	0	0	+	+	0	+	0	+	+	+	0	+	0	0	+	0	+	0	+	0	2+	0	1+
6	0	0	0	+	+	0	+	+	+	0	+	0	+	0	0	+	0	+	0	+	0	2+	0	1+
7	0	0	+	+	+	+	+	+	+	+	+	+	/	0	0	+	0	+	+	0	0	0	0	0
8	+	+	+	0	+	+	+	+	0	0	+	/	+	0	0	+	0	+	0	0	0	2+	0	1+
9	0	0	+	+	0	0	0	0	+	+	+	0	+	+	0	+	+	+	+	+	0	0	0	0
10	+	0	0	+	0	/	/	/	/	/	/	/	/	/	/	/	/	/	/	/	0	2+	0	4+
自身	+	+	0	+	0	+	+	+	+	+	+	/	+	+	0	+	/	/	/	/	0	0	/	/

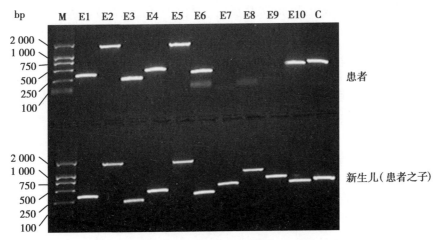

图 2-2　*RHD* 基因外显子 1~10 特异性引物扩增结果

注：M 为 100~2 000bp ladder；E1~E10 为 *RHD* 基因外显子 1~10；C 为内对照

四、相关知识链接

Rh 血型系统主要包括 D、C、c、E 和 e 等 5 种抗原，其中 D 抗原具有很强的免疫原性，是引起 HDFN 的主要血型抗原，是最具临床意义的 Rh 抗原之一。HDFN，尤其是 Rh 系统 HDFN 可引起严重的高胆红素血症，若不及时治疗，易致胆红素脑病的发生，甚至死亡。因此，早诊断、早治疗可降低胆红素脑病的发生率。换血疗法是快速、显著降低胆红素最有效的方法。

DIVb 型被认为是 *RHD-CE-D* 杂交基因，*RHCE* 基因编码其外显子 7 的 3′端、外显子 9，可能还有外显子 8。在 500 万日本人中发现了 4 例 DIVb 外显子 7 和 9 被 *RHCE* 基因完全取代[3-4]。DIVb 型是杂合性的，在不同部分 D 抗原中的强度不同。国内文献尚未发现有 DIVb 型的报道。有 DIV 型Ⅲ产生抗 -D 同种免疫应答的报道[5]。一个原因可能是 DIVb 型频率较低，另一个是如果不进行 *RHD* 基因分型和基因测序很难发现 DIVb 型的存在。DIVb 型血清学表现是正常 RhD 阳性，如果没有输血史和妊娠史，不会产生抗 -D 抗体。DIV 型Ⅲ是 *RHD* 基因 6~9 外显子被 *RHCE* 基因替代，DIVb 型是 *RHD* 基因 7~9 外显子被 *RHCE* 基因替代。本例报道先证者 D 抗原表达正常，但是产生抗 -D 抗体，*RHD+/RHD–* 杂合性基因型。通过 *RHD* 基因检测，*RHD* 基因的 7~9 外显子缺失，证实是 DIVb 型。

DIVb 表型有重要的临床意义：①表达不完整的 RhD 表位。如输血或妊娠受到 RhD 阳性细胞（或者携带自身所缺失的表位的 RhD 细胞）刺激，会产生针对缺失抗原表位的免疫性抗体，该抗体能与具有完整 D 抗原的红细胞或具有该缺失的 D 抗原表位红细胞发生反应。②由于 D 抗原表位表达不完全,血清学方法检测 RhD 抗原时,大多数表现为抗原性减弱,也有部分抗原性正常。

五、案例点评

本案例产妇首诊时检测 RhD 抗原表达正常,被鉴定为 RhD 阳性,既往妊娠时可能意外地受到 RhD 阳性红细胞刺激,产生了 IgG 抗 -D 抗体,造成其新生儿发生 HDFN。Rh 系统 HDFN 换血治疗原则是 ABO 血型同患儿,Rh 血型同母亲。本例患者是 B 型 RhD 阳性,母亲血清学检测为 RhD 阳性,而分子生物学证实为 DIVb 表型,产生了抗 -D 抗体,采用 B 型 RhD 阴性血进行的换血治疗,患儿最终康复出院。因此,建立检测 D 变异体的基因分型策略,研究 *RHD* 基因的进化、变异规律和 D 蛋白生物学功能等都具有重要的临床意义[6]。

参考文献

1. YAN L, WU J, ZHU F, et al. Molecular basis of D variants in Chinese persons [J]. Transfusion, 2007, 47 (3): 471-477.

2. PERCO P, SHAO C P, MAYR W R, et al. Testing for the D zygosity with three different methods revealed altered Rhesus boxes and a new weak D type [J]. Transfusion, 2003, 43 (3): 335-339.

3. ROUILLAC C, COLIN Y, HUGHES-JONES N C, et al. Transcript analysis of D category phenotypes predicts hybrid Rh D-CE-D proteins associated with alteration of D Epitopes [J]. Blood, 1995, 85 (10): 2937-2944.

4. HYODO H, ISHIKAWA Y, TSUNEYAMA H, et al. New RhD (Ⅳb) identified in Japanese [J]. Vox Sanguinis, 2000, 79 (2): 116-117.

5. 李丹,邵超鹏,张悦,等 . 部分 D 表型同种抗 -D1 例及其基因型分析 [J]. 中国输血杂志, 2008, 21 (9): 680-683.

6. 章旭,李革飞,李剑平 . D 变异体 DIV b 型引起重度新生儿溶血病的研究 [J]. 中华微生物学和免疫学杂志, 2014, 34 (3): 224-227.

7. 自身抗体抗 -D 1 例

一、简要病史

患者,女性,52 岁,右肾结石 4 年,反复腰腹部疼痛,1 个月前再次出现右侧腰腹部疼痛,予抗炎治疗,症状缓解。为求进一步治疗再次就诊,以"右肾结石"收入院。入院诊断：①右肾结石；②高血压；③AIHA。既往孕3产1，有输血史（具体不详）。

二、实验室检查

（一）血型血清学常规检查

1. 血型鉴定　B型、RhD阳性。

2. 抗体筛查（微柱凝胶抗人球蛋白法）　阳性，具体见表2-20。

3. 抗体鉴定　符合IgG抗-D抗体反应格局，具体见表2-21。

（二）血型血清学特殊检查

1. DAT结果　抗-IgG+抗-C3d 2+，抗-IgG 2+，抗-C3d-。

2. 放散试验　采用乙醚试剂对患者红细胞进行抗体放散，放散液用谱细胞进行抗体特异性鉴定，具体结果见表2-22，符合抗-D抗体反应格局。

血型血清学结论：患者血浆中存在自身抗-D抗体。

三、诊疗经过

经血型血清学检测确认患者体内存在抗-D抗体后，重新制定术前备血方案，准备B型、RhD阴性红细胞2U。患者入院第3天，于气管内插管全麻下行右侧输尿管镜取石术，手术过程顺利，术中未输血，术后恢复良好，术后3天出院。

四、相关知识链接

AIHA是机体免疫功能调节紊乱，产生了针对自身红细胞的抗体和/或补体，自身抗体吸附于红细胞表面导致红细胞溶血[1]。该类患者血浆中的自身抗体大多没有特异性，与自身红细胞及所有供者的红细胞均发生反应，也有少部分自身抗体具有特异性，即类同种特异性抗体[2]。类抗体作为一种较为特殊的同种特异性自身抗体，可以针对患者自身红细胞上的抗原发生免疫反应，导致交叉配血不合，引起严重的溶血反应[3]。

部分AIHA患者的自身抗体具有特异性，以Rh特异性为多见，产生频率从12%~27%不等[4]。Rh系统中以类抗-e抗体最常见，类抗-c、类抗-E、类抗-D、类抗-C均有报道[5]。关于类同种抗体产生的机制有多种说法，有被药物如甲基多巴诱导产生或由自身抗体演变成类同种抗体的说法[6]。

五、案例点评

本案例中患者本身红细胞RhD抗原为阳性，放散液中抗体特异性与血浆中抗体特异性一致，都符合抗-D抗体反应格局，可明确患者血浆中存在类抗-D抗体。该患者有AIHA病史，AIHA患者输血不当可能会加重溶血。对

表 2-20　抗体筛查结果

序号	Rh-hr						Kell				Duffy		Kidd		Lewis		P	MNS				血清	
	C	D	E	c	e	C^w	K	Kp^a	Kp^b	k	Fy^a	Fy^b	Jk^a	Jk^b	Le^a	Le^b	P1	M	N	S	s	IS	IAT
1	+	+	0	0	+	+	0	+	+	+	+	+	0	+	0	+	+	0	+	+	+	0	3+
2	+	+	0	0	+	0	+	+	+	W	0	+	+	0	0	0	+	0	+	+	+	0	3+
3	0	+	+	+	0	0	0	+	+	+	+	0	+	+	+	0	0	+	0	0	0	0	3+
自身																						0	3+

表 2-21　患者抗体鉴定结果

序号	Rh-hr					Kidd		MNSs					Duffy		Diego		Kell		Lewis		P	DO		Yt		血浆		放散液	
	D	C	E	c	e	Jk^a	Jk^b	M	N	S	s	Mur	Fy^a	Fy^b	Di^a	Di^b	K	k	Le^a	Le^b	P1	DO^a	DO^b	Yt^a	Yt^b	IS	IAT	IS	IAT
1	+	+	0	0	+	+	+	+	+	0	+	0	+	0	0	+	0	+	0	+	+	+	0	+	0	0	3+	0	3+
2	+	0	+	+	0	+	+	+	+	+	+	/	+	0	/	/	0	/	0	+	0	/	/	+	/	0	3+	0	3+
3	+	+	0	0	+	+	0	0	+	+	+	0	+	+	+	/	+	/	+	/	+	/	/	+	/	0	3+	0	3+
4	+	+	0	0	+	+	+	0	+	0	+	/	0	0	/	/	0	+	0	/	+	/	/	+	0	0	3+	0	3+
5	+	0	+	+	+	0	+	+	+	+	+	0	0	0	0	+	0	/	0	/	+	0	/	+	0	0	3+	0	3+
6	+	+	0	+	+	+	+	0	+	+	+	0	0	0	0	+	0	+	0	+	0	0	/	+	0	0	3+	0	3+
7	0	0	0	+	+	+	+	0	0	+	+	/	0	0	/	/	+	/	0	/	+	0	/	0	/	0	0	0	0
8	+	0	0	+	+	+	+	+	+	0	+	/	+	0	0	/	0	/	+	/	0	0	/	+	/	0	3+	0	3+
9	0	0	+	+	+	+	+	0	0	+	0	0	0	0	0	+	0	/	0	/	0	0	/	+	0	0	0	0	0
10	+	+	0	0	+	+	+	+	+	+	+	+	+	+	0	0	0	/	0	+	+	/	/	/	0	0	3+	0	3+
自身																										0	3+	0	$3+^s$

于自身抗体有类特异性的 AIHA 患者的输血,避开具有类抗体对应抗原的红细胞,可以明显延长输入红细胞在体内的存活时间,提高输注疗效。我们用患者标本分别与 B 型 RhD 阳性和 B 型 RhD 阴性的红细胞进行交叉配血试验(抗人球蛋白法),结果与 RhD 阴性血液配血相合,与 RhD 阳性血液配血不合。

参考文献

1. 王明慧,杨涛,方春燕,等. 不同输血方法在自身免疫性溶血性贫血患者中的效果分析[J]. 现代医学, 2014, 42(8): 880-883.

2. SUBRAMANIYAN R, VEERASAMY M. Red cell autoantibody mimicking anti-C specificity: a rare manifestation[J]. Rev Bras Hematol Hemoter, 2017, 39(1): 91-92.

3. 李翠莹,徐弘,何花,等. 类抗 -C,类抗 -e 检出 1 例[J]. 中国输血杂志, 2010, 23(6): 478-479.

4. DWYRE D M, CLAPPER A, Heintz M, et al. Strauss A red blood cell autoantibody with mimicking anti-E specificity[J]. Transfusion, 2004, 44(9): 1287-1292.

5. 杰夫·丹尼尔. 人类血型[M]. 朱自严,译. 北京:科学出版社, 2007.

6. 向东,刘曦,王建莲,等. 红细胞温自身抗体的血清学特点分析及配血对策[J]. 中国输血杂志, 2008, 21(12): 924-926.

8. 抗 -C、e 抗体 1 例

一、病例简介

患者,女性,69 岁,因"肝硬化、脾功能亢进、贫血"入院。输血前检测时发现抗体筛查阳性,交叉配血(2 袋)不相合。既往有多次输血史(具体不详),否认食物、药物过敏史。

二、实验室检查

(一)血型血清学常规检查

1. 血型鉴定 B 型、RhD 阳性。

2. 抗体筛查 阳性,结果见表 2-22。

3. 抗体特异性鉴定 患者血清中检出抗 -e,不除外同时抗 -C,见表 2-23。增加第二套谱细胞,但由于患者标本血清量限制,只选择了其中的 3 号、11 号、12 号和 15 号细胞,结果见表 2-24,说明抗 -C 存在(12 号细胞有 C 抗原、无 e 抗原)。

表 2-22　抗体筛查结果

序号	Rh-hr						Kell				Duffy		Kidd		Lewis		P	MNS				血清	
	C	D	E	c	e	C^w	K	k	Kp^a	Kp^b	Fy^a	Fy^b	Jk^a	Jk^b	Le^a	Le^b	P1	M	N	S	s	IS	IAT
1	+	+	0	0	+	+	0	+	+	0	+	+	0	+	0	+	+	0	+	+	+	0	3+
2	+	+	0	0	+	0	+	W	+	+	0	+	+	0	0	0	0	0	+	0	+	0	3+
3	0	+	+	+	0	0	0	+	+	0	+	0	+	+	+	0	0	+	0	+	0	0	0
自身																						0	0

表 2-23　抗体鉴定（谱细胞 1）结果

序号	Rh-hr					Kidd		MNSs				Mur	Duffy		Diego		Kell		Lewis		P	DO		Yt		血清	
	D	C	E	c	e	Jk^a	Jk^b	M	N	S	s	Mur	Fy^a	Fy^b	Di^a	Di^b	K	k	Le^a	Le^b	P1	DO^a	DO^b	Yt^a	Yt^b	IS	IAT
1	+	+	0	0	+	+	+	+	+	0	+	0	+	0	/	/	0	+	+	0	+	0	+	+	0	0	3+
2	+	0	+	+	0	+	+	+	+	+	+	/	+	0	/	/	0	/	/	0	0	+	+	/	/	0	0
3	+	+	+	+	+	+	0	0	+	+	+	0	+	+	+	+	0	+	/	+	+	/	/	/	/	0	3+
4	+	+	0	0	+	0	+	0	+	+	+	/	+	0	/	/	0	+	/	0	+	/	/	/	/	0	3+
5	+	0	+	+	0	0	+	+	+	+	+	0	+	0	/	0	0	+	0	0	0	0	0	+	0	0	$1+^s$
6	+	0	+	+	+	+	+	0	+	+	+	/	+	0	/	+	0	+	0	0	+	+	+	+	0	0	3+
7	0	0	0	+	+	+	+	0	+	+	+	/	+	0	/	/	/	/	/	0	0	/	/	/	/	0	3+
8	+	+	+	+	0	+	+	+	0	0	+	0	+	0	/	/	0	+	+	+	0	0	0	0	+	0	3+
9	0	0	0	+	+	+	+	0	+	0	+	0	+	0	/	+	0	+	+	+	0	+	+	+	0	0	3+
10	+	+	0	0	+	+	+	+	+	0	+	+	+	+	/	/	/	/	/	0	+	/	/	/	/	0	0
自身																										0	0

表 2-24　抗体鉴定（谱细胞 2 中的 4 个细胞）结果

序号	Rh-hr								Kell						Duffy		Kidd		Lewis		P	MNS				Luther		Xg	血清	
	C	D	E	c	e	Cw	f	V	K	k	Kpa	Kpb	JSa	JSb	Fya	Fyb	Jka	Jkb	Lea	Leb	P1	M	N	S	s	Lua	Lub	Xga	IS	IAT
1	+	+	0	0	+	+	/	/	0	+	0	+	/	+	+	+	0	+	0	+	+	0	+	+	+	0	+	+	/	/
2	+	+	0	0	+	0	/	/	+	W	+	+	0	+	0	+	0	+	0	+	+	0	+	0	+	0	+	+	/	/
3	0	+	+	+	0	0	/	/	0	+	0	+	/	+	+	0	+	+	0	+	0	+	0	+	0	0	+	+	0	0
4	0	+	0	0	+	0	/	/	0	+	0	+	/	+	0	+	+	+	0	0	+	0	+	0	+	0	+	+	/	/
5	+	0	0	0	+	0	/	/	0	+	0	+	/	+	0	0	+	+	+	0	+	+	+	0	+	0	+	+	/	/
6	0	0	+	+	+	0	/	/	0	+	0	+	/	+	+	0	+	0	0	+	+	+	0	0	+	0	+	+	/	/
7	0	0	0	+	+	0	/	/	+	0	0	+	/	+	+	+	+	+	0	0	0	+	+	+	+	0	+	0	/	/
8	0	0	0	+	+	0	/	/	0	+	0	+	/	+	+	+	0	0	0	0	+	0	0	0	+	0	+	+	/	/
9	0	0	0	+	+	0	/	/	+	+	0	+	/	+	+	+	+	+	0	+	+	0	+	+	0	0	w	+	/	/
10	0	+	0	+	+	0	/	/	0	+	0	+	/	+	+	+	+	0	0	+	0	+	0	+	+	+	0	+	0	/
11	W	+	+	0	+	0	/	/	0	+	0	+	/	+	0	+	+	+	+	+	+	+	+	+	+	0	+	0	0	3+
12	+	+	+	+	+	0	/	/	0	+	0	+	/	+	+	0	0	+	+	0	+	+	+	+	0	0	+	+	0	±
13	+	0	0	0	+	0	/	/	0	+	0	+	/	+	+	+	+	0	0	+	+	0	0	0	0	0	+	+	/	/
14	+	0	0	+	+	+	/	/	+	+	0	+	/	+	+	+	+	+	0	+	+	+	+	+	+	0	+	0	/	/
15	0	+	+	+	0	0	/	/	0	+	0	+	0	+	0	0	0	+	+	0	0	+	+	+	+	0	+	+	0	0
16	+	0	0	+	+	0	/	/	0	+	0	0	0	+	+	+	+	+	+	0	+	+	+	0	0	0	+	0	/	/

4. 交叉配血 随机选择两袋 B 型、RhD 阳性血液交叉配血,主侧均不相合。后选择 B 型 ccDEE 红细胞 3 人份,配血均相合。

（二）血型血清学特殊检查

1. Rh 分型试验 ccDEE。

2. DAT 阴性。

（三）其他

入院时血常规:WBC $1.89 \times 10^9/L$,Hb 51g/L,PLT $27 \times 10^9/L$。

三、输血治疗

患者入院当日输注 B 型、ccDEE 洗涤红细胞 1.5U,第 2 天输注 B 型、ccDEE 去白细胞红细胞 4U,输注过程顺利,无输血不良反应,复查血常规 Hb 52g/L,因患者仍间断便血,输血后 Hb 未升高,但患者自感缺氧症状好转。

四、相关知识链接

Rh 抗体绝大多数为免疫性抗体,极少为天然抗体,主要抗原的免疫原性:D>E>c>C>e,常有联合抗体出现,抗体发生率由高到低为:抗 -E、抗 -cE、抗 -Ce、抗 -C、抗 -D、抗 -c、抗 -e[1-2],抗 -e 抗体是相对少见的抗体,因缺乏 e 抗原的人极少,e 抗原缺乏的人群中,经过最适剂量的免疫,也只有约 2% 能产生抗 -e 抗体,抗 -C 与抗 -e 抗体时常共存在于同一患者血液中[3]。然而在鉴定出有抗 -C 时,抗 -e 经常因为效价低而不能检出,在给予相合的 C 抗原阴性、e 抗原阳性的血液后,抗 -e 抗体能引发溶血性输血反应,所以对于具有抗 -C 亦可能产生抗 -e 的 ccDEE 型患者,输注红细胞时应考虑输注 ccDEE 表型的血液。有些患者血清可检出抗 -e 抗体,但没有同时检出抗 -C 抗体,由于 e 抗原暴露的可能要比 C 抗原多所致[4-8]。

五、案例点评

本案例血型鉴定正反定型相符,DAT 阴性,抗体筛查试验阳性,可证实配血不合的原因在于血清中存在同种抗体。表 2-23 中,血清中检出抗 -e 抗体,同时不能除外抗 -C。5 号谱细胞相对于其他阳性细胞凝集反应弱,有可能是因为 5 号细胞为 Ee 杂合子,也可能是因为缺少 C 抗原的存在。表 2-24 结果证实了抗 -C 抗体的存在。

对于同种抗体而言,机体产生抗体后多久能够完全消失,还暂无定论。对于体内曾经产生过有临床意义同种抗体的患者,即使抗体效价下降到无法检出,应终身输注对应抗原阴性的红细胞,以避免再次刺激产生回忆反应。此外,应加强患者抗体筛查工作,为患者及时筛选出相容的血液,提高临床用血的安全性、有效性。对于长期反复输血的患者,如肿瘤患者和血液病患者,抗体筛查阳性率高,建议对该类反复输血的患者选择 Rh 血型表型相同的红细胞输注,以避免抗体的产生及输血反应的发生,降低和预防临床的无效输注。

参考文献

1. DANIELS GL, GARTRON JP, FLETCHER A. ISBT committee on terminology for red cell surface antigens[J]. Vancouver report, 2003, 84(3): 244-247.

2. 杨秀华,杨惠宽,黄建云,等.抗体筛查分布及其临床意义[J].中国输血杂志,2014,27(9):899-902.

3. 刘达庄.免疫血液学[M].上海:上海科学技术出版社,2002.

4. SERRANO J. Incidence and charactzation of erythrocyte antibodies in a hospital blood bank. Study over a period of 9 years(1980—1988)[J]. Sangre(Bare), 1990, 35(5): 363-368.

5. 向东,刘曦,王健莲,等.患者血型抗体的分析[J].中国输血杂志,2015,18(2):22-23.

6. 王钰菁,蔡晓红,龚淞颂,等.46 346 名患者抗体筛查结果及分析[J].中国输血杂志,2015,28(8):1004-1006.

7. 王彬,金丽琴.患者和献血员 Rh 血型表型的检测与临床输血[J].中国卫生检验杂志,2015,25(9):1380-1381.

8. 赵颖欣,王德辉,柴慧丽,等.血型抗体筛查用于预防和降低临床无效输血的发生[J].中国输血杂志,2015,28(1):56-58.

9. AIHA 患者产生自身抗体抗 -C、e 1 例

一、简要病史

患者,男性,55 岁,因"再生障碍性贫血、血小板减少症"收入院。入院时患者 Hb 31g/L,急需输注红细胞以改善贫血状况。常规抗体筛查结果阳性。既往有多次输血史。

二、实验室检查

（一）血型血清学常规检查

1. 血型鉴定 应用微柱凝胶血型卡检测结果显示患者红细胞与抗 -A、

抗 -B、抗 -D 均呈现凝集,患者血清与 A_1c、Bc 均出现凝集,质控孔为阳性。试管法分别采取直接离心、37℃孵育 15 分钟离心,红细胞经温盐水洗涤 3 次后正定型、患者红细胞经 45℃热放散后正定型,具体结果见表 2-25。患者 ABO 血型鉴定为 B 型,RhD 阳性。

表 2-25 患者血型鉴定结果

检测方法		正定型			反定型			
		抗 -A	抗 -B	抗 -D	A_{1c}	B_c	O_c	Ctrl
微柱凝胶法		±	4+	4+	4+	1+	/	3+
试管法	直接离心	3+	4+	4+	4+	2+	2+	/
	37℃孵育	2+	4+	4+	4+	–	–	/
	温盐水洗涤	2+	4+	8	/	/	/	/
	45℃热放散	–	4+	/	/	/	/	/

2. 抗体筛查 阳性,结果详见表 2-26。

3. 抗体鉴定 使用患者血清与 16 系谱细胞反应,微柱凝胶抗人球蛋白法检测,自身对照和直抗均为阳性 3+;盐水法 16 系均呈阳性,自身对照 3+;37℃孵育 15 分钟后,16 系及自身均为阴性,结果见表 2-27。对照谱细胞分析患者体内可能存在抗 -Ce,同时存在冷凝集素。

4. 交叉配血 共配血 4 人份,结果见表 2-28。

(二)血型血清学特殊检查

1. DAT 强阳性(4+)。

2. Rh 分型试验 患者红细胞经 45℃热放散后鉴定为 CcDEe 表型。

3. 放散试验 由于该患者 DAT 为强阳性,因此对患者红细胞进行酸放散,检测放散液特异性,结果提示存在抗 -C、e 抗体,与患者血清检测结果相一致。结果见表 2-27。

因此,推断患者存在抗 -C、e 自身抗体,同时存在冷凝集素。

三、诊疗经过

经过抗体鉴定确认患者体内存在类抗 -C、e 后,为患者配血 4 袋,配血结果见表 2-28。第一次为该患者缓慢、保温输注 B 型 ccDEE 悬浮红细胞 1.5U(1 号供者),输注过程中密切观察,输血后并未发生输血反应,同时配合药物治疗,6 小时后 Hb 由输血前的 31g/L 升至 33g/L,但患者状态仍不稳定,有缺氧症状。经输血科医师会诊后,再次为患者缓慢、保温输注 B 型 ccDEE 悬浮

表 2-26　抗体筛查结果

序号	Rh-hr						Kell				Duffy		Kidd		Lewis		P	MNS				IAT	盐水介质	
	C	D	E	c	e	Cw	K	k	Kpa	Kpb	Fya	Fyb	Jka	Jkb	Lea	Leb	P1	M	N	S	s		4℃	37℃
1	+	+	0	0	+	+	0	+	0	+	+	+	0	+	0	+	+	0	+	+	+	2+	4+	0
2	0	+	+	+	0	0	+	W	+	+	0	+	+	+	0	0	+	0	+	0	+	±	4+	0
3	0	+	+	+	0	0	0	+	0	+	+	0	+	+	+	0	0	+	0	+	0	±	4+	0
自身																						2+	3+	0

表 2-27　抗体鉴定结果

序号	Rh-hr								Kell				Duffy		Kidd		Lewis		P	MNS				Luther rum		Xg	IAT	盐水		酸放散
	C	D	E	c	e	Cw	f	V	K	k	Kpa	Kpb	Fya	Fyb	Jka	Jkb	Lea	Leb	P1	M	N	S	s	Lua	Lub	Xga		4℃	37℃	IAT
1	+	+	-	-	±	+	/	-	-	+	-	+	+	+	+	+	-	+	+	-	+	+	+	-	+	+	2+s	3+	0	±
2	+	+	-	+	+	-	/	-	+	w	+	-	-	+	+	+	-	+	+	-	+	+	+	-	+	+	2+s	3+	0	±
3	-	+	+	+	-	-	/	-	-	+	-	+	+	-	-	+	-	+	-	-	-	-	-	-	+	+	1+	2+	0	0
4	+	-	-	+	+	-	/	-	-	+	+	+	+	+	+	+	-	+	+	+	+	+	+	-	+	+	2+	3+	0	±
5	+	-	-	+	+	-	/	-	-	+	+	+	+	+	+	+	+	+	+	+	+	+	+	-	+	+	2+	3+	0	±

续表

序号	C	D	E	c	e	Cʷ	f	V	K	k	Kpᵃ	Kpᵇ	Fyᵃ	Fyᵇ	Jkᵃ	Jkᵇ	Leᵃ	Leᵇ	P1	M	N	S	s	Luᵃ	Luᵇ	Xgᵃ	IAT	盐水 4℃	盐水 37℃	酸放散 IAT
6	-	-	+	+	-	-	/	/	-	+	-	+	+	-	+	-	-	+	+	+	-	-	+	-	+	+	1+	3+	0	0
7	-	-	-	+	+	-	/	/	+	+	-	+	+	-	+	+	-	+	+	+	+	+	+	-	+	-	2+	2+	0	±
8	-	-	-	+	+	-	/	/	-	+	-	+	-	+	+	+	-	+	-	+	-	+	+	+	+	+	2+	3+	0	±
9	-	-	-	+	+	-	/	/	+	+	-	+	-	+	+	-	-	+	+	-	+	+	-	-	w	+	2+	3+	0	0
10	-	-	-	+	+	-	/	/	-	+	-	+	+	+	-	+	-	+	+	-	+	+	+	+	-	+	2+	3+	0	±
11	+	-	+	-	+	-	/	/	-	+	-	+	+	+	+	-	+	+	-	-	+	-	+	-	+	-	2+	3+	0	±
12	w	+	+	-	-	-	/	/	-	+	-	+	-	+	+	+	+	-	+	+	+	+	+	-	+	+	+/-	3+	0	0
13	+	+	-	-	+	-	/	/	-	+	-	+	+	+	-	+	+	-	+	+	-	+	-	-	+	+	2+	3+	0	±
14	+	-	-	+	+	+	/	/	+	+	-	+	+	+	+	+	+	-	+	+	+	+	+	-	+	+	2+	3+	0	±
15	-	+	+	+	-	-	/	/	+	+	-	+	-	+	+	-	+	-	+	+	+	-	+	-	+	+	+/-	3+	0	0
16	+	+	+	-	+	-	/	/	-	+	-	+	+	+	+	-	+	-	-	+	-	+	+	-	+	-	2+ˢ	3+	0	±
自身																											3+	3+	0	/

表 2-28　交叉配血结果

供者	IAT 法		盐水法		Rh 分型
	主侧	次侧	主侧	次侧	
1	1+	2+	0	2+	ccEE
2	±	3+	0	3+	ccEE
3	2+	3+	/	/	CcEe
4	2+	3+	/	/	CcEe

红细胞 2U（2 号供者），输注 5 小时后 Hb 由 33g/L 升至 45g/L，该患者体重约 60kg，根据红细胞输注疗效评价标准[1]，判断红细胞输注有效。第 2 天患者情况稳定出院。

四、相关知识链接

AIHA 的年发病率为（0.8~3.0）/10 万，死亡率达到 11%[2]。由于该病输血的潜在危险性比较大，一般不主张输血，但是当患者贫血严重，甚至威胁生命时，仍需要进行输血治疗。AIHA 患者的输血治疗与一般贫血患者的输血有所不同，由于其体内存在的自身抗体与自身红细胞和供者红细胞均可发生抗原抗体反应，导致患者血型鉴定困难及交叉配血不合，自身抗体和同种抗体之间可能产生遮蔽或叠加效应，导致同种抗体漏检，增加输血风险[3]。因此，对于 AIHA 患者而言，应尽量识别出同种抗体，自身抗体合并同种抗体的患者输血时，选择不含与同种抗体对应抗原的红细胞输血，以确保输血安全。

AIHA 患者 ABO 血型鉴定、抗体筛查和交叉配血等血清学试验中许多疑难问题目前尚未解决，临床上无法有效去除患者体内的自身抗体，即便在交叉配血试验时把体外标本中的自身抗体去除而配血相合，也只是假象。因为患者体内的自身抗体依旧存在，输入的血液仍然不相合，甚至部分患者输注同型红细胞后可能加重溶血，故对 AIHA 患者必须严格掌握输血指征，只有贫血可能危及生命时才考虑输血。

类同种特异性自身抗体（简称类抗体），被认为既具有明显的同种抗体特异性，又具有自身抗体性质，且能被特异性抗原阴性的红细胞吸收的一类抗体，显示出一种广谱的特异性[4]。对于产生类抗体的患者，通常输注相应抗原阴性的血液，一般都会取得良好的输注效果[5-7]。

五、案例点评

本案例中患者有多年再生障碍性贫血并发 AIHA，体内产生类抗 -C、e 抗体,同时伴冷凝集素,所以使血型鉴定更加困难。而正确判定患者 ABO 血型,是临床安全有效输血的前提之一。一般通过保温法或热放散法即可排除冷自身抗体对正反定型的干扰,最终确定患者 ABO 血型。

如果 AIHA 患者血清中含有游离的自身抗体,自身抗体会非特异性凝集抗筛细胞。通常是通过自身红细胞吸收的方法将患者血清中的自身抗体吸收清除掉,再进行同种抗体特异性鉴定[8-9],从而选择对应抗原阴性的红细胞进行输注,提高输血安全性及疗效。然而在实际操作中,严重贫血的患者血样中的红细胞通常很少,自身抗体吸收不但耗时,而且很难奏效,且自身吸收要求患者近 3 个月内未输注过异体红细胞,因此绝大部分情况下无法获得理想效果。

本案例患者产生类抗 -C、e 抗体,通过选择类抗体特异性相应抗原阴性的供者红细胞吸收患者血清,确定患者体内含有抗 -C、e 的类同种抗体。对于含有类抗体的 AIHA 患者可选择避开类抗体特异性对应抗原的红细胞输注。我们同时选择两袋 C、e 抗原阴性的 ccEE 及两袋 Rh 分型与患者相同的 CcEe 悬浮红细胞进行交叉配血比较,结果显示抗原阴性供者血液主侧凝集强度较同型供者更弱。而对于 AIHA 患者,由于自身抗体的存在,很难筛选到血清学完全相合的血液成分,最终给予患者 2 袋 ABO 同型的 ccEE 悬浮红细胞,由于患者体内同时存在冷凝集素,所以全部血液均进行保温输注,输注过程中密切观察,输血后患者无明显输血反应,24 小时内 Hb 水平得到了显著提升。因此,对于此类重度贫血 AIHA 患者,首选与患者 ABO、RhD 同型、类同种特异性抗体对应抗原阴性红细胞进行配血和输血是安全的、有效的。若同时存在冷凝集素,血液成分应保温在 30℃左右输注,输血速度宜慢,密切观察患者,保证输血的安全性、有效性。

参考文献

1. 于洋,孙晓琳,马春娅,等 . 61 例自身免疫性溶血性贫血患者血型血清学特征及输血疗效评估[J]. 中国实验血液学杂志, 2013, 21(5): 1275-1279.

2. DIERICKX D, KENTOS A, DELANNOY A. The role of rituximab in adults warm antibody autoimmune hemolytic anemia[J]. Blood, 2015, 125(21): 3223-3229.

3. YU Y, WANG D Q. Effect of superposition and masking between red blood cell autoantibodies and alloantibodies[J]. Genet Mol Res, 2014, 13(2): 4666-4672.

4. ISSITT P D, ANSTEE D J. Applied blood group serology. 4th ed[M]. Durham (NC): Montgomery Scientific Publications, 1998.

5. 马印图,王更银,冯谦,等 . 类同种抗 -Ce 自身抗体致配血困难 1 例[J]. 临床血液学杂志, 2016, 29（8）: 682-684.

6. 李翠莹, 徐弘, 何花, 等. 类抗 -C、类抗 -e 检出 1 例［J］. 中国输血杂志, 2010, 23（6）: 478-479.

7. 谭金哲, 黄春妍. 类 e 特异性自身抗体鉴定 1 例［J］. 临床输血与检验, 2016, 18（4）: 400-401.

8. LEGER R M, GARRATTY G. Evaluation of methods for detecting alloantibodies underlying warm autoantibodies［J］. Transfusion, 1999, 39（1）: 11-16.

9. GARRATTY G, PETZ L D. Approaches to selecting blood for transfusion to patients with autoimmune hemolytic anemia［J］. Transfusion, 2002, 42（11）: 1390-1392.

10. 单次输血产生抗 -c、抗 -E、抗 -N 和抗 -Jkᵃ 1 例

一、简要病史

患者, 女性, 66 岁, 以"卵巢癌盆腹腔转移"收入院。2008 年曾因肺癌行右肺下叶切除术。2016 年确诊为肝硬化。孕 3 产 1, 否认输血史, 否认食物及药物过敏史。

二、实验室检查

（一）血型血清学常规检查

1. 血型鉴定 第一次输血前（2016-08-25）, 血型为 A 型、RhD 阳性; 第二次输血（2016-10-17）前复查时发现正反定型不一致, 反应格局见表 2-29。

表 2-29 ABO 血型鉴定及抗体筛查结果

时间	检测方法	抗 -A	抗 -B	抗 -D	A$_{1c}$	B$_c$	O$_c$
2016-08-25	微柱凝胶法	4+	0	4+	0	4+	/
2016-10-17	微柱凝胶法	4+	0	4+	3+	4+	/
	盐水试管法	4+	0	4+	3+	4+	0

2. 抗体筛查 第一次检测结果为阴性（2008 年）; 第二次检测结果（2016-08-25, 第一次输血前）为阴性, 第三次检测结果（2016-10-17, 第二次输血前）为阳性（微柱抗人球蛋白法和盐水试管法）, 结果见表 2-30。

3. 抗体鉴定 16 系谱细胞结果见表 2-31。

表 2-30　患者第二次输血前抗体筛查结果

序号	Rh-hr						Kell				Duffy		Kidd		Lewis		P	MNS				检测方法	
	C	D	E	C^w	e	c	K	k	Kp^a	Kp^b	Fy^a	Fy^b	Jk^a	Jk^b	Le^a	Le^b	P1	M	N	S	s	IS	IAT
1	+	+	0	+	+	0	0	+	0	+	+	+	0	+	0	+	+	0	+	+	+	2+	1+
2	0	+	+	0	0	+	+	W	+	+	0	+	+	+	0	0	0	0	+	0	+	2+	3+
3	0	+	+	0	0	+	0	+	0	+	+	0	+	+	+	0	0	+	0	+	0	0	3+
自身																						0	3+

表 2-31　患者第二次输血前血浆与十六系谱细胞反应格局

序号	Rh-Hr							Kell						Duffy		Kidd		Lewis		P	MNSs				Lutheran		Xg	检测方法	
	C	D	E	e	C^w	f	V	K	k	Kp^a	Kp^b	Js^a	Js^b	Fy^a	Fy^b	Jk^a	Jk^b	Le^a	Le^b	P1	M	N	S	s	Lu^a	Lu^b	Xg^a	IS	IAT
1	+	+	-	+	+	/	/	-	+	+	+	/	+	+	-	+	-	-	+	+	+	-	+	+	-	+	-	0	2+
2	+	+	+	+	-	/	/	-	+	+	+	-	+	-	+	W	-	-	+	+	+	+	-	+	-	+	-	3+	2+
3	-	+	-	+	-	/	/	-	+	+	+	-	+	+	+	+	+	+	-	+	+	+	+	+	-	+	+	3+	4+
4	-	+	+	+	-	/	/	-	+	+	+	/	+	-	+	+	+	-	-	+	+	-	+	+	-	+	+	$2+^s$	3+
5	+	-	-	+	+	/	/	+	+	+	+	+	+	+	-	+	+	+	+	+	+	+	+	+	-	+	+	0	$1+^s$

续表

序号	C	D	E	c	e	C^W	f	V	K	k	Kp^a	Kp^b	Js^a	Js^b	Fy^a	Fy^b	Jk^a	Jk^b	Le^a	Le^b	P1	M	N	S	s	Lu^a	Lu^b	Xg^a	IS	IAT
		Rh-Hr								Kell					Duffy		Kidd		Lewis		P	MNSs				Lutheran		Xg	检测方法	
6	-	-	+	+	-	-	/	/	-	+	-	+	/	+	+	+	+	-	-	-	+	+	-	+	+	-	+	+	0	4+
7	-	-	-	+	+	-	/	/	+	-	-	+	/	+	-	+	+	+	-	+	-	+	-	+	+	-	+	+	0	3+
8	-	-	-	+	+	-	/	/	+	+	-	+	-	+	+	+	-	+	+	+	+	+	-	+	+	+	+	+	0	3+
9	-	-	-	+	+	-	/	/	+	+	-	+	/	+	-	+	-	+	+	-	+	+	+		+		W	-	2+	3+
10	-	+	-	+	+	-	/	/	-	+	-	+	-	+	+	-	+	+	-	+	-	+	-	-	-	+	-	+	0	3+
11	+	+	+	-	+	-	/	/	-	+	-	+	/	+	-	+	+	+	+	+	+	+	+	+	+	-	+	+	2+	4+
12	+	+	+	+	-	-	/	/	-	+	+	+	/	+	-	+	+	+	-	-	+	-	+	+	+	-	+	+	3+	4+
13	-	-	-	+	+	-	/	/	-	+	-	+	-	+	+	-	-	+	-	+	+	+	+	+	+	-	+	+	2+	3+
14	+	+	-	+	+	+	/	/	+	+	-	+	/	+	+	+	+	+	-	+	+	+	-	+	+	+	+	+	0	2+
15	-	+	-	+	-	-	/	/	-	+	-	+	/	+	+	+	+	+	-	+	+	+	+	+	+	-	+	+	2+	4+
16	+	+	-	+	+	-	/	/	+	+	-	+	-	+	+	+	+	-	-	+	+	+	+	+	+		+	-	2+	1^s
自身																													0	3+

4. 交叉配血　结果见表2-32,4号为第一次输血供者,1、2、3号为第二次输血前进行交叉配血的供者。

表 2-32　交叉配血及多血型系统分型结果

编号	抗原分型	交叉配血	
		主侧	次侧
患者	CCee、MM、Jk(a–b+)	/	/
1 号	CCee、MM、Jk(a+b+)	1+	1+
2 号	CCee、MM、Jk(a–b+)	0	1+
3 号	CCee、MM、Jk(a+b–)	1+	1+
4 号	CcEe、NN、Jk(a+b+)	3+	1+

（二）血型血清学特殊检查

1. DAT　抗-IgG+C3d 阳性(3+),抗-IgG 阳性(3+),抗-C3d 阴性。

2. Rh 分型　患者为 CCDee。

3. MN 抗原分型　患者为 MM。反定 A_c 为 MN,B_c、O_c 均为 MM。

4. Kidd 抗原分型　患者为 Jk(a–b+)。

5. 献血者追溯　患者第一次输注的红细胞来自 4 号供者,女性,汉族,38岁,通过电话联系该供者,并对其 Rh、MNS 和 Kidd 血型系统抗原分型,结果为 CcEe、NN、ss、Jk(a+b+)。该献血者红细胞上存在与患者抗体对应的抗原,将患者第二次输血前标本再次与这位供者血液进行交叉配血,主侧 3+,次侧 +。结果见表 2-32。

血型血清学结果分析:结合 3 系抗体筛查结果和 16 系谱细胞鉴定结果判断可能存在抗-cE 抗体,且不能排除 Fy^a、Jk^a 存在;盐水法抗体鉴定结果符合抗-N 格局,患者对应血型分型结果为 CCee、MM、Fy(a+b–)、Jk(a–b+),因此排除抗-Fy^a 的可能性。第二次输血前筛选献血者红细胞抗原分型为的 CCee、MM 但 Jk^a 分型不同的 3 名献血者 1 号、2 号、3 号通过交叉配血进一步验证,发现只有 2 号配血相合,1 号、3 号主侧均为 +,配血不相合,其中 2 号为 CCee、MM、Jk(a–b+),1 号、3 号均为 CCee、MM、Jk(a+b+),见表 2-32。结果说明患者体内存在 IgG 抗-c、抗-E、抗-Jk^a 和 IgM 抗-N 4 个同种抗体。血型鉴定试验中所用的反定 A_c 为 MN,B_c、O_c 均为 MM,患者体内的 IgM 抗-N 使反定 A_c 出现了凝集,换用 MM 的 A_c 后,正反定型一致为 A 型。

三、诊疗经过

该患者为肿瘤晚期贫血患者,既往无输血史,因贫血(Hb 58g/L)申请 A 型 RhD 阳性悬浮红细胞 2U,首次输血(2016-08-25)前抗体筛查以及交叉配血均为阴性,输血过程顺利,无不良反应。患者再次申请输血(2016-10-17)时,发现抗体转为阳性,经鉴定同时存在 IgG 抗 -c、抗 -E、抗 -Jk^a 和 IgM 抗 -N 4 个同种抗体。为患者选择对应抗原阴性红细胞(2 号供者)输注,输血过程顺利,无输血不良反应,输血效果良好。

四、相关知识链接

意外抗体是指除抗 -A、抗 -B 以外的红细胞抗体[1],包括 ABO 亚型抗体和非 ABO 血型系统的抗体,多为免疫性抗体,常由妊娠或者输血产生。输血前进行抗体筛查,鉴定抗体特异性,可有效减少患者在输血过程中发生溶血性输血反应的风险,为患者的输血安全提供有力保障。

临床输血前血型检测一般只包括 ABO 和 RhD 血型检测,除此之外的红细胞抗原在供血者与受血者之间可能存在不一致的情况,当受血者在输入与自身红细胞抗原不一致的血液时,由于受到外来抗原刺激,很容易产生免疫性抗体。抗体的检出率通常为 0.3%~2%,这些抗体可能会导致红细胞输注无效、迟发性溶血性输血反应,严重者可导致急性血管内溶血,危及患者生命。

因免疫而产生的抗体中,最常见的是 Rh 系统抗体,抗原性以 D 抗原最强,其次是 E、c 抗原。E 抗原的抗原性仅次于 D 抗原,由于临床上没有对 Rh 血型其他抗原进行常规检测,因此输血或妊娠而产生针对 E 抗原的免疫抗体的概率要比 D 抗原免疫抗体多[2]。C 和 c 抗原是等位基因 C 和 c 的产物,在英国献血者中,C 抗原阳性率为 68%,c 抗原阳性率为 81%,而在东亚人中,C 抗原接近 100%,c 抗原非常稀少[3]。MN 血型系统的抗原多态性复杂,仅次于 Rh 系统。最常见的是抗 -M 抗体,抗 -N 抗体相对少见,大多数抗 -N 抗体是 IgM 类抗体,有的抗体在 37℃也有活性[4]。Kidd 系统主要有三个抗原:Jk^a、Jk^b、Jk^3。亚洲人 Jk(a-b+)的频率是 25.8%,Jk(a+b+)的频率是 49.1%。Kidd 系统的抗体通常为单独 IgG 类或 IgG 与 IgM 类抗体混合物,Kidd 抗体一般很难被检测,常在混合抗体中被发现,聚凝胺试剂容易造成漏检,在抗体较弱时可用酶试剂处理红细胞,增加与抗体的反应性[5]。Kidd 抗体能引起严重的溶血反应,特别是迟发型溶血性输血反应。

五、案例点评

国内同一患者体内发现混合抗体致溶血性输血反应偶见报道,而在国外报道较多[2]。大多数患者有输血或妊娠史,为反复输血刺激而产生的两种及两种以上的抗体。本案例患者于 2008 年因肺癌行右肺下叶切除手术,术前抗体筛查结果为阴性,当时术中未输血。2016-08-25 患者因贫血申请用血,抗体筛查同样为阴性,次日输注悬浮红细胞(4 号供者)1.5U,输注过程顺利,无输血不良反应发生。近两个月后再次申请治疗用血,抗体筛查转为阳性,抗体鉴定为 IgG 抗 -c、抗 -E、抗 -Jkᵃ 和 IgM 抗 -N 4 种抗体联合。追溯第一次输血时的供血者(4 号供者),其红细胞对应抗原分型为 CcEe、NN、Jk(a+b+),患者红细胞对应抗原分型为 CCee、MM、Jk(a−b+)。4 号供者红细胞 E、c、N 和 Jkᵃ 抗原均为阳性,而患者红细胞对应抗原均为阴性,由于两次输血中间患者未受到其他的免疫原刺激,因此推断患者因输入该供者红细胞免疫刺激产生多个同种抗体。妊娠刺激也是抗体产生的重要原因。该患者为女性,有妊娠史且育有一子,但是患者输注第一位供者红细胞后并未产生明显的回忆反应,输血效果良好,因此基本排除妊娠刺激的原因。之后跟踪随访患者一年,患者多次输注 E 抗原、c 抗原、N 抗原和 Jkᵃ 抗原均为阴性的血液,未再产生新的抗体。

临床上因输血产生抗体中,多为单一抗体,以 Rh 系统单一抗体居多,而混合抗体多为两种抗体联合,四种抗体联合的情况鲜有报道,多数为多次输血产生,而本例为单次输注单人份红细胞后产生四种混合抗体,临床少见报道。Schonewille H 等[6]研究发现,HLA-DRB1 表型对于产生抗体起着重要作用,表型 HLA-DRB1*09 与抗 -E 产生相关,HLA-DRB1*07 与抗 -S 产生相关,而表型为 HLA-DRB1*15 的人可能对多抗体形成易感。国内尚未见关于不规则血型抗体产生机制的报道,因此该患者单次输血产生 4 种同种抗体的机制有待进一步研究。

综上所述,输血前进行抗体筛查,对于抗体阳性的患者进行抗体鉴定,并针对抗体特异性选择对应抗原阴性的血液,能够避免因输入对应抗原阳性血液而引起输血反应,从而保证临床输血的安全性和有效性。

参考文献

1. 代琼,刘炳,胡伟,等 . 抗体筛查在临床输血中的应用[J]. 中国输血杂志,2011, 24(7): 604-605.

2. 张晨光 . 抗 -E、抗 -N、抗 -JKᵃ 引起疑难配血的结果分析[J]. 中国组织工程研究与临床康复,2007, 11(7): 1316-1320.

3. 张烨 . 产前备血发现 Kidd 血型系统抗 -Jkᵇ 引起的新生儿溶血病 1 例报告[J]. 北京医学,2014, 36(8): 692.

4. 汪德清 . 输血技术操作规程[M]. 北京:人民卫生出版社,2016.

5. 胡丽华 . 临床输血学检验 . 2 版［ M］. 北京：人民卫生出版社，2012.

6. SCHONEWILLE H, DOXIADIS I I, LEVERING W H, et al. HLA-DRB1 associations in individuals with single and multiple clinically relevant red blood cell antibodies［ J］. Transfusion, 2014, 54（ 8）: 1971-1980.

11. RhD 阴性伴 IgG 抗 -C、抗 -D 和抗 -E 联合抗体 1 例

一、简要病史

产科患者，女性，43 岁，孕 30 周单胎畸形，外院引产失败收入院，拟行引产术。既往婚育史：孕 6 产 2，人工流产 1 次。1984 年第一次怀孕，三个月时行人工流产手术；1985 年第二次怀孕顺产一男婴，在 2003 年因 "贫血" 病逝；1994 年怀孕顺产一男婴，于产后 3 天因严重新生儿黄疸夭折。后因胎儿畸形（胸腹积水）于 2002 年、2004 年两次行引产术。输血史：1985 年因产后大出血行输血治疗（具体情况不详）。

二、实验室检查

（一）血型血清学常规检查

1. 血型鉴定　A 型、RhD 阴性。

2. 抗体筛查　阳性，结果见表 2-33。

3. 抗体鉴定　患者血浆标本与 10 系谱细胞的反应格局见表 2-34，符合抗 -Le^b，不排除抗 -C、抗 -E 与抗 -D 同时存在的可能性。患者血浆与谱细胞在盐水介质中不发生凝集，在 AHG 介质中，与谱细胞中单独或同时携带 E、C、D 抗原的红细胞均发生凝集反应，与 E、C、D 抗原同为阴性的红细胞不发生凝集。

4. 交叉配血试验　共为患者交叉配血 5 袋（ A 型，RhD 阴性），盐水法主、次侧均相合；微柱凝胶抗人球法次侧均相合，2 袋主侧不相合，3 袋主侧相合，结果见表 2-35。

（二）血型血清学特殊检查

1. Rh 分型　患者与 5 位献血者标本 Rh 结果见表 2-35。

2. Lewis 分型　患者与 5 位献血者标本 Lewis 分型结果见表 2-35。

血型血清学结果分析：5 名供者 Rh、Lewis 分型及交叉配血反应格局，排除了抗 -Le^b 存在可能；也可以排除抗 -D 单独存在的可能，综合 10 系谱细胞抗体鉴定，患者、献血员标本 Rh、Lewis 分型及交叉配血结果认为：该患者血清中同时存在 IgG 抗 -C、抗 -E 和抗 -D。

表 2-33　抗体筛查结果

序号	Rh-hr						Kell				Duffy		Kidd		Lewis		P	MNS				检测方法	
	C	D	E	c	e	C^w	K	k	Kp^a	Kp^b	Fy^a	Fy^b	Jk^a	Jk^b	Le^a	Le^b	P1	M	N	S	s	IS	IAT
1	+	+	0	0	+	+	0	+	0	+	+	+	0	+	0	+	+	0	+	+	+	0	3+
2	0	+	+	+	0	0	+	w	+	+	0	+	+	+	+	0	+	0	+	+	+	0	3+
3	0	+	+	+	0	0	0	+	0	+	+	0	+	+	0	0	0	+	0	+	0	0	3+
自身																						0	0

表 2-34　抗体鉴定结果

序号	Rh-hr					Kidd		MNSs					Duffy		Diego		Kell		Lewis		P	DO		Yt		检测方法	
	D	C	E	c	e	Jk^a	Jk^b	M	N	S	s	Mur	Fy^a	Fy^b	Di^a	Di^b	K	k	Le^a	Le^b	P1	DO^a	DO^b	Yt^a	Yt^b	IS	IAT
1	+	+	0	0	+	+	+	+	+	0	+	0	+	0	0	+	0	+	+	0	+	0	+	+	0	0	4+
2	+	0	+	+	0	+	0	0	+	+	+	0	+	0	0	+	0	+	0	+	+	+	+	+	0	0	4+
3	+	+	0	0	+	+	+	+	+	+	+	0	+	0	0	+	0	+	0	+	+	+	+	+	0	0	4+
4	+	+	+	+	+	+	0	+	0	0	+	0	+	0	0	+	0	+	+	0	+	0	+	+	0	0	4+
5	+	+	+	+	0	+	+	0	+	0	+	0	+	0	0	+	0	+	0	+	+	0	+	+	0	0	4+
6	+	0	0	+	+	+	+	+	+	+	+	0	+	0	0	+	0	+	0	+	+	0	+	+	0	0	4+
7	0	0	0	0	+	0	+	+	+	0	+	0	+	+	/	/	/	/	/	/	0	/	/	+	0	0	0
8	+	+	+	0	0	+	+	0	+	+	+	0	+	0	0	+	0	+	0	+	+	0	+	+	0	0	4+
9	0	0	0	+	+	/	/	+	+	/	/	0	0	0	/	/	/	/	+	0	0	/	/	/	/	0	0
10	+	0	+	+	+	+	0	+	+	+	+	0	+	0	0	+	+	+	/	/	+	/	/	+	0	0	4+
自身																										0	0

表 2-35　患者和 5 位献血者标本 Rh、Lewis 血型分型及交叉配血结果

	Rh 系统分型					Lewis 血型分型		主侧	次侧
	D	C	E	c	e	Le^a	Le^b		
患者	0	0	0	+	+	+	0	/	/
献血者 1	0	0	+	+	+	0	+	2+	0
献血者 2	0	+	0	+	+	0	+	2+	0
献血者 3	0	0	0	+	+	0	+	0	0
献血者 4	0	0	0	+	+	0	+	0	0
献血者 5	0	0	0	+	+	0	+	0	0

三、诊疗记录

入院第 2 天在全麻下行低位产钳助产接生术 + 手取胎盘术,手术过程顺利,术中、术后共输注 A 型、ccdee 红细胞 5U(供者 3、4、5),无不良反应发生。住院 7 天后康复出院。

四、相关知识链接

Rh 血型系统是目前人类红细胞血型系统中最具遗传多态性的红细胞血型系统,所表达的血型抗原多达 55 种,其中以 D、C、c、E 和 e 在临床中最为重要[1]。由于目前的临床输血技术规范中并没有要求对所有供、受者进行 Rh 分型鉴定,所谓同型输血仅指 ABO 和 RhD 同型,因此受者输入自身红细胞缺乏的抗原可能就会刺激机体产生相应的抗体,从而导致抗体筛查阳性、交叉配血不合。当胎儿来自父亲的 Rh 抗原与母亲不合时,也可以通过胎母出血的方式免疫母体,产生相应同种 Rh 抗体引起 HDFN[2-3]。Rh 抗体大多数为 IgG 类抗体,各抗体频率多少主要取决于抗原的免疫性及其在人群中的分布频率。临床上常有报道 IgG 类 Rh 单抗体或两种抗体联合出现,但抗 -C、抗 -D、抗 -E 三种联合抗体鲜有报道[4-7]。

五、案例点评

本案例患者 Rh 分型为 ccdee,因其有多次妊娠史和一次大剂量输血史,胎儿红细胞或异体红细胞进入母体(患者),刺激母体(患者)产生免疫性抗 C、D、E 联合抗体,当母体再次妊娠含有 C、D、E 中一种或多种抗原的胎儿时,联合抗体可致流产或死胎,输血相容性检测时会发现配血困难,需要通过大量筛查来寻找完全相合的红细胞。该病例表明,遇到 RhD 阴性且抗体筛查结果阳性患者备血时,不应简单地从采供血机构预定其 ABO 血型相同 RhD 阴性的血液成分,应该先进行抗体特异性鉴定,根据特异性选择对应抗原阴性的供者血

液,以确保其配血结果的相容性。建议有条件的血站或医院血库对 Rh 阴性受血者常规检测其 Rh 表型,尽量提供 ABO 同型且 Rh 表型相同的血液输注,避免输入患者缺少的血型抗原而诱发免疫性抗体,预防溶血性输血反应的发生。

参考文献

1. KLEIN H G, ANSTEE D J. The Rh blood group system(including LW and RHAG). In: Mollison's blood transfusion in clinical medicine. 12th ed[M]. Hoboken, NJ: Wiley-Blackwell, 2014: 167-213.

2. MOISE KJ JR, ARGOTI P S. Management and prevention of red cell alloimmunization in pregnancy: a systematic review[J]. Obstet Gynecol, 2012, 120(5): 1132-1139.

3. DELANEY M, MATTHEWS D C. Hemolytic disease of the fetus and newborn: managing the mother, fetus, and newborn[J]. Hematology Am Soc Hematol Educ Program, 2015, 2015: 146-151.

4. 刘曦,向东,沈伟,等. 不规则 Rh 血型抗体 3 例[J]. 中国输血杂志, 2006, 19(4): 326-327.

5. 林甲进,朱碎永,张瑛. Rh 新生儿溶血病的血清抗体分析[J]. 中国实验诊断学, 2007, 11(12): 1634-1635.

6. 马晓旭,任忠国. 抗 -c、抗 -E 引起交叉配血不合 1 例[J]. 现代中西医结合杂志, 2009, 18(15): 1780.

7. 徐凤娟,叶宏辉,倪映华,等. 输血引起 Rh 抗体 7 例分析[J]. 检验医学, 2009, 24(3): 231-233.

12. 抗 -G 抗体致配血不合 1 例

一、简要病史

患者,女性,56 岁,20 年前出现活动后心慌、胸闷,在当地医院诊断为"风湿性心脏病、二尖瓣狭窄",未行特殊治疗。近期活动后胸闷逐渐加重收入院。拟行二尖瓣置换术,术前发现抗体筛查阳性。否认外伤、手术及输血史,育 1 子 1 女,均身体健康。

二、实验室检查

(一)血型血清学常规检查

1. 血型鉴定 B 型、RhD 阴性。

2. 抗体筛查　阳性,结果见表 2-36。

3. 抗体鉴定　结果见表 2-37,患者血浆与含有 C、D 抗原的 1~6、8、10、11 号细胞发生凝集,与不含 C、D 抗原的 7、9 号细胞不发生凝集,说明患者血浆中可能含有抗 -C、抗 -D 抗体。

(二)血型血清学特殊检查

1. Rh 分型试验　ccdee。

2. 吸收放散试验　参照 Vos 双步放散分离抗 -G 方法[1],首先选择 O 型、ccDEE 洗涤后压积红细胞与患者血清等量混合,37℃吸收,每隔 30 分钟取上清与 ccDEE 细胞做抗人球蛋白试验,吸收至患者血清与 ccDEE 的抗球蛋白试验呈阴性。吸收后的红细胞用乙醚放散法放散,放散液与谱细胞反应格局见表 2-37(放散液 A)。放散液除与含 D 抗原的 1~6、10 号细胞显示凝集外,与含 C 抗原而不含 D 抗原的 8 号及自选细胞也发生明显凝集,说明患者血清中含有的抗 -C、抗 -D 抗体是一个不能分离的整体,符合抗 -G 抗体特点。另选 O 型 Ccdee 红细胞按照上述方法进行试验,放散液与谱细胞反应结果见表 2-37(放散液 B),此反应结果也同样说明患者血清中含有的抗 -C、抗 -D 是一个不能分离的整体,符合抗 -G 特点。

3. 抗体效价测定　用 O 型、CCDee 红细胞在抗人球蛋白介质中测定效价为 32。

三、诊疗经过

选择 B 型、ccdee 血液 2 人份(4U)与患者血浆在凝聚胺、菠萝蛋白酶、抗人球蛋白介质中均无凝集反应。手术过程顺利,输注红细胞 4U 后无不良反应发生。患者术后恢复良好,痊愈出院。

四、相关知识链接

抗 -G 抗体同时具有抗 -D 和抗 -C 特异性,二者不可分离,有 C 或 D 抗原的红细胞几乎都有 G 抗原[2-3]。关于 G 抗原的分子基础,已知道 DⅢb 红细胞缺少 G,与其相关的基因是杂交 RH(D-CE-D)基因,RHCE 基因外显子 2 代替了 RHD 基因的外显子 2,很有可能识别的是 RHCE 和 RHD 多肽上共有的 103 位氨基酸 - 丝氨酸残基。Rh 血型系统 G 抗原表达频率在欧洲高加索人约为 84%,黑人为 92%,亚洲人几乎为 100%[4]。在脐带红细胞上就有 G 抗原表达。抗 -G 多为 IgG 性质,理想的检测方法为抗人球蛋白法和酶法,通常无补体结合能力。抗 -G 可引起溶血性输血反应和 HDFN。国外学者报道抗 -G 引起的 HDFN 并不少见[5-6]。

表 2-36 抗体筛查结果

序号	Rh-hr						Kell				Duffy		Kidd		Lewis		P	MNS				检测方法	
	C	D	E	c	e	C^w	K	k	Kp^a	Kp^b	Fy^a	Fy^b	Jk^a	Jk^b	Le^a	Le^b	P1	M	N	S	s	IS	IAT
1	+	+	0	0	+	+	0	+	0	+	+	+	0	+	0	+	+	0	+	+	+	0	4+
2	0	+	+	+	0	0	+	W	+	+	0	0	+	+	0	0	+	0	+	0	+	0	3+
3	0	+	+	+	0	0	0	+	0	+	+	0	+	+	+	0	0	+	0	+	0	0	3+
自身																						0	0

表 2-37 患者血浆、红细胞放散液与谱细胞反应格局

序号	Rh-hr					Kidd		MNSs					Duffy		Diego		Lewis		Kell		P	患者血浆			放散液	
	D	C	E	c	e	Jk^a	Jk^b	M	N	S	s	Mur	Fy^a	Fy^b	Di^a	Di^b	Le^a	Le^b	K	k	P1	IS	IAT	菠萝蛋白酶	A	B
1	+	+	0	0	+	+	+	+	+	0	0	0	+	0	0	+	0	+	0	+	+	0	4+	4+	2+	3+
2	+	0	+	+	0	+	0	0	0	0	+	0	+	0	0	+	0	+	0	+	+	0	3+	3+	2+	2+
3	+	0	+	+	+	+	+	+	+	+	+	0	+	0	+	0	0	+	0	+	+	0	3+	3+	3+	3+
4	+	+	+	+	+	+	+	+	0	0	+	0	+	0	0	0	0	+	0	+	+	0	3+	3+	3+	3+

续表

序号	Rh-hr					Kidd		MNSs					Duffy		Diego		Kell		Lewis		P	患者血浆			放散液	
	D	C	E	c	e	Jk^a	Jk^b	M	N	S	s	Mur	Fy^a	Fy^b	Di^a	Di^b	K	k	Le^a	Le^b	P1	IS	IAT	菠萝蛋白酶	A	B
5	+	0	+	+	+	0	+	+	+	0	+	0	+	0	0	+	0	+	0	+	+	0	2+	3+	2+	2+
6	+	0	0	+	+	0	+	0	+	0	+	0	+	0	0	+	0	+	0	+	0	0	3+	4+	2+	2+
7	0	0	0	+	+	+	+	+	+	0	+	+	+	0	0	+	0	+	+	0	+	0	0	0	0	0
8	0	+	0	+	+	0	+	+	+	0	+	0	+	+	/	/	/	/	0	+	0	0	2+	2+	2+	2+
9	0	0	0	+	+	+	+	0	+	0	+	0	+	0	0	+	0	+	+	0	0	0	0	0	0	0
10	+	0	+	+	0	+	0	+	+	0	+	0	+	0	0	/	+	+	/	+	0	/	3+	3+	2+	3+
11	0	+	0	+	+	（自选细胞）		+	+	+	+	0	+	0	0	+	+	+					2+	2+	/	/
自身																						0	0	/	/	/

注：A 为 O 型 ccDEE 压积红细胞吸收患者血清后的放散液；B 为 O 型 Ccdee 压积红细胞吸收患者血清后的放散液。

五、案例点评

本案例患者无输血史,有生育史,其两个子女 Rh 血型均为 Ccdee,红细胞上无 D 抗原,而患者体内产生的 Rh 抗体同时具有抗 -C 和抗 -D 特异性,且二者不可分,符合抗 -G 特点。据患者回忆,分娩第 1 胎时未发现新生儿异常,但第 2 胎出生时,被发现有黄疸,由此推测患者抗 -G 可能是在患者怀孕期间,由胎儿红细胞上的 G 抗原刺激产生的。对于抗 -G 抗体,虽然在中国人群中少见,但仍需要引起重视。

参考文献

1. 艾亚男,苗天红,邢红妍,等. 抗 -G 引起孕妇多次死胎 1 例［J］. 中国输血杂志,2006,(1):62-63.

2. 高均翠. IgG 抗 -D、IgG 抗 -C 和 IgG 抗 -G 引起新生儿溶血病 1 例［J］. 中国输血杂志,2013,26(2):176-178.

3. 洪俊,华敏玉,姜健,等. 抗 -G 引起 Rh(－)患者交叉配血不合 1 例［J］. 中国输血杂志,2008,21(12):956-958.

4. 燕宇,崔昭,赵明辉. 抗 GBM 抗体 IgG 亚型分布及临床意义［J］. 北京大学学报(医学版),2004,36(5):501-504.

5. HADLEY A G, POOLE G D, POOLE J, et al. Haemolytic disease of the newborn due to anti-G［J］. Vox Sang, 1996, 71(2):108-112.

6. 杨贵贞,李勇,杨贵贞. 人类红细胞血清学实用理论与实验技术［M］. 北京:中国科学技术出版社,1999.

13. 抗 -Fyᵃ 抗体致配血不合 1 例

一、简要病史

患者,女性,60 岁,以"溶血性贫血"收入院治疗。输血前发现抗体筛查阳性、交叉配血不合送检本室。既往孕 3 产 3,有多次输血史。

二、实验室检查

（一）血型血清学常规检查

1. 血型鉴定　B 型、RhD 阳性。

2. 抗体筛查　阳性,见表 2-38。

3. 抗体鉴定　患者血清与 10 系谱细胞反应格局见表 2-39。患者血清在

表 2-38 抗体筛查结果

序号	Rh-hr						Kell				Duffy		Kidd		Lewis		P	MNS				血清	
	C	D	E	c	e	C^W	K	k	Kp^a	Kp^b	Fy^a	Fy^b	Jk^a	Jk^b	Le^a	Le^b	P1	M	N	S	s	IS	IAT
1	+	+	0	0	+	+	0	+	0	+	+	+	0	+	0	+	+	0	+	+	+	0	2+
2	+	+	0	0	+	0	+	W	+	+	0	+	+	+	0	0	+	0	+	0	+	0	0
3	0	+	+	+	0	0	0	+	0	+	+	0	+	+	+	0	0	+	0	+	0	0	2+
自身																						0	0

表 2-39 抗体鉴定结果

序号	Rh-hr					Kidd		MNSs				Mur	Duffy		Diego		Kell		Lewis		P	DO		Yt		患者血浆				放散液	
	D	C	E	c	e	Jk^a	Jk^b	M	N	S	s	Mur	Fy^a	Fy^b	Di^a	Di^b	K	k	Le^a	Le^b	P1	DO^a	DO^b	Yt^a	Yt^b	IS	菠萝蛋白酶	凝聚胺	IAT	IAT	IAT
1	+	+	0	0	+	+	+	+	+	0	+	0	+	0	0	+	0	+	0	+	+	0	+	+	0	0	0	1+	2+	2+	2+
2	+	0	0	+	+	+	+	0	+	0	+	0	+	+	0	+	0	+	0	+	+	0	+	+	0	0	0	1+	2+	2+	2+
3	+	+	0	+	+	+	+	+	+	+	0	0	+	+	+	+	0	+	0	+	+	0	+	+	0	0	0	1+^s	2+	2+	2+
4	+	+	0	0	+	+	0	+	+	0	+	0	0	0	0	+	0	+	0	+	+	+	0	+	0	0	0	1+	2+	2+	2+
5	+	0	+	+	0	0	+	+	0	+	0	0	+	+	0	+	+	0	0	+	0	0	+	+	0	0	0	0	0	0	0
6	0	0	0	+	+	0	+	0	+	0	+	0	+	0	0	+	0	+	0	+	+	0	+	+	0	0	0	1+	2+	2+	2+
7	0	+	0	0	+	+	0	+	+	+	0	0	0	+	/	/	0	+	/	0	0	0	+	/	/	0	0	1+	2+	2+	2+
8	0	0	+	+	0	+	0	0	+	0	+	+	0	+	0	+	0	+	+	0	+	/	/	+	0	0	0	1+	2+	2+	2+
9	+	+	0	0	+	0	+	+	0	+	0	0	0	0	/	/	+	+	/	0	0	0	+	/	/	0	0	0	0	0	0
10	0	0	0	+	+	+	+	+	+	0	+	0	0	+	0	+	0	+	+	+	+	0	+	+	/	0	0	0	0	0	/
自身																								/	/	0	0	0	0	/	

盐水、酶介质中与谱细胞不凝集,在抗人球蛋白和凝聚胺介质中与 O 型 Fy（a+b−）、Fy（a+b+）谱细胞凝集,和 Fy（a−b−）谱细胞、自身细胞不凝集,反应格局符合 IgG 型抗 -Fy^a 抗体。

4. 交叉配血　用抗 -Fy^a 和抗 -Fy^b 标准血清在 327 例 B 型库存血中,筛选出 1 例 Fy（a−b+）血液,与患者分别在盐水法、间接抗人球蛋白法（IAT）及凝聚胺法进行主、次侧配血均相合。

（二）血型血清学特殊检查

1. Rh 分型试验　CCDEe。

2. Duffy 表型鉴定　Fy（a−b+）。

3. 吸收放散试验　使用 O 型 CCDEe、Fy（a+b−）浓缩红细胞在 37℃条件下等体积吸收患者血清,再使用乙醚放散,放散液中存在 IgG 型抗 -Fy^a 抗体,见表 2-40。

4. 抗体效价测定　用抗人球蛋白测定患者血清中 IgG 抗 -Fy^a 抗体效价为 16。

三、诊疗经过

患者入院第 1 天, Hb 54g/L,血红蛋白尿,输注 B 型、Fy（a−b+）去白洗涤红细胞 2U,同时观察患者的基本生命指征、尿量及尿色,未发生输血不良反应。患者住院 3 天后, Hb 68g/L,病情稳定后出院。

四、相关知识链接

Duffy 血型系统有 5 个抗原: Fy^a、Fy^b、Fy3、Fy5 和 Fy6,根据红细胞上有无 Fy^a 和 Fy^b,分为 4 种表现型 Fy（a+b−）、Fy（a+b+）、Fy（a−b+）和 Fy（a−b−）[1]。Duffy 血型表型在中国人的频率: Fy（a+b−）占 84.35%、Fy（a−b+）占 0.50%、Fy（a+b+）占 14.35%、Fy（a−b−）占 0.80%[2]。抗 -Fy^a 和抗 -Fy^b 都能引起溶血性输血反应,严重者可导致死亡。尽管绝大多数的中国人都带有 Fy^a 基因,但产生抗 -Fy^a 可能性不容忽视[3],因为其抗原不合的机会约为 0.3%。Fy^a 阴性血型表型在中国人群中相对稀有,应纳入稀有血型库管理系统,对于这类供者血液宜采用深低温技术长期保存,对于患者应尽量采用自体输血技术[4]。

五、案例点评

本案例患者因多次妊娠及输血刺激,机体产生了同种异体免疫性抗体,造成交叉配血不合。血型血清学检测患者红细胞 Duffy 血型表型为 Fy（a−b+）,血清抗体鉴定和吸收放散试验进一步证实该患者血清中存在 IgG 型

抗 -Fy^a。一般蛋白酶都会破坏 Duffy 血型抗原,故用酶法检测无反应性。应重视稀有血型献血者的资料,对筛查发现的本例 B 型、Fy(a–b+)献血者资料收录存档,以便有临床需求时,能够及时招募献血。

参考文献

1. 杰夫·丹尼尔.人类血型[M].朱自严,译.北京:科学出版社,2007.
2. YU Y, MA C, SUN X, et al. Frequencies of red blood cell major blood group antigens and phenotypes in the Chinese Han population from Mainland China [J]. Int J Immunogenet, 2016, 43(4):226-235.
3. 赵桐茂,张工梁.中国人 Duffy 血型分布[J].中华血液学杂志,1982,3(1):32-34.
4. 杨丽艳,李剑平.抗 FY^a 抗体引起交叉配血不合 1 例[J].临床血液学杂志,2008,21(4):218-219.

14. 弱反应抗 -Fy^b 抗体 1 例

一、简要病史

患者,女性,54 岁,因"无诱因出现黑便 5 天"入院,胃镜检查提示十二指肠降段隆起性病变,活检符合十二指肠(降部)溃疡,腹部增强 CT 提示的十二指肠、空肠近端、小肠多发占位,血运丰富,考虑肿瘤的病变。术前备血时发现抗体筛查阳性,常规抗体鉴定未鉴定出抗体特异性。孕 2 产 1,否认输血史。

二、实验室检查

(一)血型血清学常规检查

1. 血型鉴定 O 型、RhD 阳性。

2. 抗体筛查 阳性,结果见表 2-40。

3. 抗体鉴定 微柱凝胶 LISS-IAT 法,无法确定抗体特异性,见表 2-41。

(二)血型血清学特殊检查

1. Duffy 表型鉴定 Fy(a+b–)。

2. 聚乙二醇(polyethylene glycol, PEG)-IAT 法抗体鉴定 符合抗 -Fy^b 抗体反应格局,见表 2-41。

3. 酶处理谱细胞抗体鉴定 结果为阴性,见表 2-41。

表 2-40　抗体筛查结果

序号	Rh					MNSs				P	Lewis		Luth		Kell		Duffy		Kidd		Mi^a	Di^a	检测方法	
	D	C	E	c	e	M	N	S	s	P1	Le^a	Le^b	Lu^a	Lu^b	K	k	Fy^a	Fy^b	Jk^a	Jk^b	Mi^a	Di^a	IS	LISS-IAT
1	+	0	+	+	+	0	+			0	+	+	/	/	/	/	+	+	+	0	/	/	0	±
2	+	+	0	0	+		0	+		0	0	0	/	/	/	/	0	0	0	+	/	/	0	0
3	+	+	+	+	+	+	0	0	+	+	+	0	/	/	/	/	+	0	+	+	/	/	0	0
自身对照																							0	0

表 2-41　患者抗体鉴定结果

序号	Rh-Hr	Rh						Kell				Duffy		Kidd		Lewis		P	MNSs				Luth			检测方法		
		D	C	E	c	e	C^w	K	k	Kp^a	Kp^b	Fy^a	Fy^b	Jk^a	Jk^b	Le^a	Le^b	P1	M	N	S	s	Lu^a	Lu^b	Xg^a	LISS-IAT	PEG-IAT	酶处理红细胞
1	R1^wR1	+	+	0	0	+	+	0	+	0	+	+	0	0	+	0	+	+	+	0	+	0	0	+	+	0	0	0
2	R1R1	+	+	0	0	+	0	0	+	0	+	0	+	+	0	0	0	+	+	0	+	+	0	+	+	1+	2+	0
3	R2R2	+	0	+	+	0	0	0	+	0	+	0	+	+	+	0	+	0	+	0	+	+	0	+	+	1+	2+	0
4	r'r	0	+	0	+	+	0	0	+	0	+	+	+	+	0	0	0	+	0	+	0	+	0	+	+	0	0	0
5	r''r	0	0	+	+	+	0	+	+	0	+	+	+	+	+	+	0	+	0	+	0	+	0	+	+	0	1+	0
6	r	0	0	0	+	+	0	0	+	0	+	+	+	0	+	0	+	0	+	0	0	+	0	+	nt	0	0	0
7	rr	0	0	0	+	+	0	0	+	0	+	+	0	+	+	0	+	+	+	+	+	+	0	+	0	±	1+^s	0
8	R0r	+	0	0	+	+	0	0	+	0	+	+	+	+	+	0	0	+	+	0	0	+	0	+	+	0	0	0
9	rr	0	0	0	+	+	0	+	+	0	+	+	+	+	+	0	+	+	+	+	0	+	+	+	+	1+	2+	0
10	rr	0	0	0	+	+	0	0	+	0	+	+	0	+	+	0	0	0	+	0	0	+	0	+	0	0	0	0
11	rr	0	0	0	+	+	0	0	+	+	+	+	+	+	+	0	+	+	+	0	+	+	0	+	+	1+s	2+	0
自身																										0	0	0

三、诊疗经过

患者手术备血时,常规检测发现其体内存在红细胞抗体,但为弱阳性
(±),常规应用微柱凝胶技术(Liss-IAT)不能准确判断反应格局。通过 PEG
增强技术鉴定发现符合抗 -Fy^b 抗体格局。检测患者 Duffy 抗原表型为 Fy
(a+b−)。酶处理红细胞后抗原抗体反应消失,符合 Duffy 血型系统抗体反应
特点。综合实验室检测结果判断为抗 -Fy^b 抗体。备血时选择 O 型、RhD 阳
性、Fy(a+b−)红细胞,术中输注少白悬浮红细胞 4U,无输血不良反应发生。

四、相关知识链接

Duffy 血型系统抗体通常是 IgG 类抗体,可以由妊娠或输注红细胞免疫产生,
在抗人球蛋白介质中反应最佳,能引起溶血性输血反应[1-3]。抗 -Fy^a 与抗 -Fy^b 具
有 "剂量效应",活性低时需要使用纯合子谱细胞和 / 或增强技术来鉴定特异性。

PEG 是一种水溶的线性聚合物,可以降低抗体分子和水分子之间空间排
斥力,使抗原和抗体更紧密接触,增加红细胞抗原和对应抗体之间分子接触
机会,促进抗原抗体结合反应。有研究提示,PEG 可以提高临床有意义抗体
的检出能力,常用抗人球蛋白技术和 PEG 结合提高抗体检出率[4]。

酶技术对于 Rh、Kidd 血型系统检测有较好的增强作用,对于 Duffy 血型
系统、MNSs 血型系统等抗原有破坏作用,应用酶技术结合其他技术,有利于
检出某些弱反应抗体、分离某些抗体或排除某一类抗体可能性。

五、案例点评

本案例患者由于抗 -Fy^b 抗体活性较弱,常规 LISS-IAT 法未能鉴定出其
特异性。由于剂量效应的存在,ABO 同型 Fy(a+b+)表型的供者红细胞可能
与抗 -Fy^b 抗体无反应,这种情况下仅通过配血相合进行红细胞输注,可能将
不相合的红细胞输给患者,导致输注无效或发生溶血性输血反应。因此,对
于实验室发现常规方法无法确认抗体特异性时,应该给予足够的重视,尽量
结合其他增强技术手段来确定其特异性,选择对应抗原阴性的红细胞进行输
注,而不是仅通过盲筛来寻找供者血液。

参考文献

1. 侯玉涛,张烨,黄麗梅,等 . 单次输血诱发抗 -Fy^a、抗 -c、E 和抗 -Jk^a 多系统
抗体一例[J]. 中国输血杂志, 2015, 28(5): 579-581.
2. KOELEWIJN J M, VRIJKOTTE T G, VAN DER SCHOOT CE, et al. Effect of
screening for red cellantibodies, other than anti-D, to detect hemolytic disease of

the fetus and newborn: a population study in the Netherlands[J]. Transfusion, 2008, 48(5): 941-952.

3. KIM H H, PARK T S, OH SH, et al. Delayed hemolytic transfusion reaction due to anti-Fyb caused by a primary immune response: a case study and a review of the literature[J]. Immunohematology, 2004, 20(3): 184-186.

4. 李勇, 马学严. 实用血液免疫学[M]. 北京: 科学出版社, 2006.

15. 高效价冷自身抗体抗-HI引起血型鉴定困难1例

一、简要病史

患者,女性,55岁,因"急性重症胰腺炎、多脏器功能障碍综合征、腹腔感染伴有消化道出血"收入院。入院时血常规检查提示 Hb 70g/L,Hct 0.218,申请输注悬浮红细胞 3U。ABO 血型鉴定时发现正反定型不一致。孕 3 产 1,有近期输血史(具体不详)。

二、实验室检查

(一)血型血清学常规检查

1. 血型鉴定　ABO 正反定型不一致,RhD 阳性,见表 2-42。

表 2-42　患者 ABO 血型鉴定结果(试管法)

检测条件	正定型			反定型			
	抗-A	抗-B	抗-D	A_{1c}	B_c	O_c	自身
IS	4+	4+	4+	2+	2+	2+	±
4℃, 10min	4+	4+	4+	3+	3+	3+	3+
恢复室温	4+	4+	4+	2+^{s}	2+^{s}	2+^{s}	1+
O 细胞 4℃ 吸收患者血清后	/	/	/	0	0	0	±
37℃, 5min	4+	4+	4+	0	0	0	0
37℃温盐水,洗涤 5 次	4+	4+	4+	/	/	/	0

2. 抗体筛查　盐水介质阳性,微柱凝胶 LISS-IAT(37℃)法阴性,见表 2-43。

3. 抗体鉴定　1~10 号谱细胞立即离心后 2+,4℃时凝集增强到 3+,恢复室温时 2+,37℃时全部为阴性,2-Me 处理后的血浆做抗体筛查试验,结果为阴性,与成人 O 细胞及自身细胞也均呈阴性,结果见表 2-44,怀疑为 IgM 冷自身抗体。

表 2-43 抗体筛查结果

序号	Rh-hr						Kell				Duffy		Kidd		Lewis		P	MNS				检测方法	
	C	D	E	c	e	Cw	K	k	Kpa	Kpb	Fya	Fyb	Jka	Jkb	Lea	Leb	P1	M	N	S	s	IS	IAT
1	+	+	0	0	+	+	0	+	0	+	+	+	0	+	0	+	+	0	+	+	+	2+	0
2	+	+	0	0	+	0	+	W	+	+	0	+	+	+	0	0	+	0	+	0	+	2+	0
3	0	+	+	+	0	0	0	+	0	+	+	0	+	+	+	0	0	+	0	+	0	2+	0
自身																						±	0

表 2-44 抗体鉴定结果

序号	Rh-hr					Kidd		MNSs					Duffy		Diego		Kell		Lewis		P	盐水介质				2-Me 处理	
	D	C	E	c	e	Jka	Jkb	M	N	S	s	Mur	Fya	Fyb	Dia	Dib	K	k	Lea	Leb	P1	IS	4℃	室温	37℃	IS	IAT
1	+	+	0	0	+	+	+	+	+	0	+	0	+	0	0	+	0	+	0	+	+	2+	3+	2+	0	0	0
2	+	0	+	0	0	+	+	+	+	+	+	/	+	0	0	+	/	/	0	+	0	2+	3+	2+	0	0	0
3	+	+	+	+	+	+	0	0	+	+	+	0	+	+	+	/	0	+	+	/	+	2+	3+	2+	0	0	0
4	+	0	+	+	+	0	+	0	+	0	+	0	+	0	0	+	0	+	0	+	+	2+	3+	2+	0	0	0
5	0	+	0	+	+	+	+	0	+	0	+	0	+	+	0	+	+	+	0	+	0	2+	3+	2+	0	0	0
6	+	+	+	0	+	+	+	+	+	0	+	/	+	0	0	+	0	+	0	+	0	2+	3+	2+	0	0	0
7	+	0	+	+	+	+	+	0	0	0	+	/	+	+	0	+	/	/	+	0	0	2+	3+	2+	0	0	0
8	+	+	+	+	+	+	+	+	+	0	+	/	+	0	0	+	0	+	+	0	+	2+	3+	2+	0	0	0
9	+	0	0	+	+	+	+	0	+	0	+	0	+	0	0	+	+	/	0	+	+	2+	3+	2+	0	0	0
10	+	+	0	0	+	+	+	+	+	0	+	+	+	0	0	+	0	+	+	+	+	1+	2+	1+	0	0	0
自身																										0	0

（二）血型血清学特殊检查

1. 冷自身抗体鉴定　结果见表 2-45。

表 2-45　冷自身抗体的特异性鉴定结果

	成人 O_c1	成人 O_c2	成人 A_c1	成人 A_c2	成人 B_c1	成人 B_c2	成人 AB_c1	成人 AB_c2	脐血 O_c1	脐血 O_c2
IS	$1+^s$	$1+^s$	$1+^w$	$1+^w$	$1+^w$	$1+^w$	±	±	0/ ±	0/ ±
二次	$2+^w$	$2+^w$	1+	1+	1+	1+	$1+^w$	$1+^w$	±	±

2. 抗体效价测定　4℃ / 室温 /37℃分别为 64、32 和 0。

3. DAT　阳性，结果见表 2-46。

表 2-46　DAT 结果

试剂	抗 -IgG+ 抗 -C3d	抗 -IgG	抗 -C3d	AB 血清
凝集强度	±	±	0	0

血型血清学结果提示：血清中检出 IgM 型抗 -HI 抗体。

三、诊疗经过

给予输注 37℃配血相合的 AB 型、RhD 阳性悬浮红细胞 3U，输注时注意保温，密切观察，整个输注过程顺利，未出现寒战、皮疹、溶血等输血不良反应，次日复查 Hb 为 83g/L，贫血症状得以改善。

四、相关知识链接

冷自身抗体是导致血型鉴定困难的常见原因之一，通常为 IgM 型抗体，能使血浆（或血清）与任何红细胞发生凝集反应，尤其是在寒冷的环境下，某些患者如系统性红斑狼疮、AIHA、支原体肺炎等体内含有高效价、低亲和力的病理性冷抗体会对血型鉴定和相关血清学检查结果造成干扰，甚至影响输血救治的及时性[1-4]。高效价的冷自身抗体常常可激活补体，引起严重的血管内溶血反应，进而产生贫血等一系列症状。在实际的工作中，如果遇到冷自身抗体干扰血型鉴定时，应选用 37℃温盐水洗涤红细胞 5 次以上进行正定型，采用自身或 O 型红细胞冷吸收血清中的自身抗体后进行反定型，可有效排除冷自身的干扰，确保临床用血安全[5-6]。

抗 -HI 是一种常见的冷自身抗体，几乎所有的抗 -HI 均见于妇女，大多为妊娠妇女。在临床工作中，若检出高效价的冷自身抗体，应加以鉴别，如果自身抗体的存在遮蔽了同种抗体,那么输注红细胞可能会造成急性溶血反应,应确定是否存在同种抗体的干扰[7-9]。

五、案例点评

本案例进行常规室温试管法血型鉴定时,正定型抗-A、抗-B均为阳性,反定型 A_c、B_c 均为阳性,且与 O_c 凝集,所以血型鉴定成为本案例的重点,而难点在于患者有输血史且合并感染。实验第一步确定血型,根据表2-42反定型 A_c、B_c、O_c 随温度变化而发生凝集强度变化,放置 37℃ 水浴箱后凝集消失,基本排除感染的可能;O 细胞 4℃ 吸收患者血清后,反定型 A_c、B_c、O_c 均呈阴性,故判定血型为 AB 型。2-Me 处理后的血浆进行抗体筛查试验,盐水介质结果为阴性,与成人 O_c 及自身细胞也均呈阴性,由此可判定血清中存在 IgM 型冷自身抗体。

冷抗体特异性则可通过脐带血 O_c、成人 O_c、成人 ABO 同型的红细胞加以区别。抗-H 抗体与细胞反应强度:成人 O_c> 脐带 O_c> 成人非 O_c(反应或不反应);抗-HI 抗体与细胞反应强度:成人 O_c> 成人非 O_c> 脐带 O_c(不反应或弱反应);抗-I 抗体与细胞反应强度:成人 O 细胞 = 成人非 O_c> 脐带 O_c(不反应或弱反应)[6-9]。该患者血清与各种细胞的反应强度及冷抗体的血清学特征判定为抗-HI 抗体。DAT 中与抗-IgG 呈阳性,与抗-C3 不反应,说明还没有激活补体,在寒冷的气候中,抗-HI 与自身红细胞结合,容易激活补体,产生严重的溶血反应。因此,在临床中遇到高效价的冷自身抗体时,抗体的特异性鉴定极为重要,在配合性输注的同时,注意抗-C3 结果,如是补体依赖型,建议通过保温输注来避免或减少溶血反应。

参考文献

1. 刘敬闪,赵志弘,张虹,等. 高效价冷自身抗-HI 引起配血不合 1 例[J]. 中国输血杂志,2009,22(11):933-934.

2. 王秀菊,李绣萍,蒋绍玮,等. 冷自身抗体引起的血型鉴定困难 1 例[J]. 临床血液学杂志,2013,26(6):434-435.

3. 薛丽,谢波,刘嫦瑛,等. 冷自身抗体伴 Leb 致配血不合 1 例[J]. 中国输血杂志,2011,24(1):69-70.

4. 刘曦. 病理性冷自身抗体与输血[J]. 中国输血杂志,2010,23(增刊):101.

5. 赵素珍,张春燕,颜廷宇,等. 成人 i 型产生高效价抗 I 1 例[J]. 中国输血杂志,2015,28(6):730-731.

6. DANIELS G. Human blood groups. 2nd ed[M]. Oxford:Blackwell Science Lid,2007.

7. CHAPLIN H, HUNTER V L, MALECEK A C, et al. Clinically siginificant allo-

anti-I in an I-negatine Patient with massive hemorrhage[J]. Transfusion, 1986, 26(1): 57-61.

8. 吕红娟, 朱海峰, 孙昌魁, 等. 献血者中检出 i 型稀有血型 1 例[J]. 中国输血杂志, 2013, 26(10): 1032-1033.

9. 田爱民, 赵进生, 孙启俊. 含少量 I 抗原的 i 型患者血清中抗 I 引起配血困难 1 例[J]. 中国输血杂志, 2002, 15(1): 48.

10. 张雄民, 向东, 孟妍, 等. 上海地区部分献血者中抗体的调查[J]. 中国医药导刊, 2009, 11(4): 647-648.

16. 高效价抗 -Jkᵃ 抗体持续存在 1 例

一、简要病史

患者, 女性, 29 岁, 汉族, 2006-12-18 因 "活动后心慌气短, 伴咳嗽 1 个月加重 1 天" 入院。入院时 Hb 60g/L, 抗体筛查阳性, 经鉴定为抗 -Jkᵃ, 先后输注去白红细胞 6 次 (1U/ 次), Hb 维持于 70g/L 左右, 病情稳定后出院。此后多次住院, 多次输注红细胞治疗后症状缓解出院。患者于 1999-04 因 "尿毒症, 肾性高血压进行性肾衰" 行肾移植术, 手术过程顺利, 移植肾成活。2006-02 曾因贫血输血, 输血记录显示 4 次输注红细胞后 Hb 均略有升高, 临床症状缓解后出院, 当时未做抗体筛查。

二、实验室检查

(一) 血型血清学常规检查

1. 血型鉴定　B 型、RhD 阳性。

2. 抗体筛查 (IAT)　阳性, 结果见表 2-47。

3. 抗体鉴定　患者血浆与谱细胞在盐水介质中不凝集, 微柱凝胶抗人球蛋白卡、凝聚胺介质中 5、6、8 号谱细胞 (即 Jkᵃ 抗原阴性细胞) 反应为阴性, 其他细胞均为阳性反应, 自身对照阴性, 结果见表 2-48, 谱细胞反应格局符合 IgG 抗 -Jkᵃ。

4. 交叉配血　选择 Jkᵃ 抗原阴性红细胞配血, 主次侧均相合。

(二) 血型血清学特殊检查

1. Rh 分型试验　DCCee。

2. DAT　阴性。

3. 抗体效价测定　IgG 抗 -Jkᵃ 效价为 16。

表 2-47　抗体筛查结果

序号	Rh-hr						Kell				Duffy		Kidd		Lewis		P	MNS				检测方法	
	C	D	E	c	e	C^w	K	k	Kp^a	Kp^b	Fy^a	Fy^b	Jk^a	Jk^b	Le^a	Le^b	P1	M	N	S	s	IS	IAT
1	+	+	0	0	+	+	0	+	0	+	+	+	+	+	0	+	+	0	+	+	+	0	0
2	+	+	0	0	+	0	+	w	+	+	0	+	0	+	0	0	+	0	+	0	+	0	2+
3	0	+	+	+	0	0	0	+	0	+	+	0	+	+	+	0	+	+	0	+	0	0	2+
自身																						0	0

表 2-48　抗体鉴定结果

序号	Rh-hr					Kidd		MNSs					Duffy		Diego		Kell		Lewis		P	DO		Yt		检测方法		
	D	C	E	c	e	Jk^a	Jk^b	M	N	S	s	Mur	Fy^a	Fy^b	Di^a	Di^b	K	k	Le^a	Le^b	P1	DO^a	DO^b	Yt^a	Yt^b	IS	凝聚胺	IAT
1	+	+	0	0	+	+	+	+	+	0	+	0	+	0	0	+	0	+	0	+	+	0	+	+	0	0	2+	2+
2	+	0	+	+	0	+	0	0	+	0	+	0	+	0	0	+	0	+	0	+	+	0	+	+	0	0	2+	2+
3	+	+	0	+	+	+	+	+	0	0	+	0	+	0	0	+	0	+	0	+	+	0	+	+	0	0	1+	2+
4	+	+	0	+	+	0	+	0	+	0	+	0	+	0	0	+	0	+	+	+	+	0	+	+	0	0	2+	2+
5	+	0	+	+	+	+	+	+	+	0	+	0	+	0	0	+	0	+	0	+	+	0	+	+	0	0	0	0
6	+	0	+	+	+	0	+	0	+	0	+	0	+	0	0	+	0	+	+	0	0	0	+	+	0	0	0	0
7	+	+	+	+	0	+	+	+	+	0	+	+	+	0	/	/	0	+	0	0	0	/	/	/	/	0	1+	1+
8	+	+	+	0	+	+	+	+	+	0	+	0	+	+	0	+	0	+	0	0	0	0	+	+	0	0	0	0
9	0	0	0	+	+	+	+	0	+	0	+	0	+	0	/	/	0	+	0	+	0	/	+	/	/	0	1+	1+
10	+	0	+	+	0	+	0	+	0	+	+	0	+	0	0	+	0	+	0	+	0	0	+	+	0	0	2+	2+
自身																										0	0	0

三、诊疗经过

患者入院当天检查 BUN 20.36mmol/L, Cr 1 330μmol/L, Hb 60g/L,提示移植肾失功能,急需透析及输血治疗。输血前检查发现抗体筛查为阳性,查阅患者 2006-02 相关输血记录,发现当时未做抗体筛查,配合性输血治疗后症状缓解即出院。抗体经确认为抗 -Jk^a,抗体效价为 16,输注 Jk^a 抗原阴性去白红细胞 3 次,1U/ 次,同时配合透析治疗,症状缓解即出院。2007-01-01 再次入院,2007-01-05 检测血清中仍存在抗 -Jk^a,抗体效价为 16,输注 Jk^a 抗原阴性去白红细胞 3 次,1U/ 次,治疗后症状缓解出院。其后患者在 2007-01、2017-03、2017-11 及 2008-03 分别检测 DAT 均为阴性,抗体筛查均为阳性,其抗 -Jk^a 效价分别为 16、16、8 及 8。随访期间患者没有输注过 Jk^a 抗原阳性红细胞。

四、相关知识链接

1951 年 Allen 发现 Kidd 血型系统,具有 2 个常染色体等位基因 *JK^a* 和 *JK^b*,包括 Jk^a、Jk^b 和 Jk3 三种抗原,四种表型分别为 Jk(a+b-)、Jk(a-b+)、Jk(a+b+)和 Jk(a-b-)[1-2]。Kidd 血型系统中 Jk^a、Jk^b 抗原存在于红细胞膜上、中性粒细胞上及肾脏中,但血清中尚未发现可溶性 Kidd 血型物质。Jk^a 抗原为 Kidd 血型系统中比较常见的红细胞抗原,其抗原频率在亚洲人中约为 73.0%[3]。有研究报道称上海地区汉族献血者 Kidd 血型 *JK^a* 基因频率为 0.484,但因其免疫原性相对较弱,仅部分抗体应答能力强的人才可被免疫产生抗体[4-5]。Kidd 血型抗体的产生多由妊娠、输血或移植致敏引发,通常为 IgG 类抗体,且常与其他抗体混合存在,具有剂量依赖效应,易激活补体,引起补体介导的溶血性输血反应,其中以迟发性溶血反应为主,偶有急性溶血反应发生[5]。这类抗体一般在人体内产生后数周或数月后就难以检出。

五、案例点评

本案例患者血清中抗体筛查阳性,经鉴定为抗 -Jk^a,但抗 -Jk^a 特性与以往国内外文献报道存在很大差异。该抗体在患者体内持续存在长达 1 年多,且抗体效价未见明显下降,这与输血引起抗 -Jk^a 特性有所不同,提示该患者抗体产生除输血引发外,肾移植亦可能是原因之一[6]。曾有文献报道,一名 Jk^a 抗原阳性受者移植了其姐姐 Jk^a 抗原阴性外周血干细胞后,受者体内产生抗 -Jk^a 抗体引起慢性溶血并导致 Hb 下降,分析抗 -Jk^a 可能是由供者淋巴细胞产生。但是遗憾的是本例患者的移植肾供者已无法查找,故本例患者血清

中抗 -Jk^a 产生原因未明确。红细胞 Kidd 血型系统抗体的检测,在以往的器官移植中并未受到重视。目前还未见有肾移植引起 Kidd 血型系统抗体的报道,但抗 -Jk^a 可能导致患者移植肾慢性排斥反应,是导致移植肾失功能的重要原因之一[7]。因此器官移植后选择完全配合性血液输注非常重要,其与移植器官是否能够长期存活密切相关。这也提示我们:在以后肾移植工作中增加 Kidd 血型抗原的检测配型可能具有重要临床意义。

参考文献

1. LAWICKI S, COVIN R B, POWERS A A. The Kidd(JK)Blood Group System〔J〕. Transfus Med Rev, 2017, 31(3): 165-172.

2. HAMILTON JR. Kidd blood group system: a review〔J〕. Immunohematology, 2015, 31(1): 29-35.

3. GUO Z, WANG C, YAN K, et al. The mutation spectrum of the JK-null phenotype in the Chinese population〔J〕. Transfusion, 2013, 53(3): 545-553.

4. ZHANG A, CHI Q, LIN H, et al. Molecular genetic analysis of the Jk(a–b–)phenotype in Chinese: A novel silent recessive JK allele〔J〕. Transfus Apher Sci, 2016, 54(2): 232-234.

5. 王玲,刘毅,吴敏慧. 抗 -Jk^a 免疫性抗体致速发性溶血性输血反应探讨〔J〕. 临床输血与检验, 2012, 14(2): 168-170.

6. 李翠莹,张利,黄菲,等. 血清中高效价抗 -Jk^a 持续存在 1 例〔J〕. 中国输血杂志, 2008, 21(11): 886-887.

7. 姚丽,水波. JK^a 抗体疑难配血 1 例〔J〕. 临床血液学杂志(输血与检验), 2016,(1): 167-168.

17. 抗 -Jk3 引起 HDFN 1 例

一、简要病史

患儿,女,出生 1 天后出现黄疸并持续加重。为确认黄疸病因,对患儿及其父母进行 HDFN 相关检测。患儿母亲,36 岁,孕 2 产 2,否认输血史。

二、实验室检查

(一)血型血清学常规检查
1. 血型鉴定 患儿 B 型、RhD 阳性,患儿母亲 O 型、RhD 阳性,患儿父亲

B 型、RhD 阳性。

2. 抗体筛查　患儿及其母亲血清与 3 系筛查细胞在盐水介质中均为阴性,在抗人球蛋白介质中均为阳性,结果见表 2-49。

3. 抗体鉴定　患儿血清及其红细胞放散液与 10 系筛查细胞在抗人球蛋白介质里均为阳性,结果见表 2-50。

（二）血型血清学特殊检查

1. Rh 分型　患儿为 ccDEE,患儿母亲为 ccDEE,患儿父亲为 CcDEe。

2. Kidd 系统分型　患儿为 Jk(a−b+),患儿母亲为 Jk(a−b−),患儿父亲为 Jk(a−b+)。

3. DAT　抗 -IgG+ 抗 -C3d 阳性(3+),抗 -IgG 阳性(4+),抗 -C3d 阴性。

4. 放散试验　患儿红细胞经三氯甲烷放散,放散液用试管法 LISS-IAT 检测抗体,结果见表 2-50。

5. 吸收放散试验　分别用 O 型 Jk(a−b+)、Jk(a+b−)、Jk(a+b+)红细胞吸收患儿及患儿母血浆,吸收后血浆用 Liss/Coombs 卡做抗体鉴定,结果见表 2-51,提示患儿及其母血浆中的抗体可以分别被这三种细胞完全吸收。吸收后红细胞用三氯甲烷放散,放散液用试管 LISS-IAT 法做抗体鉴定,结果见表 2-51,放散液与谱细胞反应均阳性,提示此抗体既可以和 Jk^a 抗原反应,也可以和 Jk^b 抗原反应。

（三）血型分子生物学检测

Kidd 基因扩增与测序分析:患儿及其父母 *Kidd* 基因测序,图 2-3 提示 838 位碱基为 G,表现为 Jk^a 抗原;838 位碱基为 A,表现为 Jk^b 抗原。患儿基因型为 JK^b/JK^b;患儿母基因型为 JK^b/JK^b;患儿父基因型为 JK^b/JK^b。图 2-4 为患儿及其父母第 5 内含子测序结果,结果显示患儿母和患儿均有在第 5 内含子 3' 发生 G 到 A 的突变即 IVS5-1 G>A,患儿母为纯合突变,患儿为杂合突变。

三、诊疗经过

综合血清学及分子生物学结果,患儿诊断为抗 -Jk3 引起的 HDFN,经蓝光照射治疗,黄疸逐渐消退,未进行输血治疗,最终病愈出院。

四、相关知识链接

Kidd 血型系统(JK,ISBT009)的抗体是除 ABO、Rh 系统外最常见的引起溶血性输血反应的血型抗体,Kidd 血型系统的四种表型中,Jk(a−b−)是十分罕见的稀有表型,其因免疫产生的抗 -Jk3 可引起急性和迟发性溶血反应以及 HDFN。Jk(a−b−)表型在不同地区和不同人群中分布频率不同,但在人群中整体频率均很低。Jk(a−b−)血型在东方人群中频率相对较高,西方人群中

表 2-49　患儿及其母亲抗体筛查结果

序号	Rh-hr						Kell				Duffy		Kidd		Lewis		P	MNS				患儿血浆		患儿母血浆	
	C	D	E	c	e	Cʷ	K	k	Kpᵃ	Kpᵇ	Fyᵃ	Fyᵇ	Jkᵃ	Jkᵇ	Leᵃ	Leᵇ	P1	M	N	S	s	IS	IAT	IS	IAT
1	+	+	0	0	+	+	0	+	0	+	+	+	+	0	0	+	+	0	+	+	+	0	1+	0	3+
2	+	+	0	0	+	0	+	W	0	+	0	+	0	+	0	0	+	0	+	+	+	0	1+	0	3+
3	0	+	+	+	0	0	0	+	0	+	+	0	+	+	+	0	0	+	0	0	0	0	1+	0	3+
自身																						0	3+	0	0

表 2-50　患儿血浆及其红细胞放散液抗体鉴定结果

编号	Rh-hr					Kidd		MNSs					Duffy		Diego		Kell		Lewis		P	DO		Yt		样本	
	D	C	E	c	e	Jkᵃ	Jkᵇ	M	N	S	s	Mur	Fyᵃ	Fyᵇ	Diᵃ	Diᵇ	K	k	Leᵃ	Leᵇ	P1	DOᵃ	DOᵇ	Ytᵃ	Ytᵇ	血浆	放散液
1	+	+	0	0	+	+	+	+	+	0	+	0	+	0	0	+	0	+	0	+	+	0	+	+	0	1+	1+
2	+	0	+	+	0	+	0	0	+	0	+	0	+	+	0	+	0	+	0	+	+	0	+	+	0	1+	1+
3	+	+	0	+	+	+	+	+	0	+	0	0	+	+	0	+	0	+	0	0	0	+	+	+	0	1+	1+
4	+	+	0	+	+	+	+	+	+	0	+	0	+	+	0	+	0	+	+	+	+	0	+	+	0	1+	1+
5	+	+	+	0	+	0	+	+	+	0	+	0	+	+	0	+	0	+	0	+	+	0	+	+	/	1+	1+
6	+	0	0	+	+	+	+	0	+	0	+	+	+	+	0	+	0	+	0	+	+	0	+	+	/	1+	1+
7	0	+	0	+	+	+	+	+	+	0	+	0	+	+	/	+	0	+	0	0	0	/	/	/	/	1+	1+
8	+	0	+	+	+	+	+	+	+	0	+	0	0	+	0	+	+	+	+	0	+	0	+	+	/	1+	1+
9	0	0	0	+	+	+	+	0	+	+	+	0	+	0	0	/	0	+	0	+	0	/	+	/	/	1+	1+
10	+	0	+	+	0	+	0	+	+	0	+	0	+	+	0	+	+	+	+	+	0	0	/	+	0	1+	1+
自身																										1+	/

表2-51 患儿及患儿母血浆、吸收后血浆及红细胞放散液抗体鉴定结果

编号	Kidd 表型	患儿/患儿母血浆	Jk 三种表型细胞吸收患儿/患儿母血浆后（卡）			Jk 三种表型细胞吸收患儿/患儿母血浆后放散液/患儿母血浆放散液（试管）		
			Jk（a-b+）	Jk（a+b-）	Jk（a+b+）	Jk（a-b+）	Jk（a+b-）	Jk（a+b+）
1	Jk（a-b+）	1+/3+	0/0	0/0	0/0	±/1+	±/1+	±/1+
2	Jk（a+b-）	1+/3+	0/0	0/0	0/0	±/1+	±/1+	±/1+
3	Jk（a+b-）	1+/3+	0/0	0/0	0/0	±/1+	±/1+	±/1+
4	Jk（a+b+）	1+/3+	0/0	0/0	0/0	±/1+	±/1+	±/1+
5	Jk（a-b+）	1+/3+	0/0	0/0	0/0	±/1+	±/1+	±/1+
6	Jk（a-b+）	1+/3+	0/0	0/0	0/0	±/1+	±/1+	±/1+
7	Jk（a+b-）	1+/3+	0/0	0/0	0/0	±/1+	±/1+	±/1+
8	Jk（a+b+）	1+/3+	0/0	0/0	0/0	±/1+	±/1+	±/1+
9	Jk（a+b-）	1+/3+	0/0	0/0	0/0	±/1+	±/1+	±/1+
10	Jk（a-b+）	1+/3+	0/0	0/0	0/0	±/1+	±/1+	±/1+
11	Jk（a+b+）	1+/3+	0/0	0/0	0/0	±/1+	±/1+	±/1+

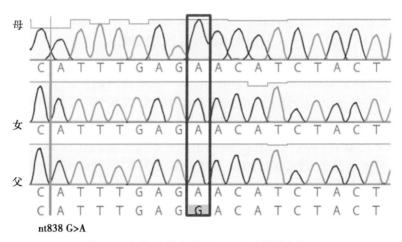

图 2-3 患儿、患儿父及母 838 位碱基测序结果

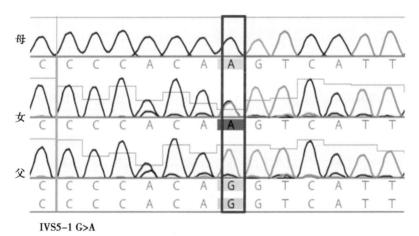

图 2-4 患儿、患儿父及母第 5 内含子碱基序列测序结果

波利尼亚和芬兰人中频率相对高些,可以达到 0.1%~1.4%,在日本为 0.002%。国内各省市也在近几年的稀有血型筛选项目中对 Jk(a-b-)进行了一系列报道,章文等[1]报道的深圳地区儿童 Jk(a-b-)频率为 0.019 6%;邓诗桢等[2]报道的番禺地区 50 034 名无偿献血者中发现 10 例 Jk(a-b-),频率为 0.02%;林国跃等[3]报道新疆维吾尔地区少数民族 Jk(a-b-)频率为 0.006 3%;朱自严等[4]报道上海地区 48 400 人群中发现 2 例 Jk(a-b-),频率为 0.004 1%。同时,Kidd 抗体通常情况下很难检测到,因为这种抗体在血浆中能迅速下降到很低或不能检测的水平[5-8],但这种抗体能够引起严重和致命的急性溶血反应[9-11],也能够引起迟发型溶血反应,国内外此类报道在近几年也逐步增多。与 Kidd 抗体引起的溶血性输血反应相比,由抗 -Jkᵃ 和抗 -Jkᵇ 引起严重的

HDFN 更为罕见[12]，目前只有一例由抗 -Jkª引起胆红素脑病的病例报道[13]，而由抗 -Jk3 引起的 HDFN，目前在国内外尚属首次报告。

JK（*SLC14A1*）基因有 30kb，11 个外显子。1~3 和部分 4 号外显子为 3′端非翻译区，4~11 号外显子编码成熟蛋白，*JK*ª 与 *JK*ᵇ 基因的多态性差异主要体现在第 838 碱基上，*JK*ª 第 838 位碱基为 G，*JK*ᵇ 为 A，Jkª 与 Jkᵇ 抗原的差异主要是因为第 280 位氨基酸残基的不同（天冬氨酸和天冬酰胺）。对 Jk（a-b-）表型的分子机制研究在国内外报道中，主要包括以下几点：①在 *JK*ᵇ 等位基因内含子 5′ 3′端保守区剪切结合位点发生 G 到 A 的突变，导致 mRNA 转录中从第 6 外显子处缺失；②在 *JK*ᵇ 等位基因 T871C 处发生改变，从而阻断位于第 8 个跨膜功能区 289 位的 Asn 糖基化；③*JK*ᵇ 等位基因第 7 内含子的剪切位点上发生 G 到 T 的转换，导致转录时第 7 外显子后的序列全部消失；④*JK*ª 等位基因外显子 4 到 5 区域缺失 1.6kb 的基因片段或缺乏翻译启动密码；⑤在 *JK*ª 等位基因外显子 7 处出现终止密码子，从而缺少大量氨基酸片段。这些基因突变导致其编码的血型抗原活性减低或消失，造成血型基因型与表型的不一致。

五、案例点评

本案例由抗 -Jk3 引起的 HDFN，患儿 DAT 为 4+，通过对患儿和患儿母亲血浆进行抗体筛查、鉴定和患儿红细胞放散等试验，初步证实引起 HDFN 的抗体为抗 -Jk3。患儿母亲 Kidd 血型表型为 Jk（a-b-），经第一次妊娠后，患儿母亲被免疫产生高频抗原抗体抗 -Jk3。本次妊娠过程中，抗 -Jk3 抗体经胎盘进入胎儿体内，由于患儿 Kidd 血型为 Jk（a-b+），因此造成患儿发生 HDFN。患儿血浆及患儿母血浆经 O 型 Jk（a-b+）、Jk（a+b-）、Jk（a+b+）红细胞吸收后，其剩余血清与谱细胞均呈阴性反应，表明患儿母血浆及患儿血浆中抗体可以被上述三种细胞完全吸收，同时患儿血浆中不存在其他意外抗体。对于吸收后的红细胞进行三氯甲烷放散后，进行的抗体鉴定结果表明，患儿母亲及患儿体内均存在抗 -Jk3，进一步验证 HDFN 由抗 -Jk3 引起。

在此例家系调查中，患儿和患儿父母，在 838 位上均为 A，基因型均为 *JK*ᵇ/*JK*ᵇ。通过对三人的 Kidd 基因 4~11 外显子测序，发现患儿母亲在第 5 内含子 3′端保守区剪切结合位点处发生了 G 到 A 的突变即 IVS5-1G>A，导致 mRNA 转录本中从第 6 外显子处开始缺失，致使其虽然有 *JK*ᵇ 基因但不表达 Jkᵇ 抗原，其 Kidd 表型为 Jk（a-b-）。患儿父亲表型为正常 Jk（a-b+），基因型为 *JK*ᵇ/*JK*ᵇ。患儿表型同样为 Jk（a-b+），根据孟德尔遗传规律，患儿分别从母亲和父亲处遗传了一条无功能的 *JK*ᵇ 基因和一条有功能的 *JK*ᵇ 基因，从而使其表型为 Jk（a-b+）。

Kidd 系统 *JK* 基因编码的蛋白质是红细胞膜上的尿素转运蛋白，Jkª 和 Jkᵇ 可以主动转运尿素通过红细胞膜，而 Jk（a-b-）表型个体对于尿素的转运只能通过扩散的方式,其转运速度相比主动转运慢很多,因此可以通过尿素溶解试验来进行 Jk(a−b−)表型的筛选,相比使用抗 -Jk^a、抗 -Jk^b 抗血清,此种筛选方式更为廉价且容易操作,目前已经被广泛用于 Jk(a−b−)表型的筛选和确认。

参考文献

1. 章文,李德发,王红梅,等. 某地区儿童 Kidd 血型 Jk(a−b−)表型的筛选 [J]. 国际检验医学杂志, 2011, 32(17): 1942-1945.

2. 邓诗桢,曾玫玫,严康峰,等. 番禺地区无偿献血人群中 Jk(a−b−)表型的筛选与研究 [J]. 中国输血杂志, 2007, 20(1): 10-12.

3. 林国跃,单金晶,张雅楠,等. 中国新疆回族人群 9 种稀有血型系统基因频率调查研究 [J]. 公共卫生学与预防学, 2016, 39(8): 1026-1030.

4. 朱自严,沈伟,陈和平,等. 上海地区部分人群 Jk(a−b−)、D-Tja-、Ge- 稀有血型筛选 [J]. 中国输血杂志, 2002, 15(4): 232-233.

5. ROSENFIELE R E, VOGEL P, GIBBEL N, et al. Anti-Jk^a, three new examples of the isoantibody-frequency of the factor in Caucasians, Negroes and Chinese of New York City [J]. Am J Clin Pathol, 1953, 23(12): 790-791.

6. LANDEVALL J. The Kidd blood group system: investigated with anti-Jk^a [J]. Acta Path Microbiol Scand, 1956, 38(1): 39-42.

7. MORGAN P, WHEELERC B, BOSSOM E L. Delayed transfusion reaction attributed to anti-Jk^b [J]. Transfusion, 1967, 7(4): 307-308.

8. KRONENBERG H, KOOPTZOFF O, WALSH R J. Hemolytic transfusion reaction due to anti Kidd [J]. Aust Ann Med, 1958, 7(1): 34-35.

9. MAYNARD B A, SMITH D S, FARRAR R P, et al. Anti-Jk^a, -C, and -E in a single patient, initially demonstrable only by the manual hexadimethrine bromide (Polybrene) test, with incompatibilities confirmed by Crlabled red cell studies [J]. Transfusion, 1988, 28(4): 302-306.

10. DEGNAN T J, ROSENFIELD R E. Hemolytic transfusion reaction associated with poorly detectable anti-Jk^a [J]. Transfusion, 1965, 5(3): 245-247.

11. POLESKY H F, BOVE J R. A fatal hemolytic transfusion reaction with acute autohemolysis [J]. Transfusion, 1964, 4(4): 285-292.

12. DORNER I, MOORE J A, CHAPLIN H. Combined maternal erythrocyte autosensitization and, materno-fetal Jk^a incompatibility [J]. Transfusion, 1974, 14(3): 212-219.

13. MATSON G A, SWANSON J, TOBIN J D. Severe hemolytic disease of the newborn caused by anti-Jk^a [J]. Vox Sang, 1959, 4(2): 144-147.

18. 抗-C、e、抗-Jk^{b}和抗-Fy^{b}引起交叉配血困难1例

一、简要病史

患者,女性,29岁,以"妊娠17周、重度贫血"入院。入院时Hb 52g/L,输血前检查发现抗体筛查阳性,特异性不确定送检。既往患有再生障碍性贫血,有多次输血史。

二、实验室检查

(一)血型血清学常规检查

1. 血型鉴定 B型、RhD阳性。

2. 抗体筛查 阳性,患者血清分别与两个不同厂商不同批次筛选细胞发生的反应格局见表2-52、表2-53。

表2-52 患者血清与筛选细胞A反应结果

序号	Rh					Duffy		Kidd		Lewis		MN				检测方法	
	D	C	c	E	e	Fy^a	Fy^b	Jk^a	Jk^b	Le^a	Le^b	M	N	S	s	IS	IAT
1	+	+	0	0	+	0	+	+	0	+	0	0	+	0	+	1+	4+
2	+	0	+	+	0	+	+	+	0	+	0	+	0	+	+	0	1+
3	0	0	+	0	+	+	0	0	+	0	+	0	+	+	0	±	4+
自身																0	0

表2-53 患者血清与筛选细胞B反应结果

序号	Rh					Duffy		Kidd		Lewis		MN				检测方法	
	D	C	c	E	e	Fy^a	Fy^b	Jk^a	Jk^b	Le^a	Le^b	M	N	S	s	IS	IAT
1	+	+	0	0	+	0	+	0	+	0	+	0	+	+	+	±	4+
2	+	0	+	+	0	+	0	+	0	0	+	+	+	0	+	0	0
3	0	0	+	0	+	+	0	+	0	0	+	0	+	0	+	±	4+
自身																0	0

3. 抗体鉴定 患者血清和DTT处理后的血清与11系谱细胞抗体鉴定结果见表2-54。综合表2-52、表2-53和表2-54结果及患者的多系统血型表型,确定患者血清中存在IgM和IgG抗-C、e,同时可能存在抗-Jk^b、抗-Fy^{b}和抗-S。

表2-54　患者血浆与谱细胞反应结果

序号	Rh					Duffy		Kidd		Lewis		MN				原血浆 RT	DTT处理后 RT	DTT处理后（卡式）	吸收后血清（卡式）	放散液 Liss-IAT
	D	C	c	E	e	Fy^a	Fy^b	Jk^a	Jk^b	Le^a	Le^b	M	N	S	s					
1	+	+	0	+	+	+	+	0	+	0	+	+	0	+	0	1+	0	4+	4+	1+
2	+	+	0	0	+	+	+	0	+	+	0	+	0	+	+	1+	0	4+	4+	1+
3	+	0	+	+	0	0	0	+	0	0	0	+	+	0	+	0	0	0	0	0
4	+	0	+	0	+	0	+	+	0	0	0	+	0	+	0	w+	0	4+	4+	±
5	0	+	+	0	+	0	0	+	+	0	+	0	+	0	+	1+	0	4+	4+	±
6	0	0	+	0	+	+	0	+	0	0	0	+	+	0	+	w+	0	4+	4+	0
7	0	0	+	0	+	0	+	0	+	0	0	0	+	0	+	w+	0	4+	4+	1+
8	0	0	+	0	+	+	0	+	0	+	0	0	+	+	0	w+	0	4+	4+	0
9	0	0	0	0	+	0	+	+	0	0	+	+	0	0	+	w+	0	4+	4+	±
10	+	+	0	+	0	0	0	+	0	0	+	+	+	0	0	1+	0	4+	4+	±
11	+	0	+	+	+	+	0	+	+	+	+	+	0	+	0	w+	0	4+	4+	±
自身																0	/	0	/	/

4. 交叉配血 用试剂血清抗 -C 和抗 -e 血清从 539 位 B 型 RhD 阳性献血者中选出 21 位 C、e 抗原阴性献血者,患者血清与选出的 21 名献血者血标本进行交叉配血,只有 1 人相合。用试剂抗 -Fy^b 和抗 -Jk^b 血清检测相应的抗原,配血不相合者中 16 人 Jk^b 抗原阳性、Fy^b 抗原阴性;2 人 Jk^b 抗原阴性、Fy^b 抗原阳性;2 人 Jk^b 和 Fy^b 抗原均阳性;配血相合者 1 人 Jk^b 和 Fy^b 抗原均阴性。

（二）血型血清学特殊检查

1. Rh 分型 DccEE。

2. 其他血型系统分型 Jk（a+b−）,Fy（a+b−）,MNss,Le（a−b+）。

3. 吸收试验 用 B 型 ccDEE、Jk（a−b+）、Fy（a+b+）、ss 细胞吸收（37℃ 1h）患者血清,吸收后的血清与筛选细胞反应结果见表 2-55,结果确认患者血清中不存在抗 -S。用 B 型 ccDEE、Jk（a−b+）、Fy（a+b+）红细胞吸收患者血清（37℃ 1h）,吸收后的血清与谱细胞反应结果见表 2-54,结果确认患者血清中存在抗 -Ce。

表 2-55 患者血清与筛选细胞 C 反应结果

序号	Rh					Duffy		Kidd		Lewis		MN				原血清（卡式 IAT）	吸收后血清（卡式 IAT）
	D	C	E	c	e	Fy^a	Fy^b	Jk^a	Jk^b	Le^a	Le^b	M	N	S	s		
1	+	+	0	0	+	0	+	+	0	+	0	+	0	+	0	4+	0
2	+	0	+	+	0	+	0	0	+	0	+	+	+	+	+	2+	0
3	+	+	0	0	+	+	0	+	0	0	0	w+	0	0	+	4+	0
自身																0	0

4. 放散试验 用 B 型 ccDEE、JK（a−b+）、Fy（a+b+）细胞吸收患者血清,红细胞经三氯甲烷放散,放散液与谱细胞反应结果见表 2-54,结果显示患者血清中同时存在抗 -Jk^b、抗 -Fy^b。

三、诊疗经过

为患者选择 C、e、Jk^b、Fy^b 抗原阴性的 B 型悬浮红细胞 2U,配血相合,输注后患者 Hb 升高至 64g/L,无不良反应发生。

四、相关知识链接

由于目前的临床输血技术规范中并没有要求对所有供、受者进行 Rh 分型鉴定[1],所谓同型输血仅仅是指 ABO 和 RhD 同型,因此受者输入自身红细胞没有的 Rh 抗原可能就会刺激机体产生相应的抗体,从而导致再次输血时配血不合。Rh 抗体大多数为 IgG 类抗体,各抗体频率多少主要取决于抗原的免疫性及其在人群的分布频率,Rh 系统抗体能引起严重的溶血性输血反应及 HDFN[2]。

Kidd 血型系统的抗体均为免疫性抗体,绝大部分是 IgG,少部分为 IgM,对绝大部分含 Kidd 血型系统抗体的血清标本,要用间接抗人球蛋白试验方法检测,大约 50% 的 Kidd 血型系统抗体能结合补体,并导致溶血,偶尔可引起HDFN,常为中等强度。临床上严重的溶血性输血反应中,Kidd 血型系统抗体常是主要原因,特别要注意的是,在 Kidd 血型系统抗体所导致的迟发型溶血反应中,由于回忆反应所致抗体产生速度之快,可以使正在循环的红细胞发生破坏[3-8]。

抗 -Fy^b 常在混合的其他血型抗体中发现,可由怀孕和输血的刺激产生。抗 -Fy^b 通常是 IgG1,在抗人球蛋白试验中抗 -Fy^b 反应性良好,但也有报道在盐水介质中凝集,有些抗 -Fy^b 结合补体。抗 -Fy^b 可造成致命性的急性溶血性输血反应和迟发性输血反应[9-10]。

五、案例点评

本案例患者患有再生障碍性贫血,有多次输血史,故考虑患者体内的抗 -C、e、抗 -Jk^b、抗 -Fy^b 为输血免疫所致。患者为 B 型、ccDEE,缺乏相应的C、e 抗原,由于输血前只检测 RhD 血型,导致异体 C、e 抗原输入患者体内,反复的免疫刺激,致使患者产生了抗 -C、e,抗 -C、e 可引起溶血性输血反应。同时由于患者红细胞缺乏 Jk^b 和 Fy^b 抗原,多次输血免疫产生了抗 -Jk^b 和抗 -Fy^b。

输血是机体致敏的重要途径,有妊娠史或反复输血史的患者每次输血前都应进行抗体筛查试验,以确保没有新的抗体产生。除保证 ABO 血型和RhD 相合外,有条件的情况下其他 Rh 血型抗原也应该尽量相合。在输血前认真检查患者以往输血资料,对已检测出抗体再次输血的患者,尽量避免所输入的红细胞携带相应抗原。本例患者选择 C、e、Jk^b、Fy^b 抗原阴性的 B 型悬浮红细胞,配血相合,输注后患者血红蛋白升高明显,无不良反应。

参考文献

1. 中华人民共和国卫生部. 临床输血技术规范[S]. 2000.
2. 杰夫·丹尼尔. 人类血型[M]. 朱自严,译. 北京:科学出版社,2007.
3. 李勇,马学严. 实用血液免疫学[M]. 北京:科学出版社,2006.
4. SZYMANSKI I O, HUFF S R, DELSIGNORE R. An autoanalyzer test to

determine immunoglobulin class and IgG subclass of blood group antibodies[J].
Transfusion, 1982, 22（2）: 90-95.

5. HARDMAN J T, BECK M L. Hemagglutination in capillaries: correlation with
blood group specificity and IgG subclass[J]. Transfusion, 1981, 21（3）: 343-
346.

6. KLEIN H G, ANSTEE D J. Mollison 's Blood Transfusion in Clinical Medicine,
11th ed[M]. Oxford: Blackwell Publishing, 2005.

7. YATES J, HOWELL P, OVERFI ELD J, et al. IgG anti-Jk^a/Jk^b antibodies are
unlikely to fix complement[J]. Transfusion Med, 1998, 8（2）: 133-140.

8. O'BRIEN P, HOPKINS L, MCCARTHY D, et al. Complement binding anti-Jk^a
not detectable by DiaMed gels[J]. Vox Sang, 1998, 74（1）: 53-55.

9. KOSANKE J, DICKSTEIN B, CHAMBERS L A, et al. Fatal delayed hemolytic
transfusion reaction due to anti-Fy^b[J]. Transfusion, 2004, 14（S1.）: 120A.

10. CARRERAS VESCIO LA, FARI NA D, ROGIDO M, et al. Hemolytic disease
of the newborn caused by anti-Fy^b[J]. Transfusion, 1987, 27（4）: 366.

19. 抗-M 抗体导致多次流产后成功分娩 1 例

一、简要病史

孕妇，女性，26 岁，2012 年至 2014 年先后两次妊娠，均胎死宫内。2015
年第三次妊娠，至中晚期超声提示胎儿心脏增大，胸腹腔积液，颅内静脉扩
张，剖宫产一男婴，此新生儿出生后 1 分钟 Apgar 评分 5 分，7 分钟评分 7 分，
新生儿复苏后血氧饱和度测不出，周身皮肤苍白、水肿，心音正常，无脾肿大。
当时诊断为抗-M 引起的 HDFN，新生儿经心脏复苏后 100 分钟无好转后死
亡。2016 年患者再次怀孕，妊娠 28 周时门诊检查发现孕妇体内仍存在抗-M
抗体，效价为 32，遂收入院监控胎儿生长发育情况。产妇既往无输血史。

二、实验室检查

（一）血型血清学常规检查

1. 血型鉴定 孕妇为 AB 型、RhD 阳性，新生儿为 A 型、RhD 阳性，新生
儿父亲为 A 型、RhD 阳性。

2. 抗体筛查 孕妇盐水介质和抗人球蛋白介质均为阳性，结果见表 2-56。

3. 抗体鉴定 孕妇血清和新生儿脐带血清均符合抗-M 抗体格局，见表 2-57。

表 2-56 孕妇抗体筛查结果

序号	Rh-hr						Kell						Duffy		Kidd		Lewis PP		P	MNS				Luther		Xg	IAT	盐水介质	
	D	C	E	c	e	Cʷ	K	k	Kpᵃ	Kpᵇ	Jsᵃ	Jsᵇ	Fyᵃ	Fyᵇ	Jkᵃ	Jkᵇ	Leᵃ	Leᵇ	P1	M	N	S	s	Luᵃ	Luᵇ	Xgᵃ		4℃	37℃
1	+	+	-	-	+	-	+	+	-	+	/	/	-	+	-	+	-	+	+	+	+	+	+	-	+	-	3+	4+	2+
2	+	-	+	+	-	-	-	+	-	+	/	/	+	-	+	-	+	-	+	+	+	+	-	-	+	-	3+	4+	2+
3	+	-	+	+	-	-	-	+	-	+	/	/	+	+	+	+	+	+	+	+	+	+	+	-	+	+	3+	4+	2+
自身																											0	0	0

表 2-57 孕妇及新生儿抗体鉴定结果

序号	Rh-hr					Kidd		MNSs					Duffy		Diego		Kell		Lewis		P	DO		Yt		IAT	
	D	C	E	c	e	Jkᵃ	Jkᵇ	M	N	S	s	Mur	Fyᵃ	Fyᵇ	Diᵃ	Diᵇ	K	k	Leᵃ	Leᵇ	P1	DOᵃ	DOᵇ	Ytᵃ	Ytᵇ	母血浆	子血浆
1	+	+	0	0	+	+	+	+	+	0	+	0	+	0	0	+	0	+	0	+	+	0	+	0	+	3+	2+
2	+	0	+	+	0	+	+	+	+	+	+	/	+	0	0	+	0	+	0	+	0	/	/	/	/	3+	2+
3	+	+	+	+	+	0	+	0	+	/	0	0	0	+	+	0	+	+	+	/	+	/	/	/	/	0	0
4	+	+	0	0	+	+	+	0	+	0	+	/	+	0	0	+	0	+	0	+	0	/	/	/	/	0	0
5	+	0	+	+	+	0	+	+	+	+	+	0	+	+	0	+	+	+	0	+	+	0	+	+	+	3+	2+
6	+	+	0	+	+	+	+	0	+	0	+	/	+	+	0	+	0	+	0	+	0	0	+	+	+	0	0
7	0	0	+	+	+	+	+	+	+	0	+	/	+	0	0	+	+	+	0	+	0	/	/	/	/	0	0
8	+	+	0	0	+	+	+	+	+	+	+	0	+	+	0	+	0	+	+	+	0	0	+	+	+	3+	2+
9	0	0	+	+	+	0	+	0	+	0	+	0	0	0	0	0	+	+	0	0	0	0	0	0	0	3+	2+
10	+	0	0	0	+	+	+	+	+	+	+	+	+	+	0	0	+	+	0	+	+	/	/	/	/	0	0
自身																										0	0

（二）血型血清学特殊检查

1. MN 分型 孕妇为 NN，新生儿为 MN，新生儿父亲为 MM。

2. 新生儿溶血三项 DAT 阴性，游离抗体阳性，放散试验阳性。

3. 抗体效价测定 产妇血清经 2-Me 破坏后 4℃和 37℃抗体效价（IAT）分别为 64 和 8，产妇体内的抗 -M 抗体类型可能是 IgG+IgM，也可能是单纯 IgG，在盐水介质有反应活性。新生儿脐带血血清，4℃和 37℃抗体效价（IAT）分别为 32 和 2。

（三）其他

1. 新生儿血常规 Hb 93g/L，Rtc% 3.8%。

2. 新生儿血生化 TB 46.9μmol/L，IB 39.7μmol/L，DB 7.2μmol/L。

三、诊疗过程

孕妇妊娠 28 周时入院，给予对症支持及持续胎儿监测。妊娠 32 周，剖宫产 1 名男婴，体重 3 280g。婴儿娩出后，Hb 93g/L，TB 46.9μmol/L，诊断为抗 -M 引起的 HDFN，立即转入新生儿病房，给予输注去白红细胞悬液 0.1U/kg，出生后第 3 天胆红素升高，经皮胆红素为 104μmol/L，但未达到换血指征，给予患儿蓝光照射，并连续监测患儿经皮胆红素水平。住院期间，患儿累计输注悬浮红细胞 0.45U，间断蓝光照射共 7 天，同时给予静脉注射白蛋白。患儿住院期间血清总胆红素最高 187.4μmol/L，未经换血治疗。经过输血、光疗及对症支持治疗后，产妇及患儿均康复出院。患儿共住院 21 天。

四、相关知识链接

HDFN 最常见的发生于 ABO 系统，约为 85.3%；其次为 Rh 系统，约为 14.6%，其他血型系统较少见，其中 MNS 系统血型不合引起的 HDFN 仅为 0.1%[1]。由于 MNS 血型系统 HDFN 发生率低，且部分 HDFN 患儿表现为血清中游离抗体效价低，DAT 阴性等非典型 HDFN 实验室改变，易引起误诊或漏诊[2-4]。为了分析 HDFN 相关检测阴性的原因，有学者还提出 DAT 阴性的另一个可能原因，即与抗 -K，抗 -Ge 导致的 HDFN 机制类似，MNS 等抗原表达于红系祖细胞上，抗 -M 导致了红系祖细胞的破坏而非成熟的红细胞。患儿出生时贫血严重，而溶血相关检测可能为阴性[5-6]。

不同于其他血型系统 HDFN，部分抗 -M 引起 HDFN 胆红素没有异常增加。胆红素没有异常增加的原因可能是溶血发生在宫内，胆红素经母体代谢，胎儿生后红细胞已很低，溶血相对则很少。因此，产生较少的胆红素，不出现明显的黄疸表现，这种情况很容易误诊为失血性贫血（如胎 - 母输血）。

五、案例点评

本案例产妇在第 4 次分娩前有 3 次流产 / 新生儿死亡史,没有输血史,其血清中的抗 -M 抗体表现为冷反应抗体,IgG 抗体效价在 4℃高于 37℃。溶血检测 DAT 阴性,游离抗体为阳性,放散试验阳性,患儿以贫血为主要临床表现,没有典型的高胆红素血症。提示:需要对体内存在抗 -M 抗体的孕妇给予足够关注,重点在于体内是否存在 IgG 抗 -M 以及抗体效价的变化;抗体效价试验时可以使用低温和 37℃两种反应温度,以提高抗体检出率。如果高度怀疑 HDFN,待胎儿成熟后应尽早结束妊娠,监控新生儿的血常规和胆红素水平,结合母亲抗体鉴定结果、新生儿出生评分、血红蛋白水平等积极开展早期治疗。

参考文献

1. 陆琼,蔡晓红,范亮峰,等 . IgG 冷反应性抗 -M 引起的新生儿溶血病 1 例 [J].中国输血杂志,2014,27(8):889-891.

2. 马印图,高军,李振奇,等 . 抗 -M 引起新生儿溶血病 1 例[J].中国输血杂志,2012,25(7):696-697.

3. 钟和悦,陈玲,卢慧玲 . 双胎同患新生儿 MN 血型不合溶血病[J].中国当代儿科杂志,11(9):781-782.

4. WIKMAN A, EDNER A, GRYFELT G, et al. Fetal hemolytic anemia and intrauterine death caused by anti-M immunization[J]. Transfusion, 2007, 47(5):911-917.

5. DE YOUNG OA, KENNEDY M. Anti-M isoimmunization:management and outcome at the Ohio State University from 1969 to 1995[J]. Obstet Gynecol, 1997, 90(6):962-964.

6. ARNDT P A, GARRATTY G, DANIELS G, et al. Late onset neonatal anaemia due to maternal anti-Ge:possible association of destruction of erythroid progenitors[J]. Transfus Med, 2005, 15(2):125-132.

20. 小儿蚕豆病合并抗 - M 抗体 1 例

一、简要病史

患儿,男性,3 岁,2 天前进食蚕豆后出现面色蜡黄,尿色黄,体温 38℃。就诊于当地医院,检查胸片无异常,给予对症治疗(具体不详)。次日患儿皮肤黄染明显加重,出现鲜红色血尿,反复发热,于 2011-04-30 入院。既往无输血史,父母体健,否认家族遗传性疾病史。

二、实验室检查

(一)血型血清学常规检查

1. 血型鉴定 O 型、RhD 阳性。

2. 抗体筛查 阳性,结果见表 2-58。

3. 抗体鉴定 结果见表 2-59,符合抗 -M 抗体反应格局,抗体性质为 IgM 类,不除外同时存在 IgG 类抗体。

4. 交叉配血 6 个 O 型供者,只有 1 个相合,其余 5 个均为主侧凝集。

(二)血型血清学特殊检查

1. Rh 分型试验 CCDee。

2. MN 分型试验 NN。

3. DAT 阴性。

4. 抗 -M 抗体效价测定 4(盐水法)。

(三)其他(入院时)

1. 血常规 RBC 1.86×10^{12}/L, Hb 56g/L, WBC 31.8×10^{9}/L。

2. 血生化 TB 110.7μmol/L, DB 14.6μmol/L, IB 96.2μmol/L。

三、诊疗经过

患儿入院后,贫血严重,立即申请输注红细胞,血型鉴定后进行交叉配血(1U),结果为主侧凝集 4+,后随机选择 6 袋 O 型、RhD 阳性红细胞悬液进行交叉配血,同时进行抗体筛查。配血结果 6 袋红细胞悬液中有 1 袋配血相合。抗体筛查阳性,经鉴定,证实该患者体内存在抗 -M 抗体,配血相合的红细胞(1U)为 NN 表型,及时给予患者输注后,贫血症状改善,无不良反应发生。该病例在输血同时,给予消炎、保肝及碱化尿液等对症支持治疗,病情得到控制并好转出院。

四、相关知识链接

葡萄糖 -6- 磷酸脱氢酶缺乏症(glucose-6-phosphate dehydrogenase deficiency,G6PD)是全球最常见的 X 连锁不完全显性遗传性酶缺陷综合征,俗称蚕豆病。全球约 4 亿人受累,患者在食用蚕豆(其所含的巢菜碱甙物质,可使血液中的氧化物质增多)、服用氧化性药物或感染等情况下,发生以贫血、黄疸、血红蛋白尿为主要特征的全身性溶血反应[1-2]。该病多发于儿童,男性为主,发病具有明显的季节性(每年 2 月至 5 月多发),在我国呈 "南高北低" 分布。

表 2-58　患儿抗体筛查结果

序号	Rh-hr						Kell				Duffy		Kidd		Lewis		P	MNS				检测方法	
	C	D	E	c	e	Cʷ	K	k	Kpᵃ	Kpᵇ	Fyᵃ	Fyᵇ	Jkᵃ	Jkᵇ	Leᵃ	Leᵇ	P1	M	N	S	s	IS	IAT
1	+	+	0	0	+	+	0	+	0	+	+	+	0	+	0	+	+	0	+	+	+	0	0
2	+	+	0	0	+	0	+	w	+	+	0	+	+	+	0	0	+	0	+	0	+	0	0
3	0	+	+	+	0	0	0	+	0	+	+	0	+	+	+	0	0	+	0	+	0	3+	2+
自身																						0	0

表 2-59　患儿抗体鉴定结果

编号	Rh-hr					MNSs					Kidd		Duffy		Diego		Kell		Lewis		P	DO		Yt		检测方法	
	D	C	E	c	e	M	N	S	s	Mur	Jkᵃ	Jkᵇ	Fyᵃ	Fyᵇ	Diᵃ	Diᵇ	K	k	Leᵃ	Leᵇ	P1	DOᵃ	DOᵇ	Ytᵃ	Ytᵇ	IS	IAT
1	+	+	0	0	+	+	+	0	+	0	+	+	+	0	0	+	0	+	0	+	+	0	+	+	0	2+	1+
2	+	+	0	+	+	0	+	0	+	0	+	0	+	0	0	+	0	+	0	+	+	0	+	+	0	0	0
3	+	+	0	+	+	+	+	+	+	0	+	+	+	0	+	+	0	+	0	+	+	0	+	+	0	2+	1+
4	+	+	+	+	0	+	0	0	+	0	0	+	+	0	0	+	0	+	+	0	+	0	+	+	0	3+	2+
5	+	+	0	+	+	+	+	0	+	0	+	0	+	0	0	+	0	+	0	+	+	0	+	+	0	2+	1+
6	0	0	+	+	0	+	+	0	+	+	0	+	+	0	0	+	0	+	+	0	0	0	+	/	/	0	0
7	0	0	0	+	+	+	+	0	+	0	+	0	+	0	/	0	0	+	0	+	+	0	+	+	0	2+	1+
8	+	0	+	0	+	+	+	0	+	0	0	+	+	+	0	+	0	+	+	0	+	/	/	/	0	2+	1+
9	0	0	0	+	+	+	+	+	+	0	+	+	+	0	+	0	0	+	+	0	0	0	+	/	/	0	0
10	+	+	0	+	+	+	+	+	+	0	+	0	+	+	0	0	0	+	0	+	+	0	+	0	+	2+	2+
自身																										0	0

G6PD 能够催化 6- 磷酸葡萄糖脱氢,产生还原型烟酰胺腺嘌呤二核苷酸磷酸(nicotinamide adenine dinucleotide phosphate, NADPH),以维持抗氧化物质谷胱甘肽(GSH)的还原性,清除细胞内过氧化物的毒性,保护血红蛋白及细胞膜巯基蛋白,从而维持红细胞结构和功能的稳定。G6PD 缺乏症严重者导致新生儿期重症黄疸,造成死亡或永久性神经损伤。有报道新生儿输入 G6PD 缺乏的血液后发生溶血反应,这提示对于特定人群如新生儿输血时有必要进行血液 G6PD 筛选[3-4]。蚕豆病大多为急性溶血,若 Hb<70g/L 则应考虑输血,且此时输血是治疗的关键措施,因输入的红细胞除可纠正贫血外,其含有正常量的 G6PD 可纠正患者体内 G6PD 的缺乏,从而减轻和抑制溶血反应。有报道表明蚕豆病患者的输血时间与疾病的治愈密切相关,输血治疗越及时,疾病治愈时间越短[5-9]。MNS 血型系统于 1927 年被发现,自 1933 年报道第一例抗 -M 以来,有很多抗 -M 被鉴定出来。有报道认为输血或儿童中细菌感染可以刺激抗 -M 的产生。

五、案例点评

本案例患儿无输血史及其他病史,其抗 -M 的产生可能由于细菌感染引起或者天然产生。抗 -M 在婴儿中比成人中更常见,尤其是在烧伤患者中。尽管大多数抗 -M 只在低于 37℃时反应,但也有能在 37℃凝集红细胞的抗 -M。本例患者体内的抗 -M 在 37℃条件下具有明显的凝血活性。因此,为提高此类蚕豆病患者的输血疗效及安全性,需选择 M 抗原阴性的红细胞输注。

综上,对于起病急、病情重,且又同时存在抗体的蚕豆病患者进行抢救输血治疗时,及时安全有效的输血应基于献血者红细胞 G6PD 筛选的基础上,通过抗体筛查及交叉配血试验选择完全相合的红细胞进行输注,以达到有效治疗目的。盲目输血不仅达不到治疗效果反而可能使病情加重。在蚕豆病高发地区的输血科有必要开展红细胞 G6PD 筛查试验。

参考文献

1. 蒋明,候家兴,陈丕绩,等 . 葡萄糖 -6- 磷酸脱氢酶缺乏症的分子机制及诊断方法研究进展[J]. 国际检验医学杂志,2012,33(23):2894-2896.

2. SHANTHALA DEVI AM, HELEN R, VANAMALA A, et al. Screening for G6PD deficiency in blood donor population[J]. Indian J Blood Transfus, 2010, 26(3):122-123.

3. 贾苍松,胡莎 . 溶血性贫血的输血治疗[J]. 中国小儿血液与肿瘤杂志, 2009,14(6):241-242.

4. 王凤英 . 两例不同时间输血的蚕豆病患儿的治疗及护理体会[J]. 中国现

代药物应用, 2010, 4（7）: 179-180.

5. 唐融. 蚕豆病输血致溶血1例[J]. 实用医学杂志, 2012, 28（6）: 970.

6. 吴志丹, 张廷. 葡萄糖-6-磷酸脱氢酶缺乏导致急性溶血一例报道[J]. 现代医学, 2014, 42（5）: 565-566.

7. ALHARBI K K, SALEM A A, RABBANI S, et al. Analysis of G6PD enzyme deficiency in Saudi population[J]. Bioinformation, 2012, 8（25）: 1260-1264.

8. JIANG W Y, ZHOU B Y, YU G L, et al. G6PD Genotype and Its Associated Enzymatic Activity in a Chinese Population[J]. Biochemical Genetics, 2012, 50（1-2）: 34-44.

9. GHEITA T A, KENAWY S A, EL SISI RW, et al. Subclinical reduced G6PD activity in rheumatoid arthritis and Sjögren's Syndrome patients: relation to clinical characteristics, disease activity and metabolic syndrome[J]. Modern Rheumatology, 2014, 24（4）: 612-617.

21. IgM 抗-M 联合 IgG 抗-Jk^b 抗体 1 例

一、简要病史

患者, 女性, 32 岁, 汉族, 因"宫颈癌术后复发"入院, 入院时 Hb 73g/L。化疗前为纠正贫血, 申请输注红细胞 2U。经输血前血清学检查, 发现患者血清中存在同种抗体。育有 1 子, 体健。既往有输血史（具体不详）。

二、实验室检查

（一）血型血清学常规检查

1. 血型鉴定 A 型、RhD 阳性。

2. 抗体筛查 阳性, 结果见表 2-60。

3. 抗体鉴定 经鉴定其血清中存在 IgM 抗-M 抗体、IgG 抗-Jk^b 抗体, 结果见表 2-61。

4. 交叉配血 从 A 型 RhD 阳性献血员中筛选 M 抗原及 JK^b 抗原阴性血液, 进行交叉配血, 结果主侧在盐水、聚凝胺及微柱凝胶抗人球蛋白介质中均无凝集, 无溶血。

（二）血型血清学特殊检查

1. MN 血型鉴定 NN 型。

2. Kidd 血型鉴定 Jk（a+b-）。

3. DAT 阴性。

表 2-60　抗体筛查结果

序号	Rh-hr						Kell				Duffy		Kidd		Lewis		P	MNS				盐水介质		微柱凝胶
	C	D	E	c	e	C^w	K	k	Kp^a	Kp^b	Fy^a	Fy^b	Jk^a	Jk^b	Le^a	Le^b	P1	M	N	S	s	室温	37℃ 30min	IAT
1	+	+	0	0	+	+	0	+	0	+	+	+	0	+	0	+	+	0	+	+	+	0	0	2+
2	+	+	0	0	+	0	+	w	+	+	0	0	+	+	0	0	+	0	+	0	+	0	0	1+
3	0	+	+	+	0	0	0	+	0	+	+	0	+	+	0	0	0	+	0	+	0	1+	0	1+
自身																						0	0	0

表 2-61　抗体鉴定结果

序号	Rh-hr								Kell						Duffy		Kidd		Lewis		P	MNS				Lutheran		Xg	微柱凝胶	
	C	D	E	c	e	C^w	t	V	K	k	Kp^a	Kp^b	Js^a	Js^b	Fy^a	Fy^b	Jk^a	Jk^b	Le^a	Le^b	P$_1$	M	N	S	s	Lu^a	Lu^b	Xg^a	IS	IAT
1	+	+	0	0	+	+	/	/	0	+	0	+	/	+	+	+	0	+	0	+	+	0	+	+	+	0	+	+	0	2+
2	+	+	0	0	0	0	/	/	+	w	+	+	0	0	0	0	+	+	0	0	+	0	+	0	+	0	+	+	0	1+
3	0	+	+	+	0	0	/	/	0	+	0	+	/	/	+	+	+	+	0	0	0	0	+	+	0	0	+	+	1+	1+
4	0	+	0	+	+	0	/	/	0	+	+	+	/	+	0	+	0	+	0	0	+	+	+	0	+	0	+	+	0	0
5	+	0	0	0	+	0	/	/	+	+	0	+	/	+	0	+	+	+	+	+	0	+	+	0	+	0	+	+	±	2+

续表

序号	Rh-hr C	D	E	c	e	C^w	t	V	Kell K	k	Kp^a	Kp^b	Js^a	Js^b	Duffy Fy^a	Fy^b	Kidd Jk^a	Jk^b	Lewis Le^a	Le^b	P P_1	MNS M	N	S	s	Lutheran Lu^a	Lu^b	Xg Xg^a	IS	微柱凝胶 IAT
6	0	0	+	+	0	0	/	/	0	+	0	+	/	+	+	0	+	0	0	+	+	+	0	0	+	0	+	+	1+	0
7	0	0	0	+	+	0	/	/	+	0	0	+	/	+	+	0	+	+	0	+	+	+	+	+	+	0	+	0	±	1+
8	0	0	0	+	+	0	/	/	0	+	0	+	/	+	0	+	+	0	0	+	0	+	0	+	+	+	+	+	1+	0
9	0	0	0	+	+	0	/	/	+	+	0	+	/	+	0	+	+	0	0	+	+	0	+	+	0	0	w	+	0	0
10	0	0	0	+	+	0	/	/	0	+	0	+	/	+	0	+	0	+	0	+	+	+	+	+	+	+	0	+	±	2+
11	+	+	+	0	+	0	/	/	0	+	0	+	/	+	+	+	+	0	+	0	0	0	+	0	+	0	+	0	0	0
12	+	+	+	+	0	0	/	/	0	+	0	+	/	+	0	0	+	0	+	0	+	+	0	0	0	0	+	+	±	2+
13	w	+	0	0	+	0	/	/	0	+	0	+	/	+	+	0	0	+	+	0	+	+	+	+	0	0	w	+	1+	2+
14	0	+	0	+	+	+	/	/	0	+	0	+	/	+	+	+	0	0	+	0	+	+	0	+	+	0	+	0	1+	1+
15	0	0	+	+	0	0	/	/	+	+	0	+	/	+	0	+	+	0	0	0	0	+	+	+	+	0	+	+	±	0
16	+	0	+	+		0	/	/	0	+	0	+	0	+	+	+	+	0	+	+		+		+	+	0	+	0	1+	0
自身													0																0	0

三、诊疗经过

患者输注 A 型、RhD 阳性，M 抗原及 Jk^b 抗原阴性去白细胞红细胞 2U，输血过程顺利，无发热、过敏、溶血等不良反应发生。输血后自觉乏力、纳差好转，Hb 由 73g/L 升至 90g/L。

四、相关知识链接

通常抗 -M 为天然抗体，也有证据表明输血或儿童中细菌感染可以刺激抗 -M 的产生。抗 -M 多在 37℃ 或抗人球蛋白试验出现阳性时具有临床意义，一般不会在体内引起溶血性反应[1]，少数的抗 -M 可引起 HDFN[2-3]。IgM 抗 -M 可引起正反定型不符，干扰血型鉴定，因此也要引起注意[4-7]。许多抗 -M 抗体表现出明显的剂量效应，与 M+N- 细胞的反应比 M+N+ 细胞强。因此，用 M+N+ 细胞往往不能检测出弱的抗 -M 抗体[8]。Suvro Sankha Datta 等[9]指出 IgM 性质的抗 -M 抗体如果在 37℃ 无反应活性则可忽略，但若在 37℃ 有反应或为 IgG 性质的抗体则需要输注 M 抗原阴性的血液。

Jk^a 和 Jk^b 是 Kidd 系统的一对对偶抗原，在所有人群中显现出多态性。Jk^b 在亚洲人群的表达频率为 73%，Jk（a+b–）表型频率为 23.3%[10]。Jk^a 和 Jk^b 是红细胞上常见的抗原，免疫性微弱，只有对外来抗原免疫能力强的人才会产生抗 -Jk^a 和抗 -Jk^b 抗体，其中绝大部分是 IgG 抗体。Kidd 系统抗体常常在混合抗体中被发现，一般很难被检测，由于它们可能引起迟发性溶血性输血反应，所以具有潜在危险性[11]。Kidd 系统抗体在血浆中能迅速下降到很低或不能检测的水平，所以很容易漏检而导致输血反应[12]。也有抗 -Jk^b 抗体引起 HDFN 的报道[13]。而对于 Kidd 血型表型，若采样时间与输血时间间隔少于 3~4 周，其表型鉴定结果需慎重考虑，因患者体内可能存在输入供者异型红细胞，但若间隔大于 6 周，则其表型可准确鉴定[14]。

五、案例点评

本案例患者既往有输血史，本次输血前抗体筛查阳性，交叉配血困难，考虑为既往输血免疫刺激机体产生抗体，需进一步明确抗体特异性。表 2-60 结果表明该患者血清中可能同时存在 IgM 和 IgG 性质的抗体。结合表 2-61 抗体鉴定反应格局，可基本确定该盐水反应的抗体为抗 -M 抗体，IgG 性质的抗体为抗 -Jk^b 抗体。同时鉴定患者 M 抗原、Jk^b 抗原均为阴性，可进一步佐证该抗体类型。本实验抗 -M 抗体仅在室温有反应，37℃ 无反应，考虑到患者需长期放化疗，可能需要多次输血，为避免多次输血免疫刺激而选择给患者输注 M 抗原阴性血液。而抗 -Jk^b 抗体是由于患者输入 Jk^b 抗原阳性红细胞后刺激机体产生的抗体,输注红细胞时应避免输入 Jk^b 抗原阳性血液而引起溶血性输血反应。同时由于抗 -M 抗体和抗 -Jk^b 抗体均存在剂量效应,在盐水介质、聚凝胺介质和微柱凝胶抗人球蛋白介质交叉配血均相合的供者血液中,仍有 M 抗原和 / 或 Jk^b 抗原阳性者,所以通过选择相应抗原阴性血液进行输注,可避免"剂量效应"导致的抗体漏检防止溶血性输血反应的发生。本例患者在输入 M 抗原和 Jk^b 抗原阴性悬浮红细胞后,无输血不良反应,血红蛋白明显升高,输注有效。

参考文献

1. 王晓华,樊晶 . 备血患者抗体筛查及其结果分析[J]. 中国输血杂志,2015,28(12): 1513-1515.

2. PHILIP J, KUSHWAHA N, JAIN N. Report of two cases of anti-M antibody in antenatal patients[J]. Asian J Transfus Sci, 2015, 9(1): 89-91.

3. MOHD NAZRI H, NOOR HASLINA MN, SHAFINI MY, et al. Anti-M induced severe haemolytic disease of foetus and newborn in a Malay woman with recurrent pregnancy loss[J]. Malaysian J Pathol, 2017, 39(1): 73-76.

4. 涂业桃 . 抗 -M 抗体对 ABO 血型鉴定的影响[J]. 国际检验医学杂志,2016, 37(17): 2461-2463.

5. 顾萍,傅启华,王静 . 儿童抗 -M 引起的血型鉴定困难分析 7 例[J]. 中国输血杂志,2015, 28(8): 1009-1011.

6. 燕备战,孔存权,朱伟彦,等 . 抗体中抗 -M 抗体的检测及意义[J]. 临床血液学杂志,2016, 29(2): 99-102.

7. DAS R, DUBEY A, AGRAWAL P, et al. Spectrum of anti-M: a report of three unusual cases[J]. Blood Transfus, 2014, 12(1): 99-102.

8. 杰夫·丹尼尔 . 人类血型[M]. 朱自严,译 . 北京:科学出版社,2007.

9. 曹国平,罗云,丁婧,等 . 234 例抗体性质分类与临床输血对策[J]. 中国输血杂志,2015, 28(7): 809-811.

10. DATTA S S, BASU S. Importance of Clinically Significant Anti-M Antibody in Hematopoietic Stem Cell Transplantation[J]. Indian J Hematol Blood Transfus, 2016, 32(11): S208-S210.

11. 李勇 . 实用血液免疫学[M]. 北京:科学出版社,2006.

12. 胡丽华 . 临床输血检验 . 2 版[M]. 北京:中国医药科技出版社,2012.

13. KAY B, POISSON J L, TUMA C W, et al. Anti-Jk^a that are detected by solid-phase red blood cell adherence but missed by gel testing can cause hemolytic transfusion reactions[J]. Transfusion, 2016, 56(12): 2973-2979.

14. 江清华,符虹,沈雨青. Kidd 血型系统与新生儿溶血病的相关性及其检测分析[J].临床血液学杂志,2016,29(10):843-845.

22. IgM+IgG 抗-K 抗体 1 例

一、简要病史

患者,男性,59 岁,因"慢性肾功能不全"入院,拟行肾穿刺术。术前血型血清学检查时发现抗体筛查阳性。患者否认输血史、过敏史及家族遗传性疾病史。

二、实验室检查

(一)血型血清学常规检查

1. 血型鉴定 B 型、RhD 阳性。

2. 抗体筛查 患者血浆、DTT 处理后血浆与筛选细胞在盐水介质和 Liss/Coombs 卡中的反应格局分别见表 2-62,提示患者血液中存在 IgM+IgG 类同种抗体。

3. 抗体鉴定 患者血浆、DTT 处理后患者血浆与谱细胞在 Liss/Coombs 卡中的反应格局及患者血清与 DTT 处理谱细胞反应格局(表 2-63),谱细胞反应格局符合抗-K 抗体。

4. 交叉配血 患者血清与 5 位 B 型 RhD 阳性献血者用 Liss/Coombs 卡进行交叉配血,结果均相合。

(二)血型血清学特殊检查

1. Kell 血型鉴定(试管法) 患者为 kk,五位交叉配血相合供者均为 kk。

2. DAT 阴性。

三、诊疗经过

肾穿刺术过程顺利,术中未出血,未输血。

四、相关知识链接

Kell 血型系统在国际输血协会命名中符号为 KEL,数字为 006,目前已确认的 KEL 抗原有 36 个。K 和 k 是共显性等位基因的产物。Kell 抗原在出生时已形成,K 抗原在 10~11 周的胚胎中可以发现,k 在妊娠 6~7 周时可以发现,K 在所有人群中相对频率都较低,而 k 抗原在所有人群中都有较高频率。

表 2-62　患者血浆、DDT 处理后患者血浆抗体筛查结果

序号	Rh-hr						Kell				Duffy		Kidd		Lewis		P	MNS				血浆			DDT后血浆		
	C	D	E	c	e	Cʷ	K	k	Kpᵃ	Kpᵇ	Fyᵃ	Fyᵇ	Jkᵃ	Jkᵇ	Leᵃ	Leᵇ	P1	M	N	S	s	IS	RT 15s	IAT	IS	RT 15s	IAT
1	+	+	0	0	+	+	0	+	0	+	+	+	+	+	0	+	+	0	+	+	+	0	0	0	0	0	0
2	+	+	0	0	+	0	0	+	+	+	0	+	+	+	0	0	+	0	+	0	+	0	0	0	0	0	0
3	0	+	+	+	0	0	+	+	0	+	+	0	+	+	+	0	+	+	0	+	0	0	1+	2+	0	0	2+
自身																						0	0	0	0	0	0

表 2-63　患者血浆、DDT 处理后血浆与谱细胞及患者血浆与 DTT 处理后谱细胞抗体鉴定结果

序号	Rh-hr					Kidd		MNSs					Duffy		Diego		Kell		Lewis		P	DO		Yt		血浆		DDT血浆	DDT红细胞
	D	C	E	c	e	Jkᵃ	Jkᵇ	M	N	S	s	Mur	Fyᵃ	Fyᵇ	Diᵃ	Diᵇ	K	k	Leᵃ	Leᵇ	P1	DOᵃ	DOᵇ	Ytᵃ	Ytᵇ	IS	IAT	IAT	IAT
1	+	+	0	0	+	+	+	+	+	0	+	0	0	0	0	+	0	+	0	+	+	0	+	+	0	0	0	0	0
2	+	0	+	+	0	+	0	0	+	0	+	0	+	+	0	+	0	+	0	+	+	+	+	+	0	±	2+	2+	0
3	+	+	0	+	+	+	+	+	0	+	+	0	+	+	0	+	0	+	+	+	+	0	+	+	0	0	0	0	0
4	+	+	0	+	+	+	+	+	+	0	+	0	0	+	0	+	0	+	0	+	+	0	+	+	0	0	0	0	0
5	+	0	+	+	+	0	0	+	+	0	+	0	+	0	0	+	0	+	0	+	+	0	+	+	0	0	0	0	0
6	+	0	0	+	+	0	+	0	+	0	+	0	+	0	0	+	0	+	0	+	+	+	+	+	0	0	0	0	0
7	0	0	+	+	+	+	0	+	+	0	+	0	+	0	0	/	0	+	/	/	+	/	/	/	/	0	0	0	0
8	+	+	0	0	+	0	+	+	0	+	0	0	+	+	0	+	0	+	0	+	+	0	+	+	0	0	0	0	0
9	0	0	0	+	+	0	+	0	+	0	+	0	+	0	0	/	0	+	/	/	+	/	/	/	/	0	0	0	0
10	+	0	+	+	0	+	+	+	+	+	+	0	0	+	0	+	+	+	0	+	+	+	+	+	0	±	2+	2+	0
自身																										0	0	0	0

据报道，K 基因频率英国人为 0.046 2、法国人为 0.043 7、芬兰人为 0.020 7、非洲裔美洲人为 0.007 5、日本人为 0.000 1[1]。洪缨等[2]对成都地区 332 名献血者 Kell 血型基因分型研究表明，K 抗原基因频率（K=0.000 0，k=1.000 0），*KEL* 基因频率呈单态性分布。包于勤等[3]对 10 057 例上海地区献血者 K 抗原频率的调查表明，中国汉族人群中 K 抗原频率较低，*K* 基因频率为 0.001 7。白种人中 K 抗原频率相对较高，因而在西方国家 K 抗原鉴定是作为献血者和患者血型检查的常规项目，仅允许 K 阴性血输给 K 阴性患者。中国人中 K 抗原频率极低，患者遇到 K 阳性血的概率极低，而产生抗 -K 抗体以后再次遇到 K 抗原阳性红细胞的概率基本为零，所以输血前不需常规鉴定 K 抗原。酶处理红细胞不会减少 Kell 抗原的表达，而巯基试剂（DTT、2-Me）可以破坏完整的 Kell 抗原[4]。

1946 年，在直接抗人球蛋白试验的第 1 次应用报道中，Coombs 等人描述了 1 种具有新的特异性的抗体，这种抗体最初在 1 名姓 KELL 的产妇血清中检出，故最初被称为抗 -KELL，后来又称为抗 -K 或抗 -KEL1。白种人中抗 -K 是除 ABO 和 Rh 系统以外最常见的红细胞抗体，大约 2/3 的非 Rh 红细胞免疫抗体是抗 -K。但在中国人群中鲜有抗 -K 的报道。抗 -K 通常是 IgG 抗体，并大多是 IgG1[5]。虽然 IgG 抗 -K 偶尔也能直接凝集 K 阳性红细胞，但抗人球蛋白试验常是首选检测抗 -K 的方法。大多数抗 -K 是由怀孕或输血刺激所致，在一些患有细菌性痢疾或败血症的婴儿体内也能发现 IgM 抗 -K，婴儿无输血史，其母亲血清中并无抗 -K，患儿康复后，抗 -K 也消失了，提示可能是由于微生物感染所致[5]。但也有文献报道，在既往无输血史的健康男性献血者血液中发现抗 -K，其产生机制不清[6]。由于 Kell 抗原的抗原性较强，所以在输血中有较重要的意义。抗 -K 可造成严重的输血反应，也能导致严重的 HDFN，必须要当作临床上有意义的抗体来对待[7-10]。

五、案例点评

在本案例为成年男性，反复询问患者本人及家属并查阅其病历，确认患者无输血史，也无微生物感染，其抗 -K 产生的机制不清。患者血浆在盐水介质与 K 抗原阳性谱细胞反应弱阳性，DTT 处理后患者血浆与 K 抗原阳性谱细胞在 Liss/Coombs 卡中反应呈阳性，提示患者血液中存在 IgM+IgG 抗 -K 抗体。

随着经济全球化的到来，越来越多的国际友人来到中国旅游、经商、工作，甚至是长期居住，其中部分人可能要面临医疗问题，甚至是输血问题。同时，不少国际友人还经常参加无偿献血，这就使我们临床输血中的 K 抗原与

抗 -K 抗体引起溶血反应的问题变得不能再被完全忽略。输血前检测应选择能够检出抗 -K 的方法学,防止因方法学漏检而带来溶血风险。

参考文献

1. 杰夫·丹尼尔.人类血型[M].朱自严,译.北京:科学出版社,2007.

2. 洪缨,巩天祥,周昌华,等.成都地区献血人群 Kell 等 9 个血型系统抗原基因分型研究[J].中国输血杂志,2012,25(8):763-766.

3. 包于勤,丁苏鄂,谢云峥,等.10057 例上海地区献血者 K 抗原频率的调查[J].临床输血与检验,2003,5(3):203-204.

4. 李勇,马学严.实用血液免疫学血型理论和实验技术[M].北京:科学出版社,2006.

5. HARDMAN J T, BECK M L. Hemagglutination in capillaries:correlation with blood group specifi city and IgG subclass[J].Transfusion,1981,21(3):343-346.

6. DANIELS G. Kell blood group system. //DANIELS G. Human blood groups. 2nd ed[M]. Oxford:Black-well Science Ltd,2002:295-323.

7. POOLE J, DANIELS G. Blood group antibodies and their significance in transfusion medicine[J]. Transfus Med Rev,2007,21(1):58-71.

8. KOELEWIJN J M, VRIJKOTTE TGM, DE HAAS M, et al. Risk factors for the presence of non-rhesus D red blood cell antibodies in pregnancy. BJOG,2009,116(5):655-664.

9. KAMPHUIS M M, LINDENBURG I, VAN KAMP IL, et al. Implementation of routine screening for Kell antibodies:does it improve perinatal survival[J]? Transfusion,2008,48(5):953-957.

10. STEPHEN J, CAIRNS L S, PICKARD W J, et al. Identification, immunomodulatory activity and immunogenicity of the major helper T cell epitope on the K blood group antigen[J]. Blood,2012,119(23):5563-5574.

23. 孕妇抗 -Le^a 抗体合并缗钱状凝集 1 例

一、简要病史

孕妇,32 岁,以"停经 35 周,无痛性阴道流血 2 小时"入院。产前备血时发现 ABO 血型正反定型不一致、抗体筛查阳性。既往孕 3 产 1,否认输血史。

二、实验室检查

（一）血型血清学常规检查

1. 血型鉴定　ABO 正反定型不一致，镜下可见反定红细胞（A_c、B_c、O_c）缗钱状凝集，RhD 阳性，结果见表 2-64。

表 2-64　孕妇血型鉴定结果

	正定型				反定型				反定型（盐水置换）		
	抗 -A	抗 -B	抗 -D	抗 -AB	A_{1c}	B_c	O_c	自身	A_{1c}	B_c	O_c
4℃	4+	0	4+	4+	2+	3+	2+	$1+^w$	/	/	/
RT	4+	0	4+	4+	1+	3+	1+	$1+^w$	0	3+	0
37℃	4+	0	4+	4+	1+	3+	1+	$1+^w$	/	/	/

2. 抗体筛查　盐水介质中 1、2、3 号细胞均为阳性，经盐水置换后只有 3 号细胞阳性，IAT 法 1、2、3 号均为阴性，见表 2-65。

3. 抗体鉴定　盐水置换后只有 2、8、9 号谱细胞阳性，IAT 法均为阴性，结果见表 2-66，符合 IgM 抗 -Le^a 抗体格局。

（二）血型血清学特殊检查

1. DAT　阴性。

2. Lewis 分型　Le（a–b–）。

血型血清学结果：患者为 A 型，RhD 阳性，血液中存在 IgM 抗 -Le^a 抗体。可能由于异常蛋白存在导致缗钱状凝集干扰反定型。

三、诊疗经过

术前备血 Le^a 抗原阴性的 A 型、RhD 阳性红细胞 4U，盐水介质和抗人球蛋白法配血均相合，术中未用血。

四、相关知识链接

妊娠期间红细胞与抗 -Le^a 或抗 -Le^b 凝集能力降低，孕妇表现为一过性 Le（a–b–）表现型，可以导致 Lewis 抗体的产生。Lewis 血型的改变最早可在妊娠 24 周发生，生育后 6 周又可以重新检测到 Lewis 抗原。孕妇血浆中的 Le^b 糖脂在孕期仅有轻微的减少，但由于孕妇血浆中脂蛋白浓度增加，较多的 Lewis 抗原决定簇吸附到血浆脂蛋白上，使吸附到红细胞表面上的相应减少，造成红细胞 Lewis 抗原强度减弱甚至消失[1-2]。抗 -Le^a 抗体多为 IgM 型，IgG 型的比较罕见，有报道 IgG 型抗 -Le^a 抗体引起配血和血型鉴定困难[3-4]。

表 2-65　抗体筛查结果

序号	Rh-hr						Kell				Duffy		Kidd		Lewis		P	MNS				检测方法		
	C	D	E	c	e	Cʷ	K	k	Kpᵃ	Kpᵇ	Fyᵃ	Fyᵇ	Jkᵃ	Jkᵇ	Leᵃ	Leᵇ	P1	M	N	S	s	IS	盐水置换	IAT
1	+	+	0	0	+	+	0	+	0	+	+	+	0	+	0	+	+	0	+	+	+	1+	0	0
2	+	+	0	0	+	0	+	w	+	+	0	+	+	+	0	0	+	0	+	0	+	1+	0	0
3	0	+	+	+	0	0	0	+	0	+	+	0	+	+	+	0	0	+	0	+	0	2+	2+	0
自身																						1+	0	0

表 2-66　抗体鉴定结果

序号	Rh-hr					Kidd		MNSs					Duffy		Diego		Kell		Lewis		P	检测方法	
	D	C	E	c	e	Jkᵃ	Jkᵇ	M	N	S	s	Mur	Fyᵃ	Fyᵇ	Diᵃ	Diᵇ	K	k	Leᵃ	Leᵇ	P1	盐水置换	IAT
1	+	+	0	0	+	+	+	+	+	+	+	0	0	+	0	+	0	+	0	+	+	0	0
2	+	0	+	+	0	+	+	0	+	+	+	/	0	0	/	/	/	/	0	+	0	0	0
3	+	+	+	+	+	+	+	0	/	0	0	0	+	0	+	/	0	/	+	/	+	2+	0
4	+	+	+	+	+	0	+	+	0	0	+	0	0	+	0	+	0	+	0	+	+	0	0
5	+	0	+	+	+	+	0	0	+	0	+	0	+	0	0	+	0	+	0	+	+	0	0
6	+	0	0	+	+	+	+	0	+	0	+	0	0	0	0	+	0	+	0	+	0	0	0
7	0	+	0	+	+	+	+	+	0	0	+	/	0	0	/	/	/	/	0	+	+	0	0
8	0	+	0	+	+	+	+	+	0	+	0	0	+	0	0	+	0	0	+	+	0	1+	0
9	0	0	0	+	+	+	0	+	0	+	+	0	+	+	0	+	0	+	+	0	0	2+	0
10	+	+	0	0	+	+	+	0	+	0	+	+	0	0	0	+	0	/	0	+	+	0	0
自身																						0	0

非妊娠期妇女血浆纤维蛋白原含量约为 3g/L,妊娠晚期可达 4~5g/L,比非孕妇女增加 40%~50%,纤维蛋白原改变了红细胞表面的电荷,导致红细胞缗钱状凝集。妊娠期纤维蛋白溶酶原显著增加,蛋白溶解时间延长,表明妊娠期间纤溶活性降低,血液处于高凝状态[5]。红细胞缗钱状凝集常与以下因素有关:患者纤维蛋白原水平升高或异常蛋白血症,如多发性骨髓瘤或巨球蛋白血症,促使红细胞表面电荷发生改变,使红细胞互相连接如缗钱状;实验室温度过高,作用时间过长致水分蒸发及血清浓缩;患者血清中白蛋白与球蛋白比例不正常;血浆增溶剂也会引起缗钱状凝集[6-8]。

五、案例点评

本案例考虑为异常蛋白所致缗钱状凝集干扰 ABO 反定型,经盐水置换处理后,反定型干扰消失,ABO 正反定型一致,为 A 型。如果采用盐水置换后,反定型 Ac 仍然有凝集,应该考虑选择 Leᵃ 抗原阴性 Ac 作为反定型细胞,以消除 IgM 抗 -Leᵃ 抗体可能对反定型带来的干扰。虽然本例 IgM 抗 -Leᵃ 抗体在 37℃条件下没有表现出活性,但我们仍然为其选择 Leᵃ 抗原阴性 A 型红细胞以备术中之需,尽量将溶血风险降到最低。

参考文献

1. 杰夫·丹尼尔. 人类血型[M]. 朱自严,译. 北京:科学出版社,2007.
2. 李勇,马学严. 实用血液免疫学:血型理论和实验技术[M]. 北京:科学出版社,2006.
3. 张璐,袁红,伍钢. 抗 M 抗体、抗 Lea 抗体以及自身冷抗体引起的输血交叉配血不合 1 例[J]. 临床血液学杂志(输血与检验),2017,30(2):325-326.
4. 武云香,张德梅,王晋萍. 抗 -Lea 致交叉配血不合的抗体筛查鉴定一例[J]. 实用医技杂志,2015,22(3):291-292.
5. 林粤,宋凯杰. 妊娠妇女早中晚期血浆纤维蛋白原增高的临床意义[J]. 临床军医杂志,2013,41(7):745-746.
6. 于帅,于洋,汪德清. 多发性骨髓瘤引起微柱凝胶抗球蛋白卡配血不合 1 例[J]. 中国输血杂志,2013,26(8):758-759.
7. 李小飞,李爱军,王淑梅. 难治复发性多发性骨髓瘤患者交叉配血困难 1 例[J]. 临床血液学杂志,2015,28(12):728-729.
8. 杨志钊,陈信,蒋旭. 多发性骨髓瘤引起的输血前试验干扰两例[J]. 中国输血杂志,2015,28(5):583-584.

24. IgM+IgG 抗 -P1 抗体致正反定型不一致 1 例

一、简要病史

无偿献血者,女性,29 岁,首次献血。初检血型发现 ABO 正反定型不一致,送检。否认妊娠史及输血史。

二、实验室检查

（一）血型血清学常规检查

1. 血型鉴定　ABO 正反定型不一致,RhD 阳性,结果见表 2-67。

表 2-67　血型鉴定结果

	正定型				反定型			
	抗 -A	抗 -B	抗 D	抗 -AB	Ac	Bc	Oc	自身
4℃	0	4+	4+	4+	4+	2+	1+	0
RT	0	4+	4+	4+	4+	1+	±	0
37℃	0	4+	4+	4+	2+	±	±	0

2. 抗体筛查　阳性,结果见表 2-68。

3. 抗体鉴定　以 10 个 O 型谱细胞进行抗体鉴定试验,该献血者血浆与 1、2、3、4、5、7 和 8 号 P1 型谱细胞在盐水及抗人球蛋白介质中均出现凝集,而与 6、9、10 号非 P1 型谱细胞不凝集,该反应格局（表 2-69）表明献血者血清中存在 IgM 抗 -P1,可能同时存在 IgG 抗 -P1 抗体。

（二）血型血清学特殊检查

1. DAT　阴性。

2. P1 抗原鉴定　阴性。

3. 抗体效价测定　献血者血清经 2-Me 处理,倍比稀释后在抗人球蛋白介质下以 P1 型谱细胞测定其 IgG 型抗体效价为 16,表明献血者血浆中存在 IgG 型抗 -P1。

4. ABO 反定型鉴定　选择 P1 抗原阴性 A、B 和 O 型红细胞进行反定型试验,凝集强度分别为 4+、0、0,反定型为 B 型,说明初检时反定型与 B 和 O 型红细胞凝集（＋ 和 +/-）是由血清中 IgM 抗 -P1 造成的,故该献血者血型为 B 型。

血型血清学结论:献血者为 B 型、RhD 阳性,血浆中存在 IgM+IgG 抗 -P1 抗体。

表 2-68　抗体筛查结果

序号	Rh-hr						Kell				Duffy		Kidd		Lewis		P	MNS				检测方法	
	C	D	E	c	e	Cw	K	k	Kpa	Kpb	Fya	Fyb	Jka	Jkb	Lea	Leb	P1	M	N	S	s	IS	IAT
1	+	+	0	0	+	+	0	+	0	+	+	+	0	+	0	+	+	0	+	+	+	1+	1+
2	+	+	0	0	+	0	+	w	+	+	0	+	+	+	0	+	0	0	+	0	+	1+	1+
3	0	+	+	+	0	0	0	+	0	+	+	0	+	+	+	+	0	+	0	+	0	0	0
自身																						0	0

表 2-69　抗体鉴定结果

序号	Rh-hr					Kidd		MNSs				Mur	Duffy		Diego		Kell		Lewis		P	DO		Yt		检测方法	
	D	C	E	c	e	Jka	Jkb	M	N	S	s		Fya	Fyb	Dia	Dib	K	k	Lea	Leb	P1	DOa	DOb	Yta	Ytb	IS	IAT
1	+	+	0	0	+	+	+	+	+	0	+	0	+	0	0	+	0	+	0	+	+	0	+	+	0	1+	1+
2	+	0	+	+	+	0	0	0	+	0	+	0	+	+	0	+	0	+	+	+	+	+	+	+	0	1+	1+
3	+	+	0	+	+	+	+	+	0	+	+	0	+	0	+	+	0	+	+	+	+	0	+	+	0	1+	1+
4	+	+	+	0	+	0	+	+	0	0	+	0	0	0	+	+	0	+	+	+	+	0	+	+	0	1+	1+
5	+	0	+	+	+	+	0	+	+	0	+	0	+	+	0	+	0	+	+	+	+	0	+	+	0	1+	1+
6	0	0	0	+	+	+	+	+	+	+	+	+	+	+	0	+	0	+	0	0	0	0	+	+	0	0	0
7	+	+	0	0	0	+	+	+	+	+	0	+	+	0	0	+	0	+	+	+	+	0	+	+	0	1+	1+
8	0	0	+	+	+	0	+	+	0	0	+	0	0	+	/	/	0	/	0	0	0	/	/	/	/	0	0
9	+	0	0	+	0	+	+	+	+	0	+	0	0	0	0	0	0	+	0	0	0	0	0	0	0	0	0
10	+	0	+	+	+	0	+	+	0	+	+	+	+	0	/	/	0	+	+	+	0	/	/	/	/	0	0
自身																										0	0

三、诊疗经过

献血者最终确认为 B 型、RhD 阳性,血液中存在 IgM+IgG 抗 -P1 抗体。

四、相关知识链接

P1PK 血型系统是继 ABO 和 Rh 血型系统后被人类认识的第 3 个血型系统,P_1 血型为红细胞 P1 抗原阳性,P_2 血型为红细胞 P1 抗原阴性。国内外研究均认为 P_2 血型人血清中通常存在抗 -P1,但多数属于 IgM 型冷抗体,通常在 37℃时无活性,故临床意义不大[1-2]。P_2 血型个体内产生抗 -P1 的机制尚不完全清楚,抗 -P1 绝大多数为天然抗体,少数由输血等免疫方式产生[3]。有研究表明,泰国北部人群血清中最常见的意外抗体是抗 -P1,可能与该地区肝吸虫感染率高有直接关系[4]。Logdberg 等[1]曾报道 P_2 血型养鸽子人群血清产生抗 -P1 比例显著高于 P_2 血型的一般人群,推测鸽子的羽毛和脱落物可能与 P1 抗原物质相同或相似,可引起免疫反应。

国内仅有 1 例 IgG 型抗 -P1 导致溶血性输血反应的病例,该例红细胞为 P_2 型的男性患者首次输注 600mL 疑为 P_1 型红细胞悬液,1 个月后再次输注 200mL P_1 型红细胞时发生了溶血性输血反应[3]。国外也仅有数例抗 -P1 引起急性和迟发性溶血性输血反应的报道[1,5]。

五、案例点评

本案例献血者为女性农民,无输血、妊娠及饲养家鸽史,其血清中同时检出 IgM/IgG 型抗 -P1 十分罕见,尚无法推断如何产生了 IgM/IgG 型抗 -P1,其临床意义有待进一步观察[6]。目前我国采供血机构不常规检查献血者抗体,本例如果不是因为 ABO 血型正反定型不一致,就不会发现献血者血液中存在抗体,这样的血液输给 P_1 型患者就可能引发溶血反应。因此,常规进行献血者抗体检测十分必要。

参考文献

1. LOGDBERG L, REID M E, ZELINSKI T. Human blood group genes 2010: chromosomal locations and cloning strategies revisited[J]. Transfus Med Rev, 2011, 25(1): 36-46.

2. 周根水,童小燕,舒锦,等. 抗 -P 引起交叉配血不合一例分析[J]. 实验与检验医学, 2010, 28(2): 199.

3. 孙迪,张易水,刘祥忠. IgG 性质的抗 -P1 检出 1 例[J]. 中国输血杂志, 2002, 15(1): 50.

4. ROMPHRUK AV, WANHAGIJ C, AKAHAT J, et al. Anti-P1: the most common unexpected antibodies in northeastern-Thais[J]. J Med Assoc Thai, 1999, 82 (8): 803-807.

5. THAKRAL B, BHATTACHARYA P, AGNIHOTRI N, et al. Acute hemolytic transfusion reaction by anti-P1 antibody in pregnancy[J]. Am J Hematol, 2005, 78 (2): 163-164.

6. 周助人, 张坤莲, 杨丽艳, 等. IgM/IgG 型抗 -P1 致正反定型不符 1 例[J]. 第三军医大学报, 2013, 35 (8): 763+768.

25. Di(a+b-)产生抗 -Di^{b}1 例

一、简要病史

患者, 女性, 60 岁, 因 "消化道出血" 入院, 消化道镜检术前备血时发现抗体筛查阳性, 抗体鉴定试验中患者血浆与谱细胞中所有细胞反应均阳性, 自身对照阴性, 无法确定其特异性。孕 1 产 1, 既往有输血史(具体不详)。

二、实验室检查

(一) 血型血清学常规检查

1. 血型鉴定　B 型、RhD 阳性。

2. 抗体筛查　患者血浆与抗筛细胞在盐水介质中不发生凝集, 在抗人球蛋白介质中, 与三个抗筛细胞均发生凝集, 且此抗体与菠萝蛋白酶和 DTT 处理红细胞反应格局均不变(表 2-70)。酶处理红细胞的过程按试剂说明书操作; DTT 处理红细胞的过程参照文献操作[1]。

3. 抗体鉴定　考虑患者血清中存在高频抗原抗体, 结果见表 2-71。

4. 交叉配血　与超过 100 人份献血者进行交叉配血, 主侧均不相合。

(二) 血型血清学特殊检查

1. DAT　抗 -IgG 和抗 -C3d 结果均为阴性。

2. 其他血型系统表型鉴定　MMss、Jk(a+b-)、Fy(a+b-)、Le(a-b+)、Kp(a-b+)、Lu(a-b+)、K-k+、P1+、I+i-、Di^a+、GPA+、GPC+。

(三) 血型分子生物学检测

血型基因分型检测　利用序列特异性引物 - 聚合酶链式反应(PCR-SSP), 根据等位基因差异设计引物。其中 MNS 系统检测 M、N、S、s 抗原基因型; Duffy 系统检测行 Fy^a、Fy^b 抗原基因型; Kell 系统检测 K、k 抗原基因型;

表2-70　患者血浆与筛选细胞在盐水介质和 Liss/Coombs 卡中的反应结果

序号	Rh-hr					Kell		Duffy		Kidd		Lewis		P	MNS				检测方法			
	C	D	E	c	e	K	k	Fy^a	Fy^b	Jk^a	Jk^b	Le^a	Le^b	P1	M	N	S	s	IS	卡1	卡2	卡3
1	+	+	0	0	+	+	+	0	0	+	+	0	+	+	+	+	0	+	0	3+	3+	3+
2	0	+	+	+	0	0	+	+	+	+	0	+	0	0	+	+	+	+	0	3+	3+	3+
3	+	0	0	+	+	0	+	+	0	0	+	0	+	0	+	+	0	+	0	3+	3+	3+
自身																			0	0	/	/

注：卡1为患者血浆与筛选细胞在 Liss/Coombs 卡中的反应结果；
卡2为患者血浆与波萝蛋白酶处理筛细胞抗筛细胞在 Liss/Coombs 卡中的反应结果；
卡3为患者血浆与 DTT 处理抗筛细胞在 Liss/Coombs 卡中的反应结果。

表 2-71　患者抗体鉴定结果

序号	Rh-hr					K	k	Duffy		Kidd		Lewis		P	MNS				检测方法
	C	D	E	c	e	K	k	Fy^a	Fy^b	Jk^a	Jk^b	Le^a	Le^b	P1	M	N	S	s	IAT
1	+	+	0	0	+	0	+	+	+	0	+	0	+	+	0	+	+	+	3+
2	+	+	0	0	+	+	+	0	0	+	0	0	+	+	+	0	+	+	3+
3	0	+	+	+	0	0	+	0	+	+	0	0	+	0	+	+	+	+	3+
4	+	0	0	+	+	0	+	0	0	+	+	0	0	+	+	0	+	0	3+
5	0	0	+	+	+	0	+	+	+	0	+	0	+	+	+	0	+	0	3+
6	0	0	0	+	+	+	+	+	0	0	+	0	+	+	+	0	+	0	3+
7	0	0	0	+	+	0	+	0	+	+	0	0	+	+	0	+	0	+	3+
8	0	0	0	+	+	0	+	0	+	+	0	0	0	0	+	+	0	+	3+
9	0	+	0	+	+	0	+	0	+	+	0	+	0	+	0	+	0	+	3+
10	0	0	0	+	+	0	+	0	0	0	+	0	0	0	+	0	+	0	3+
11	0	0	0	0	+	0	+	0	0	+	0	0	0	+	0	+	0	+	3+

Dombrock 系统检测 Do^a、Do^b 抗原基因型；Diego 系统检测 Di^a、Di^b 抗原基因型；Kidd 系统检测 Jk^a、Jk^b 抗原基因型；Scianna 系统检测 Sc1、Sc2 抗原基因型；Colton 系统检测 Co^a、Co^b 抗原基因型；Lutheran 系统检测 Lu^a、Lu^b、Au^a、Au^b 抗原基因型。

每人份 PCR 工作液配置包含：220μL dNTP Buffer 工作液（dNTP-Buffer）+1.7μL Taq 酶（Promega, USA）+25μL DNA（浓度为 30~60ng/μL），反应板每孔加入 10μL。PCR 循环参数：96℃/2min×1 循环、（96℃/20s，68℃/60s）×5 循环、（96℃/20s，65℃/45s，72℃/30s）×10 循环、（96℃/20s，62℃/45s，72℃/30s）×15 循环、72℃/3min×1 循环、4℃保存至电泳。电泳步骤以 2.5% 琼脂糖使用内染法、150V 电泳 15 分钟后在紫外灯下判读，基因定型电泳结果见图 2-5。

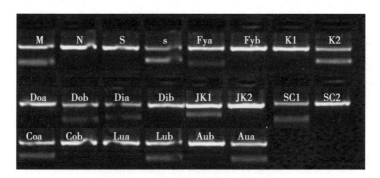

图 2-5　患者红细胞基因定型结果

血型基因定型结果为 MMss，Jk（a+b−），Fy（a+b−），Kell（K−k+），Do（a−b+），Di（a+b−），Sc（1+2−），Co（a+b−），Lu（a−b+），Au（a−b+），发现患者为稀有血型 Di（a+b−）。

结论：患者为稀有血型 Di（a+b−），推测其血清中存在高频抗原抗体抗 -Di^b。

三、诊疗经过

因无抗 -Di^b 标准血清，无法筛查 Di^b 阴性供者红细胞，只能通过盲配方式筛选，交叉配血超过 100 袋，未筛到相合血液，患者经过补充铁剂、注射促红细胞生成素，Hb 维持在 65g/L 左右，未输血，病情稳定后出院。

四、相关知识链接

高频抗原是指在大多数群体中发生频率高于 90% 的抗原，缺乏高频抗原即为稀有血型,其血浆中存在的抗体为高频抗原抗体,例如 Jk(a−b−)在人群频率约为 0.019%,此类患者血清中常出现抗 -Jk3,即为高频抗原抗体[2]。Diego 血型系统编号 010,其调控基因片段位于 17 号染色体 q21.31,已知有 22 种抗原,包含 2 个高频抗原 DISEK 与 Di^b、4 种常见抗原 Di^a、Wr^a、Wr^b、Wu 和 16 种低频抗原[3]。Di^a 几乎是蒙古人种中独有的抗原,而 Di^b 在各人种中均为高频抗原,中国汉族 Di(a+b−)为 0.06%~0.15%[4-5]。抗 -Di^b 能引起迟发性溶血反应,目前全世界至少已报道近 30 例抗 -Di^b,包括 10 例 HDFN[2]。高频抗原抗体的特点是与筛选细胞和谱细胞反应均阳性且凝集强度一致,DAT 和自身对照阴性,抗体的特异性无法通过常规抗体鉴定方法进行确认。

　　实验室遇到高频抗原抗体后的一般解决方法包括:用试剂抗体检测不同血型系统的抗原以期发现稀有血型;用不同的酶和巯基试剂处理谱细胞,观察抗原抗体反应的变化等。但是这些血清学试验存在的问题是:商品化试剂抗体的昂贵及缺乏,很多高频抗原抗体对处理谱细胞反应的一致性等,这些使得采用血清学方法鉴定此类抗体十分困难。目前红细胞血型抗原基因检测技术日益成熟,血型基因分型通常是基于序列特异性引物 - 聚合酶链式反应(PCR-SSP)[6]。针对高频抗原抗体检测,若血清试剂条件有限,应首选基因分型试剂检测其红细胞多系统抗原基因,作为判定抗体特异性的参考依据。

五、案例点评

　　本案例患者抗体鉴定发现其血浆中存在高频抗原抗体后,用已有的试剂抗体分别检测了该患者的 10 个系统的抗原及 GPA 和 GPC,仍未检出患者缺乏哪个系统的高频抗原。同时,采用菠萝蛋白酶和 DTT 处理谱细胞,此抗体在菠萝蛋白酶和 DTT 对红细胞的处理中保持稳定反应格局,仍无法确定抗体的特异性。通过血型抗原基因检测,检出患者为 Diego 系统的稀有血型 Di(a+b−),其血清中存在的高频抗原抗体高度怀疑为抗 -Di^b,但仍需 Di(a+b−)细胞进行确认。高频抗原抗体曾有严重输血反应的案例报道[7-9],正确鉴定高频抗原抗体除能确保患者用血安全外,血清中出现高频抗原抗体的患者同时也为稀有血型族群,可进行家系调查与登记建立稀有血型库,用以保障相同稀有血型族群的安全用血。

参考文献

1. 李勇,马学严.实用血液免疫学血型理论和试验技术[M].北京:科学出版社,2006.
2. GEOFF DANIELS. Human Blood Group[M]. UK:Wiley-Blackwell,2013:329.

3. GEOFF DANIELS. Chapter14: Other Blood Groups. //Technical Manual. 17th ed［M］. American: Association of Blood Banks, 2011, 425-426.

4. 刘宇, 牛淼. 中国汉族人群 Diego 血型基因频率调查研究［J］. 检验医学与临床, 2010, 7（4）: 308-309+311.

5. 朱自严, 沈伟, 陈和平. 上海地区部分人群 Jk（a-b-）、Dib-、Wrb-、K0、Ena-、Tja-、Ge- 稀有血型筛选［J］. 中国输血杂志, 2002, 15（4）: 232-233.

6. NEIL A. Large-scale blood group genotyping-clinical implications［J］. Br J Haematol, 2008, 144（1）: 3-13.

7. MARSHALL C S, DWYRE D, ECKERT R, et al. Severe hemolytic reaction due to anti-jk3［J］. Arch Pathol Lab Med, 1999, 123（10）: 949-951.

8. GONG Y, AI Y, ZHOU R. Rare case of hemolytic death of the newborn due to anti-hr$_0$ and anti-e［J］. J Obstet Gynaecol Res, 2011, 37（5）: 465-467.

9. LENKIEWICZ B, ZUPAŃSKA B. The first example of anti-Diego（b）found in a Polish woman with the Di（a+b−）phenotype and haemolytic disease of the newborn not requiring treatment［J］. Transfus Med, 2003, 13（3）: 161-163.

26. 罕见 Xg 血型系统抗 -Xg^{a}1 例

一、简要病史

患者, 男性, 37 岁, 因 "右上肢软组织化脓性感染、肺部感染、双侧胸腔积液、贫血" 入院。入院时 Hb 77g/L, 申请输注红细胞, 常规血型血清学检测时发现抗体阳性。既往有输血史, 具体不详。

二、实验室检查

（一）血型血清学常规检查

1. 血型鉴定 O 型、RhD 阳性。

2. 抗体筛查 患者血浆、DTT 处理后血浆与筛查细胞在试管法盐水介质和 Liss/Coombs 卡中的反应格局见表 2-72, 患者血浆中存在 IgM+IgG 类同种抗体。

3. 抗体鉴定 患者血浆、DTT 处理后患者血浆与谱细胞在 Liss/Coombs 卡中的反应格局以及患者血清与酶处理谱细胞反应格局见表 2-73。DTT 处理血浆后抗体反应格局无变化, 而酶处理谱细胞的相应抗原后抗体不再与之反应。结合抗体筛查结果, 可以判定患者血清中存在 IgM+IgG 抗 -Xg^a。

表 2-72　患者血浆、DTT 处理后血浆盐水介质、Liss/Coombs 卡中抗体筛选结果

序号	Rh						Kell		Duffy		Kidd		Lewis		P	MNS				Luth		Xg	盐水介质			Coombs 卡	
	C	D	E	c	e	C^w	K	k	Fy^a	Fy^b	Jk^a	Jk^b	Le^a	Le^b	P1	M	N	S	s	Lu^a	Lu^b	Xg^a	IS	RT5min	DTT	血浆	DTT
1	+	+	0	0	+	+	+	+	0	+	+	+	+	0	+	0	+	0	+	0	+	+	0	+^w	0	2+	2+
2	0	+	+	+	0	0	0	+	+	+	0	0	+	+	+	+	+	+	+	0	+	0	0	0	0	0	0
3	0	0	0	+	+	0	0	+	0	0	0	+	+	0	+	+	0	+	+	0	+	+	0	+^w	0	2+	2+
自身																							0	0	0	0	0

表 2-73　患者血浆、DTT 处理后患者血浆抗体鉴定结果

序号	Rh						Kell				Duffy		Kidd		Lewis		P	MNS				Luth		Xg	检测方法		
	D	C	E	c	e	C^w	K	k	Kp^a	Kp^b	Fy^a	Fy^b	Jk^a	Jk^b	Le^a	Le^b	P1	M	N	S	s	Lu^a	Lu^b	Xg^a	卡	DTT	酶
1	+	+	0	0	+	+	+	+	0	+	0	+	+	+	0	+	+	0	+	+	+	0	+	+	2+	2+	0
2	+	+	0	0	+	0	0	+	0	+	+	0	+	0	+	0	+	+	+	0	0	0	+	0	0	0	0
3	+	0	+	+	0	0	0	+	0	+	0	+	0	+	0	+	+	0	0	+	+	0	+	+	2+	2+	0
4	0	+	0	+	+	0	0	+	0	+	0	+	+	+	0	+	+	0	0	0	+	0	+	0	0	0	0
5	+	+	+	+	+	0	+	+	0	+	0	0	0	+	+	0	0	+	+	0	+	0	+	0	0	0	0
6	0	0	+	+	+	0	0	+	0	+	+	+	+	0	0	+	+	0	0	0	+	0	+	+	2+	0	0
7	0	0	0	+	+	0	0	+	0	+	+	+	0	0	+	0	+	0	+	0	+	0	+	+	0	0	0
8	+	0	0	+	+	0	+	+	0	+	0	0	+	0	0	+	0	+	+	+	+	0	+	+	2+	2+	0
9	0	0	0	+	+	0	0	+	0	+	+	0	+	0	+	0	0	0	0	+	0	0	+	0	0	0	0
10	0	0	0	+	+	0	0	+	0	+	+	+	+	0	0	+	+	+	0	+	+	0	+	+	2+	2+	0
11	0	0	0	+	+	0	0	+	0	+	0	0	0	0	0	0	0	0	0	0	0	0	0	0	0	0	0
自身																									0	0	0

4. 交叉配血　患者血浆与 10 位献血者用 Liss/Coombs 卡进行交叉配血，配血相合 2 人，均为男性。因没有已知的抗 -Xg^a 血清，无法对献血者 Xg^a 抗原进行确认。

（二）血型血清学特殊检查

DAT　阴性。

三、诊疗经过

患者输入交叉配血相合的悬浮红细胞 2U，无输血不良反应发生，Hb 升高到 86g/L。

四、相关知识链接

Xg 血型系统在国际输血协会命名符号中为 XG，数字为 012，Xg 血型系统 Xg^a（XG1，012001）抗原表达受控于 X 连锁基因，未发现 Xg^a 的对偶抗原。抗 -Xg^a 最初是由 Mann 等[1]在 1 个多次输血的男性患者血液中发现的。1962 年，由于发现了与 X 连锁的血型基因座 XG，唤醒了血型工作者对人类性染色体的兴趣。XG 抗原最显著的特点是由性染色体 X 编码。正常人的染色体或核型在女性是 46，XX，男性是 46，XY。Xg^a 抗原发生频率女性为 89%，男性为 66%，基因频率男性是 Xg^a 0.659，Xg 0.341，女性是 Xg^{a}Xg^a 0.434，Xg^{a}Xg 0.450，XgXg 0.116[2]。Xg 是 Xg^a 假定的等位基因，为无功能基因。Xg^a 阳性男性只能将 Xg^a 抗原遗传给女儿，而不能遗传给儿子。Xg^a 在杂合子的男性和纯合子的女性红细胞上表达的强度相同，而 Xg^a 在杂合子女性红细胞上表达较弱，在男性中，弱的 Xg^a 非常罕见。

由于男性 Xg^a 阴性约为女性的 3 倍，所以大部分抗 -Xg^a 是在男性中产生的。酶能破坏 Xg^a 抗原，酶处理后的红细胞不再与患者血清中的抗 -Xg^a 反应[3-4]。抗 -Xg^a 可以通过输血免疫产生，也可表现为天然抗体[5]。Xg^a 不呈强免疫原性，未见抗 -Xg^a 引起溶血性输血反应和 HDFN 的报道。有报道称 1 位产生抗 -Xg^a 的患者接受 Xg^a 抗原阳性的红细胞未引起溶血反应[6]。

五、案例点评

本案例患者为男性，有输血史，无法确定其抗 -Xg^a 是否为免疫产生或者自然发生。患者输血前检查发现抗体筛查阳性，经鉴定确定为 IgM+IgG 抗 -Xg^a，交叉配血相合的均为男性献血者。由于没有标准抗 -Xg^a 血清，无法对患者及供者进行 Xg 抗原表型检测，只能通过盲配来筛选供者。本案例说明抗 -Xg^a 可引起交叉配血不相合，但是否会引起 HDFN 和溶血性输血反应还需进一步验证。

参考文献

1. MANN J D, CAHAN A, GELB A G, et al. A sex-linked blood group［J］. Lancet, 1962, 279（7219）: 8-10.

2. 李勇, 马学严. 实用血液免疫学［M］. 北京: 科学出版社, 2006.

3. HABIBI B, TIPPETT P, LEBESNERAIS M, et al. Protease inactivation of the red cell antigen Xg^a［J］. Vox Sang, 1979, 36（6）: 367-368.

4. HERRON R, SMITH GA. Identificationandimmunochemicalcharacterizationof thehumanerythrocytemembraneglycoproteinsthatcarrytheXgaantigen［J］. Biochem J, 1989, 262（1）: 369-371.

5. 杰夫·丹尼尔. 人类血型［M］. 朱自严, 译. 北京: 科学出版社, 2007.

6. SAUSAISL, KREVANS J R, TOWNES A S. Characteristics of a third example of anti-Xg^a［J］. Transfusion, 1964, 4（4）: 312.

27. 头孢哌酮钠舒巴坦钠致溶血性贫血 1 例

一、简要病史

患者, 女性, 85 岁, 因 "结肠癌" 收入院, 拟行根治性左半结肠切除术, 手术当天常规应用头孢哌酮钠舒巴坦钠预防感染。用药后 1 天, 患者开始出现 Hb 不明原因下降, 到用药后 5 天, Hb 从 122g/L 下降至 80g/L, 申请输血治疗。既往无输血史, 否认食物及药物过敏史。

二、实验室检查

（一）血型血清学常规检查

1. 血型鉴定　A 型、RhD 阳性。

2. 抗体筛查　阴性。

3. 交叉配血试验　随机选择 A 型 RhD 阳性 1 人份（2U）, 主侧阴性、次侧阳性（2+）。

（二）血型血清学特殊检查

1. DAT（使用头孢哌酮钠舒巴坦钠后）　抗 -IgG+ 抗 -C3d 阳性（3+）, 抗 -IgG 阳性（3+）, 抗 -C3d 阳性（2+）, 对照为阴性。

2. 药物抗体检测（术后第 6 天）　头孢呋辛酯和头孢替坦致敏后红细胞 DAT 均为阴性。患者血浆与头孢呋辛酯和头孢替坦致敏后红细胞反应, 结果均为阳性(2+),与未经头孢呋辛酯和头孢替坦致敏的红细胞反应,结果为阴性。

（三）其他（入院时）

1. 血常规 Hb 122g/L, RBC 3.7 × 10^{12}/L, PLT 90 × 10^9/L。

2. 血生化 AST 25.7U/L, LDH 189.5μmol/L。

3. 凝血功能筛查 PT 13.4s, APTT 35.8s, INR 1.19。

三、诊疗经过

患者术前 Hb 122g/L, RBC 3.7 × 10^{12}/L, PLT 90 × 10^9/L,凝血功能无异常。根治性左半结肠切除术过程顺利,术中出血 100mL,未输血,当天用头孢哌酮钠舒巴坦钠 9g 预防感染。术后第 1 天,患者开始出现不明原因 Hb、PLT 下降,凝血指标 PT、APTT、INR 延长,LDH 从用药前 189.5μmol/L 上升至 347.2μmol/L,AST 从 25.7U/L 上升至 63.5U/L(图 2-6)。请输血科会诊:建议更换抗生素,密切观察,必要时可以使用止血药物及血液成分。经治医师采纳输血科意见,立即更换抗生素(非 β-内酰胺类),继续观察病情。凝血指标从用药后第 3 天开始逐步好转,用药后第 5 天接近正常水平(图 2-7)。Hb 在术后第 5 天降至 80g/L(图 2-8),输注悬浮红细胞 2U,输注过程顺利,无输血不良反应,输血后 Hb 上升至 98g/L,患者生命体征平稳。至用药后第 10 天,其 Hb 逐步回升至 121g/L,LDH 和 AST 均显著下降。患者共住院 18 天后康复出院。

四、相关知识链接

药物诱导的溶血性贫血(drug-induced hemolytic anemia, DIHA)相对少见,其发生率约为百万分之一,但由于部分患者溶血发病隐匿,很容易被临床忽视[1]。头孢哌酮钠舒巴坦钠是头孢哌酮钠与 β-内酰胺酶抑制剂舒巴坦钠

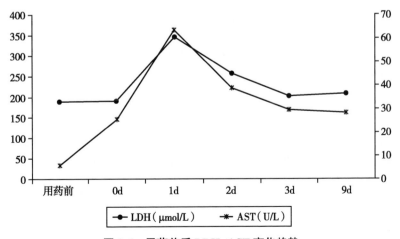

图 2-6 用药前后 LDH、AST 变化趋势

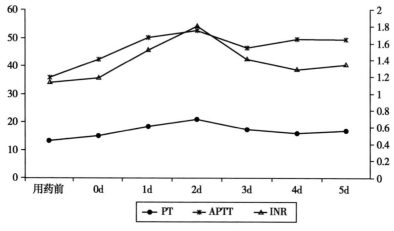

图 2-7　用药前后凝血指标变化趋势

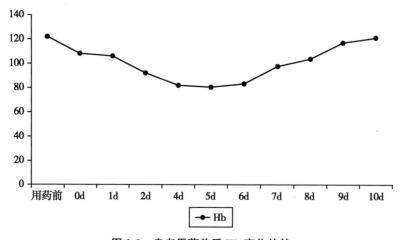

图 2-8　患者用药前后 Hb 变化趋势

组成的复方制剂,针对敏感细菌导致的呼吸道和泌尿道感染具有较好的疗效[2]。由于其具有灭菌效果高,毒性较低的特点,临床使用广泛,但随着该药物使用量的增加,不良反应的报道有所增加,多见于皮肤及附件损害,其次为血液系统损害等,以血小板减少、凝血功能障碍多见,贫血相对少见[3-7]。头孢哌酮钠舒巴坦钠导致凝血功能异常的主要原因为头孢哌酮钠结构中的 N-甲基硫化四氮唑侧链,可干扰体内维生素 K 的合成与代谢,导致依赖维生素 K 的凝血酶原及凝血因子Ⅱ、Ⅶ、Ⅸ、Ⅹ合成障碍,引起机体凝血功能障碍[8-9]。

五、案例点评

本案例患者住院期间仅使用头孢哌酮钠舒巴坦钠 1 天后,患者开始出现凝血功能异常,不明原因 Hb、PLT 下降、溶血指标上升等。经输血科会诊后立即换用其他药物抗感染治疗(非 β-内酰胺类抗生素)。实验室检测结果显示患者红细胞 DAT 阳性,血浆内存在针对头孢类药物的抗体,支持该药物导致 DIHA。停药 5 天后,患者凝血指标逐渐恢复。停药 6 天后,患者输注红细胞 2U,Hb 逐步上升,到停药后 19 天,Hb 上升至 121g/L,患者病情稳定出院。

由于舒巴坦钠可与血浆蛋白(尤其是球蛋白)发生非特异性结合,该药物致敏后的红细胞与正常人血浆、患者血浆在间接抗人球蛋白介质条件下均能发生凝集反应,干扰结果分析与判断。实验室当时无法获取单纯头孢派酮钠,为避免舒巴坦钠可能带来的干扰,利用抗头孢菌素类药物抗体有交叉反应的特点(即某种头孢菌素类药物抗体可以和其他头孢菌素处理的红细胞反应)[10],尝试采用头孢呋辛酯和头孢替坦致敏红细胞,检测患者血浆内是否存在针对头孢菌素类药物抗体[11]。试验结果显示:患者血浆与头孢呋辛酯和头孢替坦两种药物致敏的红细胞反应均为阳性,与未经上述两种药物致敏的红细胞反应均为阴性,证明患者血浆内存在针对头孢菌素类药物抗体。

综上所述,该患者因应用头孢哌酮钠舒巴坦钠产生针对血液系统的不良反应,出现凝血功能障碍、药物溶血性贫血、血小板减少等症状,停药后症状逐步缓解。因此,输血科在遇到不明原因贫血的 DAT 阳性患者,也应该引起重视,积极与临床医师沟通并结合患者疾病史、用药史等情况进行实验室调查,一旦有药物抗体检出,应立即报告临床停止使用对应药品,降低药物不良损害,改善患者预后。

参考文献

1. HILL Q A,STAMPS R,MASSEY E,et al. Guidelines on the management of drug-induced immune and secondary autoimmune,haemolytic anaemia[J]. Br J Haematol,2017,177(2):208-220.

2. 陈庆年. 头孢哌酮钠舒巴坦钠不良反应原因初探[J]. 中国药业,2010,19(14):87-88.

3. 张洁. 68 例头孢哌酮钠舒巴坦钠不良反应报告分析[J]. 临床医药文献电子杂志,2017,4(13):2537-2538.

4. 王宇,丁宁. 单用头孢哌酮钠舒巴坦钠致凝血功能异常的临床分析及对策[J]. 临床和实验医学杂志,2015,14(16):1397-1399.

5. 刘宪军,付娜. 109 例头孢哌酮钠舒巴坦钠不良反应报告分析[J]. 中国药物警戒,2014,11(06):355-357.

6. 汪德清. 输血技术操作规程(输血科部分)[M]. 人民卫生出版社,2016.

7. 徐琦. 探讨注射用头孢哌酮钠舒巴坦钠的不良反应[J]. 中国现代药物应

用, 2017, 11（20）: 102-103.

8. 蒋红, 陈井霞, 权秦, 等. 头孢哌酮钠/舒巴坦钠对凝血功能的影响及处理 [J]. 药学服务与研究, 2016, 16（04）: 300-303.

9. 顾正平, 朱亚虹, 陆惠平. 头孢哌酮致不良反应 454 例文献分析 [J]. 医药 导报, 2007, 26（2）: 204-205.

10. ALAGOZLU H, CINDORUK M, UNAL S. Severe INR elevation in a patient with choledocholithiasis receiving cefoperazone [J]. Clin Drug Investig, 2006, 26（8）: 481-484.

11. FUNG M K, EDER A F, SPITALNIK S L, et al. Technical Manual. 19th ed [M]. Bethesda: AABB, 2017: 401-405.

28. 头孢曲松致药物性抗体 1 例

一、简要病史

患者, 男性, 96 岁, 主因"饮食呛咳伴咳嗽、咳痰两年, 加重 10 天"收入院。患者两年前出现饮食呛咳, 伴咳嗽、咳痰, 偶有黄痰及发热, 伴胸闷、气短, 自服头孢类抗生素及化痰药（具体不详）可有所缓解。10 天前患者咳嗽、咳痰较前加重, 痰为黄色黏痰, 不易咳出, 伴发热, 体温最高 38.0℃, 自服退热药效果欠佳, 仍间断发热。否认有输血史, 否认食物、药物过敏史。

二、实验室检查

（一）血型血清学常规检查

1. 血型鉴定　O 型、RhD 阳性, 但微柱凝胶卡 Ctrl 孔阳性（2+）。

2. 抗体筛查　阴性。

3. 交叉配血　与三位供者交叉配血, 结果均为主侧相合, 次侧阳性（2+）。

（二）血型血清学特殊检查

1. DAT　阳性, 抗-IgG+抗-C3d 为 2+, 抗-IgG 为 2+, 抗-C3d 为 +。

2. 放散试验　患者红细胞经放散处理, 放散液与正常抗筛细胞（未经头孢曲松处理）行 IAT 试验, 结果为阴性; 放散液与头孢曲松包被的 O 型抗筛细胞呈阳性反应。改用其他类抗生素 11 天后, 重新送检 DAT 结果为弱阳性, 红细胞放散液与头孢曲松包被的 O 型抗筛细胞反应结果为阴性。

（三）其他

1. 血常规　入院时 Hb 70g/L, PLT 226×10⁹/L, Ret%3.5%。改用喹诺酮

类抗生素治疗（11天后），Hb 85g/L，PLT 235×10^9/L。

2. 血生化　入院时 TB 29.3μmol/L，DB 8.7μmol/L。

三、诊疗经过

患者入院后因贫血申请输注同型悬浮红细胞，输血科实验室经过多项检测，考虑患者血液中存在药物性（头孢曲松）抗体，建议临床更换其他广谱抗生素，暂时不考虑红细胞输注。临床采纳输血科意见，将头孢曲松更换为喹诺酮类抗生素，综合治疗11天后，DAT结果为弱阳性，红细胞放散液与头孢曲松包被的O型抗筛细胞反应结果为阴性，患者在未输红细胞的情况下Hb升高至85g/L。

四、相关知识链接

头孢曲松是β内酰胺类第三代头孢菌素类抗菌药物，对大多数革兰阳性菌和阴性菌具有较强的抗菌活性，且对β-内酰胺酶稳定，用于下呼吸道感染、尿路感染、胆道感染、腹腔感染、盆腔感染、皮肤软组织感染、骨和关节感染、败血症、脑膜炎等以及手术期感染预防。

头孢曲松是一类比较常见的能够引起药物性抗体的抗生素[1-2]，其诱导产生的抗体具有药物依赖性，即需要在检测体系中添加一定量头孢曲松才能检测出对应抗体[3]，因此这类抗体常常在抗体筛查中表现为阴性，多因红细胞DAT表现为阳性而被发现。这类药物性抗体可以引起红细胞溶血性贫血[4-8]，应引起临床足够的重视。

五、案例点评

本案例患者在使用头孢曲松治疗肺部感染的过程中，出现了Hb逐渐降低，网织红细胞百分比、TB、DB等指标均有升高，结合红细胞DAT阳性的实验室表现，考虑患者为DIHA。经实验室验证，患者确实产生了药物性抗体，改用喹诺酮类抗生素后，在未进行红细胞输注的情况下，贫血症状逐渐改善。因此，当临床使用头孢曲松抗感染时，如果出现了原发疾病无法解释的Hb下降伴（或不伴）溶血表现，应警惕发生了DIHA，及时更换抗生素（无交叉反应）后多数患者的贫血可以自行改善，一般情况下输注红细胞不是首选。

参考文献

1. 邵志伟，许韦，李小东. 头孢曲松致免疫性溶血的文献分析［J］. 中国药房杂志，2014，25（36）：3436-3439.

2. GOYAL M, DONOGHUE A, SCHWAB S, et al. Severe hemolyticcrisis after

ceftriaxone administration［J］. Pediatric Emergency Care, 2011, 27（4）: 322-323.

3. LEGER RM, ARNDT PA, GARRATTY G. How we investigate drug-induced immune hemolytic anemia［J］. Immunohematology, 2014, 30（2）: 85-94.

4. GARRATTY G, ARNDT P A. Drugs that have been shown to cause drug-induced immune hemolytic anemia or positive direct antiglobulin tests: Some interesting findings since 2007［J］. Immunohematology, 2014, 30（2）: 66-79.

5. PETZ LD, GARRATTY G. Immune hemolytic anemias. 2nd ed［M］. Philadelphia: Churchill-Livingstone, 2004.

6. BORGNA-PIGNATTI C, BEZZI TM, REVERBERI R. Fatal ceftriaxone-induced hemolysis in a child with acquired immunodeficiency syndrom［J］. Pediatr Infect Dis J, 1995, 14（12）: 1116-1117.

7. MEYER O, HACKSTEIN H, HOPPE B, et al. Fatal immune haemolysis due to a degradation product of ceftriaxone［J］. Br J Haematol, 1999, 105（4）: 1084-1085.

8. LIU W, YU D. Adverse drug reactions during ceftriaxone treatment can cause severe hemolysis［J］. Pediatr Allergy Immunol, 2014, 25（1）: 101-102.

29. 注射用丹参多酚酸盐致溶血性贫血1例

一、简要病史

患者,男性,91岁,因"冠心病、高血压、心功能不全等"收入院。应用注射用丹参多酚酸盐活血、化瘀、通脉治疗,用药2周后,患者出现不明原因的Hb持续下降,从121g/L降至90g/L,因患者为老年患者,合并冠心病,不能耐受缺氧症状,申请输悬浮红细胞2U。患者无既往输血史。

二、实验室检查

（一）血型血清学常规检查

1. 血型鉴定　O型、RhD阳性。

2. 抗体筛查　阳性（用药后第10天初次申请用血时）,结果见表2-74。

3. 抗体鉴定　患者用药后第10天,抗体鉴定反应格局提示存在自身类抗-C、e抗体;第14天时抗体活性明显减弱,无对应格局（7号和9号谱细胞 ±,其余均为阴性）,见表2-75;第35天时为阴性;第39天时,多个细胞出现弱凝集（1+ 或 ±）,无对应格局,见表2-76。

表 2-74　用药后第 10 天抗体筛查结果

序号	Rh-hr						Kell						Duffy		Kidd		Lewis		P	MNS				Luth		Xg	检测方法	
	D	C	E	c	e	C^w	K	k	Kp^a	Kp^b	Js^a	Js^b	Fy^a	Fy^b	JK^a	JK^b	Le^a	Le^b	P1	M	N	S	s	Lu^a	Lu^b	Xg^a	IS	IAT
1	+	+	0	0	+	0	+	+	0	+	/	/	+	0	0	+	+	0	+	+	+	+	+	0	+	+	0	2+
2	+	0	+	+	0	0	0	+	0	+	/	/	+	+	+	0	0	+	+	0	+	0	+	0	+	0	0	0
3	+	+	0	0	+	0	0	+	0	+	/	/	+	0	0	+	0	+	+	+	+	0	+	0	+	+	0	2+
自身																											0	2+

表 2-75　用药后第 10、14 天抗体鉴定结果

序号	D	C	E	c	e	Cw	K	k	Kpa	Kpb	Jsa	Jsb	Fya	Fyb	Jka	Jkb	Lea	Leb	P1	M	N	S	s	Lua	Lub	Xga	10d	14d
1	+	+	0	0	+	+	0	+	0	+	0	+	+	0	+	0	0	+	+	+	0	+	0	0	+	0	2+s	0
2	+	+	0	0	+	0	+	+	0	+	0	+	0	+	w	0	0	+	+	0	+	0	+	0	+	0	2+s	0
3	+	0	+	+	0	0	+	+	0	+	0	+	0	+	+	+	0	0	+	0	+	+	0	0	+	+	0	0
4	0	0	0	+	+	0	0	+	0	+	/	+	0	0	+	+	+	0	+	+	+	+	+	0	+	+	2+	0
5	0	+	+	0	0	0	0	+	0	+	/	+	+	0	+	0	+	0	+	+	0	+	+	0	+	+	2+s	0
6	0	0	0	+	+	0	+	+	0	+	/	+	+	+	+	+	0	0	0	+	0	+	+	0	+	+	0	0
7	0	0	0	+	+	0	+	0	0	+	/	+	0	+	0	0	0	+	+	0	0	0	+	0	+	+	2+s	±
8	0	0	0	+	+	0	0	+	0	+	/	+	+	0	0	+	+	+	+	+	+	+	+	+	+	0	2+s	0
9	0	0	0	+	+	0	0	+	0	+	/	+	0	+	+	0	0	0	0	+	0	+	+	0	0	+	1+	±
10	0	0	+	+	+	0	0	+	0	+	/	+	+	+	+	+	0	+	+	0	+	0	0	+	+	+	2+	0
11	+	+	+	0	0	0	0	+	0	+	/	+	0	0	+	0	0	+	+	0	0	+	+	0	+	+	1+	0
12	w	+	+	+	+	0	0	+	0	+	/	+	0	0	0	0	+	0	+	+	+	0	+	0	+	+	0	0
13	0	0	0	+	+	+	0	+	+	+	/	+	+	+	0	+	0	+	+	+	+	+	+	0	+	+0	2+	0
14	0	+	0	+	+	0	0	+	0	+	/	+	+	+	+	0	0	+	+	0	0	0	+	+	+	+	2+s	0
15	+	0	0	+	0	0	0	+	0	+	0	+	+	0	+	0	0	+	+	+	+	0	+	0	+	+	0	0
16	+	+	0	0	+	0	+	+	0	+	/	+	+	+	+	0	0	+	+	+	+	0	+	0	+	+	2+	0
自身																											1+	0

表2-76 用药后第35、39天抗体鉴定结果

序号	Rh-hr						Kell						Duffy		Kidd		Lewis		P	MNS				Luth		Xg	IAT	
	D	C	E	c	e	Cw	K	k	Kpa	Kpb	Jsa	Jsb	Fya	Fyb	Jka	Jkb	Lea	Leb	P1	M	N	S	s	Lua	Lub	Xga	35d	39d
1	+	+	0	0	+	+	0	+	0	+	/	+	+	+	0	+	0	+	+	0	+	+	+	0	+	+	0	1+
2	+	+	0	0	+	0	+	W	+	+	0	+	-	+	+	+	0	+	+	-0	+	0	+	0	+	+	0	1+
3	+	0	+	+	0	0	0	+	0	+	/	+	+	0	+	+	0	+	0	+	0	+	0	0	+	+	0	1+
4	+	0	0	+	+	0	0	+	0	+	/	+	0	-	+	0	0	0	+	0	+	0	+	0	+	+	0	1+
5	0	+	0	+	±	0	0	+	0	+	/	+	0	+	+	+	0	0	+	+	+	0	+	0	+	+	0	±
6	0	0	0	+	0	0	0	+	0	+	/	+	+	-	+	0	0	+	+	0	0	0	+	0	+	0	0	1+
7	0	0	0	+	+	0	+	0	0	+	/	+	-	-	+	0	0	+	+	+	+	+	+	+	+	+	0	±
8	0	0	0	+	+	0	0	+	0	+	/	+	+	+	+	0	0	+	0	0	0	+	0	0	+	+	0	1+
9	0	0	+	+	+	0	+	+	0	+	/	+	0	+	+	0	+	+	+	+	+	+	0	0	W	+	0	1+
10	+	0	+	+	+	0	0	+	0	+	/	+	+	+	-	+	+	0	+	+	+	+	+	+	0	+	0	±
11	+	w	+	0	0	0	0	+	0	+	/	+	+	+	+	+	+	0	0	+	0	0	+	0	+	0	0	1+
12	+	+	0	+	+	+	0	+	0	+	/	+	0	0	+	0	+	0	+	+	+	0	+	0	+	+	0	0
13	+	+	0	+	±	0	0	+	0	+	/	+	+	+	+	+	0	0	+	+	+	+	0	0	+	0	0	1+
14	0	+	0	0	+	0	0	+	0	+	/	+	0	0	+	0	0	0	+	+	+	+	+	0	+	+	0	±
15	+	0	+	+	+	0	0	+	0	+	/	+	+	+	+	0	0	0	+	+	0	+	+	0	+	0	0	0
16	0	+	0	0	+	0	0	+	0	+	0		+	+			0	+		+	0				+		0	1+
自身																											0	

4. 交叉配血　患者于住院期间多次进行交叉配血试验,具体结果见表 2-77。

表 2-77　交叉配血试验结果

检测时间	供者（CCee）		供者（EEcc）	
	主侧	次侧	主侧	次侧
10d	+	+	−	+
14d	+ 或 −	+	−	+
35d	+ 或 −	+	−	+
39d	+ 或 −	+	−	+

（二）血型血清学特殊检查

1. Rh 分型　CCDee。

2. DAT　阳性,抗 -IgG+ 抗 -C3d 为 3+,抗 -IgG 为 3+,抗 -C3d 为阴性。

3. 药物抗体鉴定　应用丹参多酚酸盐、磷酸肌酸钠、左卡尼汀致敏后的 O 型、RhD 阳性、Rh 表型分别为 ccEE 和 CCee 的红细胞,鉴定患者体内药物抗体特异性,结果见表 2-78。

表 2-78　第二次使用丹参多酚酸盐后药物性抗体鉴定结果

红细胞血型		丹参多酚酸盐	磷酸肌酸钠	左卡尼汀	PBS
O+（ccEE）	DAT	−	−	−	−
	IAT	$2+^s$	−	−	−
O+（CCee）	DAT	−	−	−	−
	IAT	$3+^s$	−	−	−

三、诊疗经过

患者因冠心病、高血压、心功能不全入院,常规静脉给予注射用丹参多酚酸盐以改善心功能。入院时 Hb 126g/L,Ret% 1.46%,TB 17.9μmol/L,均处于正常范围。患者使用注射用丹参多酚酸盐后第 10 天时 Hb 不明原因下降至 90g/L,Ret% 3.78%,TB 104.1μmol/L,实验室检测患者血浆内存在类抗 -Ce 抗体,第 12 天输注 O 型、ccDEE 辐照去白细胞红细胞 1.5U,输血过程顺利,无输血不良反应,患者贫血改善、溶血症状逐渐好转。用药后第 11 天经治医师经验性停用丹参多酚酸盐,第 14 天抗体筛查结果显示凝集强度减弱,第 35 天抗体鉴定结果显示16系谱细胞均为阴性。但距首次用药第38天,医师再次应用丹参多酚酸盐,第39天实验室检测发现抗体检测结果凝集强度增强,抗体鉴定显示无特异性,开始怀疑发生DIHA,可疑药物包括丹参多酚酸盐、磷酸肌醇钠、左卡尼汀。第40天进行药物抗体检测,结果提示为丹参多酚酸盐导致的溶血性贫血,第41天再次停用该药,后分别于第44天输红细胞1U,第48天输红细胞1.5U,第50天患者Hb稳定回升。患者Hb、Ret%以及TB指标变化,详见图2-9、图2-10。

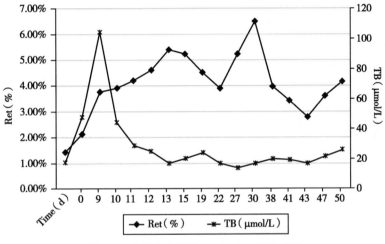

图 2-9　患者治疗期间 Ret%、TB 变化情况

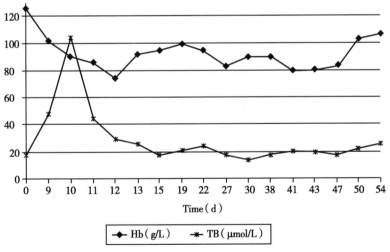

图 2-10　患者治疗期间 Hb、TB 变化情况

四、相关知识链接

中药导致 DIHA 屡有报告,如葛根素注射液、黄芪注射液、牛黄解毒丸和兰花草等[1-4]。丹参多酚酸盐来源于中药丹参,其中丹参乙酸镁是其主要活性成分,具有活血、化瘀、通脉功效,能够高效地清除机体内氧自由基,通过促进纤维蛋白的溶解来改善冠心病患者的血流阻塞情况,对冠心病患者的心绞痛症状有明显的改善作用,临床广为应用[5]。目前有关丹参多酚酸盐不良反应的报道主要包括过敏、胃肠道反应、头痛、头晕、低血压、口唇麻木、转氨酶轻度升高等,尚未见该药引起 DIHA 的不良反应报道[6-7]。

五、案例点评

本案例患者用药后第 10 天发现胆红素和 LDH 明显上升,Hb 明显下降,输血实验室检测其体内存在类抗 -Ce 抗体,用药后第 11 天经治医师经验性停用此药。第 14 天 16 系谱细胞鉴定其反应格局较之前发生明显减弱结果,仅 7 号和 9 号为弱阳性,其余谱细胞反应均为阴性。第一次用药后第 38 天患者再次应用此药,虽未立即发生溶血指标上升,但其抗体反应强度明显增强,Hb 发生显著下降,怀疑与患者用药有关,遂进行药物抗体检测,综合其临床症状及实验室检测结果,考虑是丹参多酚酸盐导致 DIHA。本次药物抗体检测结果发现:经丹参多酚酸盐致敏后的不同 Rh 表型的红细胞与患者血浆的反应强度存在差异,CCee>EEcc,结合患者初次发现抗筛阳性时其特异性符合类抗 -Ce 抗体的结果,推测患者应用丹参多酚酸盐与类抗 -Ce 的产生存在相关性。中药注射液成分复杂,不良反应发生率明显高于其他制剂。临床应用的丹参多酚酸盐虽经纯化,但除主要成分丹参乙酸镁外,仍含有如紫草酸镁、迷迭香酸钠、丹参乙酸二钾、丹参素钾和紫草酸二钾等同系物,推测可能为药物中的这些成分结合在红细胞表面,诱导机体产生针对自身 Rh 血型系统的类抗体,导致患者发生 DIHA。由于丹参多酚酸盐导致溶血性贫血的临床病例很少见,因此当患者第一次用药后出现贫血时未引起临床医师的足够重视,输血科也仅仅将其视为类抗体,为其选择无对应抗原的红细胞输血,未进行产生类抗体的病因分析;当患者第二次用药导致 Hb 迅速下降时,输血科通过与临床医师沟通,分析病史及用药史,并进行药物抗体检测,才发现该患者发生溶血性贫血的主要原因为丹参多酚酸盐导致。及时停药后,患者病情逐渐缓解。该病例提示对于不明原因产生类抗体的患者,应结合临床诊断、治疗及用药,及时查明诱因,避免误诊、漏诊,提高救治疗效,降低输血风险。

参考文献

1. 齐秀萍.丹参川芎嗪注射液致溶血性贫血1例[J].药物流行病学杂志，2016，1（25）：60-61.

2. 姜红.葛根素注射液致急性溶血性贫血反应35例文献分析[J].天津药学，2008，4（20）：38-39+79.

3. 戴逢伟，胡洪，雷光远，等.葛根素注射液致溶血性贫血死亡9例文献分析[J].中国医疗前沿，2009，4（4）：23-24.

4. 曾祥麒，陈晓蕾，李粒.中药注射剂引起过敏反应和类过敏反应研究进展[J].亚太传统医药，2015，9（11）：35-37.

5. 刁克，逯艺，郭德纲.磷酸肌酸钠联合丹参多酚酸盐治疗冠心病心绞痛的疗效观察[J].现代药物与临床，2017，3（32）：419-422.

6. 于艳雪，王晨，刘光辉.注射用丹参多酚酸盐不良反应文献概述[J].中国药物滥用防治杂志，2017，2（23）：115+118.

7. 陈志威，谢雁鸣，廖星，等.注射用丹参多酚酸盐安全性系统评价[J].中国中药杂志，2016，41（19）：3686-3695.

（卞茂红 陈 凤 陈 青 杜春红 何燕京 李翠莹 李小飞

李晓丰 李尊严 马春娅 苗天红 邵树军 孙福廷

王秋实 杨 眉 尹 文 于淑红 于 洋）

第二篇

输血治疗相关案例

第三章

血液系统疾病相关案例

1. PNH 输血治疗 1 例

一、简要病史

患者,女性,48 岁,2010-03 确诊为"再生障碍性贫血",给予司坦唑醇联合环孢素治疗后基本治愈。2014-11 开始出现发作性酱油色尿,复查血常规示全血细胞减少,外周血粒细胞 CD55、CD59 抗原表达部分缺失(>10%),诊断为"再生障碍性贫血-阵发性睡眠性血红蛋白尿综合征",给予司坦唑醇联合环孢素基础上加用间断小剂量泼尼松治疗,不定期输注洗涤红细胞。2016-03-06 因尿色加深呈红葡萄酒色伴活动后心悸 2 天再次急诊入院。既往多次输血史,否认家族性遗传性疾病史,否认食物及药物过敏史。

二、辅助检查

(一)体格检查

入院时体温 36.8℃,脉搏 98 次/min,呼吸 22 次/min,血压 130/74mmHg。发育正常,贫血貌,表情自如,步入病房,查体合作。全身皮肤黏膜无黄染,未见瘀点瘀斑。腹部平软,无压痛及反跳痛,腹部未扪及包块,肝脾未触及。

(二)实验室检查

1. 血常规 WBC 1.14×10^9/L, RBC 1.25×10^{12}/L, Hb 36g/L, PLT 52×10^9/L, Ret% 0.037。

2. 血生化 TB 21.5μmol/L, DB 7.7μmol/L, IB 13.8μmol/L。

3. 尿常规 BLD 阳性, UBG 阴性, BIL 阴性, PRO 阴性。

4. 血型血清学检测 血型为 O 型、RhD 阳性,抗体筛查阴性。

(三)影像学检查

胸部平片:心肺未见明显异常。

三、诊疗经过

入院后给予环孢素联合司坦唑醇及碱化尿液（碳酸氢钠）治疗,同时加用泼尼松 20mg/d 口服。临床申请 O 型洗涤红细胞 2U,输血科主动干预,给予如下会诊意见:患者诊断再生障碍性贫血 - 阵发性睡眠性血红蛋白尿综合征,此次因血红蛋白尿发作伴贫血症状加重入院,建议输注去白细胞红细胞改善贫血症状即可。

临床科室接受输血科会诊意见,给予输注 O 型去白细胞红细胞 2U,2 天后尿色转为深黄色,复查 Hb 53g/L,4 天后再次给予输注 O 型去白细胞红细胞 2U,次日复查 Hb 62g/L,尿色恢复正常,患者病情逐步稳定后出院。

四、相关知识链接

再生障碍性贫血（aplastic anemia, AA）与阵发性睡眠性血红蛋白尿症（paroxysmal nocturnal hemoglobinuria, PNH）均属造血干细胞疾病。AA 是一组由多种病因导致的骨髓造血功能衰竭症,以骨髓造血功能低下、全血细胞减少为特征[1]。PNH 则是一种获得性造血干细胞基因突变所致的红细胞膜缺陷性溶血病,造血干细胞 PIG-A 基因突变导致血细胞膜上的糖化磷脂酰肌醇（glycophosphatidyl-inositol, GPI）锚连蛋白合成缺陷,包括 CD55 和 CD59 等 GPI 锚连膜蛋白的缺失使血细胞易被补体破坏,临床以慢性血管内溶血阵发性加重、血栓形成和骨髓衰竭为主要特征[2]。AA 与 PNH 两者关系密切,早在 20 世纪 60 年代就有学者注意到,AA 患者往往同时伴有 PNH 的表现,而 PNH 患者亦经常伴有 AA 特征,称之为再生障碍性贫血 - 阵发性睡眠性血红蛋白尿（AA-PNH）综合征[3]。AA-PNH 综合征可归纳为四种情况[4]: ①AA→PNH:指原有明确诊断的 AA（或未能诊断的 PNH 早期表现）,转化为确定的 PNH,AA 的表现已不明显;②PNH→AA:指原有明确诊断的 PNH（而非下述的第 4 类）,转为明确的 AA,PNH 的表现已不明显;③PNH 伴有 AA:指临床及实验室检查所见均证实病情以 PNH 为主,但伴有 1 个或 1 个以上部位骨髓增生低下、有核细胞减少、网织红细胞不增高等 AA 表现;④AA 伴有 PNH:指临床及实验室检查所见均证实病情以 AA 为主,但有 PNH 的阳性实验室诊断结果。

输血是缓解 PNH 患者临床症状的重要手段。Dacie 于 1943 年首先提出 PNH 患者应输注洗涤红细胞,1948 年再次强调输注洗涤红细胞的必要性。PNH 克隆红细胞对补体异常敏感,而白细胞抗体或其他能与患者红细胞发生反应的抗体均可激活补体系统最终导致 PNH 患者发生溶血[5-6],这是临床长期选择为 PNH 患者输注洗涤红细胞的理论依据。但近几十年来,对 PNH

患者输血疗效机制研究发现,正常献血者未经洗涤的红细胞悬液中含较多红细胞膜"囊泡",这些"囊泡"带有大量CD55、CD59及其他GPI锚蛋白,输入PNH患者体内后可与PNH红细胞黏附,进而纠正PNH红细胞膜缺陷,减轻甚至控制溶血[7]。Brecher等[8]曾对72例PNH患者进行研究,发现输注洗涤红细胞与非洗涤红细胞的输血相关溶血反应发生率并无区别,认为PNH患者输注非洗涤红细胞时不必顾虑"诱发溶血"。越来越多的学者主张为PNH患者输注同型悬浮红细胞,以避免将有治本作用的"囊泡"洗掉[9]。

五、案例点评

本案例确诊AA-PNH综合征之后的2年间申请输注的血液成分均为洗涤红细胞,本次入院后临床科室接受输血科会诊建议,为患者选择了去白细胞红细胞进行输注,该患者以及此后本院其他PHN患者,通过选择输注去白细胞红细胞纠正贫血,临床观察均达到预期效果,未发现输血后溶血加重的现象。本案例提示:PHN患者输注洗涤红细胞不但没有必要,还可能因为生理盐水洗涤过程中损失一定数量红细胞而影响输血疗效,输注去白细胞红细胞是安全有效的方案。

参考文献

1. OGAWA S. Clonal hematopoiesis in acquired aplastic anemia[J]. Blood, 2016, 128(3): 337-347.

2. SCHREZENMEIER H, MUUS P, SOCIÉ G, et al. Baseline characteristics and disease burden in patients in the International Paroxysmal Nocturnal Hemoglobinuria Registry[J]. Haematologica, 2014, 99(5): 922-929.

3. PU J J, MUKHINA G, WANG H, et al. Natural history of paroxysmal nocturnal hemoglobinuria clones in patients presenting as plastic anemia[J]. Eur J Haematol, 2011, 87(1): 37-45.

4. 中华医学会血液学分会红细胞疾病(贫血)学组. 阵发性睡眠性血红蛋白尿症诊断与治疗中国专家共识[J]. 中华血液学杂志, 2013, 34(3): 276-279.

5. ROSSE W F. Transfusion in paroxysmal nocturnal hemoglobinuria. To wash or not to wash[J]? Transfusion, 1989, 29(8): 663-664.

6. 王真勤, 杨仁池, 郝玉书. 阵发性睡眠性血红蛋白尿症与红细胞输注[J]. 中国输血杂志, 1999, 12(4): 237.

7. 邵宗鸿. 自身免疫性溶血性贫血与阵发性睡眠性血红蛋白尿症患者的输血治疗[J]. 中国实用内科杂志, 2004, 24(9): 515-516.

8. BRECHER M E, TASWELL H F. Paroxysmal nocturnal hemoglobinuria and the transfusion of washed red cells. A myth revisited [J]. Transfusion, 1989, 29 (8): 681-685.

9. SLOAND E M, MACIEJEWSKI J P, DUNN D, et al. Correction of the PNH defect by GPI-anchored protein transfer [J]. Blood, 1998, 92 (11): 4439-4445.

2. 急性早幼粒细胞白血病输血治疗 1 例

一、简要病史

患者,女性,20 岁,2016-12 下旬无诱因出现四肢皮肤瘀点,伴间断齿龈渗血,未予诊治。2016-12-31 患者出现发热,体温最高 39℃,伴咽痛,就诊于外院,诊断"急性早幼粒细胞白血病"。为进一步治疗于 2017-01-04 收入院。既往体健,否认妊娠史、输血史及手术外伤史,否认家族性遗传性疾病史,无特殊用药史。

二、辅助检查

(一)体格检查

入院时体温 36.5℃,脉搏 92 次 /min,呼吸 21 次 /min,血压 122/74mmHg,体重 50kg,贫血貌,全身散在暗红色皮肤瘀点瘀斑,压不褪色,浅表淋巴结未触及肿大,双侧扁桃体 II° 肿大,齿龈少量渗血,胸骨压痛阳性,余未见阳性体征。

(二)实验室检查

1. 血常规 WBC 16.94×10^9/L, RBC 1.76×10^{12}/L, Hb 59g/L, PLT 45×10^9/L, 幼稚细胞 40%。

2. 凝血功能筛查 PT 16.0s, PTA 59.8%, INR 1.35, APTT 34.0s, Fbg 1.02g/L, TT 14.6s, FDP 56.10μg/mL, D-Dimer 4 740μg/L, AT-Ⅲ 110.70%。

3. 骨髓细胞学检查 提示急性早幼粒细胞白血病;免疫分型提示急性髓系白血病;融合基因检测 *PML/RARα* 阳性;染色体核型分析(R 带 +G 带)47, XX, +8, t(15; 17)(q22; q21)[15]/46, XX[3];基因突变检测为阴性。

(三)影像学检查

胸部平片:心肺未见明显异常。

三、诊疗经过

入院后给予维甲酸、亚砷酸联合柔红霉素诱导分化治疗。临床为纠正低纤维蛋白原血症于2017-01-04及2017-01-05分别输注FFP 5U,纤维蛋白原波动在1.0g/L左右。临床拟继续给予FFP输注,输血科主动进行干预,给予如下会诊意见:患者目前存在明显皮肤黏膜出血症状,血小板与纤维蛋白原数量均显著低于正常,先后2次按10mL/kg给予FFP输注后纤维蛋白原未达目标值。建议治疗原发病的同时,交替输注冷沉淀及单采血小板,使纤维蛋白原达到1.5g/L以上,血小板计数维持在30×10^9/L以上。临床科室接受会诊意见,2017-01-06及2017-01-12分别输注冷沉淀6U,2017-01-09及2017-01-15各输注单采血小板1个治疗剂量,患者出血症状逐渐减轻,监测血常规及凝血功能逐渐恢复,2017-02-10复查骨髓完全缓解。

四、相关知识链接

急性早幼粒细胞白血病(acute promyelocytic leukemia, APL)是急性髓系白血病的一种特殊类型,即FAB分型的M3,90%以上APL具有特征性的细胞遗传学异常t(15;17)(q22;q12),经典的发病机制即为15号染色体上的早幼粒细胞白血病基因(*PML*)和17号染色体上的维甲酸视黄醇受体α基因(*RARα*)易位,形成*PML-RARα*融合基因并编码产生PML-RARα蛋白,后者阻滞粒细胞的分化与成熟,最终导致APL的发生[1]。APL由于其特殊的细胞学特点,往往具有严重的出血倾向,即使使用维甲酸,诱导期早期出血死亡率仍保持在较高水平[2]。

APL是临床较为常见的一种白血病类型,初发病例往往合并严重的出血倾向,属于内科急症之一。APL的出血机制非常复杂,除了血小板数量减少及功能障碍外,目前认为主要与APL细胞中高表达的组织型纤溶酶原激活物(t-PA)、尿激酶型纤溶酶原激活物(u-PA)、膜联蛋白α2引起的初级纤溶亢进相关性最大[3-4],部分患者可快速进展为弥散性血管内凝血(disseminated intravascular coagulation, DIC),文献报道初发APL患者中DIC发生率可高达27%~80%[5],DIC和/或纤溶亢进导致的严重出血是APL早期死亡率高的主要原因,同时也是治疗的主要障碍,但如果治疗及时,并且安全渡过早期的出血危险期,APL被认为是可"治愈"的一种白血病[6-7]。根据中国急性早幼粒细胞白血病诊疗指南建议[8],APL患者合并凝血功能障碍和明显出血者应维持血小板≥30×10^9/L,纤维蛋白原>1 500mg/L。

五、案例点评

本案例属于初发APL,凝血异常主要表现为血小板减少、低纤维蛋白原血症、纤维蛋白原及纤维蛋白降解产物增多,在凝血异常纠正之前,患者随时可能因严重出血并发症而死亡。临床在给予维甲酸、亚砷酸联合柔红霉素诱导治疗的同时,拟通过输注 FFP 来纠正低纤维蛋白原血症,但效果不佳。而此时由于疾病本身的特点及药物导致的骨髓抑制作用,患者血小板亦降至 $30 \times 10^9/L$ 以下,当临床再次申请血浆时输血科进行主动干预,考虑到纤维蛋白原、凝血酶原复合物(prothrombin complex concentrate, PCC)及单采血小板均不能随时获取而患者单纯输注血浆效果差,建议交替输注冷沉淀及血小板,以保证纤维蛋白原与血小板在同一时期内至少有一项达到指南要求。临床科室按照该方案给予输血支持后患者凝血异常逐步得到纠正,为诱导分化治疗的成功创造了有利条件。

　　该案例提示:在临床工作中对于输血疗效未达预期者,一定要及时调整输血治疗方案,尤其对于初发 APL 患者,有效的输血支持是纠正凝血异常、降低早期死亡率、保障治疗成功的关键。输血方案的合理性至关重要,当血液制品供应不受限时,应尽量保证血小板与纤维蛋白原同时维持于指南推荐的标准数值之上以降低患者的出血风险。但若血液制品供应受限时,则必须根据实际情况随时调整输血方案,以保证诱导分化治疗的顺利进行。

参考文献

1. ILAND H J, BRADSTOCK K, SUPPLE S G, et al. All-trans-retinoic acid, idarubicin, and IV arsenic trioxide as initial therapy in acute promyelocytic leukemia(APML4)[J]. Blood, 2012, 120(8): 1570-1580.

2. MANTHA S, GOLDMAN D A, DEVLIN S M, et al. Determinants of fatal bleeding during induction therapy for acute promyelocytic leukemia in the ATRA era[J]. Blood, 2017, 129(13): 1763-1767.

3. BREEN K A, GRIMWADE D, HUNT B J. The pathogenesis and management of the coagulopathy of acute promyelocytic leukaemia[J]. Br J Haematol, 2011, 156(1): 24-36.

4. AVVISATI G. Coagulopathy in APL: a step forward[J]? Blood, 2012, 120(1): 4-6.

5. CHANG H, KUO M C, SHIH L Y, et al. Clinical bleeding events and laboratory coagulation profiles in acute promyelocytic leukemia[J]. Eur J Haematol, 2012, 88(4): 321-328.

6. PARK J H, QIAO B, PANAGEAS K S, et al. Early death rate in acute promyelocytic leukemia remains high despite all-trans retinoic acid[J]. Blood, 2011, 118(5): 1248-1254.

7. COOMBS C C, TAVAKKOLI M, TALLMAN M S. Acute promyelocytic

leukemia: where did we start, where are we now, and the future [J] . Blood Cancer J, 2015, 5 (4): e304.

8. 中华医学会血液学分会,中国医师协会血液科医师分会. 中国急性早幼粒细胞白血病诊疗指南（ 2014 年版 ）[J] . 中华血液学杂志, 2014, 35（ 5 ）: 475-477.

3. 妊娠合并急性淋巴细胞白血病成功分娩1例

一、简要病史

患者,女性,24 岁,蒙古族,来自蒙古国乌兰巴托市,孕 19 周时无明显诱因出现四肢远端皮肤散在瘀点,就诊于当地医院,给予对症治疗,输注单采血小板 1 个治疗剂量后无明显好转。为进一步诊治,以"皮肤瘀斑、鼻衄、发热、孕 20 周"入院。入院后确诊为"妊娠合并急性淋巴细胞白血病"。既往体健,孕 2 产 0,有输血史（ 具体不详 ）,否认食物及药物过敏史。

二、辅助检查

（一）体格检查

入院时体温 37.1℃,脉搏 109 次 /min,呼吸 20 次 /min,血压 125/78mmHg,体重 55kg。中度贫血貌,四肢、躯干皮肤及静脉抽血处可见多发瘀点瘀斑,双侧颈部可触及淋巴结肿大,质中,无压痛。双肺呼吸音粗,右肺可闻及少许湿啰音。心前区无隆起,叩诊心界不大,律齐,各瓣膜听诊区未闻及病理性杂音。腹饱满,无压痛、反跳痛,肝脏肋下 3 指,质中,无压痛,脾脏肋缘下 4 指,质软,无压痛。双下肢无水肿。

（二）实验室检查

1. 血常规 RBC 2.16×10^{12}/L, Hb 65g/L, PLT 19×10^9/L, WBC 13.94×10^9/L,外周血原始幼稚淋巴细胞 46%。

2. 骨髓活检 增生活跃,原始幼稚淋巴细胞 68.5%。免疫分型提示 69.32%（ 占全部有核细胞 ）为恶性幼稚 B 细胞伴髓系表达,考虑急性 B 淋巴细胞白血病。

3. 血型血清学检查 血型为 B 型、RhD 阳性,抗体筛查阴性。

（三）影像学检查

1. 腹部超声检查 提示肝、脾肿大。

2. 产科超声检查 胎儿无明显异常,羊水混浊。

三、诊疗经过

患者入院后确诊为急性淋巴细胞白血病,经患者及家属同意给予 VDP 方案化疗。具体剂量为长春地辛 4mg,第 1 天、第 8 天、第 15 天;柔红霉素 40mg,第 1 天至第 3 天;泼尼松 20mg,口服,3 次 /d。同时给予吸氧、抗感染、输注红细胞、血小板等治疗,以缓解临床症状。化疗第 14 天复查骨髓象:原始幼稚淋巴细胞占 10%。第 32 天骨髓象示原始淋巴细胞 35%,提示一疗程化疗后,没有缓解,需要再次化疗。当第二次化疗完成时复查骨髓象示原始幼稚淋巴细胞占 5% 时,合并左上肢血栓,患者病情危重,急需终止妊娠。鉴于患者全身状况不佳,血液科联合产科、ICU、麻醉科、输血科、儿科等相关科室进行全院会诊,建议立即终止妊娠,术前、中、后可能需要大量输血,输血科在做好血液保障的同时,通过血栓弹力图(thrombelastogram, TEG)监测指导患者用血。患者于孕 33^{+5} 周行剖宫产术,娩出一活女婴,Apgar 评分 1 分钟、5 分钟和 10 分钟均为 10 分,术中输注悬浮红细胞 12U,FFP 12U,单采血小板 2 个治疗剂量。产后给予常规观察,病情稳定,无发热等感染征象,转入血液科继续治疗。患者在治疗期间共输注悬浮红细胞 62U,单采血小板 33 个治疗剂量,FFP 28U。由于患者白血病化疗两个疗程均未缓解,为难治性白血病,且合并肺部真菌感染,治疗复杂,建议回国继续治疗。患者回国 3 个月后死亡,其女情况良好。

四、知识连接

妊娠期间最常见的肿瘤是乳腺癌和宫颈癌,其次是黑色素瘤、白血病和淋巴瘤等[1]。据 Terek 等[2]报道,妊娠中急性白血病(acute leukemia, AL)发生率为 1/75 000。AL 是一类造血干细胞恶性克隆性疾病,因白血病细胞自我更新增强、增殖失控、分化障碍、凋亡受阻,而停滞在细胞发育的不同阶段。在骨髓和其他造血组织中,白血病细胞大量增生累积,使正常造血受抑制并浸润其他器官和组织。AL 起病急,进展快,一般自然进程仅数周或数月。不同类型的 AL 在病因、临床特点、发病机制、细胞形态、免疫表型、遗传学特征、治疗方法及预后等方面存在较大差异[3-4]。在妊娠合并白血病中 90% 为急性白血病,10% 为慢性白血病。急性白血病中 60% 为急性粒细胞白血病,28% 为急性淋巴细胞白血病,余为急性髓系白血病[5]。

尽管妊娠合并白血病的发病率不高,但肿瘤细胞浸润、重度贫血、反复出血、感染等都将严重损害重要脏器的功能,威胁母胎健康,甚至导致孕产妇死亡[6]。由于白血病本身及化疗药物对胎儿在不同孕周的影响不同,所以继续妊娠条件首先取决于孕周大小。在孕早期,化疗药物会造成自然流产和胎儿发育畸形,不良妊娠结局率为33%[7]。孕中晚期发病,由于此阶段化疗药物对胎儿的影响相对较小,可以考虑继续妊娠。若在临近分娩期发现的白血病,可以等到分娩结束后再进行化疗[8-9]。在权衡妊娠合并白血病患者是否继续妊娠以及临床如何处理时,要兼顾疾病本身、母体、胎儿及患者意愿等多方面因素,这使临床处理极为棘手,需要多学科团队协作,而目前国内外对妊娠合并白血病缺乏明确的诊疗标准[6]。王大鹏[10]等报道了围产期23例妊娠合并白血病患者情况,包括妊娠前诊断的白血病9例和妊娠期首次诊断的白血病患者14例,其中急性白血病8例(急性髓系白血病7例,急性淋巴细胞白血病1例),慢性髓系白血病6例,随访结果示妊娠期死亡1例,失访4例,余18例随访3个月至13年,母亲存活11例,因原发病死亡7例,新生儿均发育正常。

五、案例点评

本案例为孕中期合并白血病,患者及家属有迫切的生育要求,综合评估后选择继续妊娠,同时联合化疗。患者在围产期应激状况下面临着巨大考验,尤其是在化疗后骨髓处于严重抑制状态下,包括产时、产后出血、贫血、产褥期感染等。因此,对妊娠合并白血病患者在围产期的处理需要做好充分的准备和良好的医患沟通,由妇产科、血液内科、输血科、ICU等多学科团队综合管理。为了充分保证母儿的安全,需要大量血液成分的支持,输血科术前为患者准备了充足的血液,术中通过TEG连续动态监测患者的出凝血功能来指导临床用血,总输血量接近3 000mL,患者的凝血功能和血红蛋白一直维持相对稳定状态,最终胎儿顺利娩出,没有出现产后大量失血,患者产褥期安全。

参考文献

1. DONEGAN W L. Cancer and pregnancy[J]. CA Cancer J Clin, 1983, 33(4): 194-214.

2. TEREK M C, OZKINAY E, ZEKIOGLU O, et al. Acute leukemia in pregnancy with ovarian metastasis: a case report and review of the literature[J]. Int J Gynecol Cancer, 2003, 13(6): 904-908.

3. 陆再英,钟南山. 内科学[M]. 7版. 北京:人民卫生出版社,2007.

4. 张之南,郝玉书,赵永强,等. 血液病. 2版[M]. 北京:人民卫生出版社,2011.

5. HURLEY T J, MCKINNELL J V, IRANI MS. Hematologic malignancies in pregnancy[J]. Obstet Gynecol Clin North Am, 2005, 32(4): 595-614.

6. 张雪梅,漆洪波. 妊娠合并白血病[J]. 实用妇产科杂志,2016,32(9):

652-655.

7. LAVI N, HOROWITZ NA, BRENNER B. An update on the management of hematologic malignancies in pregnancy[J]. Womens Health（Lond）, 2014, 10（3）: 255-266.

8. 邹萍. 妊娠合并白血病的临床处理[J]. 中国实用内科杂志, 2011, 31（12）: 915-917.

9. SHAPIRA T, PEREG D, LISHNER M. How I treat acute and chronic leukemia in pregnency[J]. Blood Rev, 2008, 22（5）: 247-259.

10. 王大鹏, 梁梅英, 张晓红, 等. 妊娠合并白血病 23 例临床分析[J]. 中华围产医学杂志, 2014, 17（2）: 93-98.

4. TTP 输血治疗 1 例

一、简要病史

患者, 女性, 69 岁, 2014-10-27 家务劳动中突发口角歪斜、右外眼角下垂, 伴头晕、乏力、舌僵、左手麻木, 就诊于外院, 行头颅 CT 检查未见明显异常。2014-10-28 11：00 出现意识不清伴四肢舞动, 持续 7~8 分钟后四肢舞动停止, 患者持续烦躁, 认知障碍。2014-10-29 3：00 患者昏迷, 为进一步诊治收入院。既往体健, 否认高血压、糖尿病及家族遗传疾病史, 否认手术外伤史及特殊用药史, 否认输血史, 否认食物及药物过敏史。

二、辅助检查

（一）体格检查

入院时体温 38.5℃, 脉搏 89 次/min, 呼吸 18 次/min, 血压 135/88mmHg, 体重 65kg。浅昏迷, 贫血貌, 双下肢可见不对称分布暗红色皮肤瘀点瘀斑, 压不褪色。双肺呼吸音粗, 可闻及少量湿啰音。四肢肌张力减低, 双侧 Babinski 征阳性, 余未见阳性体征。

（二）实验室检查

1. 血常规 2014-10-27 外院结果为 WBC 3.3×10^9/L, RBC 1.74×10^{12}/L, Hb 64g/L, PLT 75×10^9/L; 2014-10-29 本院结果为 WBC 7.9×10^9/L, RBC 1.33×10^{12}/L, Hb 54g/L, PLT 4×10^9/L, CRP 41.97mg/L, PCT 0.485ng/mL, SF 4 408μg/L。

2. 血生化 ALT 179U/L, AST 445U/L, AKP 74U/L, GGT 8U/L, TP 62g/L, Alb 24g/L, BUN 11.5mmol/L, Cr 125μmol/L, CK 2 607U/L, CK-MB 71U/L, LDH

2 309U/L，α-HBDH 1 758U/L，TB 49μmol/L，DB 15.3μmol/L。

3. 凝血功能筛查 PT 14.6s，INR 1.22，APTT 37.6s，Fbg 3.02g/L，TT 15.8s。

4. 尿常规 BLD 3+，PRO 2+，UBG 3+。

5. 其他 ESR、ANA、ENA、ACL、肿瘤标记物均未见异常。

（三）影像学检查

1. 胸腹部超声 提示胆囊壁水肿增厚，双侧胸腔少量积液。

2. 胸部 X 线正位片（床边） 提示两肺间质性变伴右下肺感染可疑。

3. 头颅 MRI 双侧额顶叶、放射冠，双侧枕叶、双侧小脑多发急性脑梗死。

三、诊疗经过

患者入院后初步诊断为脑出血，给予抗感染（美洛西林）、保肝（还原型谷胱甘肽）、营养心肌（果糖二磷酸钠）、醒脑（纳美芬、醒脑静）、保护脑细胞（依达拉奉）及抑酸（泮托拉唑）治疗，间断输注红细胞及单采血小板（具体方案及效果见表 3-1），患者体温逐渐降至正常，监测转氨酶及心肌酶逐渐下降，胆红素进行性增高，网织红细胞比例由 0.072 增至 0.088，其余指标无明显变化，2014-11-01 患者意识状态转为模糊，呼之可睁眼，但不能言语，无遵嘱运动。2014-11-03 骨髓细胞学结果回报为增生性贫血。复查头颅 CT 提示右侧额颞叶交界区、右颞叶、右额叶脑梗死，左顶部脑沟高密度改变，考虑蛛网膜下腔出血。临床修正诊断为血栓性血小板减少性紫癜（thrombotic thrombocytopenic purpura，TTP），欲行血浆置换（therapeutic plasma exchange，TPE）治疗，患者突然出现叹息样呼吸，心率骤降，心电图检查提示室性逸搏，血压无法测出，给予积极抢救后生命体征无恢复，家属放弃治疗自动离院。

表 3-1 患者住院期间输血方案及输血效果

	2014-10-29	2014-10-30	2014-10-31	2014-11-01	2014-11-02	2014-11-03
Hb/（g·L^{-1}）	54	105	86	76	64	106
悬浮红细胞 /U	6				4	
PLT/×（10^9·L^{-1}）	4	7	9	7	3	11
单采血小板（治疗剂量）	1	1	申请未输注	申请未输注	1	

四、相关知识链接

TTP 是一种较为少见的微血管血栓出血综合征,属于临床急重症,早期诊断并及时进行 TPE 治疗是影响预后的关键因素[1]。TTP 的发病除与血管性血友病因子(von Willebrand Factor, vWF)裂解蛋白酶(adisintegrin and metalloproteinase with thrombospodin type 1 motif 13, ADAMTS13)活性缺乏相关外,血管内皮细胞释放 vWF 异常、血小板异常活化及补体激活等因素亦参与了疾病的发生发展[2-4]。根据病因及发病机制的不同,TTP 可分为遗传性 TTP 与获得性 TTP 两大类,前者多由 ADAMTS13 基因突变所致,后者又根据有无继发因素进一步分为特发性 TTP 与继发性 TTP,特发性 TTP 确切病因不明,继发性 TTP 则常见于自身免疫性疾病、感染、药物、肿瘤、移植、妊娠等[5]。

TTP 典型的"五联征"表现包括血小板减少、微血管病性溶血性贫血、神经精神症状、肾损害和发热,但大部分患者并不表现出以上全部症状,尤其在发病早期。确诊有赖于典型的临床表现及实验室检测指标改变,血浆 ADAMTS13 活性测定有助于确认诊断和监测疾病的进程[6]。

TPE 是 TTP 患者的首选治疗方法,在 TPE 的基础上联合使用免疫抑制剂如糖皮质激素、环孢素等,有助于控制疾病进展。抗 -CD20 单克隆抗体、重组 ADAMTS13、抗 vWF 在 TTP 治疗中的作用是目前研究的热点[7-8]。Benhamou 等[9]曾报道严重缺乏 ADAMTS13 的 TTP 患者多次输注血小板后发生病情恶化及死亡的现象较未输注血小板者更为普遍。尽管持久的血小板减少是 TTP 的典型特征,但出血却不是患者常见的死亡原因,所以严重的血小板减少本身并不是 TTP 患者血小板输注的指征,仅当存在严重出血或需要进行侵入性治疗时才建议输注血小板。

五、案例点评

临床所见 TTP 因为常与溶血尿毒综合征、自身免疫性疾病、感染、妊娠等相关问题重叠,所以早期容易误诊、漏诊。本案例以神经精神症状为首发,伴不明原因的血小板减少及贫血,确诊之前尽管患者无严重的出血表现,临床医师仍因血小板数量的显著减少而给予反复输注血小板,在一定程度上促进了 TTP 的发展。

血小板输注无效的原因分为免疫性与非免疫性两大类,前者多见于体内抗 -HLA 或抗 -HPA 阳性的患者,后者如发热、感染、脾大、DIC、药物等因素在临床亦不少见。TTP 因为输入的血小板多聚集形成血栓,也会出现血小板输注无效的现象。如果临床对血小板输注无效的原因尽早进行分析,该患者是否能够更早明确诊断亦未可知。本案例诊疗过程提示在某些特定情况下,输血效果的评价与分析可能是帮助临床明确诊断的线索之一。在临床实践过程中,医师应重视输血效果的评价,不能只为了提高血细胞计数而盲目输血,这样既增加了患者的治疗费用,又浪费了宝贵的血液资源,还有可能延误最佳治疗时机,甚至导致病情恶化。

参考文献

1. SCULLY M, HUNT B J, BENJAMIN S, et al. Guidelines on the diagnosis and management of thrombotic thrombocytopenic purpura and other thrombotic microangiopathies[J]. Br J Haematol, 2012, 158(3): 323-335.

2. 中华医学会血液学分会血栓与止血学组. 血栓性血小板减少性紫癜诊断与治疗中国专家共识(2012 年版)[J]. 中华血液学杂志, 2012, 33(11): 983-984.

3. WESTWOOD J, LANGLEY K, HEELAS E, et al. Complement and cytokine response in acute Thrombotic Thrombocytopenic Purpura[J]. Br J Haematol, 2014, 164(6): 858-866.

4. KREMER HOVINGA JA, LÄMMLE B. Role of ADAMTS13 in the pathogenesis, diagnosis, and treatment of thrombotic thrombocytopenic purpura[J]. Hematology Am Soc Hematol Educ Program, 2012, 2012: 610-616.

5. 郑昌成, 吴竞生. 血栓性血小板减少性紫癜的诊治现状与进展[J]. 中华血液学杂志, 2011, 32(9): 645-648.

6. SHAH N, RUTHERFORD C, MATEVOSYAN K, et al. Role of ADAMTS13 in the management of thrombotic microangiopathies including thrombotic thrombocytopenic purpura(TTP)[J]. Br J Haematol, 2013, 163(4): 514-519.

7. SAYANI FA, ABRAMS CS. How I treat refractory thrombotic thrombocytopenic purpura[J]. Blood, 2015, 125(25): 3860-3867.

8. LIM W, VESELY SK, GEORGE J N. The role of rituximab in the management of patients with acquired thrombotic thrombocytopenic purpura: evidence-based focused review[J]. Blood, 2015, 125(10): 1526-1531.

9. BENHAMOU Y, BAUDEL J L, WYNCKEL A, et al. Are platelet transfusions harmful in acquired thrombotic thrombocytopenic purpura at the acute phase? Experience of the French Thrombotic Microangiopathies reference center[J]. Am J Hematol, 2015, 90(6): E127-E129.

5. MDS血小板输注无效1例

一、简要病史

患者,男性,75岁,以"发热待查"收入院。既往有全胃切除,食管-空肠吻合术,胆囊切除手术史及高血压、肝肾多发囊肿、双原发性视网膜色素变性、双老年白内障、心律失常等病史。否认家族遗传性疾病史,否认输血史,否认食物及药物过敏史。

二、辅助检查

(一)体格检查

入院时体温38.2℃,脉搏92次/min,呼吸13次/min,血压143/92mmHg,体重64kg。神志清,精神可,贫血貌,自觉疲乏无力,食欲减退。全身无瘀点瘀斑,浅表淋巴结无肿大。双肺呼吸音清,未闻及干湿啰音。心律齐,各瓣膜听诊区未闻及病理性杂音。腹平软,右下腹压痛,无反跳痛。四肢无畸形。双下肢无水肿。

(二)实验室检查

1. 血常规 Hb 33g/L,WBC 1.3×10^9/L,PLT 28×10^9/L。

2. 骨穿活检 提示骨髓增生极度低下,考虑骨髓纤维化,骨髓增生异常综合征难治性贫血。

3. 血型血清学检查 A型、RhD阳性,红细胞抗体筛查阴性,HLA抗体和HPA抗体均为阳性,特异性未查。

(三)影像学检查

胸部X线平片:心肺无明显异常。

三、诊疗经过

患者入院完善相关检查后诊断为:骨髓纤维化、骨髓增生异常综合征难治性贫血。因患者年龄较大,无法耐受骨髓移植,入院后开始给予间断输注血小板、红细胞悬液及皮下注射粒细胞集落刺激因子等治疗。随着病程延长输血间隔逐步缩短。多次请输血科及外院专家会诊均怀疑患者已产生血小板抗体,发生免疫性血小板输注无效,需进行血小板抗体检测及配型输注。经血液中心血小板抗体检测发现HLA抗体和HPA抗体均为阳性,初期经输注配血相合血小板,患者PLT上升,临床出血症状也有所改善。患者自确诊为骨髓纤维化后先后共输注单采血小板 269 个治疗剂量。后期由于无法通过配型找到相合的血小板,最终患者因 PLT 过低、全身状况差、脑出血而死亡。

四、相关知识链接

血小板输注无效(platelet transfusion refractoriness, PTR)是指患者连续两次接受足量、ABO 同型且保存时间小于 3 天的血小板输注后,仍处于血小板无反应性状态,即血小板计数没有明显提高,甚至出现下降,临床出血症状没有改善[1]。目前,评估血小板输注效果的指标主要有血小板计数校正增加值(corrected count increment, CCI)、血小板回收率(platelet recovery, PR)以及患者出血症状是否得到改善[2-3]。由于患者出血症状的改善程度较难量化,因此常以 CCI 和 PR 作为血小板输注效果的量化判断依据。血小板输注无效的相关因素分为免疫因素和非免疫因素两大类。免疫因素主要包括人类白细胞抗原(human leukocyte antigen, HLA)抗体、ABO 血型非同型输注、抗 -CD36 抗体、人类血小板同种抗原(human platelet alloantigens, HPA)抗体和自身抗体等。非免疫因素包括脾肿大、感染、发热、弥散性血管内凝血、药物等[4]。目前,国内输注血小板仅要求 ABO 同型,不做 HLA 和 HPA 配型。因此,当患者多次输注血小板时,极可能产生血小板同种抗体,导致输注的血小板被破坏,引起 PTR,甚至加重出血、危及生命。PTR 的发生率随着患者血小板输注次数及累积剂量的增加而增高[5]。

MDS 是一组起源于造血干细胞,以血细胞病态造血、高风险向急性白血病转化为特征的难治性血细胞质和量的异常性疾病。其为输血依赖性疾病,以出血、血红蛋白下降和血小板减少为特征。MDS 的支持治疗常以输注红细胞和血小板来达到纠正贫血和止血的目的。但是,随着红细胞、血小板输注次数的增加,患者体内免疫性抗体产生机会随之增加[6-8],从而引发 PTR。血小板表面存在众多复杂的血型抗原,反复大量输注血小板可导致 50% 左右患者产生同种免疫性抗体,是红细胞同种抗体产生频率的数十倍。在血小板抗体中 HLA 抗体占多数,大约 79.9%,HLA 抗体与 HPA 抗体共存者占 17.6%,HPA 抗体占 2.7%。HLA 抗体阳性虽然发生率高,但 HLA 抗体阳性的患者中只有 30% 发生 PTR,HPA 抗体发生率虽低,但导致的 PTR 比 HLA 抗体更为常见[9]。

五、案例点评

本案例自确诊为"骨髓纤维化、骨髓增生异常综合征难治性贫血"后,血小板计数不断下降,有出血的风险,给予预防性单采血小板输注,前期效果明显,临床症状有明显改善,后期随着血小板输注次数的增加,其临床效果越来越差,在排除非免疫因素后,给予血小板配型输注,临床止血效果明显。因此,对于临床出现 PTR 时,首先需要排除非免疫因素如脾大、发热、感染、DIC等,针对病因,治疗原发病。其次针对免疫因素造成的 PTR,应以预防为主,严格掌握血小板输注指征,控制输注次数和剂量。对于需要长期输注血小板的患者,应该尽早进行血小板抗体筛查及配型输注,以防止 PTR,尽量延缓抗体产生。

参考文献

1. HOD E, SCHWARTZ. Platelet transfusion refractoriness[J]. Br Haematol, 2008, 142(3): 348-360.

2. REBULLA P. Formulae for the definition of refractoriness to platelet transfusion [J]. Transfus Med, 1993, 3(1): 91-93.

3. 夏文杰. 血小板输血与血小板输注无效 // 魏亚明, 吕毅. 基础输血学[M]. 北京: 人民卫生出版社, 2011.

4. 杜春红, 徐佩琦, 李红学. 血小板输注无效相关因素的研究进展[J]. 临床输血与检验, 2016, 18(1): 87-89.

5. 李廷孝, 周育林, 李新菊, 等. 血液病多次输血者血小板抗体与血小板输注效果和反应的关系[J]. 中华内科杂志, 2003, 42(8): 582-583.

6. 荣保平, 张献清, 霍保平. 配合性血小板输注的临床应用[J]. 现代检验医学杂志, 2008, 23(7): 116-117.

7. 肖清, 辛荣传. 肿瘤患者配合性血小板输注的临床研究[J]. 国际检验医学杂志, 2010, 31(1): 63-64.

8. 杨立华, 张伟英, 康九俤, 等. 122 例妇产科患者输注血小板的疗效分析[J]. 国际检验医学杂志, 2012, 33(2): 492-493.

9. 胡维, 何巍巍, 胡志坚. 血小板抗体检测与患者血小板输注效果的分析[J]. 中国输血杂志, 2011, 24(5): 427-428.

6. SLE 合并血小板减少症输血治疗 1 例

一、简要病史

患者,女性,42 岁,11 年前无明显诱因出现多发关节肿痛,累及双手掌指关节、近端指间关节、肘关节、腕关节、膝关节,伴有晨僵。反复口腔溃疡、脱发、皮肤紫癜,无发热,无畏光、皮疹,诊断为"系统性红斑狼疮,狼疮性肾炎"。曾服用甲泼尼龙、环磷酰胺、狼疮丸、羟氯喹等(剂量不详),病情多次反复。4 天前出现牙龈出血,便血 3 次,每次约 50~100mL 不等,双下肢皮肤针尖样出血点,阴道少量出血,于当地医院查 PLT 60×10⁹/L。门诊以"系统性红斑狼疮,血小板减少"收入院。患者既往慢性支气管炎 10 余年,子宫肌瘤、卵巢畸胎瘤半年,否认高血压、冠心病、糖尿病等慢性病史,否认肝炎、结核等传染病史,否认输血史,否认食物及药物过敏史。

二、辅助检查

(一)体格检查

入院时体温 36.6℃,脉搏 92 次 /min,呼吸 13 次 /min,血压 133/92mmHg,体重 55kg。神志清,精神可,无贫血貌,眼睑无水肿,睑结膜无苍白,双下肢及左上肢散在针尖样皮下出血,双肺呼吸音清,未闻及干湿啰音。心律齐,各瓣膜听诊区未闻及病理性杂音。腹平软,右下腹压痛,无反跳痛。四肢无畸形。双下肢无水肿。无杵状指、趾。四肢肌力 5 级。

(二)实验室检查

1. 血常规 WBC 3.47 ×10⁹/L, Hb 112g/L, PLT 5×10⁹/L。

2. 便潜血试验(免疫法) 阳性。

3. 尿常规 + 尿沉渣 SG≥1.030、PRO 2+、BLD 3+、RBC 120/HP。24h-U-PRO 0.881g/24h。

4. 凝血功能筛查 Fbg 3.96g/L, PT 11.5s, APTT 28.4s, TT 13.4s, D-Dimer 134μg /L, FDP 1.5mg/L。

5. 血生化 肝功能、肾功能、血脂、心肌酶正常, Glu 8.5mmol/L。

6. 免疫检测 IgG 1 690mg/dL, IgA 356mg/dL, IgM 99.3mg/dL, C_3 34.4mg/dL, C_4 4.01 mg/dL,抗 O 阴性,类风湿因子阴性,总补体 11.2U/mL, IgE 85IU/mL。

7. 血型血清学检测 血型为 B 型、RhD 阳性,红细胞抗体筛查阴性,血小板抗体筛查阳性(特异性未鉴定)。

8. 其他检查 ESR 60mm/h,抗心磷脂抗体阴性,狼疮抗凝物阴性。

(三)影像学检查

1. 头部 CT 平扫 颅内未见异常。

2. 胸部 CT 平扫 双肺陈旧病灶、双侧腋窝多发肿大淋巴结。

3. 超声检查 左室舒张功能减低、胆囊多发息肉、双侧下肢静脉未见异常。

三、诊治经过

入院后完善相关检查,评价狼疮活动情况,给予甲泼尼龙 500mg 冲击治疗,同时给予抑酸、保护胃黏膜、补钙等措施预防激素副作用,监测患者心率、血压、血糖等变化情况。患者血小板下降明显,出血风险较高,嘱患者绝对卧床,进软食,避免消化道损伤,避免碰撞。在 PLT 下降至 5×10^9/L 时,为预防出血紧急向输血科申请输注血小板并行血小板抗体检测。输血科检测血小板抗体阳性(特异性未鉴定),考虑患者为免疫性血小板减少,采取对症支持治疗及静脉滴注人免疫球蛋白,20g/d,连续静脉滴注 3 天,进行抗体位点封闭。第 1 天输注 1 个治疗剂量单采血小板后,PLT 8×10^9/L;第 2 天继续输注 1 个治疗剂量单采血小板后,PLT 26×10^9/L;第 3 天未输注血小板,PLT 44×10^9/L。鉴于血小板减少得到有效控制,暂停人免疫球蛋白,继续原发病治疗。

四、相关知识链接

自身免疫性疾病如系统性红斑狼疮、类风湿关节炎、皮肌炎等,由于体内自身免疫机制的异常,导致自身抗体产生,其中包括血小板自身抗体,单核 - 巨噬细胞清除被自身抗体致敏血小板的速度加快,进一步导致血小板减少症发生。其临床表现可与免疫性血小板减少症(immune thrombocytopenia, ITP)类似,但实验室检查,除有血小板自身抗体检出以外,还有其他原发病的临床表现和实验室检查异常结果,故其在发病原因上与 ITP 有所不同[1],治疗策略也有明显差异[2]。

自身免疫性疾病造成的相关血小板减少可首选糖皮质激素,若治疗效果不佳,可选用免疫球蛋白,大剂量免疫球蛋白在血小板输注无效现象中的应用尚存在争议,但多数报道认为大剂量免疫球蛋白能有效改善患者血小板输注无效现象[3-4]。免疫球蛋白作用机制包括:①封闭单核 - 巨噬细胞 Fc 受体;②直接作用于单核 - 巨噬细胞而导致其清除血小板的能力减弱;③作用于进入循环系统的 T 细胞,提高 T 细胞功能,并降低 B 细胞产生抗体的能力[5]。

五、案例点评

本案例患者为中年女性,有 11 年系统性红斑狼疮病史,先后给予激素、环磷酰胺、来氟米特、羟氯喹等治疗,治疗有效。患者未能坚持长期维持用药,病程中病情多次反复。此次因牙龈、皮肤、消化道、阴道出血就诊,血小板抗体检测结果阳性,因糖皮质激素治疗无效,加用人免疫球蛋白 20g/d 静脉滴注,治疗后第 3 天,血小板明显升高,治疗有效。本案例提示:自身免疫性血小板减少也要区分致病原因加以施治。丙种球蛋白可减少血小板破坏、提高血小板输注疗效,单纯输注血小板在此类病例中极易发生 PTR,应严格把握异体血小板输注时机。

参考文献

1. LIU Y, CHEN S, SUN Y, et al. Clinical characteristics of immune thrombocytopenia associated with autoimmune disease：A retrospective study［J］. Medicine（Baltimore）, 2016, 95（50）: e5565.

2. ARTIM-ESEN B, DIZ-KÜÇÜKKAYA R, İNANÇ M. The Significance and Management of Thrombocytopenia in Antiphospholipid Syndrome［J］. Curr Rheumatol Rep, 2015, 17（3）: 14.

3. 金富国,刘杰,崔佳琳. 大剂量免疫球蛋白在血小板输注无效预防中的效果观察［J］. 中国生化药物杂志, 2016, 36（2）: 157-159.

4. 邢红妍,李斌,夏兵. 探讨丙种球蛋白应用对预防血小板输注无效的作用［J］. 中国健康月刊, 2011, 130（9）: 101-102.

5. 张爱民,郑军华,陈涛涌. 大剂量免疫球蛋白对抑制性受体的免疫调控作用［J］. 中华器官移植杂志, 2004, 25（6）: 354-356.

7. EDTA 抗凝剂导致假性血小板减少 1 例

一、简要病史

患者,女性,68 岁,1 年前劳累后出现阵发性胸闷、胸痛,向后背放射痛,伴出汗,持续约几分钟后症状可自行缓解,当地医院诊断为"冠心病",服用单硝酸异山梨酯、曲美他嗪、美托洛尔等药物,此后患者症状明显减轻。20 天前患者劳累后再次出现上述症状,性质同前,伴心慌,服用药物后症状无明显改善,门诊以"冠心病"收入院。既往发现糖尿病 16 年,高血压病 40 余年,血压最高 160/110mmHg,高脂血症 10 余年。孕 3 产 2,否认输血史,否认食物及药物过敏史。

二、辅助检查

（一）体格检查

入院时体温 36.2℃,脉搏 76 次 /min,呼吸 20 次 /min,血压 130/89mmHg,体重 48kg。神志清楚,对答切题,营养中等,自主体位,轮椅推入病房。双肺叩诊呈清音,双肺呼吸音清,未闻及干湿啰音,叩诊心界不大,心率 76 次 /min,律齐,心音有力,各瓣膜区未闻及病理性杂音。腹平软,无压痛及反跳痛,肝脾肋下未触及,双下肢无水肿。

（二）实验室检查

1. 血常规 WBC 6.46×10^9/L，Hb 144g/L，PLT 184×10^9/L。

2. 尿常规 阴性。

3. 便潜血试验（免疫法） 阴性。

4. 凝血功能筛查 PT 12.5s，APTT 30.4s，TT 15.2s，Fbg 2.84g/L。

5. TEG 结果 R 5.7min，K 1.4min，Angle 69.5°，MA 61.7mm，AA 抑制率 0%，ADP 抑制率 15.6%。

6. 血生化 ALT 47U/L，AST 45U/L，TG 1.59mmol/L，TC 2.67mmol/L。

7. 血型血清学检测 血型 O 型、RhD 阳性，抗体筛查阴性。

（三）影像学检查

1. 胸部 X 线平片 心肺无异常发现。

2. 心脏超声 静息状态下，左室舒张功能减低。

3. 冠状动脉造影 提示左主干末端斑块，左前降支近段 80%~90% 狭窄，回旋支斑块，右冠状动脉斑块，后降支中段 70% 狭窄。

（四）其他

心电图：窦性心律，心率 76 次 /min，各导联未见明显 ST-T 改变。

三、诊疗经过

入院后行冠脉造影提示多发斑块，左前降支近段 80%~90% 狭窄，后降支中段 70% 狭窄，行冠脉搭桥手术。术后第 1 天，病情尚稳定，小剂量硝酸甘油、多巴胺持续泵入辅助循环，心功能较前好转，继续给予口服阿托伐他汀钙片、酒石酸美托洛尔片、阿司匹林肠溶片、硫酸氢氯吡格雷片等药物支持治疗。复查血常规发现 PLT 20×10^9/L，鉴于患者为冠脉搭桥术后，同时服用双联抗血小板药物，紧急申请血小板输注预防出血。输血科根据患者病史、治疗经过、临床表现，结合术前 PLT 184×10^9/L、TEG 检测 MA 61.7mm，要求临床紧急复查 TEG，结果 MA 63.5mm，提示患者血小板功能正常，高度怀疑血常规检测中血小板计数的准确性。经与检验科沟通，发现仪器结果显示有血小板聚集，涂片、染色后镜下发现成堆血小板。随后，检验科人员到病房为患者采末梢血，利用草酸铵稀释法计数血小板为 165×10^9/L。根据调查结果，与临床主管医师沟通，确认患者为 EDTA 导致假性血小板减少，患者血小板数量及功能正常，无需输注血小板。

四、相关知识链接

乙二胺四乙酸二钾（EDTA-K$_2$）是被国际血液标准委员会推荐使用的血常规检查常用抗凝剂。EDTA-K$_2$ 不影响白细胞计数及大小，对红细胞的形态影响也很小,并可以抑制血小板的聚集[1]。但极少数以 EDTA-K$_2$ 作为抗凝剂的抗凝血,会发生体外血小板聚集,在血细胞分析仪检测时无法准确计数而出现血小板数量明显减少[2],即 EDTA 依赖性假性血小板减少症。虽然 EDTA 被公认为是全血细胞计数及分类的最理想抗凝剂,但同时也是引起假性血小板减少最常见的原因之一[3-4]。EDTA 抗凝剂可以诱导 0.09%~0.21% 的患者发生 EDTA 依赖性血小板减少[5],也有个别病例用枸橼酸钠抗凝后发生血小板聚集现象[6]。EDTA 导致血小板减低的机制可能是:①EDTA 导致血小板活化,致使其表面的某种隐蔽抗原构象发生改变,从而与血浆中的自身抗体结合,类似凝血激活机制,最终导致血小板与纤维蛋白原聚集;②EDTA 依赖的冷血小板抗体直接作用于血小板,导致卫星现象的发生[7]。

在血常规检测过程中,若血细胞分析仪报警提示血小板聚集,不能直接报结果,可采用以下方法进行复检:①涂片染色后显微镜下复检;②直接采集患者末梢血,草酸铵稀释法计数血小板;③抗凝血在 SysmesXE-2100 全自动血细胞分析仪上,可使用网织红细胞通道检测血小板数。这些方法可以使结果更为可靠[8]。

目前,关于 EDTA 导致的假性血小板减低与基础疾病和治疗措施是否有关尚无明确结论。Wenzel 等报道,其发生与临床治疗用药情况有关,如某些抗生素、中成药物制剂、奥氮平、放(化)疗等可诱导 EDTA 依赖的假性血小板减少[9]。

五、案例点评

本案例为老年女性,冠脉搭桥手术后复查血常规时发现血小板降至危急值,而患者术前 PLT 184×10^9/L,手术过程顺利,诊疗过程及临床表现无法解释血小板骤降。经治医师依据血小板计数向输血科申请血小板输注以预防出血,未对血小板骤降的原因进行分析和追查。输血科技术人员保持了足够的警惕性,对输血申请提出了质疑,与检验科一起查找血小板骤降的原因。最终确认患者为 EDTA 依赖的假性血小板减低,避免了一次错误的输血决策。通过本案例提醒参与临床输血决策制定及执行的医师及技术人员,对于无法找到合理解释的异常实验室结果,应该尽量从多方面分析查找原因,避免盲目甚至是错误的输血决策。

参考文献

1. 丛玉隆. 当代血液分析技术与临床[M]. 北京:人民卫生出版社,1997.

2. LIPPI G, PLEBANI M. EDTA-dependent pseudothrombocytopenia:further insights and recommendations for prevention of a clinically threatening artifact

［J］. Clin Chem Lab Med, 2012, 50（8）: 1281-1285.

3. GARCIA S J, MERINO J L, RODRIGUEZ M, et al. Pseudothrombocytopenia: incidence, causes and methods of detection［J］. Sangre（Barc）, 1991, 36（3）: 197-200.

4. FANG C H, CHIEN Y L, YANG L M. EDTA-dependent Pseudothrombocytopenia ［J］. Formosan Journal of Surgery, 2015, 48（3）: 107-109.

5. YONEYAMA A, NAKAHARA K. EDTA-dependent pseudothrombo-cytopenia differentiation from true thrombocytopenia［J］. Nippon Rinsho, 2003, 61（4）: 569-574.

6. 何海洪, 陈艳清, 贾建, 等. 枸橼酸钠和 EDTA 抗凝同时依赖的假性血小板减少症 1 例［J］. 广东医学, 2013, 23（2）: 3546-3547.

7. ZANDECKI M, GENEVIEVE F, GERARD J, et al. Spurious counts and spurious results on haematology analysers: a review. Part I: platelets［J］. Int J LabHemat, 2007, 29（1）: 14-20.

8. CHOCCALINGAM C, RKN R, SNIGDHA N. Estimation of Platelet Counts and Other Hematological Parameters in Pseudothrombocytopenia Using Alternative Anticoagulant: Magnesium Sulfate［J］. Clin Med Insights Blood Disord, 2017, 10: 1-6.

9. WENZEL F, LASSHOFER R, ROX J, et al. Transient appearance of postoperative EDTA-dependent pseudothrombocytopenia in apatient after gastriectomy［J］. Platelets, 2011, 22（1）: 74-76.

8. 普通肝素导致血小板减少症 1 例

一、简要病史

患者, 男性, 57 岁, 入院前 20 天无明显诱因出现胸闷、头晕, 无胸痛, 无咳嗽、咳痰, 无恶心、呕吐, 自行呼叫 120 送至急诊科, 急诊以 "短暂性脑缺血发作" 收入神经内科。既往高血压病史 10 余年, 间断服用药物控制血压, 未规律监测; 脑梗死病史 11 年, 遗留左侧肢体肌力弱; 对青霉素、链霉素及磺胺类药物过敏, 否认输血史。

二、辅助检查

（一）体格检查

入院时体温 37.0℃, 脉搏 84 次/min, 呼吸 17 次/min, 血压 135/76mmHg,

体重 65kg。双侧瞳孔等大等圆,对光反射及调节反射均正常。双肺呼吸音粗,可闻及湿啰音。心率 84 次 /min,律齐,各瓣膜区未闻及杂音。腹平坦,腹肌无抵抗,无压痛及反跳痛,肝脾肋下未触及,肠鸣音 4 次 /min,未闻及活跃及亢进。生理反射存在,病理反射未引出。

（二）实验室检查

1. 血常规　WBC 7.07×10^9/L, Hb 88g/L, PLT 303×10^9/L。

2. 尿常规 + 尿沉渣　PRO 4+, GLU 2+。

3. 便潜血试验（免疫法）　阴性。

4. 凝血功能筛查　Fbg 6.92g/L, PT 11.4s, APTT 30.7s, TT 15.6s。

5. 血生化　BUN 14.9mmol/L, Cr 188.9μmol/L, Glu 6.4mmol/L, CK-MB 14.8IU/L, LDH 342.9IU/L, BNP 3 343pg/mL, cTnI 0.16ng/mL。

6. 血型血清学检查　血型为 B 型、RhD 阳性,抗体筛查阴性。

（三）影像学检查

1. 心脏超声　左心径大;二尖瓣少量反流;主动脉瓣中度返流;左心功能减低。

2. 头颅 CT　多发腔隙性脑梗死。

三、诊疗经过

入院后给予托拉塞米利尿、硝酸异山梨酯扩冠、普通肝素抗凝治疗,患者胸闷无明显缓解,结合辅助检查考虑急性心肌梗死,转至心内科,行冠脉造影并植入冠脉支架 2 枚。后患者出现呼吸衰竭、心力衰竭,同时合并肾功能不全,以 "呼吸衰竭、心力衰竭" 转入重症医学科。继续给予托拉塞米利尿、硝酸异山梨酯扩冠、肝素抗凝治疗,并行床旁血液净化治疗。肝素治疗 5 天后,血小板计数降至 21×10^9/L,申请输注血小板。输血科接到血小板输血申请单后,到临床进行会诊,排除其他引起血小板减少因素,高度怀疑肝素抗凝引起血小板减少,采用 Warkentin's 4Ts 评分系统进行评估,属高概率。临床采纳输血科的会诊意见立即停止普通肝素,改用凝血酶抑制剂阿加曲班抗凝治疗,并输注了 1 个治疗量单采血小板。更换治疗方案后第 1 天、第 2 天血小板计数未有明显变化,第 3 天开始缓慢升高,第 8 天后血小板数量升高到 100×10^9/L 以上,患者病情逐步稳定。

四、相关知识链接

肝素诱导性血小板减少症（heparin-induced thrombocytopenia, HIT）是使用肝素类药物治疗后出现的以血小板减少和血栓形成为主要表现的临床综合征。HIT 致病机制可能与免疫机制有关,部分患者体内出现特异性 IgG 抗体,该抗体可以与肝素-血小板4因子(platlet factor 4,PF4)复合物结合,形成抗体-肝素-PF4三分子免疫复合物,再与血小板表面的Fcγ Ⅱa受体结合激活血小板,产生促凝物质,进一步可导致血栓并发症[1]。国外报道HIT的发生率约为0.2%,HIT伴发血栓者高达50%以上,死亡率10%~30%[2]。

HIT诊断主要根据患者特征性临床改变和抗体-肝素-PF4复合物阳性进行确诊。但此复合物检测敏感性较低,并且只有较大实验室才能开展此项检测,因此并未得到广泛应用[3]。而HIT的4Ts评分方法的诊断灵敏度为97.6%,在临床上经常被采用[4-5]。但此方法特异度较低[6],应结合临床症状及更换抗凝药后血小板计数变化进行综合评估。

目前HIT治疗指南推荐方案为对高度怀疑HIT的患者应立即停止使用肝素、建议用非肝素类抗凝剂,如凝血酶抑制剂阿加曲班和X因子抑制剂阿哌沙班,并且需要进行凝血功能监测。关于血小板输注问题,有研究认为输注血小板后HIT会恶化[7],也有报道HIT患者少量输注血小板后无血栓并发症发生[8]。目前尚无直接证据支持输注血小板后,会增加HIT患者血栓形成的风险。美国胸科医师学会指南建议[9]:HIT患者在特殊情况下才考虑输注血小板,如实施有创检查前,可以预防性输注血小板,以降低出血风险。

五、案例点评

本案例有多年的高血压和脑梗死病史,这次以冠脉支架术后,呼吸衰竭、心力衰竭转入重症医学科,每日以普通肝素静脉滴注进行抗凝治疗,在抗凝治疗第5天后发现血小板明显降低。输血科会诊后,高度怀疑HIT,建议临床停用肝素,改用阿加曲班抗凝,临床采纳了输血科意见,最终患者在停用肝素1周后血小板逐步升高到正常水平。在临床工作中很多因素能够导致患者血小板减少,经治医师应认真鉴别,针对不同的病因来实施最终的治疗方案,而血小板输注并不一定是唯一的、适宜的解决方法。本案例在血小板降到21×10^9/L时,无任何临床出血倾向,但因为担心发生自发性出血,还是输注了1个治疗剂量单采血小板,是否合适值得商榷。如果继续监测出凝血功能,或可避免输注血小板,既节约了血液资源,也降低了输血可能带来的风险。

参考文献

1. KOUNIS N G, SOUFRAS G D, LIANAS D, et al. Heparin-induced thrombocytopenia, allergy to heparins, heart failure, thrombi, and the Kounis syndrome[J]. Int J Cardiol, 2016, 214: 508-509.

2. SMYTHE M A, KOERBER J M, MATTSON J C. The incidence of recognized heparin-induced thrombocytopenia in a large, tertiary care teaching hospital[J].

Chest, 2007, 131（6）: 1644-1649.

3. LEE E J, LEE A L. Thrombocytopenia［J］. Prim Care, 2016, 43（4）: 543-557.

4. LINKINS L A, BATES S M, LEE A Y, et al. Combination of 4ts score and pf4/ h-pagia for diagnosis and management of heparin-induced thrum-bocytopenia: Prospective cohort study［J］. Blood, 2015, 126（5）: 597-603.

5. CROWTHER M, COOK D, GUYATT G, et al. Heparin-induced thrombocytopenia in the critically ill: interpreting the 4Ts test in a randomized trial［J］. J Crit Care, 2014, 29（3）: 470. e7-15.

6. CUKER A, GIMOTTY P A, CROWTHER M A, et al. Predictive value of the 4ts scoring system for hepafin-induced thrombocytopenia: A systematic review and meta-analysis［J］. Blood, 2012, 120（20）: 4160-4167.

7. KHANDELWAL S, AREPALLY G M. Immune pathogenesis of heparin induced thmmboytopenia［J］. Thromb Haenmst, 2016, 116（5）: 792-798.

8. REFAAI M A, CHUANG C, MENEGUS M, et al. Outcomes after platelet transfusion in patients with heparin induced thrombocytopenia［J］. J Thromb Haemost, 2010, 8（6）: 1419-1421.

9. KEARON C, AKL E A, ORNELAS J, et al. Antithrombotic Therapy for VTE Disease: CHEST Guideline and Expert Panel Report［J］. Chest, 2016, 149（2）: 315-352.

9. 低分子量肝素导致血小板减少症 1 例

一、简要病史

患者,女性,67 岁,因反复出现活动后胸痛、胸闷 5 年,加重 1 个月,门诊以"冠心病（心绞痛型）、不稳定型心绞痛、心功能Ⅲ级"收入院。孕 2 产 2,既往有高血压、2 型糖尿病病史 1 年余,无输血史。否认家族遗传性疾病史,否认食物及药物过敏史。

二、辅助检查

（一）体格检查

入院时体温 36.8℃,脉搏 81 次/min,呼吸 18 次/min,血压 133/76mmHg,体重 53kg。神清,营养中等,皮肤黏膜无黄染,全身浅表淋巴结无肿大,双肺呼吸音稍粗,心尖搏动于左侧第 5 肋骨中线内 0.5cm,心界无扩大,心率 81 次/min,

S1 正常，A2<P2，律齐。腹平软，未扪及包块，无压痛及反跳痛，肝脾肋下未及。双下肢轻度水肿，余无特殊。

（二）实验室检查

1. 血常规　WBC 6.07×10^9/L，Hb 111g/L，PLT 41×10^9/L。

2. 血生化　Alb 39.2g/L，余项均正常。

3. 凝血功能筛查　PT 13.5s，APTT 34.9s，Fbg 5.95g/L，D-Dimer 2.03mg/L，AT-Ⅲ 311.2mg/L。

4. 血小板功能检测　最大聚集率 51.00%，平均聚集率 35.70%，最大聚集点 5.00%，最大抑制率 49.00%。

5. 血型血清学检查　血型为 AB 型、RhD 阳性，抗体筛查阴性。

（三）影像学检查

1. 胸部 X 线平片　心脏稍增大，左室大为主；左侧少量胸腔积液；胸椎多个椎体压缩性骨折改变。

2. 心脏彩超　左房增大；主动脉瓣钙化并轻中度返流；二、三尖瓣及肺动脉瓣轻度返流。

3. 冠状动脉造影　右冠优势型；左冠状动脉：①左主干尾部狭窄 70%；②左前降支：开口狭窄 50%，近段狭窄 100%，近段至中段可见明显钙化影。对角支粗大，开口及近段狭窄 50%~95%；③左回旋支：开口狭窄 90%，近段狭窄 85%，伴钙化。高位钝缘支开口狭窄 95%，第二钝缘支开口狭窄 100%；④左冠至右冠侧支循环建立血流；右冠状动脉：近段狭窄 100%，右冠至左前降支侧支循环建立血流。结论：冠状动脉多支多处严重狭窄。

（四）其他

心电图：窦性心律，ST-T 改变。

三、诊疗经过

心内科根据患者冠脉造影结果判断不适合做介入治疗，转入心脏外科拟行冠脉搭桥手术。患者术前连续 6 天使用低分子量肝素抗凝治疗（前 2 天每天 4 000U，后 4 天每天 5 000U）。期间复查血常规提示血小板持续下降，PLT 最低至 6×10^9/L。依照血液科会诊意见给予人 IL-11 及升血小板胶囊治疗，治疗 4 天后 PLT 仍为 7×10^9/L。输血科会诊意见：①该患者血小板减少与使用低分子量肝素在时间上重叠，停用低分子量肝素 1 周后血小板有所恢复，高度怀疑 HIT；②HIT 属血小板输注相对禁忌证，停用肝素抗凝，暂不考虑输注血小板；③如该患者手术指征强而必须手术，术中抗凝可考虑使用阿加曲班或水蛭素。根据输血科意见，该患者停止使用低分子量肝素抗凝，继续升血小板治疗，2 天后复查血常规示 PLT 76×10^9/L。

四、相关知识链接

典型 HIT 临床特征为使用肝素 5~10 天内出现血小板相对减少 >50%,高凝状态和检出肝素依赖性血小板 IgG 抗体[1-2]。高达 25% 的 HIT 患者在出现血小板减少前就出现血栓形成[3]。目前临床上主要应用普通肝素与低分子量肝素用于血栓患者抗凝治疗。普通肝素诱导 HIT 发病率为 1%~5%,低分子量肝素诱导 HIT 发病率为 0.1%~1.0%。肝素在血栓预防、心血管手术、介入治疗、急性冠状动脉综合征、静脉血栓栓塞、心房颤动、体外循环中常规使用[4-5],因此 HIT 在临床上并不少见。

临床诊断 HIT 主要依据是特征性的临床表现(4Ts 评分)和抗肝素 -PF4复合物抗体阳性[6]。HIT 患者尽管有明显的血小板减少,仍需接受有效的抗栓药物治疗,这些药物不应与体内循环抗肝素 -PF4 抗体发生交叉反应。HIT患者的治疗通过降低血小板活化率和抑制凝血酶生成来实现,进而降低血栓形成风险。一旦怀疑 HIT,应停止任何形式的肝素治疗,包括普通肝素、低分子量肝素和肝素化导管,并进行抗凝替代方案,直接凝血酶抑制剂是目前治疗 HIT 的首选药物,如来匹卢定、阿加曲班等,此外是否需要联合使用抗血小板药物还有待商榷[7-8]。早发现、早停用肝素和及早治疗是提高 HIT 治疗效果的关键,因此对于使用肝素抗凝者应常规监测血小板计数变化,怀疑发生HIT 时,应避免以低分子量肝素代替普通肝素,同时避免输注血小板和凝血酶原制剂,以免加重病情。需要急诊心脏手术的 HIT 患者目前主要有两种替代方案:一种是用非肝素类抗凝药物代替肝素,如比伐芦定、阿加曲班或来匹卢定;另一种是肝素联合一种短效抗血小板药物,如替罗非班等。对于非紧急心脏外科手术,Warkentin TE 等[9]建议推迟手术,直至 HIT 缓解和 HIT 抗体阴性。HIT 患者的肝素 -PF4 复合物抗体在体内存在一般不超过 100 天,因此既往 HIT 患者脱离肝素 3 个月后,必要时可以再次使用肝素。只要肝素使用时间小于 4 天,一般不会诱发 HIT。

五、案例点评

本案例入院时查血小板计数就偏低,最可能的原因是与冠心病患者平时使用抗栓药物相关,如冠心病患者常用的抗血小板药物包括阿司匹林、氯吡格雷等,这也可能是该患者易患 HIT 的病理基础,同时也干扰了 HIT 的诊断。患者在连续使用低分子量肝素 6 天后,出现血小板重度减低。停用低分子量肝素,同时使用 IL-11 和升血小板胶囊升血小板,4 天后该患者血小板开始上升。一般来说 HIT 患者停用肝素后 3~7 天内血小板会逐渐上升,因此本患者过早使用 IL-11 及升血小板胶囊是否恰当有待商榷。目前对于 HIT 的诊断并无统一标准,最实用的诊断方法为4Ts评分,因此本案例也是依据4Ts评分临床诊断,未做血小板激活试验,也未检测抗肝素-PF4抗体,是治疗的不足之处。

参考文献

1. AREPALLY G M, ORTEL T L. Clinical practice. Heparin-Induced Thrombocytopenia [J]. N Engl J Med, 2006, 355 (8): 809-817.

2. 门剑龙,任静.肝素诱导的血小板减少症的实验室诊断进展[J].中华检验医学杂志,2016,39(10):795-800.

3. 王洪亚,刘震杰,陈兵,等.肝素诱导性血小板减少症的诊断和治疗[J].国际外科学杂志,2016,43(12):847-851.

4. 周建辉,彭镜,李倩,等.4例复杂先天性心脏病术后并发肝素诱导的血小板减少症患者的监测[J].中南大学学报(医学版),2015,40(9):1039-1042.

5. 李淑珍,陈爱兰,刘云,等.静脉留置针肝素封管与肝素诱导性血小板减少症的相关性研究[J].当代护士(中旬刊),2016,2:25-27.

6. 王京华,王春颖,谢蕊,等.肝素诱导的血小板减少症的临床研究[J].中华血液学杂志,2011,32(2):115-117.

7. WATSON H, DAVIDSON S, KEELING D. Guidelines on the diagnosis and management of heparin-induced thrombocytopenia: second edition [J]. Br J Haematol, 2012, 159 (5): 528-540.

8. MULTZ A S, LISKER G N. The management of suspected heparin-induced thrombocytopenia in US hospitals [J]. Clin Appl Thromb Hemost, 2014, 20 (1): 68-72.

9. WARKENTIN T E, GREINACHER A. Management of heparin-induced thrombocytopenia [J]. Curr Opin Hematol, 2016, 23 (5): 462-470.

10. 血小板功能低下患者冠状动脉搭桥术后出血救治1例

一、简要病史

患者,男性,53岁,10个月前无明显诱因出现胸痛,冠状动脉造影发现多支动脉粥样硬化狭窄严重、不稳定心绞痛,植入冠脉支架1枚。1个月前患者再次无明显诱因出现胸痛,平均每天发作约6~7次,以"冠状动脉粥样硬化性心脏病、陈旧性心肌梗死(支架植入术后)、不稳定型心绞痛、心功能2级、高血压病2级(很高危组)、高脂血症、2型糖尿病"收入院。既往高血压病20余年,6年前曾因睡眠呼吸暂停行手术治疗,发现糖尿病1年,高脂血症约1年。无输血史,否认食物及药物过敏史。

二、辅助检查

(一)体格检查

入院时体温36.8℃,脉搏71次/min,呼吸18次/min,血压120/80mmHg。双肺呼吸音清,未闻及干湿啰音,心前区无隆起,心尖搏动位于第5肋间左锁骨中线内0.5cm,搏动范围正常,各瓣膜区未触及震颤,无心包摩擦感及抬举性心尖搏动,叩诊心界部大,心率71次/min,律齐,心音有力,无异常附加音,A2>P2,主动脉瓣区闻及舒张期杂音,未闻及心包摩擦音。腹软,无压痛、反跳痛,双下肢无水肿。

(二)实验室检查

1. 血常规　WBC 4.55×10^9/L, Hb 149g/L, PLT 137×10^9/L。

2. 便潜血试验(免疫法)　阴性。

3. 尿常规检测　无异常指标发现。

4. 凝血功能筛查　入院时 Fbg 2.84g/L, PT 11.0s, APTT 31.0s, TT 14.3s, D-Dimer 28μg/L, FDP 0.6mg/L;术后2时 Fbg 1.51g/L, PT 18.7s, APTT 39.7s, TT 118.1s, D-Dimer 226μg/L, FDP 2.8mg/L。

5. 血生化　Glu 8.33mmol/L, ALT 67U/L, AST 46U/L, TG 2.0mmol/L, TC 3.52mmol/L, HDL 0.7mmol/L, LDL 1.84mmol/L。

6. 血型血清学检测　血型为 B 型、RhD 阳性,抗体筛查阴性。

7. TEG(术后2h)　R 11min, K 3.5min, Angle 43°, MA 54mm, AA 抑制率100%, ADP 抑制率85.5%。

(三)影像学检查

1. 术前胸部 X 线平片　未见异常。

2. 术前心脏彩超　静息状态下,左室假腱索、三尖瓣少量返流、左室舒张功能减低。

三、诊疗经过

患者完善相关检查后行冠状动脉搭桥术,手术过程顺利,术后返回监护病房,给予呼吸机辅助通气,静脉泵入硝酸甘油、多巴胺、地尔硫草辅助循环,血压105/65mmHg。术后2小时发现血性引流量大,急查血常规提示 PLT 69 × 10^9/L, TEG 检测 R 11min, K 3.5min, Angle 43°, MA 54mm, AA 抑制率100%,

ADP 抑制率 85.5%,提示凝血因子不足,血小板活性偏低(高抑制率)。与临床进行沟通后,输注 FFP 4U、单采血小板 1 个治疗剂量,输血 3 小时后血性引流液逐渐减少。术后第 2 天拔除气管插管,术后第 11 天康复出院。

四、相关知识链接

当前对于冠心病的治疗方案主要包括药物治疗、经皮冠脉介入疗法及冠状动脉搭桥术等[1]。而抗血小板药物(如阿司匹林、氯吡格雷)是非 ST 段抬高急性冠脉综合征、经皮冠脉介入疗法及冠状动脉搭桥术后预防心血管事件发生的常规治疗方案[2]。阿司匹林可通过与环氧化物水解酶 1(cyclo-oxygen-ase 1, COX1)活性部位多肽链丝氨酸残基羟基发生乙酰化作用,促使 COX 丧失活性,阻断花生四烯酸(Arachidonic acid, AA)转化为血栓素 A_2(thromboxane A_2, TXA_2),抑制血小板聚集[3]。氯吡格雷则为二磷酸腺苷受体拮抗剂,可阻断引起血小板聚集的二磷酸腺苷通道,选择性抑制血小板受体与 ADP 结合,抑制 ADP 介导糖蛋白复合物的活化,从而抑制血小板聚集,且有不可逆特点[4]。

当前中国人群心血管疾病高发,为预防血栓常规服用阿司匹林、氯吡格雷的患者很多,这部分患者中有 10% 可能面临心脏搭桥术,因停药时间不够或术前未进行血小板功能评估,致使搭桥术中面临着出血的风险[5-6]。这类患者可能需要血液成分输注,严重情况下可能需要进行二次手术,给患者造成极大伤害[7-8]。血小板在外周血中的寿命通常为 7~9 天,文献报道抗血小板药物停药 5 天,即能保证患者术中或术后止血[9]。然而由于人群对药物的代谢不同,即使停药 5 天,术后出血的病例时有发生。因此,不能单独依靠停药时间来判断出血风险,血小板功能的监测必不可少。

五、案例点评

本案例为中老年男性,多年高血压、高血脂及糖尿病病史,因冠状动脉粥样硬化性心脏病、陈旧性心肌梗死(支架植入术后)、不稳定型心绞痛行冠状动脉搭桥术。术后胸腔血性引流量大,TEG 检测提示患者仍有较高血小板抑制率。查询患者病史,因患者 10 个月前行冠脉支架术,术后长期阿司匹林和氯吡格雷抗血小板治疗,冠状动脉搭桥术前双联抗血小板药停药 5 天,但未进行血小板功能检测,未及时发现血小板抑制率高,导致患者搭桥术后出血不止。因此,在冠状动脉搭桥术前,血小板功能检测应设定为常规项目,尽量在血小板功能正常后进行手术,以防因血小板功能抑制而引发术后出血。

参考文献

1. 王晓威,于振海.人工血管搭桥术后或介入治疗术后血管通畅率的研究 [J].中国现代普通外科进展,2012,15(2):123-125.

2. KING SB III, SMITH SC JR, HIRSHFELD JW JR, et al. 2007 Focused update of the ACC/AHA/SCAI 2005 guideline update for percutaneous coronary intervention: a report of the American College of Cardiology/American Heart Association Task Force on Practice Guidelines[J]. J Am Coll Cardiol, 2008, 51(2):172-209.

3. 张锦英,龚晓璇,张秋,等.非体外循环冠状动脉搭桥冠心病患者围术期网织血小板的检测[J].江苏医药,2013,39(9):1039-1041.

4. 康碧华,李泽民,蒋坤,等.西洛他唑与阿司匹林用于冠脉支架术后预防心血管事件对比研究[J].中国药业,2015,12(14):68-70.

5. STONE G W, MCLAURIN B T, COX D A, et al. ACUITY Investigators. Bivalirudin for patients with acute coronary syndromes[J]. N Engl J Med, 2006, 355(21):2203-2216.

6. FERGUSON J J, CALIFF R M, ANTMAN E M, et al. SYNERGY Trial Investigators. Enoxaparin vs unfractionated heparin in high-risk patients with non-ST-segment elevation acute coronary syndromes managed with an intended early invasive strategy: primary results of the SYNERGY randomized trial[J]. JAMA, 2004, 292(1):45-54.

7. TERNSTROM L, RADULOVIC V, KARLSSON M, et al. Plasma activity of individual coagulation factors, hemodilution and blood loss after cardiac surgery: a prospective observational study[J]. Thromb Res, 2010, 126(2):e128-133.

8. PAPARELLA D, BRISTER S J, BUCHANAN M R. Coagulation disorders of cardiopulmonary bypass: a review[J]. Intensive Care Med, 2004, 30(10):1873-1881.

9. JACOB M, SMEDIRA N, BLACKSTONE E, et al. Effect of timing of chronic preoperative aspirin discontinuation on morbidity and mortality in coronary artery bypass surgery[J]. Circulation, 2011, 123(6):577-583.

11. 血友病A合并颅内出血输血治疗1例

一、简要病史

患儿,男性,9岁,2007年因"颅内出血"确诊为"血友病A(中型)",予以FⅧ治疗后出血逐步吸收。此后患者每遇磕碰即出现皮肤瘀斑、关节出血,于当地医院间断输注血浆治疗,自诉输血效果良好。2014-01-24患儿在家中洗浴时滑倒磕碰头部,当时无头痛、头晕、恶心、呕吐、抽搐、局部血肿等不适症状,未诊治。2014-01-29出现左侧颞部阵发性头痛,2014-02-01头痛频繁出现,难以耐受,为进一步治疗急诊收入院。患儿父母非近亲婚配,否认家族出血性疾病史。有多次输血史,否认食物及药物过敏史。

二、辅助检查

(一)体格检查

入院时体温36.8℃,脉搏77次/min,呼吸16次/min,血压125/79mmHg,体重48kg。神志清楚,皮肤黏膜无苍白及出血,心肺腹未见异常,颈软无抵抗,四肢肌力及肌张力正常,生理反射存在,双侧Babinski征未引出,四肢关节无红肿及变形。专科检查:头颅无外伤、血肿。

(二)实验室检查

1. 血常规 WBC 7.00×10^9/L,RBC 3.54×10^{12}/L,Hb 97g/L,PLT 322×10^9/L。

2. 血生化 ALT 17U/L,AST 16U/L,BUN 5.9mmol/L,Cr 101.9μmol/L,Glu 4.64mmol/L,LDH 242.9IU/L。

3. 凝血功能筛查试验 PT 11.2s,INR 0.93,APTT 100.2s,Fbg 4.33g/L,TT 15.0s。

4. 血型血清学检测 血型为O型、RhD阳性,抗体筛查阴性。

(三)影像学检查

头颅CT提示左侧额颞部硬膜下血肿。

三、诊疗经过

入院后立即给予止血(氨甲苯酸)、降颅压(甘油果糖)治疗,因患儿父母拒绝行FⅧ:C测定,临床科室请输血科会诊,协助制定FⅧ补充治疗方案。输血科会诊意见如下:患儿诊断血友病A(中型)、颅内出血,体内FⅧ:C水平不详,根据出血表现及凝血检测结果,结合患者体重,建议给予

FⅧ 2 000IU/d,连续 3 天,将血浆 FⅧ:C 水平迅速提升至 80% 以上,之后 1 000IU/d,连续 4 天维持治疗,根据患儿经济条件调整后续用量及疗程。2014-02-01 13:21 给予 FⅧ 2 000IU 静脉滴注,患儿头痛症状未减轻,22:35 癫痫大发作 1 次,予地西泮及苯巴比妥治疗。2014-02-02 凌晨再次癫痫大发作 2 次,给予 FⅧ 1 000IU q12h. 静脉滴注,7:20 复查 APTT 34.7s,此后未再癫痫发作,问话可准确回答。2014-02-03 继续 FⅧ 1 000IU q12h. 静脉滴注,轻微头痛,无其他不适,查凝血功能 APTT 38.5s。2014-02-04 至 2014-02-06 人凝血因子Ⅷ减量至 600IU、400IU 间隔 12h 静脉滴注,病情稳定,未诉头痛。2014-02-07 家属因经济拮据,停用 FⅧ,给予冷沉淀 6U/d,连续 5 天治疗,2014-02-12 复查头颅 MRI,诊断意见为“左侧额颞部及纵裂旁少量硬膜下血肿”,2014-02-13 患儿出院。

四、相关知识链接

血友病 A(hemophilia A,HA),又称 FⅧ 缺乏症,是临床上最常见的遗传性出血性疾病,占血友病患者的 80%~85%[1]。出血是 HA 主要临床表现,关节、肌肉和深部组织出血常见,也可有胃肠道、泌尿道、中枢神经系统出血以及拔牙后出血不止等。确诊 HA 有赖于 FⅧ 活性以及血管性血友病因子抗原(vWF:Ag)的测定。根据患者体内 FⅧ 活性水平,HA 可分为轻型、中间型及重型 3 种类型,轻型 FⅧ:C 5%~40%,患者很少自发出血,手术或外伤可致出血;中间型 FⅧ:C 1%~5%,患者偶有自发性出血,手术或外伤后可有严重出血;重型 FⅧ:C<1%,患者自幼即有自发性出血,出血可发生于身体的任何部位[2]。

HA 治疗模式包括按需治疗与预防治疗,受凝血因子获取受限及经济条件所限,国内大部分患者往往在发生临床出血时才接受替代治疗,即“按需治疗”[3-4],替代方案首选基因重组 FⅧ 或血源性 FⅧ 制剂,其次可选冷沉淀或 FFP,治疗原则应为早期、足量、足疗程。

颅内出血(intracranial hemorrhage,ICH)是血友病患者的严重并发症,死亡率高达 20%[5],大多起病隐匿,有或无外伤史,由于轻微外伤可发生缓慢的颅内出血,所以 ICH 常有一段“无症状期”[6],之后逐渐出现 ICH 的一系列典型症状,如头痛、烦躁、呕吐、意识障碍、惊厥发作等。

五、案例点评

本案例患儿外伤当时无任何症状,未引起家长重视,5 天后因头痛加重方始入院诊治,治疗的延迟导致人凝血因子Ⅷ用量明显增大。HA 制定替代治疗方案时,应充分考虑 FⅧ:C 基础水平、出血部位及严重程度、是否存在抑制物等因素[7],但本病例未能提供确诊时的实验室检测数据,体内FⅧ:C水平及是否存在抑制物均不清楚,如何选择合适的人凝血因子Ⅷ剂量成为临床治疗的难点。但根据患儿既往诊疗病史可确定其血友病类型为中间型,故假定患儿体内FⅧ:C为1%,因临床出血表现严重,FⅧ:C的目标值设定为80%[8],按此方案给予人凝血因子Ⅷ2 000IU及1 000IU各1次,治疗后患儿头痛症状渐缓解,未再癫痫发作,后经人凝血因子Ⅷ及冷沉淀维持治疗,颅内出血吸收,随访至今,患儿未遗留神经系统后遗症。

本案例提示:对于血友病患儿,一旦出现头部外伤,应及早给予替代治疗以避免ICH的发生,在患者体内FⅧ:C水平不明确的情况下,可假定其FⅧ:C为相应血友病分型的最低值,然后根据目标值制定替代方案,以尽快控制出血。

参考文献

1. 中华医学会血液学分会血栓与止血学组,中国血友病协作组.血友病诊断与治疗中国专家共识(2013年版)[J].中华血液学杂志,2013,34(5):461-463.

2. WHITE GC 2nd, ROSENDAAL F, ALEDORT LM, et al. Definitions in hemophilia. Recommendation of the scientific subcommittee on factor Ⅷ and factor Ⅸ of the scientific and standardization committee of the International Society on Thrombosis and Haemostasis[J]. Thromb Haemost, 2001, 85(3): 560.

3. VALENTINO LA, MAMONOV V, HELLMANN A, et al. A randomized comparison of two prophylaxis regimens and a paired comparison of on-demand and prophylaxis treatments in hemophilia A management[J]. J Thromb Haemost, 2012, 10(3): 359-367.

4. 吴润晖.儿童血友病诊断与治疗[J].中国实用儿科杂志,2013,28(9):655-658.

5. WITMER C M. Low mortality from intracranial haemorrhage in paediatric patients with haemophilia[J]. Haemophilia, 2015, 21(5): e359-e363.

6. ÖZGÖNENEL B, ZIA A, CALLAGHAN MU, et al. Emergency department visits in children with hemophilia[J]. Pediatr Blood Cancer, 2013, 60(7): 1188-1191.

7. 丁秋兰,王鸿利,王学锋,等.血友病诊断和治疗的专家共识[J].临床血液学杂志,2010,23(1):49-53.

8. SRIVASTAVA A, BREWER A K, MAUSER-BUNSCHOTEN E P, et al. Guidelines for the management of hemophilia[J]. Haemophilia, 2013, 19(1): e1-e47.

12. 腰椎间盘突出伴中度血友病 A 手术 1 例

一、简要病史

患者,男性,34 岁,腰痛伴左臀部疼痛 10 天,加重伴不能行走 5 天,休息后缓解,行走及劳累后加重,行保守治疗效果不佳,门诊以 "腰椎间盘突出症、腰椎管狭窄症" 收入院。既往体健,否认家族遗传性疾病史,否认输血史,否认食物及药物过敏史。

二、辅助检查

（一）体格查体

入院时体温 36.8℃,脉搏 80 次 /min,呼吸 18 次 /min,血压 120/80mmHg,身高 178cm,体重 80kg。发育正常,营养良好,正常病容,表情自然。全身皮肤黏膜无黄染、皮疹、瘀点瘀斑。心肺腹无异常发现。专科检查:视诊发现患者不能直立行走,被动体位,脊柱未见明显畸形,腰椎正常生理弯曲变直,双下肢肌肉未见明显萎缩,双下肢无浮肿。触诊腰椎体棘突及其周围压痛、叩痛不明显,左臀部疼痛、压痛,双下肢皮肤感觉无明显减退。腰椎主动活动受限,双上肢主动活动自如、双上肢被动活动自如。双侧下肢肌力未见明显异常。

（二）实验室检查

1. 血常规　Hb 170g/L, WBC 9.57×10^9/L, NEU% 0.765, PLT 272×10^9/L。

2. 凝血功能筛查　PT 14.6s, APTT 76.6s, TT 16.7s, PTA 82%, INR 1.13, Fbg 1.85g/L。

3. 血型血清学检测　血型为 O 型、RhD 阳性,抗体筛查阴性。

4. 血生化　肝肾功能、电解质检测无明显异常。

（三）影像学检查

腰椎 CT 平扫提示腰 4~5、腰 5/ 骶 1 椎间盘突出,腰 5/ 骶 1 椎管狭窄。

三、诊疗经过

2016-07-18 行透视下腰椎后路降压神经根探查间盘切除 cage 植入椎弓根钉内固定植骨融合术,术中失血 400mL,术后 1 天引流 20mL,出现马尾式症候群。2016-07-20 行腰椎间盘突出术后伤口探查、血肿清除、置管引流术,术中见原手术切口中大量血凝块,予以清除。术中出血 50mL,术后马尾式症候群仍无明显改善。2016-07-27 查凝血因子发现血浆 FⅧ活性测定为 3.8%,

其他凝血因子活性正常,经血液科、输血科联合会诊确认为中度 HA。2016-07-30 起给予人凝血因子Ⅷ 1 600IU,每 8 小时 1 次,2016-08-02 查 FⅧ活性测定 69.1%。2016-08-03 再次行腰椎后路探查、血肿清除术,术中可见手术切口中大量血凝块,向上、下两侧扩展减压椎板,清理腔内积血,放置引流管。术中共出血 100mL,未输血。2016-11-24 出院,住院 134 天,出院时患者一般情况好,大小便不利,腰腿疼痛等不适明显减轻。双下肢感觉、运动较好。

四、相关知识链接

HA 的临床表现为通常为出血时间延长和关节及软组织出血等,当患者合并外科疾病需要接受手术治疗时,易发生术中大量渗血以及术后出血并发症,极大地增加了手术风险。通过配合凝血因子替代治疗,补充 FⅧ达到止血水平,术中仔细分离、止血,严密缝合,术后加强病情观察,大多数血友病患者能够耐受外科手术,预后良好[1]。

尽管临床上可以通过补充凝血因子来进行纠正,但血友病患者手术对外科医师来说仍是个挑战,需要制定最优的围手术期管理方案,术前早期明确血友病诊断是降低该类患者术后出血并发症的关键。对于一些轻、中型血友病,既往可能无明显的出血史等典型血友病临床表现,常规实验室检查可以仅仅表现为 APTT 延长,容易被外科医师忽视而导致血友病漏诊,在后续外科手术中出现术中大出血或术后渗血不止(或手术部位大血肿),导致手术意外或预后不良,需要引起外科医师的重视和警觉。

五、案例点评

本案例为青年男性,既往体健,无出血史,查体皮肤黏膜无瘀点瘀斑,术前凝血功能筛查时 APTT 76.6s,但未引起外科医师的重视,术前既未进一步追查 APTT 显著延长的原因,也未进行药物或血液成分输注干预。导致术后手术切口部位巨大血肿形成,压迫神经出现马尾式症候群,具体表现为鞍区感觉、运动功能障碍,大小便排便不畅。发生血肿压迫后,经治医师仍然没有考虑到凝血功能障碍所致,首先怀疑手术止血不彻底所致血肿,进行第二次手术以清除血肿。但是血肿清除术后患者症状并未得到改善,此时方开始考虑是否存在凝血功能障碍,进行了凝血因子活性水平测定,并请血液科和输血科进行会诊。凝血因子活性水平测定发现 FⅧ活性 3.8%,结合 APTT 76.6s 和术后临床表现,考虑患者合并中型 HA。经过连续输注 FⅧ制品,FⅧ活性测定提高 69.1%,APTT 缩短为 46.6s 后进行第三次手术,清除血肿,患者马尾式症候群逐渐得到改善。

在第二次术后的会诊讨论中,经治医师提出疑问:为什么手术切口部位大量出血形成血肿,而术后引流管中只有少数血性引流液?术后渗血为什么无法通过引流管引出呢?分析原因,中型 HA 存在 FⅧ活性降低,在一定程度上影响内源性凝血途径,表现为 APTT 显著延长,而其外源性凝血途径并未受到影响。腰椎后入路手术,需要依次切开皮肤、皮下组织、深筋膜,沿棘突骨膜下剥离两侧软组织,显露后方椎板,分离至小关节突与横突交界处[2-3],这个分离过程,受损伤组织会释放出大量组织因子进而强化外源凝血途径。因此,在这种情况下,虽然内源性凝血途径障碍导致其术后手术部位渗血,但外源性凝血途径足够强大,足以使血液漏出血管后迅速凝集成为血块,无法通过引流管流出,进而局部形成血肿压迫神经。

本案例提示:对于术前存在的凝血指标异常,即使是单一指标异常,也要查清原因,排除凝血性基础疾病的可能性,必要时可以请相关学科会诊,以降低术中、术后出血风险,防止并发症的发生。

参考文献

1. 王雪蔡,金晶,陈其民,等 . 41 例血友病患儿合并外科疾病的围手术期治疗回顾[J]. 国际外科学杂志, 2015, 42(1):36-39.
2. 李京才,徐兆万,孙嫄嫄 . 老年腰椎间盘突出并椎管狭窄症的临床手术治疗[J]. 中国实用医药, 2017, 12(27):72-73.
3. 邢孟永,杨开舜 . 腰椎多节段椎间盘突出症合并椎管狭窄的治疗探讨[J]. 中外医学研究, 2011, 9(14):101.

13. 获得性血友病 A 输血治疗 1 例

一、简要病史

患者,女性, 79 岁, 2010-10 无诱因出现四肢皮肤散在瘀点瘀斑,持续数周后部分消退,未诊治。其后皮肤瘀点瘀斑间断反复出现,渐出现面色苍白伴乏力。 2012-10-12 自觉皮肤瘀斑明显增多,伴右侧肢体肿胀疼痛,为进一步诊疗收入院。既往体健,自幼无皮肤黏膜、关节出血史,否认家族遗传性疾病史,否认手术外伤及输血史,无特殊用药史。

二、辅助检查

(一)体格检查

入院时体温 36.9℃,脉搏 81 次/min,呼吸 18 次/min,血压 140/85mmHg,

体重 38kg。发育正常,贫血貌,正常病容,表情自然。全身皮肤黏膜无黄染、皮疹、瘀点瘀斑。右上臂、右侧小腿、左大腿内侧可见皮肤瘀斑,右上肢及右小腿可见肌肉间血肿,压痛阳性。心、肺、腹未查见阳性体征。

（二）实验室检查

1. 血 常 规　WBC 6.53×10^9/L, RBC 1.97×10^{12}/L, Hb 53g/L, PLT 175×10^9/L, Ret% 6.6%。

2. 凝血功能筛查　PT 11.1s, PTA 99.3%, INR 0.92, APTT 72.3s, Fbg 1.90g/L, TT 14.2s, FDP 57μg/mL, D-Dimer 1 910μg/L, AT-Ⅲ 113%。

3. 骨髓细胞学检查　未见特异性改变。

4. 血生化　无异常指标。

5. 血型血清学检测　血型为 B 型、RhD 阳性,抗体筛查阴性。

6. 其他　血沉、ANA+ENA、抗磷脂抗体、肿瘤标记物均未见异常。

（三）影像学检查

胸部 X 线平片:心肺未见异常。

三、诊疗经过

入院后给予止血治疗(酚磺乙胺、维生素 K),输注 FFP 4U,隔日 1 次,共 3 次,皮肤瘀斑及肌肉间出血略有减轻,但凝血功能监测 APTT 无明显改善(62.7~84.4s),遂请输血科会诊,以明确输注无效原因。输血科会诊意见:患者临床表现为皮肤肌肉出血症状及 APTT 延长,按 10mL/kg 标准给予 3 次 FFP 输注后病情无明显改善,建议进一步完善检查以排除凝血因子抑制物的存在。

患者凝血因子活性检测结果:FⅧ 1.7%, FⅨ 9.8%, FⅪ 4.2%, FⅫ 0.3%,均低于正常。FⅧ抗体 80BU/mL,高于正常。临床确诊为获得性血友病 A,给予地塞米松 5mg/d,静脉滴注,3 天后皮肤瘀斑消退,肌肉间血肿基本吸收,APTT 恢复至 55.2s,加用环磷酰胺 200mg 隔日 1 次静脉滴注,1 周后 APTT 恢复正常(43.4s),环磷酰胺累计用量达 1.2g 时患者以"经济拮据"为由出院。

四、相关知识链接

获得性血友病 A(acquired hemophilia A, AHA)是以循环血中出现凝血因子Ⅷ的自身抗体为特征的一种自身免疫性疾病[1],其特点为既往无出血史和无阳性家族史的患者出现自发性出血或者在手术、外伤或侵入性检查时发生异常出血,出血症状以肌肉软组织血肿、皮肤瘀斑、口腔黏膜出血、血尿多见[2-3],致命性出血发生率高达 9%~31%[1],40%~50% 患者可继发于自身免疫性疾病、药物、妊娠、恶性肿瘤等[4-5]。AHA 诊断标准为[1]：①既往无出血史、无出血性疾病家族史；②实验室检查 APTT 延长，PT 正常，FⅧ活性下降；③FⅧ抑制物检测阳性或 APTT 纠正试验不能纠正；④除外血友病 A 伴抑制物及抗磷脂综合征。

AHA 尽管少见，但因出血倾向常较严重，应引起临床重视，治疗的关键在于早期诊断、及时治疗。国内谢玮等[5]报道 25 例患者中自出现症状到明确诊断的时间为 3 天~2 年，只有 8 例（32%）患者在 1 个月内确诊。马洪兵等[6]报道 70% 的患者发病超过 1 个月才确诊。欧洲 AHA 登记管理组织的研究结果显示 63.3% 的患者于起病后 7 天内确诊，>1 个月确诊者仅 11.5%[7]。这说明我国临床医师对本病认识仍欠缺，容易延误诊断。临床遇到非遗传性出血倾向患者，尤其是老年患者，APTT 延长，1∶1 正常血浆纠正试验不能纠正，常规补充冷沉淀、新鲜血浆、FⅧ止血效果差，应高度警惕 AHA，需进一步检测凝血因子活性及抗体滴度以明确诊断，同时应进一步明确有无引发 AHA 的基础疾病。

AHA 治疗包括止血治疗及清除抑制物治疗两部分，国际推荐一线止血药物包括人重组活化凝血因子Ⅶ和活化人凝血酶原复合物[8]，我国目前尚无活化人凝血酶原复合物产品供应，使用 PCC 也有止血效果。清除抑制物治疗一线方案包括糖皮质激素单用或联合环磷酰胺，治疗 4~6 周若无反应，可考虑换用利妥昔单抗、硫唑嘌呤、环孢素、麦考酚酯等替代治疗方案[7]，在急需迅速清除血浆抑制物的特殊情况下，可使用 TPE 或免疫吸附法治疗。

五、案例点评

本案例除 FⅧ外，其他内源性凝血因子活性均降低，可能与抑制物消耗底物血浆中的 FⅧ有关。文献报道 AHA 病情凶险，病死率高达 22%[9]，但本案例从发病至确诊的时间长达 2 年，除皮肤瘀斑、肌肉血肿外未见其他严重出血，临床经过相对缓和，尽管住院后 2 周方才确诊，但确诊后立即给予糖皮质激素及免疫抑制剂治疗，2012-11-19 出院时无任何出血症状，APTT 正常，病情控制良好。2014-06-22 曾复诊 1 次，复查 APTT 48.9s，FⅧ：C 20%，FⅡ 76%，血常规、凝血四项及主要凝血因子（FⅤ、FⅦ、FⅨ、FⅩ、FⅪ、FⅫ）活性均正常，未行凝血因子抑制物滴度检测。最终失访。

回顾本案例诊疗过程，经治医师发现血浆输注无效后能够及时请输血科会诊，双方共同对输注无效的原因进行分析，进而明确了诊断思路。这个案例提示：在临床诊疗过程中，一定要重视输血患者输注效果的评价，这可能有助于尽早明确诊断，进而制定正确的治疗方案。

参考文献

1. 中华医学会血液学分会血栓与止血学组,中国血友病协作组.获得性血友病 A 诊断与治疗中国专家共识[J].中华血液学杂志,2014,35(6):575-576.

2. 杨春晨,余自强,张威,等.单中心 22 例获得性血友病的回顾性临床研究[J].中华血液学杂志,2015,36(2):107-111.

3. KNOEBL P, MARCO P, BAUDO F, et al. Demographic and clinical data in acquired hemophilia A: results from the European Acquired Haemophilia Registry(EACH2)[J]. J Thromb Haemost, 2012, 10(4): 622-631.

4. FRANCHINI M, MANNUCCI P M. Acquired haemophilia A: a 2013 update[J]. Thromb Haemost, 2013, 110(6): 1114-1120.

5. 谢玮,冯莹,庞缨,等.获得性血友病 A 25 例临床分析[J].血栓与止血学,2015,21(5):277-281.

6. 马洪兵,常红,廖小梅,等.获得性血友病 A20 例临床分析[J].血栓与止血学,2012,18(1):24-26.

7. COLLINS P, BAUDO F, KNOEBL P, et al. Immunosuppression for acquired hemophilia A: results from the European Acquired Haemophilia Registry(EACH2)[J]. Blood, 2012, 120(1): 47-55.

8. HUTH-KÜHNE A, BAUDO F, COLLINS P, et al. International recommendations on the diagnosis and treatment of patients with acquired hemophilia A[J]. Haematologica, 2009, 94(4): 566-575.

9. VÁRKONYI A, SZEDERJESI A, DOLGOS J, et al. Low-dose combined immunosuppression results in rapid remission in patients with acquired hemophilia A[J]. Blood, 2013, 122(21): 3589.

14. 血友病 B 合并消化道出血输血治疗 1 例

一、简要病史

患者,男性,22 岁,2012-04 其兄确诊为"血友病 B",进行家系调查时患者被同时确诊为血友病 B。2012-06-16 患者因外伤后右足第一足趾甲下血肿入院,查 APTT 正常,Fbg 1.2g/L,给予凝血酶原复合物 300U/d,连续 3 天治疗后血肿消退出院。2016-01-27 19:00 无明显诱因出现柏油色稀便 1 次,量约

300mL,无腹痛、呕血等症,为进一步治疗入院。确诊血友病 B 4 年,否认其他家族遗传性疾病史,否认输血史,否认食物及药物过敏史。

二、辅助检查

(一)体格检查

入院时体温 36.5℃,脉搏 75 次/min,呼吸 16 次/min,血压 120/75mmHg,身高 168cm,体重 55kg。发育正常,营养良好,正常病容,表情自然,神志清楚。皮肤黏膜无苍白及出血,心肺无异常,腹平软,剑突下压痛阳性,无反跳痛及肌紧张,四肢关节无红肿变形。

(二)实验室检查

1. 血常规 WBC 8.65×10⁹/L, RBC 4.27×10¹²/L, Hb 127g/L, PLT 259×10⁹/L。

2. 凝血功能筛查 PT 13.5s, INR 1.13, APTT 48.9s, Fbg 1.45g/L, TT 18.6s。

3. 便常规 RBC 10~15 个/HP,潜血阳性。

4. 血生化 未见异常指标。

5. 血型血清学检测 血型为 AB 型、RhD 阳性,抗体筛查阴性。

(三)影像学检查

胸部 X 线平片:心肺无异常发现。

三、诊疗经过

入院后给予止血(凝血酶、维生素 K)、抑酸(泮托拉唑)、抑制胰液分泌(生长抑素)及 FFP 6U 治疗,患者入院当晚先后呕血 2 次,总量约 600mL,期间便血 3 次,为暗红色稀便,总量约 400mL。请输血科会诊,协助制定凝血酶原复合物输注方案。输血科会诊意见如下:患者诊断血友病 B(hemophilia B, HB)明确,但体内 FⅨ:C 水平不详,现合并消化道出血,根据出血表现及凝血项检测结果,结合患者体重(55kg)建议给予凝血酶原复合物 1 200U/d,连续 3 天输注,之后根据出血控制情况调整用量及疗程。

2016-01-27 23:40 给予凝血酶原复合物 1 200U 输注后患者消化道出血停止。2016-01-28 复查 APTT 48.9s, Fbg 1.08g/L, Hb 降至 83g/L,给予红细胞 2U 及凝血酶原复合物 1 200U 输注。2016-01-29 再查 APTT 41.8s, Fbg 1.22g/L, Hb 106g/L,患者因经济拮据,凝血酶原复合物调整至 600U/d,连续 7 天。2016-02-05 患者拒绝复查相关指标自动离院。

四、相关知识链接

HB 又称遗传性 FⅨ 缺乏症,是一种 X 染色体连锁的隐性遗传性出血性疾病,占血友病患者的 15%~20%,在男性人群中的发病率约为 1/25 000[1]。

与 HA 相同,出血是 HB 患者的主要临床表现,常见关节、肌肉和深部组织出血,也可有胃肠道、泌尿道、中枢神经系统等特殊部位的出血。实验室检查 PLT、Fbg 定量、PT、TT 均正常,APTT 可延长,确诊依赖于 FIX:C 的测定。HB 应注意与遗传性和获得性维生素 K 依赖凝血因子缺乏症鉴别,前者多见关节、肌肉出血,而后者多见皮肤黏膜、胃肠道、泌尿道出血,除出血部位不同外,相应凝血因子检测可以明确诊断。

HB 根据患者血浆 FIX 活性水平也可分为轻、中、重 3 型[2],重型 FIX:C<1%,中间型 FIX:C 1%~5%,轻型 FIX:C 5%~40%,尽管患者的出血表现与血浆 FIX 活性水平密切相关,但其他凝血蛋白或患者的遗传背景也是影响 HB 临床出血表现的因素[3-4],所以临床可见 FIX 活性水平相似的患者,出血频率及严重程度可能表现出很大的异质性[5]。消化道出血是 HB 患者危及生命的重度出血表现,应尽早选择人基因重组 FIX 制剂或病毒灭活的血源性 PCC 进行替代治疗,无条件者可选用 FFP[1],同时以 APTT、FIX:C 和 FIX 抑制物测定作为调整剂量、疗效观察的客观指标,一般情况应将血浆 FIX:C 水平维持于 20%~30% 以上,APTT 维持于 50~60s 以下(参考范围 31~43s),FIX 抑制物滴度 <5BU/mL[6]。

五、案例点评

本案例入院即给予 FFP 输注,但消化道出血症状无明显改善,回顾病史发现患者既往输注 PCC 可以充分达到控制出血的目的,临床科室与输血科一致同意再次给予 PCC 治疗,但患者无法提供确诊之初的实验室检测数据,本次因经济拮据拒绝复查相关凝血因子活性,体内 FIX:C 不详,如何计算 PCC 用量?根据患者多次检测 APTT 正常或仅轻度延长,分析其属于轻型 HB 的可能性较大,故假定其体内 FIX:C 为 5%,采用世界血友病联盟的建议[7],目标值设定为 30%,首剂 PCC 用量为 1 200U,后续维持治疗根据患者意愿及经济状况进行了相应调整,消化道出血症状未出现反复,临床证实输注效果良好。

临床所见轻型 HB 一般无自发出血,出血多发生于手术、拔牙或创伤后[8],尽管临床分析本病例属于轻型的可能性较大,但患者无明显诱因即出现严重的消化道出血,与临床常见轻型血友病特点不符。此外,患者多次检查 Fbg 减低,是消耗性减少,还是同时合并其他遗传性疾病? 消化道出血是单纯因为 FIX:C 不足,还是同时合并有其他参与因素? 因相关实验室检测数据缺乏,最终未能明确原因。

参考文献

1. 中华医学会血液学分会血栓与止血学组,中国血友病协作组.血友病诊断与治疗中国专家共识（2013 年版）[J]. 中华血液学杂志, 2013, 34（5）: 461-463.

2. WHITE GC 2nd, ROSENDAAL F, ALEDORT L M, et al. Definitions in hemophilia. Recommendation of the scientific subcommittee on factor Ⅷ and factor Ⅸ of the scientific and standardization committee of the International Society on Thrombosis and Haemostasis[J]. Thromb Haemost, 2001, 85（3）: 560.

3. PAVLOVA A, OLDENBURG J. Defining severity of hemophilia: more than factor levels[J]. Semin Thromb Hemost, 2013, 39（7）: 702-710.

4. ESCOBAR M, SALLAH S. Hemophilia A and hemophilia B: focus on arthropathy and variables affecting bleeding severity and prophylaxis[J]. J Thromb Haemost, 2013, 11（8）: 1449-1453.

5. SANTAGOSTINO E, MANCUSO M E, TRIPODI A, et al. Severe hemophilia with mild bleeding phenotype: molecular characterization and global coagulation profile[J]. J Thromb Haemost, 2010, 8（4）: 737-743.

6. 丁秋兰, 王鸿利, 王学锋, 等. 血友病诊断和治疗的专家共识[J]. 临床血液学杂志, 2010, 23（1）: 49-53.

7. SRIVASTAVA A, BREWER A K, MAUSER-BUNSCHOTEN EP, et al. Guidelines for the management of hemophilia[J]. Haemophilia, 2013, 19（1）: e1-e47.

8. PEYVANDI F, GARAGIOLA I, YOUNG G. The past and future of haemophilia: diagnosis, treatments, and its complications[J]. Lancet, 2016, 388（10040）: 187-197.

15. 血管性血友病输血治疗 1 例

一、简要病史

患儿, 女性, 6 岁, 2012-01 因反复鼻衄确诊为 "血管性血友病"。此后反复多次因皮肤瘀斑、口腔血疱或鼻衄入院, 输注血浆或冷沉淀后出血可止。2016-06-24 再次出现左侧鼻衄, 压迫止血效果差, 为进一步治疗收入院。患儿父母非近亲婚配, 否认家族出血性疾病史。有多次输血史, 否认食物及药物过敏史。

二、辅助检查

（一）体格检查

入院时体温 36.5℃，脉搏 83 次 /min，呼吸 18 次 /min，血压 120/75mmHg。皮肤黏膜无苍白及出血，左侧鼻腔棉球填塞，可见渗血，牙龈无渗血，心肺腹未见异常，四肢关节无红肿变形。

（二）实验室检查

1. 血常规 WBC 11.21×10^9/L，RBC 4.50×10^{12}/L，Hb 125g/L，PLT 271×10^9/L。

2. 血生化 ALT 19U/L，AST 15U/L，TP 71.6g/L，Alb 42.5g/L，BUN 5.5mmol/L，Cr 105μmol/L，TB 12μmol/L。

3. 凝血功能筛查试验 PT 13.4s，INR 1.12，APTT 58.1s，Fbg 2.07g/L，TT 15.5s。

（三）影像学检查

胸部 X 线平片：心肺未见明显异常。

三、诊疗经过

入院后给予鼻腔填塞及 FFP 4U 输注后鼻出血停止，次日取出鼻腔填塞物后再次出现鼻腔出血，重新填塞后仍持续渗血，之后间断输注 FFP 6U 及冷沉淀 6U，鼻腔渗血减轻不明显，APTT 未见恢复，结果见表 3-2。

表 3-2　患者住院期间 APTT 检查结果

日期	2012-06-24	2012-06-25	2012-06-27	2012-06-29	2012-07-01	2012-07-02
APTT/s	58.1	43.8	75.4	52.8	54.0	29.1

临床科室请输血科会诊以明确血浆输注无效原因，输血科会诊意见如下：患儿诊断血管性血友病明确，既往输注血浆止血效果好，此次输注血浆及冷沉淀后未达预期效果，建议完善凝血因子活性及抑制物检测。凝血检测结果：FⅧ：C 3%，vWF：Ag<2%，FⅡ、FⅤ、FⅦ、FⅨ、FⅩ、FⅪ、FⅫ活性未见异常，无抑制物产生。予以输注人凝血因子Ⅷ 1 000IU 后鼻腔出血停止，复查 APTT 29.1s，FⅧ：C 70.1%，vWF：Ag 50.5%，继续人凝血因子Ⅷ 800IU，连续 3 天维持治疗后未再出现出血症状，监测 APTT 正常，患者出院。

四、相关知识链接

血管性血友病（von Willebrand disease，vWD）是临床较为常见的一种常染色体遗传性出血性疾病，其发病机制是血管性血友病因子（von Willebrand factor, vWF)基因突变,导致血浆 vWF 质量异常或数量减少[1]。中国医学科学院血液病医院曾对 1983 年至 2002 年间 1 312 例因出血而就诊的患者进行回顾性分析,其中 68 例(2%)诊断为 vWD,可见 vWD 并不罕见[2]。根据发病机制 vWD 可分为 3 种类型,其中 1 型患者 vWF 部分减少,3 型患者 vWF 完全缺失,2 型则根据 vWF 质的异常进一步分为 4 个亚型:2A 型血浆中缺少中高分子多聚体;2B 型 vWF 与 GPIb 结合能力增强,患者血浆中缺少高分子多聚体;2M 型 vWF 与 GPIb 结合力下降,vWF 多聚体分析正常;2N 型 vWF 与 FⅧ结合力下降[3]。

vWD 患者多有皮肤黏膜出血倾向,出血严重程度与 vWD 分型及 vWF:Ag 水平密切相关,实验室检查较血友病复杂,尤其轻症患者缺乏典型表现,需要结合病史进行综合判断[4]。治疗方法包括辅助的止血措施或抗纤溶药物,去氨加压素(1-deamino-8-D-arginine vasopressin, DDAVP)或 vWF/FⅧ制品的替代治疗,准确的分型诊断、出血性质及严重程度、既往的治疗反应均为制定合理有效治疗方案提供依据[5]。vWD 的治疗原则是在有效控制出血症状的同时保证患者较高的生活质量,但由于患者的出血类型、出血频率和严重程度不同,因此应强调个体化治疗。因 DDAVP 在国内使用并不广泛,替代治疗仍是目前大部分 vWD 患者合并出血时的首选治疗方法。血管性血友病诊断与治疗中国专家共识(2012 年版)建议 vWD 的替代治疗应选用血源性含 vWF 的 FⅧ浓缩制剂,如条件限制可使用冷沉淀物或 FFP[6]。

五、案例点评

本案例由于检测条件所限,未能进行诊断分型试验,但在确诊后 4 年时间内,选择 FFP 或冷沉淀进行替代治疗均可达到有效止血目的。此次入院给予既往有效的血浆及冷沉淀用量未能有效止血,虽然 vWF:Ag 水平是影响 vWD 患者出血表现的主要因素,但 FⅧ:C 与患者的出血严重程度也密切相关[7-8],遂进一步完善凝血因子活性检测,结果证实患者 FⅧ:C 只有 3%,给予 FⅧ治疗后鼻腔出血停止,APTT 恢复,治疗效果满意。本案例提示我们:对于 FFP 及冷沉淀替代治疗效果不满意的 vWD 患者,应进一步行 FⅧ:C 检测,根据检测结果及时调整治疗方案,以迅速提高 FⅧ:C 及 vWF:Ag 水平,从而有效控制出血。

参考文献

1. JAMES PD, LILLICRAP D. von Willebrand disease: clinical and laboratory lessons learned from the large von Willebrand disease studies[J]. Am J Hematol, 2012, 87(S1): S4-S11.

2. 欧阳皖雁,余自强,殷杰,等.单中心162例血管性血友病患者的临床分析 [J].中华血液学杂志,2014,35(2):152-156.

3. 张之南,沈悌.血液病诊断及疗效标准.3版[M].北京:科学出版社, 2007.

4. LILLICRAP D. von Willebrand disease:advances in pathogenetic understanding, diagnosis, and therapy[J]. Blood, 2013, 122(23):3735-3740.

5. FEDERICI A B. Clinical and laboratory diagnosis of VWD[J]. Hematology Am Soc Hemotol Educ Program, 2014, 2014(1):524-530.

6. 中华医学会血液学分会血栓与止血学组.血管性血友病诊断与治疗中国 专家共识(2012年版)[J].中华血液学杂志,2012,33(11):980-981.

7. 许剑辉,许现辉,陈云飞,等.血管性血友病86例临床诊断和治疗分析 [J].临床血液学杂志,2013,26(11):789-791.

8. CASTAMAN G, GOODEVE A, EIKENBOOM J. Principles of care for the diagnosis and treatment of von Willebrand disease[J]. Haematologica, 2013, 98(5):667-674.

16. 遗传性Ⅴ因子缺乏患者腹股沟疝手术输血治疗1例

一、简要病史

患者,男性,54岁,因发现左侧腹股沟包块1年收入院。患者1年前发现左侧腹股沟有一椭圆形肿物,可回纳,诊断为腹股沟疝,术前检查中发现FV 0.8%,PT 36.8s,APTT 110.7s,入院。患者30余年前曾行右肱骨及右侧胫骨手术(具体不详),术中有输血。患者父母为表兄妹,其他无特殊。否认家族遗传性疾病史,否认食物及药物过敏史。

二、辅助检查

(一)体格检查

入院时体温36.8℃,脉搏79次/min,呼吸18次/min,血压130/78mmHg。发育正常,营养良好,正常面容,表情自然。全身皮肤黏膜无黄染、皮疹、瘀点瘀斑。心肺无异常,腹平软,肝脾肋下未及。专科检查:平卧位左侧腹股沟有一直径1cm×1.5cm椭圆形肿物,可回纳。

(二)实验室检查

1. 血常规　WBC 2.9×10^9/L,Hb 123g/L,PLT 117×10^9/L,Hct 38.9%。

2. 血生化 ALT 23U/L, AST 35U/L, TP 69.6g/L, Alb 43.5g/L, BUN 5.1mmol/L, Cr 109.8μmol/L, TB 13.5μmol/L。

3. 凝血功能筛查（入院时） PT>120s, APTT>180s, Fbg 2.03g/L。

4. FⅤ活性测定 0.2%，FⅤ抑制物滴度测定阴性。

（三）影像学检查

胸部X线平片：心肺未见异常。

三、诊疗经过

患者拟择期行腹股沟疝手术，为评估术中出血风险和确定备血、输血方案请输血科会诊。输血科会诊意见：①患者诊断明确，Ⅴ因子属凝血共同途径因子，可导致严重的凝血功能紊乱，有出血风险，术前需纠正凝血功能异常；②建议术前按10~15mL/kg体重输注FFP，12h内复查凝血功能，评价FFP输注疗效，以指导术中、术后用血；③如输注FFP疗效不佳，建议行TPE提高Ⅴ因子水平；④输血科可为患者准备2 000mL以上的FFP以供使用，建议术后继续输注400~600mL/d，连续3~5天。

患者术前输注FFP 900mL，复查凝血功能示PT 20.7s, APTT 43.5s, Fbg 2.32g/L，输注有效。手术过程顺利，出血量100mL。术后每日输注FFP 350mL，患者凝血功能仅表现为PT轻度延长，患者伤口愈合良好，术后5天出院，嘱回当地医院继续输FFP治疗。

四、相关知识链接

遗传性Ⅴ因子缺乏症又称副血友病，由Owren于1947年首先报道，该病罕见，发病率1/100万。FⅤ由肝脏和巨核细胞合成，半衰期12~15小时。在凝血过程中，FⅤ首先裂解为FⅤa，然后与钙离子、磷脂一起作为辅因子增强FⅩa对凝血酶原的酶作用，生成凝血酶[1]。本病为常染色体隐性遗传，男女均可患病，少数患者双亲为近亲婚配。本病仅纯合子有出血症状，手术后可出现严重出血，血尿和消化道出血也有发生。目前遗传性FⅤ缺乏症的围手术期替代治疗方案尚无定论，一般认为FⅤ达到25%可进行手术。FⅤ在体外不稳定，目前亦无其浓缩物可供临床应用，故常规选用FFP，一般输注FFP15~25mL/kg，可提高FⅤ水平15%~30%，具体可根据FⅤ:C水平和止血效果调整，每12小时输注1次。如难以耐受大剂量血浆输注，可在术前进行TPE，快速提高血浆FⅤ水平[2]。约有25%的FⅤ贮存于血小板的α颗粒[3]，对于急性出血或术中出血，可优先考虑输注血小板[4]。少数遗传性FⅤ缺乏症在接受血浆输注后会产生FⅤ抑制物，治疗较为棘手，有报道使用激素、人免疫球蛋白（IVIG）或化疗药物治疗有效的病例[5]。也有使用rFⅦa、血小板制剂和氨甲环酸治疗的报道,但目前仅限于个案,在治疗时机、剂量和疗效判断方面尚无定论[6]。

五、案例点评

本案例为中年男性,曾行右肱骨及右侧胫骨手术,尽管 FV:C 低至 0.2%,但出血倾向不明显。根据病史及 FV:C 水平,该患者诊断考虑为遗传性 V 因子缺乏症(纯合子)。疝气手术属一般手术,出血风险不高,因此将患者 FV 水平提高 20% 左右便可耐受手术。值得注意的是血浆 FV 水平与出血风险并不一定平行,存在个体化差异,建议术前对每个患者进行出血风险和 FFP 输注疗效评估。该患者手术中出血不多,术后复查凝血功能示 PT 轻度延长,因此将 FFP 每日输注量减少为 350mL,密切观察凝血功能变化,预后良好。对于出血倾向明显或出血风险较高的手术患者,手术前一天 FFP 的输注量可达到 35mL/kg[7],按 60kg 体重计算,单日 FFP 输注量需要 2 100mL,术后仍可能需持续大剂量 FFP 输注 3~10 天[8],很容易造成循环超负荷。因此,在患者心肺功能不能耐受时,尤其是出现凝血因子抑制物时,应当考虑尽快 TPE 或使用血小板制剂。有报道 FV 水平只有 2%~14% 的患者出现静脉或动脉血栓的案例,因此该病围手术期患者在止血的同时也应当注意预防术后血栓形成的风险。

参考文献

1. 季林祥. 血友病和其他遗传性凝血因子异常 // 张之南,杨天楹,郝玉书. 血液病学 [M]. 北京:人民卫生出版社,2003:1722-1724.

2. BROWN L, TILZER L, PLAPP F. Factor V and Ⅷ deficiency treated with therapeutic plasma exchange prior to redo mitral valve replacement [J]. J Clin Apher, 2017, 32(3): 196-199.

3. BOUCHARD BA, CHAPIN J, BRUMMEL-ZIEDINS KE, et al. Platelets and platelet-derived factor Va confer hemostatic competence in complete factor V deficiency [J]. Blood, 2015, 125(23): 3647-3650.

4. GAVVA C, YATES S G, RAMBALLY S, et al. Transfusion management of factor V deficiency: three case reports and review of the literature [J]. Transfusion, 2016, 56(7): 1745-1749.

5. PARK Y H, LIM J H, YI H G, et al. Factor V Deficiency in Korean Patients: Clinical and Laboratory Features, Treatment, and Outcome [J]. J Korean Med Sci, 2016, 31(2): 208-213.

6. ARDILLON L, LEFRANÇOIS A, GRAVELEAU J, et al. Management of

bleeding in severe factor Ⅴ deficiency with a factor Ⅴ inhibitor[J]. Vox Sang, 2014, 107（1）: 97-99.

7. 傅卫军, 候健, 王东星, 等. 一例凝血因子Ⅴ缺乏症患者成功施行颅内假性肿瘤清除术[J]. 中华血液学杂志, 2002, 23（3）: 150.

8. 马廉, 田兆嵩. 遗传性凝血因子缺乏症患者围手术期输血[J]. 中国输血杂志, 2004, 17（6）: 474-478.

17. 华法林致消化道出血输血治疗 1 例

一、简要病史

患者, 女性, 44 岁, 2015-04-16 诊断为"骨髓增殖性肿瘤、继发门静脉血栓形成", 口服华法林 3mg/d, 服药期间未监测凝血功能。2015-05-14 开始每日排便 1~2 次, 均为不成形糊状黑便, 输液治疗（具体用药不详）, 效果不佳, 间断呕吐 5 次, 呕吐物为暗红色胃内容物, 呕吐量不详, 渐出现乏力、头晕、耳鸣、心悸等不适症状, 为进一步诊疗于 2015-05-17 以"消化道出血"收入院。孕 2 产 1, 否认高血压、糖尿病及家族遗传性疾病史, 否认手术外伤及输血史, 否认食物及药物过敏史。

二、辅助检查

（一）体格检查

入院时体温 36.2℃, 脉搏 74 次/min, 呼吸 17 次/min, 血压 128/75mmHg, 体重 60kg。发育正常, 贫血貌, 表情自然, 神志清楚。皮肤黏膜无瘀点瘀斑, 心肺无异常, 腹平软, 中上腹压痛阳性, 肝脏肋下未及, 脾肋下 6cm, 质硬, 触痛阴性, 余未见异常体征。

（二）实验室检查

1. 血常规　WBC 24.67×10^9/L, RBC 1.76×10^{12}/L, Hb 48g/L, PLT 470×10^9/L, Ret% 0.070。

2. 血生化　ALT 33U/L, AST 25U/L, TP 67.6g/L, Alb 40.5g/L, BUN 5.7mmol/L, Cr 101.8μmol/L, TB 17.5μmol/L。

3. 凝血功能筛查　PT 67.7s, PTA 8.2%, INR 5.94, APTT 49.5s, Fbg 1.93g/L, TT 16.4s, D-Dimer 100μg/L, FDP 1.60μg/mL, AT-Ⅲ 103.10%。

4. 血型血清学检查　A 型、RhD 阳性, 抗体筛查阴性。

5. 骨髓细胞学检查　慢性骨髓增殖性疾病不除外; 基因突变检测提示

JAK2V617F 突变阳性。

（三）影像学检查

腹部 CT 提示门静脉主干及各主要分支血栓形成，脾脏增大伴脾脏多发梗死灶。

三、诊疗经过

入院后诊断为获得性凝血功能障碍（华法林）、骨髓增殖性肿瘤、继发门静脉血栓形成。立即停用华法林，给予止血（氨甲苯酸）、抑酸（奥美拉唑）、抑制胰液分泌（生长抑素）及维生素 K₁ 注射液 10mg 静脉滴注，临床科室申请 A 型、RhD 阳性悬浮红细胞及 FFP 各 4U。输血科主动进行干预，给予如下会诊意见：患者诊断获得性凝血功能障碍（华法林）明确，目前合并消化道出血、失血性贫血，实验室检查 PT 67.7s，INR 5.94，建议给予凝血酶原复合物以迅速逆转华法林作用，可输注红细胞纠正贫血。

经治医师顾虑凝血酶原复合物可能增加血栓形成风险，未接受输血科意见，给予 FFP 及悬浮红细胞各 4U 输注。2015-05-18 查 Hb 63g/L，PT 34.1s，INR 2.78，柏油便 1 次，量约 100mL，无呕血，再次输注 FFP 4U 及悬浮红细胞 2U。2015-05-19 查 Hb 81g/L，PT 25.7s，INR 2.11，患者未排便、无呕血，2015-05-21 办理出院手续。

四、相关知识链接

骨髓增殖性肿瘤（myeloproliferative neoplasms，MPN）是以一系或多系血细胞过度增殖为特征的一组克隆性造血干细胞疾病，患者可同时具有较高的血栓形成与出血风险，其中血栓形成的相关因素包括年龄、内皮激活、白细胞活化及既往发生血栓事件等，而出血除与抗凝药物与抗血小板药物的使用有关之外，还与 GPIb 与 GPIIb/IIIa 下调、血小板活化受损、脾功能亢进、血小板型血管性血友病有关[1]。多项研究显示，内脏静脉是 MPN 患者最常见的血栓形成部位，部分患者甚至在 MPN 确诊之前首先表现为门静脉血栓形成或 Budd-Chiari 综合征[2-3]，且文献报道 *JAK2V617F* 基因突变与血栓形成密切相关[4]。

华法林作为最古老的口服抗凝药物，目前仍然是血栓栓塞性疾病抗凝治疗的常用药物，它通过抑制维生素 K 及其 2, 3- 环氧化物的相互转化而发挥抗凝作用。由于基因多态性、年龄、肝肾功能、合并用药、基础疾病等因素，华法林的剂量 - 效应关系在不同个体存在着较大的差异[5-6]，出血是其最为常见的不良反应，出血风险除与华法林的抗凝强度有关外，其他危险因素包括年龄、出血病史、肝肾功能不全、合并用药、未监测凝血功能及合并肿瘤等。目前推荐将凝血酶原时间国际标准化比值（international normalized ratio, INR）作为华法林抗凝强度的评价指标，最佳抗凝强度推荐为 2.0~3.0，超过治疗范围时应根据 INR 升高程度及出血风险采取不同的处理措施[7]。

　　FFP 与 PCC 均可用于逆转华法林，国外已有众多研究结果显示与 FFP 比较，PCC 在 INR 下降速度、降低患者的死亡率方面具有明显优势，而患者发生血栓栓塞事件的风险并无明显增加[8-9]。基于此类研究，澳大利亚血栓形成和止血协会不推荐常规使用 FFP 逆转华法林，只有在 PCC 不可获取而患者需要紧急逆转的情况下，方才使用 FFP[10]。我国由于部分地区获取 PCC 困难，当患者出现严重出血时，可选择输注 FFP 或 PCC 治疗。

五、案例点评

　　本案例是在 MPN 的基础上合并门静脉血栓形成，华法林抗凝治疗期间又合并急性消化道出血，入院后尽管立即给予维生素 K_1 静滴，但由于维生素 K 需要 6 小时后方可拮抗华法林的抗凝作用，临床拟通过输注 FFP 控制急性出血。

　　在制订输血方案时，输血科与临床科室意见出现分歧，临床科室认为患者的出血及血栓形成均属于高风险，而 PCC 存在可能导致血栓的风险，所以最终选择了 FFP 进行输注。尽管输注后患者消化道出血停止，但实验室监测 PT 及 INR 恢复速度均较慢，与文献报道一致[8]。加之 FFP 需要反复输注，可能导致循环超负荷、过敏反应、输血相关急性肺损伤等不良事件，所以在逆转华法林出血时，若 PCC 获取不受限者仍应将 PCC 作为首选，PCC 可能存在的血栓风险不应成为拒绝其输注的理由。

参考文献

1. KAIFIE A, KIRSCHNER M, WOLF D, et al. Bleeding, thrombosis, and anticoagulation in myeloproliferative neoplasms（MPN）: analysis from the German SAL-MPN-registry[J]. J Hematol Oncol, 2016, 9: 18.

2. SEKHAR M, MCVINNIE K, BURROUGHS A K. Splanchnic vein thrombosis in myeloproliferative neoplasms[J]. Br J Haematol, 2013, 162（6）: 730-747.

3. SMALBERG J H, ARENDS L R, VALLA D C, et al. Myeloproliferative neoplasms in Budd-Chiari syndrome and portal vein thrombosis: a meta-analysis [J]. Blood, 2012, 120（25）: 4921-4928.

4. BARBUI T, FINAZZI G, FALANGA A. Myeloproliferative neoplasms and thrombosis[J]. Blood, 2013, 122（13）: 2176-2184.

5. LIANG R, LI L, LI C, et al. Impact of CYP2C9*3, VKORC1-1639, CYP4F2rs2108622

genetic polymorphism and clinical factors on warfarin maintenance dose in Han-Chinese patients [J]. J Thromb Thrombolysis, 2012, 34 (1): 120-125.

6. HORNE B D, LENZINI P A, WADELIUS M, et al. Pharmacogenetic warfarin dose refinements remain significantly influenced by genetic factors after one week of therapy [J]. Thromb Haemost, 2012, 107 (2): 232-240.

7. 中华医学会心血管病学分会, 中国老年学学会心脑血管病专业委员会. 华法林抗凝治疗的中国专家共识 [J]. 中华内科杂志, 2013, 52 (1): 76-82.

8. CHAI-ADISAKSOPHA C, HILLIS C, SIEGAL D M, et al. Prothrombin complex concentrates versus fresh frozen plasma for warfarin reversal. A systematic review and meta-analysis [J]. Thromb Haemost, 2016, 116 (5): 879-890.

9. HICKEY M, GATIEN M, TALJAARD M, et al. Outcomes of urgent warfarin reversal with frozen plasma versus prothrombin complex concentrate in the emergency department [J]. Circulation, 2013, 128 (4): 360-364.

10. TRAN H A, CHUNILAL S D, TRAN H. An update of consensus guidelines for warfarin reversal [J]. Med J Aust, 2014, 200 (2): 80-82.

18. 肿瘤、感染伴凝血功能异常输血治疗 1 例

一、简要病史

患者, 女性, 64 岁, 于 3 年前确诊卵巢浆液性乳头状癌Ⅲc 期, 并行全宫双附件大网膜切除术 + 盆腔淋巴结清扫减瘤术。术后 2 年定期化疗, 末次化疗时间为 11 天前。1 周前患者无明显诱因出现腹泻、恶心、呕吐, 伴发热, 体温最高 38℃, 门诊以"卵巢癌术后 2 年余, 发热、腹泻 1 周"收入院。既往高血压病史 9 年, 糖尿病病史 7 年, 目前口服苯磺酸左氨氯地平片(施慧达)及盐酸吡格列酮片(卡司平)等治疗, 8 年前患有脑血栓, 4 年前曾发生 2 次右下肢深静脉血栓。有输血史(具体不详), 对奈达铂、乙醇和胶布过敏。

二、辅助检查

(一)体格检查

入院时体温 38.0℃, 脉搏 90 次/min, 呼吸 20 次/min, 血压 136/88mmHg, 身高 170cm, 体重 80kg。神清, 精神差, 重度贫血貌, 全身浅表淋巴结未触及,

双肺呼吸音粗,右下肺呼吸音低,心率 90 次 /min,律齐,无杂音。腹部膨隆,腹硬,右下腹可触及一包块,约 5cm×6cm 大小,质中,活动度差,无压痛。肝脏肋下 4 指,质中,无压痛,脾脏肋下未触及,移动性浊音阳性,肠鸣音正常。双下肢无水肿,生理反射存在,病理反射未引出。

（二）实验室检查

1. 血常规　WBC $0.24×10^9$/L, Hb 68g/L, PLT $13×10^9$/L。

2. 血生化　Ca^{2+} 2.02mmol/L, Glu 9.17mmol/L, Alb 30.8g/L, TP 58.8g/L, T B45.1μmol/L, DB 26.0μmol/L, Cr 44.7μmol/L, CRP>120mg/d。

3. 凝血功能筛查　PT 19.7s, PTA 47%, Fbg 5.35g/L, D-Dimer 685ng/mL。

（三）影像学检查

1. 腹盆腔 CT　盆腔呈术后改变,阴道残端未见明确异常;肝脏、脾脏被膜处多发大小不等低密度结节,较大者约为 2.0cm×1.6cm,考虑腹膜转移所致可能性大。余腹盆腔腹膜、肠系膜不规则软组织结节或条片影,考虑为转移;胆囊增大;腹盆腔积液较前增多。

2. 胸部 CT　双肺组织膨胀不全,右侧胸腔积液;心包横膈组多发淋巴结,部分较前饱满,较大者短径约为 1.9cm,考虑为转移。

三、诊疗经过

患者 2016-10-07 入院,18：00 患者突然出现寒战,高热,体温最高 40℃,伴有意识丧失,大便失禁,医师判断为菌血症、重症感染。入院后积极给予升白细胞、升血小板、抗感染、保护胃黏膜等对症支持治疗,但患者病情仍急剧进展,期间多次输注单采血小板（共计 5 个治疗剂量）,血小板计数一直升高不明显。入院第 10 天（2016-10-17）请输血科会诊,输血科结合病史及实验室检查,判断为肿瘤及重症感染引发患者高促凝状态,单纯补充血小板及凝血因子会加重高凝,诱发血栓形成和多器官功能障碍。治疗上应使用肝素抗凝,打破恶性循环,同时补充相应的血液成分,防止出血。

临床接受输血科会诊意见,当天开始使用低分子量肝素钙 1mL（24h 持续泵入）。第 2 天复查 PLT、Fbg、D-Dimer 仍未见好转趋势。输血科考虑为低分子量肝素用量不足所致,建议将低分子量肝素加量至 2mL（24h 泵入）,同时根据凝血结果补充血浆、血小板、凝血酶原复合物。低分子量肝素加量后第 2 天复查凝血功能提示：D-Dimer 明显下降,PLT 和 Fbg 明显升高（表 3-3）,患者病情逐渐平稳。在院期间低分子量肝素钙共使用 6 天,复查凝血功能及血常规各项指标基本恢复正常后,患者顺利出院。

表3-3 患者住院期间低分子量肝素使用、凝血功能及血小板计数变化

时间	2016-10-07	10-10	10-13	10-14	10-17	10-18	10-19	10-20	10-21	10-22
低分子量肝素钙使用	/	/	/	/	1mL	2mL	2mL	2mL	2mL	2mL
PT/s	19.7	12.8	16.5	15.6	13.7	13.4	12.1	12.1	13.7	13.6
PTA/%	47	77	58	62	73	75	86	86	69	70
APTT/s	36.5	34.1	29.1	28.8	29.0	30.0	34.6	31.9	35.2	33.0
Fbg/($g \cdot L^{-1}$)	5.35	4.45	2.80	2.19	1.58	0.83	2.21	2.47	3.74	4.86
D-Dimer/($ng \cdot mL^{-1}$)	685	589	1 723	1 745	1 784	2 839	2 389	1 108	883	564
Hb/($g \cdot L^{-1}$)	68	79	101	95	78	104	87	102	86	90
PLT/×($10^9 \cdot L^{-1}$)	13	11	47	31	41	27	47	108	131	137

四、相关知识链接

恶性肿瘤患者出现凝血功能异常是导致肿瘤患者死亡的主要原因之一，临床主要表现为两类不同的状态：①大血管为主型，即发生在大血管内血液的高凝状态，典型表现为高凝所致的静脉血栓形成，一般实验室检测会出现D-Dimer升高，伴或不伴血小板计数升高；②微血管为主型，包括细动脉、毛细血管和细静脉，即发生在微血管中的血液高凝与纤溶亢进状态，通常出现血小板计数下降，皮肤瘀点瘀斑等，严重者发生急慢性弥散性血管内凝血（dessiminated intiavascular coagulation, DIC）。

高凝状态亦称血栓前状态，是指由血管内皮细胞、凝血、抗凝血及纤溶系统相互作用引起的病理性血液凝固性增高，使机体血液凝固机制处于紊乱与失衡状态，易于血栓形成[1]。研究表明肿瘤患者的高凝状态与肿瘤浸润、转移等密切相关[2]，约60%的恶性肿瘤患者血液呈现高凝状态[3]，其中8%~19%的肿瘤患者会发生静脉血栓，且呈逐年上升趋势[4]。

目前对于DIC治疗中肝素的使用分歧较大。尽管肝素的使用至少在一定程度上抑制了DIC发展中的凝血活化过程，但迄今为止，尚无前瞻性随机对照试验证实肝素的使用能改变DIC患者的预后。弥散性血管内凝血诊断与治疗中国专家共识（2012年版）指出，处于DIC消耗性低凝期但病因短期内不能去除者，在补充凝血因子情况下应给予抗凝治疗[5]。而且对于绝大部分需要使用肝素的病例，低分子量肝素优于普通肝素[6]。因治疗DIC的重点是治疗原发病，有研究提出肿瘤患者只要DIC的临床症状有所控制，应尽快

开始化疗,且在化疗的前两周,DIC 的情况会逐渐好转[7]。

五、案例点评

根据国际血栓与止血协会制订的 DIC 评分标准,评分≥5 分可以诊断 DIC[8]。本案例在入院后第 10 天时,评分为 6 分,故可诊断为显性 DIC。此案例的特殊之处在于,在未加用抗凝剂时给患者反复多次输注血小板,PLT 一直不升,伴 D-Dimer 动态升高。加用足量低分子量肝素抗凝后,在未输注血小板的情况下,PLT 从 24×10^9/L 升高到 137×10^9/L,纤溶的指标也随之下降。

本案例提示:对于高龄、肿瘤或重症感染患者,如果出现血小板持续下降,输注血小板后效果不佳且病情明显加重,且伴纤溶指标的升高,此类患者应判断为存在高促凝因素诱发患者高凝状态,在治疗原发诱导高促凝因素的基础上,及时使用足量的肝素或低分子量肝素抗凝,打破高促凝的恶性循环,避免多器官功能衰竭,这在肿瘤及重症感染患者的治疗中起非常关键的作用。此类患者抗凝是否有效,应该以 FDP 和 D-Dime 是否明显下降为主要监测指标,抗凝过程中可以输注凝血因子制剂避免明显的出血或出血倾向。

参考文献

1. 张学振,陈国荣. 恶性肿瘤高凝状态患者的临床特征[J]. 现代肿瘤医学, 2017, 25(13): 2100-2103.

2. JONES A, STOCKTON D L, SIMPSON A J, et al. Idiopathic venous thromboembolic disease is associated with a poorer prognosis from subsequent malignancy[J]. Br J Cancer, 2015, 101: 840-842.

3. THORSON C M, VAN HAREN RM, RYAN M L, et al. Pre-existing hypercoagulability hypercoagulability in patients undergoing potentially curative cancer resection [J]. Surgery, 2013, 155(1): 134-144.

4. KHORANA A A, DALAL M, LIN J, et al. Incidence and predictors of venous thromboembolism(VTE)among ambulatory high- risk cancer patients undergoing chemotherapy in the United States[J]. Cancer, 2013, 119(3): 648-655.

5. 中华医学会血液学分会血栓与止血学组. 弥散性血管内凝血诊断与治疗中国专家共识(2012 年版)[J]. 中华血液学杂志, 2012, 33(11): 978-979.

6. 阮晓岚,李胜,孟详喻,等. 弥散性血管内凝血诊疗现状:ISTH/SSC 最新共识解读[J]. 中国循证医学杂志, 2015, 15(9): 993-999.

7. MAST C, RAMANATHAN R K, FEINSTEIN DI, et al. Disseminated intravascular coagulation secondary to advanced, pancreatic cancer treated successfully with

combination chemotherapy[J]. Oncology, 2014, 87(5): 266-269.

8. CARRIER M, KHORANA A A, ZWICKER J I, et al. Management of challenging cases of patients with cancer-associated thrombosis including recurrent thrombosis and bleeding: guidance from the SSC of the ISTH: a reply to a rebuttal[J]. J Thromb Haemost, 2014, 12(1): 116-117.

19. 胃癌术后忽视凝血功能管理致腹腔大出血 1 例

一、简要病史

患者,男性,76 岁。主因胃癌伴腹腔转移,拟行腹腔镜探查收入院。患者既往体健,否认家族遗传性疾病史,否认输血史,否认食物及药物过敏史。

二、辅助检查

(一)体格检查

入院时体温 36℃,脉搏 81 次/min,呼吸 18 次/min,血压 129/77mmHg,体重 65kg,身高 165cm。意识清醒,精神差,皮肤及黏膜无黄染、无瘀点瘀斑,全身浅表淋巴结未触及。双肺呼吸音清,未闻及干湿啰音。心率 81 次/min,律齐,各瓣膜听诊区未闻及杂音。腹部平软,未扪及包块,无压痛。肝脏、脾脏肋下未触及,移动性浊音阳性,肠鸣音正常。

(二)实验室检查

1. 血常规及凝血功能筛查　主要指标结果见表 3-4。

表 3-4　血常规及血凝功能指标变化情况

时间	Hb/ (g·L⁻¹)	PLT/× (10⁹·L⁻¹)	PT/s	PTA/%	APTT/s	Fbg/ (g·L⁻¹)
术前	135	202	11.3	99	33.9	2.89
术后 1d	84	148	13	80	28.9	2.68
术后 18d	76	296	—	—	—	—
术后 19d (第二次手术)	57	409	18.4	51	29.7	3.53
术后 20d	48	18	不凝血	不凝血	不凝血	0.24

2. TEG　结果见表 3-5。

表 3-5　血栓弹力图指标变化情况

时间	R/min	K/min	Anlge/°	MA/mm
第二次手术前	3.8	0.8	78.6	79.7
第二次手术中	20.7	/	5.5	7.3
第二次术后 1d	24.3	/	2.6	8.8

3. 血生化　术前检测无异常指标发现。

（三）影像学检查（入院时）

1. 腹部 B 超　胰头上方、肝下方实性团块,性质待查。

2. 腹部 CT 示　胰头上方肝门下方占位,考虑恶性肿瘤可能。

三、诊疗经过

患者入院完善术前检查后行腹腔镜探查术,术中转开腹,行胃大部根治切除术、放射粒子植入术,术中出血约 900mL,未输血。术后给予预防感染、肠外营养、补液等对症支持治疗。患者术后第 2~17 天,胃肠吻合口上引流管持续引流墨绿色液体,考虑胃肠吻合口瘘并脓肿形成的可能。术后第 18 天突发腹痛、呕暗红色血性物质,内含血凝块,量约 30mL,心率 83 次 /min,血压 105/70mmHg。急查血常规发现 Hb 73g/L,PLT 353×10⁹/L,未复查凝血功能。临床给予止血、补液等对症治疗。术后第 19 天再次出现呕血,仍为暗红色血性物质,内含大量血凝块,量约 500mL,心率 85 次 /min,血压 109/52mmHg。复查 Hb 57g/L,PLT 409×10⁹/L,未复查凝血功能,输悬浮红细胞 2U,FP 2U,PCC 600IU。急诊介入行腹腔干动脉造影术,未找到明显出血动脉;遂行急诊剖腹探查手术。术前查 TEG 提示:R 3.8min,K 0.8min,Angle 78.6°,MA 79.7mm;凝血功能筛查:PT 18.4s,PTA 51%,APTT 29.7s,Fbg 3.53g/L,D-Dimer 555ng/mL。患者入手术室后血压降至 58/36mmHg,出现失血性休克症状,术中清除腹腔内大量血凝块,发现肝总动脉起始处多处动脉性出血,予以结扎缝合处理。术中查 TEG 提示稀释性凝血病（R 20.7min,Angle 5.5°,MA 7.3mm）。手术历时 4 小时,经止血、输血及静脉大量补液后血压较前好转,术中出血约 5 000mL。入手术室前后合计输注悬浮红细胞 12U,FFP 16U,PCC 4 800IU,Fbg 3g,单采血小板 1 个治疗剂量。

术后转入 ICU,复查血常规:Hb 48g/L,PLT 18×10⁹/L;TEG 仍提示稀释性凝血病（R 24.3min,Angle 2.6°,MA 8.8mm）;凝血功能筛查:PT、PTA、

APTT 均提示不凝血，Fbg 0.24g/L，D-Dimer>5 000ng/mL；血气：pH 7.120，PCO_2 41.8mmHg、PO_2 80.5mmHg、LAC 19.6mmol/L。术后输注悬浮红细胞 2U，FP 6U，PCC 1 200IU，Fbg 2g，FⅧ 900IU。患者术后凝血功能紊乱、严重酸中毒、多器官功能衰竭、DIC 等，最终抢救无效死亡。

四、相关知识链接

胃癌是我国发病率最高的消化道恶性肿瘤之一[1]。胃大部分切除术常用于治疗早期胃癌、经久不愈的胃及十二指肠溃疡等病例，能够有效解除病灶，延缓甚至阻断病情进展[2]。胃癌根治术后消化道出血可大致可分为早期出血（术后 72 小时以内）、术后近期出血（术后 72 小时至术后 4 周）和术后远期出血（术后 4 周以后）[3]。其中早期出血主要由于吻合口或胃肠闭合残端出血，术后近期出血主要是吻合口出血或吻合口瘘所致，吻合口溃疡是远期出血的主要原因[3-4]。术后发生吻合口瘘、腹腔内局部感染，会腐蚀裸露的血管断端，致使结扎线或止血夹脱落，或直接腐蚀动脉壁，可引起腹腔内动脉性大出血[5]。由于瘘口周围组织粘连，消化道内压力相对较低，大量血液可通过瘘口进入胃肠道，患者可表现为胃管引流出鲜血或呕血、便血等消化道出血症状。

除手术因素以外，术中出血导致凝血功能异常也是引起术后创面渗血的重要原因。尽管近年来外科手术技术明显提高，但由于开腹手术的自身特点，仍会对患者造成一定的损伤[6]。手术创伤、应激反应及术后并发症等，会导致机体凝血状态改变，既存在静脉血栓形成的风险，也可能会导致出血[7-8]。开腹行胃癌根治术后经常出现 APTT 延长、Fbg 水平降低[9]。术后凝血功能异常会导致出血，同时出血会丢失大量的凝血因子、血小板，使凝血功能进一步恶化甚至崩溃，从而造成患者不可逆转的大出血甚至死亡。

五、案例点评

本案例患者术前一般情况良好，肝功、凝血功能均正常，术中由腹腔镜转开腹行胃大部根治切除术，手术创面大、出血量多。患者术后恢复可，但引流管持续引流墨绿色液，考虑手术存在一定缺陷，胃肠吻合口瘘并脓肿形成可能性大。根据二次手术中发现肝总动脉起始处多处动脉性出血，考虑吻合口瘘、腹腔内局部感染，漏出液腐蚀动脉壁，引起腹腔内动脉性大出血。患者术后第 18 天出现腹痛、少量呕血，Hb 从 93g/L 降至 73g/L，仅给予止血药、补液等治疗，未及时监测患者凝血功能状态，未能通过快速纠正患者凝血功能而促进止血和愈合，错过救治机会，造成患者病情进一步恶化。术后第

19天,患者大量呕血,心率快、低血压,出现失血性休克,临床给予大量补液、升压等治疗,症状未见改善,在止凝血功能未明确的情况下盲目行急诊剖腹探查。

在输血科建议下,术前复查了凝血功能筛查试验和TEG,结果提示凝血因子活性弱,于术前补充了2 400IU凝血酶原复合物和4U血浆,并未完全达到纠正凝血功能的目的。患者术中一直处于失血性休克状态,术中大量失血又补充大量液体,引起严重的稀释性凝血病,最终凝血功能崩溃导致患者死亡。

本案例值得我们吸取深刻教训:凝血功能异常的患者在未有效纠正凝血功能的情况下,草率地进行手术探查,扩大出血创面,可能进一步加重凝血功能障碍,导致更严重的致命大出血事件发生。

参考文献

1. AKRE K, EKSTRÖM A M, SIGNORELLO L B, et al. Aspirin and risk for gastric cancer: a population-based case-control study in Sweden[J]. Brit J Cancer, 2015, 84(7): 965-968.

2. 刘占锋. 胃大部切除术后早期胃出血再手术患者的临床病因分析及治疗效果观察[J]. 世界最新医学信息文摘, 2015, 15(5): 61-70.

3. 徐泽宽, 徐皓. 胃癌根治术后消化道出血原因及处理[J]. 中国实用外科杂志, 2013, 33(4): 306-308.

4. 刘志钢. 胃大部切除术后早期胃出血再手术患者的临床病因及疗效分析[J]. 中国卫生标准管理, 2015, 7(23): 51-52.

5. DEGUCHI Y, FUKAGAWA T, MORITA S, et al. Identification of risk factors for esophagojejunal anastomotic leakage after gastric surgery[J]. World J Surg, 2012, 36(7): 1617-1622.

6. BONI L, DAVID G, MANGANO A, et al. Clinical applications of indocyanine green (ICG) enhanced fluorescence in laparoscopic surgery[J]. Surg Endosc, 2015, 29(7): 2046-2055.

7. 李海章. 腹腔镜与开腹根治术对进展期胃癌临床效果及机体细胞免疫的影响[J]. 中国处方药, 2015, 13(11): 111-112.

8. 张小风. 腹腔镜与开腹胃癌根治术对机体炎性反应和免疫功能影响的研究[J]. 浙江创伤外科, 2015, 20(5): 844-847.

9. 刘家麒, 杨少军, 陈洁清, 等. 腹腔镜胃癌根治术围术期患者凝血功能、细胞因子及免疫功能的变化[J]. 海南医学院学报, 2017, 23(1): 96-99.

20. 抗磷脂抗体综合征输血治疗 1 例

一、简要病史

患者,女性,14 岁,半个月前无明显诱因出现左下肢肿胀,粗略测量左小腿周径较右小腿相同部位长约 3cm,肿胀呈非凹陷性,活动时有左下肢疼痛,休息时无明显疼痛。下肢静脉超声检查示:左侧股浅静脉中远段及腘静脉血栓形成(股浅静脉不完全型,腘静脉完全型),双侧髂静脉无明显异常。门诊以"下肢静脉血栓"收入院。既往否认冠心病、高血压、家族遗传性疾病等病史。否认输血史,否认食物及药物过敏史。

二、辅助检查

(一)体格检查

入院时体温 36.4℃,脉搏 80 次 /min,呼吸 18 次 /min,血压 117/77mmHg,身高 155cm,体重 42kg。神志清楚,皮肤及黏膜无黄染、无瘀点瘀斑,全身浅表淋巴结未触及。双肺叩诊呈清音,双肺呼吸音清,未闻及干湿啰音,叩诊心界不大,心率 80 次 /min,律齐,心音有力,无异常附加音,A2>P2,各瓣膜区未闻及病理性杂音。腹平软,无压痛及反跳痛,肝脾肋下未触及,双下肢无水肿。

(二)实验室检查(入院当天)

1. 血常规 WBC 5.1×10^9/L、Hb 130g/L、PLT 117×10^9/L。

2. 尿常规 阴性。

3. 便潜血试验(免疫法) 阴性。

4. 凝血功能筛查 Fbg 4.42g/L, PT 15.1s, INR 1.34, APTT 77.1s, TT 12.2s, D-Dimer 2 127μg/L, FDP 7.5mg/L。

5. 血生化 ALT 78.5U/L, AST 44U/L, ALP 136U/L, γ-GT 47U/L, TC 2.8mmol/L, HDL 0.47mmol/L, CK 23U/L, HBDH 213IU/ L, LDH 242U/L。

6. 免疫学检查 IgG 1460mg/dL, IgA 312mg/dL, IgM 125mg/dL, C_3 95mg/dL, C_4 19.2mg/dL, 抗 O 阴性,类风湿因子阴性,总补体 52.4U/mL、IgE 577IU/mL, 抗核抗体阴性。

7. 血型血清学检测 血型为 A 型、RhD 阳性,抗体筛查阴性。

8. 心磷脂抗体组合 抗心磷脂抗体 IgM 18.48U/mL,抗心磷脂抗体 IgG 87.66U/mL,抗 -β2 糖蛋白 I 抗体 109.64RU/mL。

（三）影像学检查

血管超声检查：入院第 1 天结果提示左侧股静脉下段、腘静脉、胫后静脉（一支）、小腿肌间静脉（局部）血栓形成，最宽管内径 10.8mm，右侧下肢静脉血流通畅；入院第 6 天结果提示腘静脉、胫后静脉（一支）血栓形成，最宽管内径 10.0mm，右侧下肢静脉血流通畅。入院第 13 天结果基本同前，最宽管内径 9.6mm。

（四）其他

心电图（入院时）：窦性心律，心率 80 次 /min。

三、诊疗经过

根据入院后血、尿、便常规，生化及凝血功能筛查结果，结合影像学检查结果，存在下肢静脉血栓，引起血栓的原因尚不明确。给予吸氧、华法林抗凝治疗，嘱患者避免左下肢剧烈活动，密切监测患者凝血情况。鉴于患者年龄小，静脉血栓应注意排除免疫系统疾病，进一步完善免疫相关检查。考虑 APTT 明显延长，但无症状出现，请输血科会诊是否需要输注血浆，经讨论后高度怀疑患者目前状况可能与免疫性疾病相关。行 APTT（1∶1）血浆纠正实验，结果未纠正，高度怀疑患者抗磷脂综合征，APTT 延长可能是受心磷脂抗体干扰而出现假阳性，不需要输注血浆，应重点预防和治疗静脉血栓。

随后免疫学结果证实了之前的判断，抗心磷脂抗体 IgM、抗心磷脂抗体 IgG、抗 -β2 糖蛋白 I 抗体均为阳性，且浓度较高。患者的最终诊断为抗磷脂抗体综合征，需长期进行抗凝治疗，后家属积极要求出院治疗，出院医嘱：①华法林 3mg/d（定期复查凝血功能，INR 值维持在 2.0~3.0）；②定期门诊复查下肢静脉超声，监测血、尿常规及免疫指标（3~6 个月）；③注意有无皮疹、关节肿物、口腔溃疡、脱发等；④病情变化时随诊。

四、相关知识链接

抗磷脂抗体综合征（antiphospholipid syndrome，APS）是指由抗磷脂抗体（antiphospholipid antibody，APL 抗体）引起的一组临床征象的总称。APL 抗体是一组能与多种含有磷脂结构的抗原物质发生免疫反应的抗体，产生的原因尚不清楚，主要有狼疮抗凝物（lupus anti-coagulant，LA）、抗心磷脂抗体（anti-cardiolipin antibody，ACA 抗体）、抗磷脂酸抗体和抗磷脂酰丝氨酸抗体等[1]。体外试验中 APL 抗体能干扰磷脂依赖的凝血功能检测结果，使 APTT 延长。但在体内，APL 抗体更容易引起血栓，极少引起出血。主要临床表现为血栓形成、习惯性流产、血小板减少等[2]。

APL抗体引起APS的确切机制尚不清楚。现在发现APL抗体可能更直接作用于一种或多种与磷脂结合的血浆蛋白质或这些蛋白质与磷脂结合的复合物,其中最重要的是β2糖蛋白Ⅰ和凝血酶原,其他包括蛋白C、蛋白S、膜联蛋白V等20余种[3]。β2糖蛋白Ⅰ能抑制凝血酶原、抑制二磷酸腺苷(ADP)等引起的血小板聚集及其表面生成凝血酶,并阻滞磷脂依赖性凝血反应,当APL抗体与其反应后易形成血栓。引起血小板减少是由于IgG型APL抗体对位于血小板膜内侧面的磷脂酰丝氨酸(phosphatidylserine,PS)的作用。当血小板被激活时PS就被暴露并与APL抗体结合而使血小板破坏、聚集,APL抗体也可与红细胞的PS结合而引起溶血性贫血。此外,APL抗体对内皮细胞、前列环素的作用及与补体受体、细胞表面黏附分子等的交叉反应也可能是发病机制的一部分[4]。

APS治疗的主要目标是抑制血栓形成。除非患者有严重的副反应,例如过敏反应、不耐受及药物无效等,维生素K拮抗剂类药物,尤其华法林是APS兼有静脉血栓患者的首选药物[5]。近几年来新型口服抗凝药常用于静脉血栓的治疗,获得的治疗效果并不一致[6-8],有文献报道,在心磷脂综合征患者中有10%左右静脉血栓复发率。

五、案例点评

本案例为青年女性,无任何诱因,左下肢发生静脉血栓,结合临床症状和实验室检查,高度怀疑APS,最后APL抗体和抗β2糖蛋白Ⅰ抗体均为阳性给予证实。本案例提示:临床上发现凝血指标异常时,不应盲目补充血浆或凝血因子,应准确地进行鉴别诊断后实施正确的治疗方案,以确保疗效和安全。

参考文献

1. NEGRINI S, PAPPALARDO F, MURDACA G, et al. The antiphospholipid syndrome: from pathophysiology to treatment[J]. Clin Exp Med, 2017, 17(3): 257-267.

2. CHANDRAMOULI N B, RODGERS G M. Management of thrombosis in women with antiphospholipid syndrome[J]. Clin Obstet Gynecol, 2001, 44(1): 36-40.

3. GIANNAKOPOULOS B, PASSAM F, RAHGOZAR S, et al. Current concepts onthe pathogenesis of the antiphospholipid syndrome[J]. Blood, 2007, 109(2): 422-430.

4. FINAZZIG, BRANCACCIOV, MOIA M, et al. Natural history and risk factors

for thrombosis in 360 patients with antiphospholipid antibodies：a four-year prospective study from the Italian Registry［J］. Am J Med, 1996, 100（5）: 530-536.

5. JOSHI A, HONG J, SIVA C. Recurrent Thrombosis in Patients with Antiphospholipid Syndrome Receiving Newer Oral Anticoagulants：A Case Report and Review of Literature［J］. Clin Med Res, 2017, 15（1-2）：41-44.

6. MALECK, GÓRALCZYKT, UNDASA. The use of direct oral anticoagulants in 56 patients with antiphospholipid syndrome［J］. Thromb Res, 2017, 152：93-97.

7. CHIGHIZOLA C B, UBIALI T, MERONI P L. Treatment of Thrombotic Antiphospholipid Syndrome：The Rationale of Current Management-An Insight into Future Approaches［J］. J Immunol Res, 2015, 2015：951424.

8. RUIZ-IRASTORZA G, PENGOV, TEKTONIDOUM G, et al. Task Force Report on the Management of Thrombosis in Antiphospholipid Syndrome［M］. New York：Springer US, 2012：167-179.

21. TEG 指导肝硬化凝血功能异常治疗 1 例

一、简要病史

患者,男性,62 岁,前半个月无诱因出现黑便,伴乏力、头晕,门诊行肝胆脾增强 CT 提示:肝硬化、门静脉高压、食管 - 胃底静脉曲张。门诊以"肝硬化、门静脉高压、食管 - 胃底静脉曲张、消化道出血"收入院。否认传染病、家族遗传性疾病史,有输血史(具体种类及量不详),否认食物及药物过敏史。

二、辅助检查

(一)体格检查

入院时体温 36.7℃,脉搏 89 次 /min,呼吸 20 次 /min,血压 136/88mmHg,身高 170cm,体重 80kg。神志清醒,精神差,重度贫血貌,全身浅表淋巴结未触及。双肺呼吸音清,心率 89 次 /min,律齐,无杂音。腹平软,无压痛。肝脾肋下未触及,移动性浊音阴性,肠鸣音亢进。

(二)实验室检查

1. 患者凝血功能及血常规部分指标　结果见表 3-6。

表 3-6　凝血及血常规相关指标

日期	PT/s	APTT/s	Fbg/($g \cdot L^{-1}$)	Hb/($g \cdot L^{-1}$)	PLT/×($10^9 \cdot L^{-1}$)
2016-01-06（入院时）	31.8	66.4	<0.6	59	91
2016-01-07	30.8	75.2	<0.6	55	71
2016-01-08	37.2	73.4	<0.6	50	60
2016-01-09	27.4	64.6	0.6	69	64
2016-01-11	53	>180	<0.6	77	67
2016-01-12	24.4	61.7	0.6	70	55
2016-01-13	23.5	58.1	0.6	72	53
2016-01-14	30.4	64.4	<0.6	75	52
2016-01-17	42.0	99.5	<0.6	72	52
2016-01-18	42.4	99.5	<0.6	78	58
2016-01-19	29.3	62.5	0.6	/	/
2016-01-24	21.7	52.7	0.8	76	52

2. 血生化　Glu 5.17mmol/L，Alb 32.8g/L，TP 58.8g/L，TB 45.1μmol/L，DB 26.0μmol/L，Cr 112.7μmol/L。

3. TEG（2016-01-19）　R 6.5min，K 17.4min，Angle 20.2°，MA 22.9mm，EPL 0%，LY_{30} 0%。提示存在明显低凝状态，血小板及 Fbg 活性均低。

（三）影像学检查

1. 胸部 X 线平片　心肺无异常发现。

2. 腹部增强 CT　肝硬化、门静脉高压、食管胃底静脉曲张。

三、诊疗经过

患者入院完成相关检查后行经颈静脉肝内门体分流术及食管胃底静脉栓塞术（2016-01-07），术后消化道出血好转，但凝血指标持续异常，凝血因子活性降低、Fbg 缺乏及血小板数量减少、贫血。术后第 1~3 天间断输注 FFP 4U 及红细胞悬液 2U，凝血指标未见明显改善。术后第 4 天（2016-01-11）凝血指标急剧恶化，PT、APTT 均明显延长，提示内外源性凝血共同途径相关凝血因子均缺乏，加大血浆输注量至 8U/d，同时输注冷沉淀 10U 及肌内注射维生素 K_1，治疗后凝血指标有所改善。术后第 10 天（2017-01-17）凝血指标再次恶化，行 TEG 检测提示血小板及 Fbg 活性较低，再次输注冷沉淀 10U、单采血小板 1 个治疗剂量,加用人 Fbg 6g/d 静脉滴注,凝血指标逐步明显改善,病情稳定后出院。

四、相关知识链接

凝血是一系列凝血因子的酶促反应过程,肝脏是合成多种凝血因子的主要场所。因此,肝脏在保持机体凝血与抗凝动态平衡中起重要调节作用。肝硬化患者凝血因子合成减少,凝血酶活性降低,血小板数量或功能异常,均容易导致患者出、凝血功能障碍[1-2],尤其是肝硬化失代偿期患者,由于合并食管胃底静脉曲张,其出血风险更大[3]。常规凝血指标在检测过程中无血小板和其他血细胞的参与,且单项凝血试验只能反映凝血过程中的一个阶段。目前临床常用的凝血功能筛查试验(如 PT、APTT)是基于离心血浆模式进行,非全血检测,仅可检测无血小板参与状态下的血浆中凝血因子活性,无法体现血小板、纤维蛋白原功能以及凝血全过程。TEG 检测是基于血凝块在形成、溶解过程中引起物理弹性、力学变化的原理,检测时体外模拟缓慢静脉血流,通过加入激活剂诱导血凝块形成,用感受器测定血栓形成时间、数量,并由计算机记录血凝速度和强度曲线,能以图形的方式动态完整地显示从凝血因子激活到牢固的血小板 - 纤维蛋白凝块形成,再到纤维蛋白溶解的全过程,展现患者凝血状态的全貌,从而可对凝血因子、血小板功能、Fbg 功能及纤溶过程等方面进行全面评估[4]。TEG 在监测凝血功能方面的优越性日益受到临床医师关注,目前已广泛应用于冠心病、脑卒中、围手术期、创伤救治和成分输血等过程中凝血和纤溶功能的监测[5-6]。

五、案例点评

本案例患者肝硬化失代偿期,合并食管胃底静脉曲张,凝血因子严重缺乏,出血风险大。临床通过检测传统凝血指标来指导血浆、冷沉淀输注,但存在血浆输注量不足及治疗侧重点不精准等问题,该患者辅助检查提示患者血浆中凝血因子活性显著下降、Fbg 低下,同时伴血小板降低、贫血,因无明显的活动性出血,故治疗原则应以改善凝血功能及纠正贫血为主。该患者连续输注血浆和红细胞后贫血得以纠正,但凝血指标未见明显改善,考虑早期输注血浆量不足、Fbg 补充欠缺。通过规范血浆输注量及增加冷沉淀输注后凝血功能好转,之后再次恶化,通过 TEG 检测明确 Fbg 及血小板活性均低,故治疗方案更改为以补充 Fbg 和血小板为主,之后凝血指标逐渐改善。由此可见,常规凝血功能检测不能全面反映凝血全貌,对治疗的指导意义存在一定局限性。而 TEG 检查可全面分析凝血因子、Fbg 及血小板的功能,具有更精准的临床指导作用。

参考文献

1. 卢尧,滕方,孙桂香,等.肝硬化患者凝血障碍机制研究进展.中国输血杂志,2015,28(2):216-220.

2. IWAKIRI Y. Pathophysiology of Portal Hypertension. Clin Liver Dis, 2014, 18 (2): 281-291.

3. 沈加林,刘桂勤.门静脉和胃左静脉内径与肝功能分级及食管胃底静脉曲张破裂出血的关系.中华实用诊断与治疗杂志,2015,29(7):703-705.

4. LANCE M D. A general review of major global coagulation assays: thrombelastography, thrombin generation test and clot waveform analysis. Thromb J, 2015, 13: 1.

5. LUZ L T D, Nascimento B, Shankarakutty A K, et al. Effect of thromboelastography (TEG®) and rotational thromboelastometry (ROTEM®) on diagnosis of coagulopathy, transfusion guidance and mortality in trauma: descriptive systematic review. Critical Care, 2014, 18(5): 518.

6. 蔡毅,崔华,范利.血栓弹力图研究进展概况.中华老年心脑血管病杂志,2014,16(11):1217-1218.

22. 外科术后维生素 K 依赖凝血因子缺乏输血治疗 1 例

一、简要病史

患者,女性,52岁,2015-11-18因阑尾黏液腺癌行"右半结肠切除术",术后多次化疗。2016-12出现腹胀,伴左下肢肿胀,无发热、寒战,无皮肤、巩膜黄染,无尿频、尿急、尿痛,自行口服止痛药,后腹胀逐渐加重,就诊于当地医院,腹部超声(2017-01-20)提示:剑突下至耻骨联合上方可见混合性回声,最大前后径约140mm,大量腹腔积液。腹盆CT(2017-01-21)提示:大网膜饼,腹盆腔巨大肿物,腹腔积液。超声引导下行腹腔穿刺置管,引流出血性黏液性腹水,具体量不详。患者为进一步治疗,门诊以"阑尾恶性肿瘤术后、腹膜假黏液瘤"收入院。既往乙肝携带病史10年,否认结核、疟疾等传染病史,否认冠心病、高血压、糖尿病等慢性病史,否认重大外伤史,否认输血史及家族性遗传病史。

二、辅助检查

（一）体格检查

入院时体温 36.9℃，脉搏 93 次/min，呼吸 20 次/min，血压 136/88mmHg，身高 161cm，体重 53kg。神志清醒，精神差，贫血貌，全身浅表淋巴结未触及，双肺呼吸音清，心率 93 次/min，律齐，无杂音。腹腔引流管流出淡血性、黏液性腹水，未见胃肠型及蠕动波，未见腹壁静脉曲张。全腹胀，腹肌无抵抗，无压痛及反跳痛，肝脾肋下未触及，Murphy 氏征阴性，全腹叩诊实音，双肾区无明显叩击痛，肝浊音界消失，移动性浊音阴性。肠鸣音 4 次/min。

（二）实验室检查（入院当天）

1. 血常规 WBC 10.97×10^9/L，Hb 78g/L，PLT 539×10^9/L。

2. 便潜血试验（免疫法） 阴性。

3. 凝血功能筛查 Fbg 4.78g/L，PT 308.6s，APTT 54.9s，TT 14.3s，D-Dimer 1 852μg/L，FDP 13.5mg/L。

4. 血生化 TP 70.3g/L，Alb 29.7g/L，HBDH 246U/L，LDH 293U/L。

5. 血清肿瘤标记物 CA-242>500KU/L，CA-125 166.70U/mL，CA-199>12 000U/mL，CEA 65.18ng/mL。

6. 血型血清学检测 血型为 B 型、RhD 阳性，抗体筛查阴性。

（三）影像学检查

1. 腹部超声 提示肝周、脾周不均质低回声，腹腔内囊实质包块，大网膜不规则增厚，符合腹膜假黏液瘤超声改变。胆囊结石，胆囊内胆汁淤积。

2. 血管超声 提示左侧股总静脉、腘静脉血栓形成，伴部分再通可能性大。右侧下肢静脉血流通畅。

三、诊疗经过

因患者左侧股总静脉、腘静脉存在血栓，且凝血功能非常差，不宜抗凝治疗，术前行介入下放置滤器，术中腹腔减压后打开滤器，以防止下肢血栓脱落。经治医师向输血科申请 B 型、RhD 阳性 FFP 4U 以补充凝血因子，输血科会诊后建议：考虑患者目前凝血功能异常是由于维生素 K 缺乏引起，立即较大剂量补充维生素 K。临床医师听取输血科意见，给予维生素 K_1 10mg/d，连续 3 天后 PT 值从 >300s 降低到 60s 左右。输血科再次会诊，建议将维生素 K_1 的用量提高至 30mg/d。连续 3 天后 PT 值维持在 15s 左右。在全麻下行"剖腹探查、肠粘连松解、双侧附件切除，子宫切除，腹膜假黏液瘤减瘤术、大网膜切除、小肠部分切除、全结肠切除、回肠末端造瘘术"，手术过程顺利，失血 200mL，输注 B 型、RhD 阳性红细胞 3U 以纠正贫血。

四、相关知识链接

维生素 K 又称凝血维生素,是维生素的一种。维生素 K 是谷氨酸 γ 羧化反应的辅因子,缺乏维生素 K 则凝血因子 Ⅱ、Ⅶ、Ⅸ、Ⅹ 的 γ- 羧化不能进行,因此影响凝血因子的合成,导致凝血迟缓和出血病症[1-2]。抗凝系统的蛋白 C、S 合成也需要维生素 K 参与,活化的蛋白 C、S 系统可以使因子Ⅴa 及Ⅷa 灭活,达到抗凝的目的。虽然维生素 K 缺乏症患者蛋白 C、S 也会降低,但未见文献有维生素 K 缺乏引起动、静脉血栓报道[3]。

人体内维生素来源于绿色植物和肠道细菌合成,两者均为脂溶性,需要胆汁参与,因此胆囊结石和慢性胆囊炎的患者会影响维生素 K 的吸收。膳食中维生素 K 主要由小肠吸收,在正常情况下其中 40%~70% 可被吸收。结肠内有很多细菌,大肠杆菌占 70%,厌氧杆菌占 20%,这些细菌在食物内缺乏维生素时,可根据人体的需要,在肠内消化纤维素,合成各种维生素。维生素 K 不足可见于吸收不良综合征和其他胃肠疾病如囊性纤维化、口炎性腹泻、溃疡性结肠炎、节段性小肠炎、短肠综合征、胆道梗阻、胰腺功能不全、拮抗剂中毒以及严重的肝病等[4-5],以上情况均需常规补充维生素 K 制剂,否则将导致凝血功能异常。

五、案例点评

本案例患者为腹膜假黏液瘤患者,此疾病为恶性肿瘤,但恶性程度低、易复发。本次住院查见凝血功能差,尤其以外源凝血途径凝血因子缺乏为主,仔细分析病史,因其有右半结肠切除史和胆囊结石病史,这两种因素均会导致维生素 K 降低,进而会引起维生素 K 依赖的凝血因子 Ⅱ、Ⅶ、Ⅸ、Ⅹ 的缺乏,体现在凝血四项结果上 Fbg、TT 正常,PT、APTT 延长,以 PT 延长为甚。因此,高度怀疑维生素 K 缺乏,经过维生素 K_1 治疗后,凝血功能得到纠正,得以证实判断正确。在治疗过程中开始 3 天剂量每日 10mg,凝血因子上升不够明显,后面 3 天予每日 30mg,凝血因子得到明显提升。

本案例提示:对于凝血功能异常的患者,一定要结合病史寻找原因,不可随意输注血液成分,最大限度节约血液资源,降低同种异体输血风险。

参考文献

1. SHAPIRO A D, PEYVANDI F. Rare Coagulation Disorders Resource Room [EB/OL]. Available at: https://www.rarecoagulationdisorders.org/. Accessed July 28, 2014.

2. BRENNER B, KUPERMAN AA, WATZKA M, et al. Vitamin K-dependent

coagulation factors deficiency[J]. Semin Thromb Hemost, 2009, 35(4): 439-446.

3. ROBERTA P, FLORA P, AMY D. Rare bleeding disorders: diagnosis and treatment[J]. Blood, 2015, 125(7): 2052-2061.

4. VAN MIEGHEM T, VAN SCHOUBROECK D, DEPIERE M, et al. Fetal cerebral hemorrhage caused byvitamin Kdeficiency after complicated bariatricsurgery[J]. Obstet Gynecol, 2008, 112(2Pt 2): 434-436.

5. 陈灏珠, 林果为. 实用内科学. 13 版[M]. 北京: 人民卫生出版社, 2009.

23. 培门冬酶致低纤维蛋白原血症输血治疗 1 例

一、简要病史

患儿, 男性, 10 岁, 1 年前无诱因出现全身大量皮疹, 呈红斑或脓疱, 就诊于当地医院, 查血常规示 WBC 2.89×10^9/L, 淋巴细胞比例 65.4%, Hb 及 PLT 均正常, 诊断"脓疱疹", 给予外用药物治疗(具体不详), 效果不佳。后转诊于多家医院, 多次复查血常规仍提示白细胞减少, 淋巴细胞比例增高, 骨髓细胞学检查幼稚淋巴细胞占 3%, 建议观察白细胞变化。此后患儿皮疹时轻时重, 未予诊治。1 个月前复查血常规提示全血细胞减少, 为进一步诊疗收入院。患儿既往身体健康, 否认家族遗传性疾病史, 无特殊用药史, 无输血史, 否认食物及药物过敏史。

二、辅助检查

(一)体格检查

入院时体温 36.5℃, 脉搏 87 次/min, 呼吸 21 次/min, 血压 116/68mmHg, 体重 40kg。神志清醒, 精神差, 贫血貌, 全身皮肤可见大量非对称分布淡红色皮疹, 略高于皮面, 压之部分褪色, 全身浅表淋巴结未触及, 双肺呼吸音清, 心率 87 次/min, 律齐, 无杂音。腹平软, 肝脾肋下未触及, Murphy 氏征阴性, 移动性浊音阴性。

(二)实验室检查

1. 血常规 WBC 1.39×10^9/L, RBC 2.52×10^{12}/L, Hb 85g/L, PLT 76×10^9/L, Ret% 1.7%。

2. 血生化 Glu 4.67mmol/L, Alb 42.8g/L, TP 71.8g/L, TB 12.1μmol/L, Cr 102.7μmol/L。

3. 凝血功能筛查 PT 11.3s, INR 0.94, APTT 28s, Fbg 1.79g/L, TT 18.2s。

4. 骨髓细胞学检查 幼稚细胞占 70%,免疫分型提示混合表型急性白血病。

5. 骨髓活检 提示急性混合表型白血病(髓系 -B 混合表型),融合基因及基因突变检测均阴性。

6. 血型血清学检测 血型为 B 型、RhD 阳性,抗体筛查阴性。

（三）影像学检查

胸部 X 线平片:心肺无异常发现。

三、诊疗经过

骨髓细胞学检查及活检确诊后,行 VEALD（长春地辛、依托泊苷、阿糖胞苷、培门冬酶、地塞米松）方案化疗,其中培门冬酶 3 250U 肌内注射,使用培门冬酶 2 天后复查 Fbg 1.0g/L,PT 与 APTT 均在正常范围,使用培门冬酶 4 天后 Fbg 降至 0.66g/L,临床申请输注 FFP 4U。输血科给予如下会诊意见:患儿培门冬酶治疗后 Fbg 进行性下降,但目前无明显皮肤黏膜及内脏出血症状,PLT 亦维持于 50×10^9/L 以上,建议暂不输注 FFP,严密观察出血表现,监测凝血功能。

使用培门冬酶 7 天后患者 Fbg 降至 0.44g/L,临床科室再请输血科会诊,输血科会诊意见如下:患者 Fbg 降至 0.44g/L,PLT 30×10^9/L,建议输注冷沉淀提升 Fbg 以降低患儿出血风险。临床科室采纳会诊意见拟给予冷沉淀输注,后因家属经济拮据输注 FFP 4U,输后复查 Fbg 0.72g/L,未再输血干预,Fbg 逐步恢复正常,患者化疗过程顺利结束。

四、相关知识链接

左旋门冬酰胺酶（L-asparaginase,L-Asp）是一种能够降解门冬酰胺（Asparagine,ASN）的细菌酶,作为急性淋巴细胞白血病（acute lymphoblastic leukemia,ALL）治疗方案中的重要药物之一,能够显著改善 ALL 患者的预后[1]。其作用机制为通过降解耗尽血浆中的 ASN,使依赖于 ASN 进行蛋白质合成的肿瘤细胞的分裂及生长受抑,导致肿瘤细胞程序性死亡,其他正常细胞则不受影响[2]。但因为 L-Asp 是一种外源性的细菌蛋白,可刺激机体发生过敏反应,产生门冬酰胺酶抗体,加之半衰期短,需要多次给药,限制了其临床应用[3]。

培门冬酶（pegasparase,PEG-Asp）是将 L-Asp 与聚乙二醇及磷脂双分子层连接而成的一种新型门冬酰胺酶制剂,不但保留了 L-Asp 的生物活性,聚乙二醇的包裹还可以避免 L-Asp 被人体免疫系统识别,有效降低外源性细菌蛋白的免疫原性,极大地降低了过敏风险。此外,PEG-Asp 在人体内的半衰期长达 6 天,属于长效门冬酰胺酶,可以 2 周给药 1 次,解决了 L-Asp 多次给药带来的不便[4]。与 L-Asp 相似,PEG-Asp 常见的副作用包括神经毒性、胰腺炎、糖脂代谢紊乱等[5],其中止血、凝血或纤维蛋白溶解障碍是较为常见的一个不良反应,发生率为 25%~60%[4],发生原因为 ASN 被耗竭导致肝脏合成蛋白质的原料减少,其中 Fbg 合成减少直接导致了低纤维蛋白原血症。文献报道 PEG-Asp 使用后 Fbg 降至最低值的时间为 9.49 天,下降持续时间为 7.63 天[6]。当 PEG-Asp 导致的凝血障碍引起临床出血症状时,往往需要输注 Fbg 或含有 Fbg 的血液成分进行治疗,但对于无出血症状的患者,是否需要输血干预,Fbg 达到什么水平才需要补充 Fbg,目前尚无定论。

五、案例点评

本案例 PEG-Asp 用药第 2 天后 Fbg 开始下降,用药第 4 天后 Fbg 降至 0.66g/L,考虑到患者无任何出血症状且血小板大于 50×10^9/L,出血风险可控,故未予输血干预。用药第 7 天后 Fbg 降至 0.44g/L,血小板 30×10^9/L,临床科室与输血科一致认为患者出血风险较大,故决定给予预防性输注冷沉淀纠正低纤维蛋白原血症。

冷沉淀作为一种含有高浓度 Fbg 的血液成分,在我国被广泛用于纠正低纤维蛋白原血症,目前临床多将 Fbg 低于 1.0g/L 作为非血友病冷沉淀输注的指征[7-8],但本病例提示 Fbg 水平并不是临床决定输注冷沉淀的唯一因素,制定输血方案时应综合考虑 PEG-Asp 停药时间、患者出血表现、Fbg 及血小板水平等因素,综合分析其他出血危险因素可能更有助于冷沉淀的合理使用。在无法输注冷沉淀时,输注 FFP 也可以作为备选方案。

参考文献

1. 傅明伟,秘营昌,邱录贵,等. 成人急性淋巴细胞白血病的化疗及预后因素分析[J]. 中华血液学杂志,2008,29(7):435-440.

2. ANDRADE AF, BORGES KS, SILVEIRA VS. Update on the Use of l-Asparaginase in Infants and Adolescent Patients with Acute Lymphoblastic Leukemia[J]. Clin Med Insights Oncol, 2014, 8(8): 95-100.

3. TONG WH, PIETERS R, KASPERS GJ, et al. A prospective study on drug monitoring of PEG asparaginase and Erwinia asparaginase and asparaginase antibodies in pediatric acute lymphoblastic leukemia[J]. Blood, 2014, 123(13): 2026-2033.

4. 中国临床肿瘤学会,中华医学会血液学分会白血病淋巴瘤学组,中华医学会儿科血液学分会,等. 培门冬酶治疗急性淋巴细胞白血病和恶性淋巴瘤中国专家共识［J］.中国肿瘤临床,2015,42（24）:1149-1158.

5. TONG W H, PIETERS R, DE GROOT-KRUSEMAN H A, et al. The toxicity of very prolonged courses of PEG asparaginase or Erwinia asparaginase in relation to asparaginase activity, with a special focus on dyslipidemia［J］. Haematologica, 2014, 99（11）: 1716-1721.

6. 许琳蔚,魏小磊,魏永强,等.左旋门冬酰胺酶与培门冬酶对成人急性淋巴细胞白血病患者凝血功能的影响及相关因素分析［J］.中国实验血液学杂志,2016,24（1）: 30-35.

7. O' SHAUGHNESSYDF, ATTERBURY C, BOLTON MAGGS P, et al. Guidelines for the use of fresh-frozen plasma, cryoprecipitate and cryosupernatant［J］. Br J Haematol, 2004, 126（1）: 11-28.

8. NASCIMENTO B, GOODNOUGH L T, LEVY J H. Cryoprecipitate therapy［J］. Br J Anaesth, 2014, 113（6）: 922-934.

24. 白眉蛇毒血凝酶致低纤维蛋白原血症 2 例

一、简要病史

病例 1,女性,46 岁,以"贫血、胃底静脉曲张、肝硬化、消化道出血"于 2016-06-11 入院。患者既往体健,孕 2 产 1,无输血史,无药物及食物过敏史,无家族遗传性疾病史。

病例 2,男性,54 岁,汉族,以"右侧基底节区脑出血、高血压、糖尿病"于 2016-04-09 入院。患者既往体健,无输血史,无药物及食物过敏史,无家族遗传性疾病史。

二、辅助检查

（一）体格检查

病例 1:入院时体温 36.5 ℃,脉搏 76 次 /min,呼吸 17 次 /min,血压 101/57mmHg,身高 160cm,体重 64kg。发育正常,营养中等,体型中等,神志清,精神可,无贫血面容,自主体位,查体合作。皮肤黏膜无黄染,全身浅表淋巴结未触及肿大。口唇无发绀,齿龈无肿胀、出血,口腔黏膜无溃疡,咽无充血,双侧扁桃体无肿大,颈部对称,颈动脉无异常搏动,颈静脉无怒张,气管居中,甲状腺未触及肿大,无压痛,未闻及血管杂音。双侧呼吸音清,心率 76 次 /min,律齐。腹部平软,无压痛及反跳痛,未扪及包块,肝脾无肿大, Murphy 征阴性, 腹部叩鼓, 肝脾双肾无叩痛, 移动性浊音阴性, 肠鸣音正常。

病例 2: 入院时体温 36.7℃, 脉搏 88 次 /min, 呼吸 18 次 /min, 血压 123/67mmHg, 身高 174cm, 体重 76kg。神志清, 精神一般, 言语含糊, 双瞳孔等大等圆, 直径 3mm, 光反应灵敏, 颈软, 右侧肢体自主活动, 肌力、肌张力大致正常, 左侧肢体瘫, 肌力 I 级。病理征未引出, 左侧口角偏低, 左侧半身浅感觉减退, 心律齐, 未闻及杂音, 双肺呼吸音粗, 未闻及啰音。腹平软, 无压痛及反跳痛, 未扪及包块, 肝、脾肋下未触及。

（二）实验室检查

1. 血常规

病例 1: WBC 4.69×10^9/L, RBC 2.02×10^{12}/L, Hb 71g/L, PLT 126×10^9/L。
病例 2: WBC 6.21×10^9/L, RBC 4.02×10^{12}/L, Hb 131g/L, PLT 106×10^9/L。

2. 血生化

病例 1: Glu 5.17mmol/L, Alb 32.8g/L, TP 62.8g/L, TB 43.1μmol/L, Cr 114.7μmol/L, ALT 78.5U/L, AST 44U/L, LDH 542U/L。

病例 2: Glu 8.17mmol/L, Alb 42.8g/L, TP 72.1g/L, TB 13.1μmol/L, Cr 104.3μmol/L, ALT 28.5U/L, AST 34U/L, LDH 240U/L。

3. 凝血功能筛查

病例 1: PT 14s, INR 0.9, APTT 51s, Fbg 1.71g/L, TT 21s。连续应用白眉蛇毒血凝酶 7 天后 Fbg 降至 0.96g/L, 停用 2 天后 Fbg 升至 1.13g/L, 结果见表 3-7。

表 3-7　患者住院期间 Fbg 定量结果

患者 1		患者 2	
时间	Fbg/($g \cdot L^{-1}$)	时间	Fbg/($g \cdot L^{-1}$)
2016-06-11	1.71	2016-04-09	2.61
2016-06-17	0.96	2016-04-15	0.97
2016-06-20	1.13	2016-04-16	1.45
/	/	2016-04-18	3.75

病例 2: PT 12s, INR 1.1, APTT 57s, Fbg 2.61g/L, TT 13s。连续应用白眉蛇毒血凝酶 7 天后 Fbg 降至 0.97g/L, 停用 1 天后 Fbg 升至 1.45g/L, 以后多次复查, Fbg 逐次上升至正常, 结果见表 3-7。

4. 血型血清学检测

病例1：血型为O型、RhD阳性,抗体筛查阴性。

病例2：血型为A型、RhD阳性,抗体筛查阴性。

5. 血型血清学检测　血型为A型、RhD阳性,抗体筛查阴性。

（三）影像学检查

病例1：胸部X线平片：心肺无异常发现。

病例2：颅脑CT平扫：右侧基底节区片状高密度影,出血量约30mL,右侧侧脑室受压变形,中线结构大致居中。

三、诊疗经过

病例1入院后,由于贫血间断输注红细胞,同时给予白眉蛇毒血凝酶（2kU/d）止血。术前病例Fbg1.71g/L。在纠正贫血情况下于2016-06-16上午在全麻下行腹腔镜下脾切除＋贲门周围血管离断术。术中输O型、RhD阳性悬浮红细胞4U、FFP 4U,术后予以止血、补液、抑酸、化痰等综合治疗。术后6小时腹腔引流出600mL暗红色液体,心率110次/min,血压99/48mmg,加静脉止血药物,但腹腔引流液继续增加,于当天16：00急症行剖腹探查术,术中发现创面广泛渗血未见明显出血点,关腹。术后依据检查结果和症状给予输注悬浮红细胞7U、FFP 8U、单采血小板1个治疗量、冷沉淀10U。术后3天引流管仍有活动性出血,继续输血治疗同时请输血科会诊,输血科复习病史发现仍在使用白眉蛇毒血凝酶,建议：①立即停用白眉蛇毒血凝酶;②复查Fbg;③继续输注冷沉淀10U。复查Fbg为0.96g/L（在当天输注10U冷沉淀情况下）。停用蛇毒血凝酶后次日复查Fbg为1.13g/L,出血情况明显好转,术后10天患者康复出院。

病例2入院后给予降压、降糖、消炎、使用白眉蛇毒血凝酶（2kU/d）止血等措施控制病情。由于长期服用阿司匹林肠溶片,血小板功能差,颅内出血量增加,在输注单采血小板1个治疗剂量后急症全麻下行开颅血肿清除去骨瓣减压术,术中输注A型、RhD阳性悬浮红细胞2U、FFP 4U、单采血小板3个治疗量。术后第3天颅脑CT示术区迟发性血肿,患者病情加重,急症在气管插管全麻下行开颅血肿清除术、硬膜扩大修补术,术中输注红细胞4U、FFP8U、单采血小板1个治疗量、冷沉淀14.5U。术后患者仍使用白眉蛇毒血凝酶止血,由于引流管存在活动性出血,2016-04-15复查Fbg为0.97g/L,随补充冷沉淀16U。2016-04-16复查Fbg为0.63g/L,继续输注冷沉淀20U后复查Fbg为1.45g/L。2016-04-1618点请输血科会诊,输血科建议：停止使用白眉蛇毒血凝酶观察。2016-04-18复查Fbg为3.75g/L出血逐渐停止,2016-04-26康复出院。

四、相关知识链接

目前国内已有多种蛇毒血凝酶制剂被广泛用于神经外科、妇科、骨科手术以及消化道与呼吸道等出血的治疗,止血效果较好,不良反应少见。常见的蛇毒血凝酶有以下几种:注射用矛头蝮蛇血凝酶(巴曲亭),注射用白眉蛇毒血凝酶(邦亭),蛇毒血凝酶注射液(速乐涓)及注射用尖吻蝮蛇血凝酶(苏灵)[1]。其中注射用白眉蛇毒血凝酶(邦亭)是从长白山白眉蝮蛇蛇毒中提取纯化的一种蛇毒血凝酶,其中含有类凝血酶和类凝血激酶[2]。类凝血酶在结构和功能上与人凝血酶相似,但与凝血酶不同,蛇毒类凝血酶只水解纤维蛋白原 Aα 链,释放纤维蛋白肽 A,同时生成可溶性的纤维蛋白 I 单体,后者在血管破损处聚合为纤维蛋白 I 多聚体,从而促使血小板聚集,达到初步止血的作用[3]。近年来白眉蛇毒血凝酶致严重低纤维蛋白原血症的报道逐渐增多[4-5]。其原因可能为白眉蛇毒血凝酶通过水解纤维蛋白原 Aα 链,快速消耗血浆中的 Fbg,导致 Fbg 水平进行性降低[6],一般发生在大剂量注射[(50~100)kU/次]的情况下[7]。

五、案例点评

本案两个病例每次使用的剂量均远低于上述剂量,但仍引起血液中 Fbg 显著下降,故考虑除一次大剂量[(50~100)kU/次]可致血液中 Fbg 下降外,可能还有长期用药剂量累积效应,如果患者存在 Fbg 合成障碍或者基础值过低,也可能导致血液 Fbg 显著下降,甚至引发大出血。因此,尽管白眉蛇毒血凝酶临床应用相对安全,但要避免长期较大剂量使用,在使用过程中应定期监测 Fbg 浓度,以免引起 Fbg 过度下降导致止血效果不佳或严重出血[8-9]。病例 2 可能还存在盲目或不当输注血小板的问题,在患者长期服用阿司匹林情况下,应通过 TEG 监测评估血小板功能状况,根据血小板抑制率合理输注血小板。

参考文献

1. 黄晓梅,高红瑾. 蛇毒血凝酶致低纤维蛋白原血症浅析[J]. 海霞医药, 2016, 28(6): 267-269.

2. YU H R, WANG H X, JIA Z G, et al. Haemostatic effects of hemocoagulase for injection in a surgical procedure[J]. Chinese New Drugs Journal, 2005, 14(1): 106-108.

3. 刘卫民,李军梅,兰秋艳. 白眉蛇毒血凝酶致严重纤维蛋白原减低 1 例[J]. 西南国防医药, 2016, 26(9): 52.

4. 叶振昊,王静,黄穗平,等.蛇毒血凝酶致上消化道出血患者低纤维蛋白原血症一例[J].中华消化杂志,2015,35(4):276-277.

5. 郭茵,李泳桃.注射用白眉蛇毒血凝酶致低纤维蛋白原血症2例[J].药物不良反应杂志,2016,18(3):218-220.

6. WANG T, WANG D N, LIU W T, et al. Hemostatic effect of topical hemocoagulase spray in digestive endoscopy[J]. World J Gastroenterol, 2016, 22(25):5831-5836.

7. 孟景晔,骆子义,朱慧敏,等.蛇毒血凝酶引起低纤维蛋白原血症8例[J].中国输血杂志,2014,27(4):446-447.

8. 阮长耿,陈重坤,程大卫,等.蛇毒的研究和利用Ⅲ.浙江产蝮蛇蛇毒对凝血系统的作用[J].生物化学与生物物理学报,1979,11(1):19-23.

9. 吕慧敏,李长龄,董金婵,等.尖吻蝮蛇凝血酶的止血作用及其作用机制的研究[J].中国实验血液学杂志,2008,16(4):883-885.

25. 新生儿遗传性无(低)纤维蛋白原血症1例

一、简要病史

患儿,男性,出生7天。系第1胎,胎龄39^{+3}周,顺产。出生时发现头顶部右侧有一血肿块。生后第4天,在无明显诱因刺激下,排柏油样黑便4次,并出现精神萎靡伴面色苍白,静脉采血及肌内注射部位渗血不止。当地医院诊断为"贫血、消化道出血",对症治疗后,病情无好转入院。无输血史,否认有家族遗传性疾病史,否认食物药物过敏史。

二、辅助检查

(一)体格检查

入院时体温36.6℃,呼吸38次/min,脉搏127次/min,血压65/47mmHg,体重3.77kg,身长52cm,头围33cm。神志清,面色苍白,全身皮肤巩膜轻度黄染,双侧腹股沟采血部位见陈旧性瘀斑。前囟平软,右侧颞顶部见一肿块,不沿骨缝,约4cm×6cm×2cm,触之有波动感。颈软,心肺正常,腹平软,肠鸣音5次/min,无肝脾肿大。

(二)实验室检查

1. 血常规 WBC 8.00×10^9/L, RBC 2.44×10^{12}/L, Hb 133g/L, PLT 156×10^9/L。

2. 血生化 Alb 43.8g/L, TP 69.1g/L, TB 53.1μmol/L, DB 13.1μmol/L, IB 33.1μmol/L,

Cr 104.3μmol/L，ALT 29.5U/L，AST 34.7U/L，LDH 298U/L。

3. 凝血功能筛查　APTT 62s，PT 14s，Fbg 0.2g/L，TT 18s。

4. 凝血因子检测　无异常发现。

5. 大便隐血试验　阳性。

6. 血型血清学检测　血型为 AB 型、RhD 阳性，抗体筛查阴性。

（三）影像学检查

胸部 X 线平片：心肺无异常发现。

三、诊疗经过

入院后给予 PCC、维生素 K_1 等止血治疗后，患儿排黑便 2 次，头颅血肿增大至 11cm×10.5cm×3.4cm，APTT 延长至 79.3s，根据患儿血浆 Fbg 含量严重下降，患儿诊断为"遗传性无纤维蛋白原血症"，连续给予 Fbg 制剂 0.5g、FFP 2U 等治疗，Fbg 升至 1.4g/L，大便颜色逐渐变黄，静脉采血及肌内注射部位不再渗血，5 天后病情稳定出院。

四、相关知识链接

Fbg 由分子量为 340kDa 的 3 条肽链和 2 964 个氨基酸残基组成，分别由 3 个独立的基因 FGA、FGB 和 FGG 编码，位于染色体 4q28-31。遗传性无纤维蛋白原血症是一种常染色体隐性遗传病，患儿父母多为近亲结婚，杂合子者虽无症状，但血中 Fbg 较正常人低[1-2]。纤维蛋白原缺乏症分为先天性和后天获得性。后天获得性见于纤维蛋白溶解增加、DIC、急慢性中毒、严重肝病、白血病及恶性肿瘤转移等[3]。通常认为血浆 Fbg 低于 0.5g/L 时有出血危险。

凝血与抗凝系统的平衡是维持机体血管完整性、防止出血或血栓形成的重要生理防御机制。目前已知人体内源性凝血因子共 11 个，Fbg 是第 I 因子。这些凝血因子中任一个缺乏都将破坏凝血与抗凝系统的平衡，导致出血性疾病的发生。由基因缺陷造成内源性凝血因子绝对量不足所引起的出血性疾病称为遗传性凝血因子缺陷症[4-5]。遗传性无纤维蛋白原血症就是其中一种罕见的遗传性疾病，目前临床上针对遗传性凝血因子缺陷症的治疗方法仍局限在适时补充相应缺陷凝血因子上。虽然凝血因子的补充能短时间内有效改善患儿的出血症状，但由此带来的巨大经济负担及潜在的血源性传染病感染风险，会给患儿及家长造成很大的经济和精神压力。

遗传性无纤维蛋白原血症临床出血表现差异大，部分患者可无症状，有症状者可表现为自发出血、手术或外伤后出血、血栓形成、伤口愈合延迟或伤口裂开、反复自发性流产或以上几种症状的综合表现,重者可因严重出血如颅内出血而导致死亡[6-7]。实验室检查以血浆 Fbg 水平 0.1~1.5g/L,APTT、PT 和 TT 同时延长,但均可被血浆或 Fbg 纠正为特点,此病目前尚无有效的药物治疗方法,治疗上主要以补充 Fbg、冷沉淀及 FFP 等替代治疗为主。

五、案例点评

本案例患儿出生时就有明显的出血表现,APPT 和 PT 均延长,Fbg 只有 0.2g/L,没有其他可导致凝血功能障碍的基础疾病,经补充 PCC、维生素 K$_1$ 后无明显效果,而补充 Fbg 制剂、FFP 后症状得到有效控制,属于先天性纤维蛋白原缺乏症,后续只能通过替代治疗维持凝血功能。

参考文献

1. 韦红英,廖宁. 遗传性无(低)Fbg 血症的基因研究进展[J]. 中国小儿血液与肿瘤杂志, 2014, 19(3): 161-163.

2. MANCO-JOHNSON M J, DIMICHELE D, CASTAMAN G, et al. Pharmacokinetics and safety of fibrinogen concentrate[J]. J Thromb Haemost, 2009, 7(12): 2064-2069.

3. 景晔,骆子义,朱惠敏,等. 蛇毒血凝酶引起低 Fbg 血症 6 例[J]. 中国输血杂志, 2014, 27(4): 446-447.

4. 谢燕燕,闫振宇. 遗传性无 Fbg 血症的分子发病机制研究进展[J]. 血栓与止血学, 2015, 21(5): 334-336.

5. 李广华,卢曼萍,叶联珍,等. 低 Fbg 血症患者的临床特点分析[J]. 血栓与止血学, 2015, 21(5): 285-287.

6. GOYAL SS, BHARDWAJ DV, SHENOY U, et al. Anaesthetic management of a child with congenital afibrinogenemia-A rare inherited coagulation disorder[J]. Indian J Anaesth, 2012, 55(6): 605-607.

7. Y AK, YAMAN Y, ISGUDER R, et al. Spontaneous epidural and subdural hematoma in a child with afibrinogenemia and postoperative management[J]. Blood Coagul Fibrinolysis, 2014, 25(4): 398-400.

26. 输注血浆辅助治疗异基因造血干细胞移植后巨细胞病毒感染 2 例

一、简要病史

病例 1,男性,32 岁,14 年前诊断为慢性粒细胞白血病,确诊后 1 个月曾因"脾大、脾囊肿"行脾切除术,1 个月前因慢性粒细胞白血病加速期行异基因骨髓干细胞移植术(2016-09-12)。术后曾多次输血,无输血不良反应发生。本次门诊以"尿痛 1 天、巨细胞病毒 DNA 阳性"收入院。患者有青霉素过敏史。否认食物及药物过敏史。

病例 2,男性,33 岁,7 个月前确诊急性非淋巴细胞白血病 M5 型,1 个月前行异基因造血干细胞移植术(2016-05-31),术后恢复良好。门诊查巨细胞病毒 DNA 阳性,为求进一步治疗收入院。既往多次输血,无输血不良反应发生。否认食物及药物过敏史。

二、辅助检查

(一)体格检查

病例 1 和病例 2 查体均无特殊发现。

(二)实验室检查

1. CMV-DNA 检测 异基因造血干细胞移植术后定期监测,病例 1 结果见表 3-8,病例 2 结果见表 3-9。

表 3-8 病例 1 血中 CMV-DNA 含量变化

日期	2016-10-13	2016-10-14	2017-10-19	2017-10-21	2017-10-22 之后
CMV-DNA/ (拷贝数·mL^{-1})	6.34×10^3	5.82×10^2	8.12×10^1	3.06×10^2	$<1 \times 10^2$

表 3-9 病例 2 血中 CMV-DNA 含量变化

日期	2016-07-01	2016-07-06	2016-07-08	2016-07-13	2016-07-15	2016-07-16 之后
CMV-DNA/ (拷贝数·mL^{-1})	1.52×10^3	3.66×10^3	1.15×10^3	8.06×10^2	3.16×10^2	$<1 \times 10^2$

2. 血生化　病例 1 Cr 133μmol/L,病例 2 Cr 64μmol/L。其他指标无明显异常。

3. 凝血功能筛查　病例 1 和病例 2 均无异常发现。

4. 血型血清学检测

病例 1 血型为 A 型、RhD 阳性,抗体筛查阴性。

病例 2 血型为 O 型、RhD 阳性,抗体筛查阴性。

(三)影像学检查

胸部 X 线平片:病例 1 和病例 2 心肺均无异常发现。

三、诊疗经过

病例 1 于 2016-10-13 至 2016-10-27 予以膦甲酸钠抗病毒治疗,60mg/kg,每 8 小时 1 次,静脉输注。2016-10-14 至 2016-10-18 输注 A 型、RhD 阳性 FFP 辅助治疗,剂量 15mL/(kg·d),疗程 5 天。监测血液中 CMV-DNA 载量。

病例 2 于 2016-07-02 至 2016-07-22 予以膦甲酸钠抗病毒治疗,60mg/kg,每 8 小时 1 次,静脉输注。监测血液中 CMV-DNA 载量。

四、相关知识链接

巨细胞病毒(cytomegalovirus,CMV)感染是异基因造血干细胞移植(allogeneic hematopoietic stem cell transplantation,allo-HSCT)后常见的并发症之一,一旦进展为巨细胞病毒病,可以导致多脏器疾病,是移植相关死亡的重要危险因素[1]。巨细胞病毒感染根据有无临床症状分为 CMV 血症和 CMV 病。CMV 血症指仅在血液中检测到 CMV-DNA,且 RQ-PCR 测定 CNV-DNA 大于 5×10^2 拷贝数 /mL,但无临床症状。CMV 病是指血 CMV-DNA 测定阳性同时具有相应的临床表现。目前多数移植中心对移植后患者定期监测 CMV,根据 CMV 病毒载量进行抢先治疗,可以降低 CMV 病的发病率及死亡率[2]。

目前预防及治疗 CMV 感染主要以抗病毒药物为主,辅以静脉注射免疫球蛋白。抗病毒药物包括阿昔洛韦、伐昔洛韦、更昔洛韦、膦甲酸钠等,这些药物普遍存在肾毒性、骨髓抑制及电解质紊乱等副作用,且易引起耐药性[3-4]。来源于人血浆蛋白的抗巨细胞病毒特异性免疫球蛋白制剂,由于具有特异性高、疗效确切、毒副作用小、安全性好等特点,逐渐引起人们的重视[5-6]。国外已有 Cytogam 和 Cytotect 等上市公司产品用于预防器官移植后的 CMV 感染,国内还没有巨细胞病毒特异性免疫球蛋白。由于巨细胞病毒感染在人群中极为普遍,我国健康供浆员的 CMV IgG 抗体阳性率可达 85% 以上,其中高效价 CMV IgG 抗体的供浆员比例占 40% 以上[7]。71.7% 健康人血浆巨细胞病毒中和抗体效价高于8,其中效价大于181占0.38%,效价大于45占15%[8]。临床上可通过输注含有高效价CMV IgG抗体的血浆达到免疫中和CMV、预防和治疗CMV感染的目的。

五、案例点评

本案两例患者均为allo-HSCT后发生CMV血症患者,虽然相比于更昔洛韦和阿昔洛韦,膦甲酸钠骨髓抑制毒性很小,但其最主要的不良反应是肾毒性和电解质紊乱。病例1同时存在肾功能不全,为了减少药物引起的肾毒性辅以输注FFP抗病毒治疗。两例患者治疗效果对比,病例1联合FFP治疗6天后病毒载量明显下降,治疗9天后CMV-DNA持续转阴,膦甲酸钠总疗程15天。而病例2单用膦甲酸钠治疗12天后病毒载量才下降,治疗15天后CMV-DNA才持续转阴,膦甲酸钠总疗程21天。可见应用FFP辅助治疗可能增加抗病毒疗效,减少抗病毒药物使用及伴随的不良反应。但这仅是两例患者的比较,且患者1所用血浆并未进行CMV抗体效价检测,存在一定局限性,应进一步扩大样本量进行比较。同时应尽量筛选、使用CMV抗体效价高的血浆,若该治疗方法效果明显,还可以应用至实体器官移植以及免疫功能低下的CMV感染患者,在将来可能是替代或辅助抗病毒药物的理想方法。

参考文献

1. LEE SM, KIM YJ, YOO KH, et al. Clinical Usefulness of Monitoring Cytomegalovirus-Specific Immunity by Quantiferon-CMV in Peiatric Allogeneic Hematopoietic Stem Cell Transplantation Recipients[J]. Ann Lab Med, 2017, 37(3): 277-281.

2. ARIZA-HEREDIA EJ, NESHER L, CHEMALY RF. Cytomegalovirus diseases after hematopoietic stem cell transplantation: a mini-review[J]. Cancer Lett, 2014, 342(1): 1-8.

3. STEININGER C. Clinical relevance of cytomegalovirus infection in patients with disorders of the immune system[J]. Clin Microbiol Infect, 2007, 13(10): 953-963.

4. 向思龙,马玉媛,余蓉,等. 防治人巨细胞病毒感染的抗体类药物[J]. 国际药学研究杂志, 2013, 40(1): 33-38.

5. ADLER S P, NIGRO G, WEINBERG A, et al. Findings and conclusions from CMV hyperimmune globulin treatment trials[J]. J Clin Virol, 2009, 46(suppl. 4): S54-S57.

6. POLILLI E, PARRUTI G, D'ARCANGELO F, et al. Preliminary evaluation of the safety and efficacy of standard intravenous immunoglobulins in pregnant women with primary cytomegalovirus infection[J]. Clin Vaccine Immunol, 2012, 19(12): 1991-1993.

7. 张运佳,陈玉琴,丁玉江,等. 高效价巨细胞病毒人免疫球蛋白原料血浆的筛查[J]. 中国生物制品学杂志, 2014, 27(3): 382-385.

8. 侯继锋,管利东,李曼,等. 供血浆者人巨细胞病毒中和抗体的流行病学调查[J]. 临床输血与检验, 2015, 17(2): 97-100.

（郝一文 蒋学兵 李碧娟 马曙轩 欧阳锡林 宋继军 孙福廷
田文沁 王新华 于 洋 章红涛）

第四章

产科输血相关案例

1. 前置胎盘手术输血治疗 1 例

一、简要病史

产妇,女性,41 岁,因"孕 34^{+1} 周,阴道流血伴偶有下腹痛 3 天"收入院。孕 24 周超声检查提示:胎盘前置状态。孕 32 周超声检查提示:中央型前置胎盘,子宫壁与胎盘分界不清,血流丰富,胎盘植入不除外。孕前期平顺,定期产检,无阴道流血、流水,无头痛、眼花、胸闷、气促、皮肤瘙痒、腹泻等不适,无双下肢水肿。3 天前无诱因出现阴道出血,急诊收入院。既往孕 6 产 1,无输血史,否认高血压及糖尿病史。

二、辅助检查

（一）体格检查

入院时体温 36.5℃,脉搏 80 次 /min,呼吸 18 次 /min,血压 92/57mmHg,身高 158cm,体重 68kg。发育正常,营养良好,正常面容,表情自然,自主体位,正常步态,查体合作,心肺听诊正常,肝、肾区无叩痛,腹水征阴性,浮肿阴性,下腹部见手术瘢痕。产科检查:宫高 32cm,腹围 101cm,胎位 LOT,胎心 140 次 /min,先露部浅入,跨耻征阴性,无子宫收缩。

（二）实验室检查

1. 血常规 WBC 9.01×10^9/L, RBC 4.6×10^{12}/L, Hb 124g/L, Hct 0.381, PLT 398×10^9/L。

2. 血生化 Alb 44.8g/L, TP 72.1g/L, TB 13.1μmol/L, ALT 19.5U/L, AST 14.4U/L, LDH 278U/L。

3. 凝血功能筛查 APTT 32.2s, PT 14.1s, Fbg 4.2g/L, TT 18.3s。

4. 血型血清学检测 血型 O 型、RhD 阳性,抗体筛查阴性。

（三）影像学检查

1. B超检查　胎儿双顶径84mm，股骨65mm，胎心146次/min，胎盘Ⅱ$^+$级，羊水指数97mm，估计胎儿体重2 500g，宫内孕活胎，完全性前置胎盘。

2. MRI检查　宫内单胎，完全性前置胎盘，胎盘下方与子宫下段局部右后壁肌层界限欠清，粘连植入可能，剖宫产术后改变，NST为反应型。

三、诊疗经过

患者入院后给予地塞米松促进胎肺成熟，入院后第4天诊断：孕6产1，孕34^{+5}周ROA瘢痕子宫；凶险型前置胎盘；手术产、早产。术前综合评估需大量备血，报医务处审批。在连续硬膜麻醉下行子宫下段剖宫产术加宫腔填纱术，胎盘位于子宫下段后壁及左右侧壁，向前完全覆盖宫颈内口并延伸至子宫下段前壁，深入宫颈管达宫颈外口，子宫下段前后壁及颈管内胎盘与子宫壁紧密粘连，手取胎盘，宫颈管胎盘剥离面广泛渗血，给予宫腔填纱后止血，间断宫体注射卡前列素氨丁三醇注射液500μg。术中出血约2 000mL，输注同型去白细胞红细胞9U、病毒灭活滤白细胞冰冻血浆900mL。输血过程顺利，患者无输血不良反应。术后给予补液、促宫缩、预防感染等对症支持治疗，术后24小时完整取出纱布，术后一周康复出院。

四、相关知识链接

随着剖宫产次数的增加，前置胎盘发生率逐步增高，前置胎盘又是胎盘植入的独立危险因素[1-3]。前置胎盘是指妊娠28周后胎盘附着于子宫下段，胎盘的下缘达到或覆盖宫颈内口，其位置低于胎儿先露部分，前置胎盘典型的症状是妊娠晚期或临产时突发的无诱因、无痛性的阴道出血。最主要的出血原因是妊娠晚期随着子宫狭部逐渐拉长，而胎盘不能相应地伸展，胎盘于附着处发生错位、剥离，导致血窦破裂而出血[4-6]。前置胎盘分为：中央型前置胎盘、部分性前置胎盘。根据术中胎盘剥离情况可分为：胎盘植入、胎盘粘连及正常剥离。中央型前置胎盘者，常发生严重大出血及其他并发症，威胁母儿的生命安全，大量输血准备及果断行子宫切除术是手术成功的关键。对于前置胎盘严重大出血者，需要多学科团队合作，在快速启动大量输血方案的基础上，当机立断行子宫切除术是控制出血的关键。国际上的观点认为，产科术中回收式自体输血可以安全使用并能够减少异体血及相关并发症，必要时可考虑使用。国内报道，在剖宫产术中发生大出血时，可考虑使用自体血回收机联合白细胞滤器对患者进行术中自体血回收,可减少异体血的输注,对产妇的转归有绝对的优势[7]。

五、案例点评

本案例确诊为中央型前置胎盘,因其属于高龄产妇,且有过剖宫产史,极易发生产前、产中及产后大出血。针对本患者的情况,产科和输血科密切配合,对围手术期进行了充分的准备,虽然术中出血约 2 000mL,但及时快速给予悬浮红细胞及 FFP 的输注,保证剖宫产顺利完成。本案患者的成功救治提示:①对于前置胎盘的患者一定要充分做好围手术期的准备工作,特别是手术前备好充足的血液成分,避免出现大出血时措手不及,影响对患者的抢救和治疗;②前置胎盘患者的出血量往往较多,最好采取术前贮存式自体输血方式,可很好的避免大量异体血的输入;③本案患者虽然救治成功,但术中未使用冷沉淀、血小板,术后出现稀释性凝血功能不全,建议针对此类患者术前和术中使用 TEG 动态监测患者的凝血功能状态,合理使用血液成分,及时纠正凝血功能障碍;④大量出血时可考虑血液保护技术的使用,自体血回收机与白细胞滤器的联合使用,对患者进行术中自体血回收、回输,减少异体血输注;⑤术中氨甲环酸、凝血酶原复合物等药物的联合使用,有效减少出血。

参考文献

1. 左常婷,连岩. 凶险性前置胎盘诊治现状[J]. 山东大学学报(医学版),2016,54(9):1-6.

2. 严小丽,陈诚,常青,等. 凶险性前置胎盘 20 例分析[J]. 实用妇产科杂志,2013,29(9):704-707.

3. 王英兰,王硕石,张海鹰,等. 凶险性前置胎盘 127 例临床分析[J]. 暨南大学学报(自然科学与医学版),2015,36(4):348-352.

4. YAMAMOTO Y, YAMASHITA T, TSUNO N H, et al. Safely and efficacy of preoperative autologous blood donation for high-risk pregnant women:experience of a large university hospital in Japan[J]. J Obstet Gynaeeol Res,2014,40(5):1308-1316.

5. SHOLAPURKAR S L. Increased incidence of placenta praevia and accerta with previous caesareans a hypothesis for causation[J]. Obstet Gynaeeol, 2013, 33(8):806-809.

6. NAJI O, WYNANTS L, SMITH A, et al. Does the presence of Caesarean section scar affect implantation site and early pregnancy outcome in women

attending an early pregnancy assessment unit［J］. Hum Reprod, 2013, 28（6）: 1489-1496.

7. SCHORN MN, PHILLIPPI JC. Volume replacement following severe postpartum hemorrhage［J］. J Midwifery Womens Health, 2014, 59（3）: 336-343.

2. 多学科协作救治凶险型前置胎盘 1 例

一、简要病史

患者,女性,29 岁,因"停经 35 周,发现胎盘位置异常 5 个月余,下腹胀痛 1 天"入院。入院诊断:①完全性前置胎盘不伴出血(凶险型);②孕 35 周,单活胎;③胎盘植入;④贫血原因待查:缺铁性贫血? 地中海贫血? 孕 2 产 1,既往体健,无输血史,否认家族遗传性疾病史。

二、辅助检查

（一）体格检查

入院时体温 36.7℃,脉搏 78 次 /min,呼吸 18 次 /min,血压 123/77mmHg,162cm,体重 66kg。发育正常,营养中等,神志清,精神可,无贫血面容,自主体位,查体合作。皮肤黏膜无黄染,全身浅表淋巴结未触及肿大。口唇无发绀,面色略苍白。双侧呼吸音清,心率 78 次 /min,律齐。腹部膨隆如孕月大小,全身及双下肢无水肿,余无明显异常体征发现。

（二）实验室检查

1. 血常规　WBC 8.41×10^9/L, RBC 3.1×10^{12}/L, Hb 93g/L, Hct 0.321, PLT 294×10^9/L。

2. 血生化　Alb 45.1g/L, TP 69.1g/L, TB 10.1μmol/L, ALT 14U/L, AST 19U/L, LDH 318U/L。

3. 凝血功能筛查　APTT 30.9s, PT 13.2s, Fbg 4.7g/L, TT 17.3s。

4. 血型血清学检测　血型为 A 型、RhD 阳性,抗体筛查阳性(见表 4-1),抗体鉴定结果为 IgM 抗 -M 抗体(见表 4-2)。

（三）影像学检查

盆腔 MRI　完全性前置胎盘,胎盘植入可能性大。

表4-1 患者抗体筛查结果

序号	Rh-hr						Kell				Duffy		Kidd		Lewis		P	MNS				血浆	
	C	D	E	c	e	C^w	K	k	Kp^a	Kp^b	Fy^a	Fy^b	Jk^a	Jk^b	Le^a	Le^b	P1	M	N	S	s	IS	IAT
1	+	+	0	0	+	+	0	+	0	+	+	+	0	+	0	+	+	0	+	+	+	0	0
2	+	+	0	0	+	0	+	W	+	+	0	+	+	+	0	0	+	0	+	0	+	0	0
3	0	+	+	+	0	0	0	+	0	+	+	+	+	+	+	0	0	+	0	+	0	3+	2+

表4-2 患者抗体鉴定结果

序号	Rh-hr					MNSs					Kidd		Duffy		Diego		Kell		Lewis		P	DO		Yt		血浆	
	D	C	E	c	e	M	N	S	s	Mur	Jka	Jkb	Fy^a	Fy^b	Di^a	Di^b	K	k	Le^a	Le^b	P1	DO^a	DO^b	Yt^a	Yt^b	IS	IAT (2-Me处理)
1	+	+	0	0	+	+	+	0	+	0	+	+	+	0	0	+	0	+	0	+	+	0	+	+	0	2+	0
2	+	0	+	+	0	0	+	0	+	0	+	+	+	0	0	+	0	+	0	+	+	0	+	+	0	0	0
3	+	+	0	+	+	+	+	+	+	0	+	+	+	0	+	0	0	+	0	+	+	0	+	+	0	2+	0
4	+	+	0	+	+	+	0	0	+	0	0	+	+	0	0	+	0	+	0	+	+	0	+	+	0	3+	0
5	+	0	+	+	+	+	+	0	+	0	0	+	+	0	0	+	0	+	0	+	+	0	+	+	0	2+	0
6	+	0	0	+	+	+	+	0	+	+	+	+	+	0	0	+	0	+	+	0	0	0	+	+	0	0	0
7	0	0	+	+	+	0	+	0	+	0	+	0	+	0	0	+	0	+	0	0	+	0	+	+	0	2+	0
8	0	+	0	+	+	+	+	0	+	0	0	+	0	+	0	+	0	+	0	+	0	/	/	/	/	2+	0
9	0	0	0	+	+	0	+	0	+	0	0	+	+	0	0	+	0	+	/	/	0	0	+	+	0	2+	0
10	+	+	0	0	0	+	+	0	+	0	+	+	0	+	0	+	0	+	+	+	/	/	/	/	/	0	/
自身																										0	/

三、诊疗经过

凶险型前置胎盘患者术中大出血风险较高,而该患者术前就存在轻度贫血,且血液中存在抗 -M 抗体,输血科会诊意见:凶险型前置胎盘,需要建立多学科团队,采用血管套扎等方法减少术中出血;患者血液中存在抗 -M 抗体,术前备 M 抗原阴性的足量血液;开展自体血回输,血液成分合理搭配,尽量减少异体血液输注。

产妇在硬膜外麻醉下行剖宫产,顺利娩出一活男婴。胎儿娩出后,先后给予缩宫素、卡贝缩宫素,产妇宫体下段 - 宫颈处持续有鲜血涌出,经宫腔纱布填塞、宫底持续按摩,静脉滴注各种止血抗纤溶药物后,仍然无法实现有效止血。在产科、血管外科、介入医学科、输血科、麻醉科、泌尿外科通力协作下行主动脉套扎下子宫全切术,术中共出血约 3 500mL,输回收自体血约 1 250mL、异体单采血小板 1 个治疗剂量、冷沉淀 20U、悬浮红细胞 8U。患者术后恢复良好,住院 10 天后出院。

四、相关知识链接

凶险型前置胎盘(pernicious placenta previa,PPP)最早于 20 世纪 90 年代由 Chattopadhyay 提出,指既往有剖宫产史,此次妊娠为前置胎盘,且胎盘附着于原子宫瘢痕部位者,常伴有胎盘植入[1]。植入性 PPP 的病因尚不清楚,推测可能与胎盘绒毛组织侵蚀能力与蜕膜组织之间的平衡失调有关[2]。有子宫手术史特别是剖宫产的患者术中子宫内膜受损,同时前次剖宫产手术瘢痕可妨碍胎盘在妊娠晚期向上迁移,从而容易发生前置胎盘,子宫瘢痕处内膜薄,有利于绒毛侵入宫壁肌层,因此 PPP 容易发生胎盘植入。由于剖宫率的升高,前置胎盘尤其是 PPP 发生率明显升高。PPP 常伴胎盘植入子宫肌层,血供极其丰富,剖宫产术中往往出血汹涌,难以控制,严重威胁患者生命[3]。有文献统计,PPP 合并胎盘植入患者中,约 90% 的患者术中出血量超过 3 000mL,10% 的患者超过 10 000mL。因此,如何迅速有效地控制术中出血,减少产后出血是抢救成功的关键。

产科患者减少输血的途径通常可包含两个环节:①减少出血。②合理输血。减少出血的技术要点包括:①早期、准确的产前诊断:彩色多普勒超声产前诊断前置胎盘并发胎盘植入的灵敏为 77.3%,特异度为 98.4%,而 MRI 对子宫后壁胎盘植入的检查有明显优势,结合增强扫描能明确胎盘是否有植入,并判断子宫肌层是否有受侵,通常和超声检查联合使用,互相弥补不足[4]。②充分的术前评估和术前准备:重点是评估患者的血红蛋白和心肺功能,提高患者对出血的耐受性;建立多个静脉通道,保证术中血容量的快速补充;准备充足的血液成分及止血抢救药品等;建立妇产科、麻醉科、放射科、新生儿科、检验科、输血科、ICU 甚至包括血液科、泌尿外科、胃肠外科等多学科组成的 MDT 抢救团队[5];必要时请泌尿科术前行双侧输尿管逆行插管,以避免术中因胎盘植入导致的大量出血、视野模糊、盲目操作引起的子宫及膀胱、输尿管损伤;个体化介入治疗,腹主动脉、双侧髂内动脉、子宫动脉均可实施球囊预置术[6-8]。术中通过球囊扩张暂时阻断子宫主要供血,降低子宫血管压力,减少术中出血。③恰当的手术方式和技巧:采用宫腔阴道填塞 + 缝扎止血;切口避开胎盘;子宫按摩及子宫收缩剂的运用,对于减少术中失血,降低子宫切除率有极大的帮助。如果出现胎盘浸润膀胱、浸润宫旁组织、子宫下段增粗呈桶状、胎盘无法剥离等情况,及时切除子宫是必要的,因此事先向患者及家属告知并征得同意,避免术中匆忙应对。合理输血的要点包括:①适当使用术中自体血回收(intra-operative cell salvage, IOCS)。当患者的预估失血量大到足以诱发贫血或估计超过 20% 血量时,即可考虑 IOCS[9]。②准确估算失血量,合理搭配输注血液成分。WHO 产后出血技术小组提出,靠临床估计和测量比实际失血量低估 30%~50%,但也有研究表明,国内对失血量的高估的情况也不少见[10]。这需要产科医师及麻醉医师不断总结经验以掌握正确的产科出血量估算方法,努力提高准确度。大量输血指导方案要求保持 Hb>70g/L 即可,红细胞悬液∶血浆∶血小板大致保持为 1∶1∶1 的输注比例,最终血浆和冷沉淀的输注量需根据凝血结果而定[11],维持 PT 和 APTT 低于正常值的 1.5 倍,纤维蛋白原大于 1.5g/L。对于正在出血的患者,血小板数量低于 75×10^9/L,应当输注血小板[9]。③止血药物的使用:研究结果显示,氨甲环酸可降低创伤出血患者的死亡率,且没有增加静脉血栓的风险。对于剖宫产患者,氨甲环酸的使用可显著减少失血量[12]。在补充凝血因子的基础上使用重组Ⅶ因子可降低用血量,但不能替代子宫切除[13]。

五、案例点评

产科大出血的救治必然涉及多学科合作,因此组织专业高效的抢救小组意义重大。尽管术中多种止血技术和器械的应用十分重要,但积极有效的输血治疗是提高产科大出血救治成功率的有力保障。我国输血标准化工作起步晚,目前尚未建立完善的、动态的标准化体系,产科输血方面的规范更是缺乏[14]。产科大出血的输血治疗受医院条件、医师自身经验及血液保障能力的影响较大,不同医院的输血方案差别较大,其救治成功率及用血量也相差较大,且部分产科出血无法预料,不能提前备足血液成分而延误患者救治时机。因此,尽快建立产科输血标准显得尤为迫切。

参考文献

1. CHATTOPADHYAY S K, KHARIF H, HERBEENI M M. Placenta previa and accreta after previous caesarean section［J］. Eur J Obstet Gynecol Reprod Biol, 1993, 52（3）: 151-156.

2. JAUNIAUX E, COLLINS S, BURTON G J. Placenta accreta spectrum: pathophysiology and evidence-based anatomy for prenatal ultrasound imaging ［J］. Am J Obstet Gynecol, 2017, 218（1）: 75-87.

3. MEHRABADI A, HUTCHEON J A, LIU S, et al. Contribution of placenta accreta to the incidence of postpartum hemorrhage and severe postpartum hemorrhage［J］. Obstet Gynecol, 2015, 125（4）: 814-821.

4. AYATI S, LEILA L, PEZESHKIRAD M, et al. Accuracy of color Doppler ultrasonography and magnetic resonance imaging in diagnosis of placenta accreta: A survey of 82 cases［J］. Int J Reprod Biomed（Yazd）, 2017, 15（4）: 225-230.

5. 刘丽丽, 张富荣, 王芳. 多学科联合救治植入性凶险型前置胎盘策略探讨 ［J］. 昆明医科大学学报, 2014, 35（12）: 101-103.

6. 刘传, 赵先兰, 刘彩, 等. 腹主动脉球囊阻断在凶险性前置胎盘合并胎盘植 入剖宫产术中的应用［J］. 实用妇产科杂志, 2016, 32（3）: 204-207.

7. 綦小蓉, 刘兴会, 游泳, 等. 髂内动脉球囊阻断术在凶险型前置胎盘中的应 用价值［J］. 四川大学学报（医学版）, 2016, 47（4）: 618-623.

8. 彭方亮, 周晓, 毛世华. 子宫动脉栓塞术治疗剖宫产后子宫瘢痕部位妊娠 40 例临床分析［J］. 重庆医学, 2012, 41（12）: 1189-1190.

9. 郭永建. 英国孕产妇出血管理系列指南主要推荐及其启示（一）-《产科输 血指南》［J］. 中国输血杂志, 2016, 29（1）: 113-121.

10. 曹琴艳, 张力, 陈剑, 等. 严重产后出血患者的大量输血治疗［J］. 现代妇 产科进展, 2014. 23（2）: 124-128.

11. 周春浪, 袁茜茜, 韦小芬, 等. 产科急性大出血患者成分输血的疗效及策 略研究［J］. 检验医学与临床, 2015, 12（20）: 3106-3108.

12. 聂志扬, 胡俊华, 宫济武. 英国皇家妇产科医师学院《产科输血指南》（第 2 版）解读［J］. 中华围产医学杂志, 2016, 19（8）: 565-567.

13. KOBAYASHI T, NAKABAYASHI M, YOSHIOKA A, et al. Recombinant activated factor Ⅶ（rFVIIa/NovoSeven®）in the management of severe postpartum haemorrhage: initial report of a multicentre case series in Japan［J］. Int J Hematol, 2012, 95（1）: 57-63.

14. 张玉华,余化刚,周虹.我国输血标准化现状及管理对策[J].中国输血杂志,2012,25(5):405-406.

3. 穿透性胎盘植入伴大量出血输血救治1例

一、简要病史

患者,女性,33岁,主因"停经32⁺⁵周,发现胎盘植入13周"收入产科。患者于孕16周在外院行超声检查提示"不除外胎盘植入",孕19周MRI提示"瘢痕子宫伴胎盘植入"。入院诊断:穿透性胎盘植入、凶险型前置胎盘、产后出血、瘢痕子宫。既往孕3产1,人工流产1次,剖宫产1次。

二、辅助检查

(一)体格检查

入院时体温36.7℃,脉搏85次/min,呼吸16次/min,血压112/77mmHg,身高162cm,体重69kg。发育正常,营养良好,正常面容,表情自然,自主体位,正常步态,查体合作,心肺听诊正常,腹部膨隆如孕月大小,肝、肾区无叩痛,腹水征阴性,下腹部见手术瘢痕,全身及双下肢无水肿,余无明显异常体征发现。

(二)实验室检查

1. 血常规　手术前、中、后Hb、PLT变化见表4-3。

2. 凝血功能筛查　手术前、中、后凝血功能指标见表4-4。

3. 血生化　肝肾功能指标均正常,无明显异常指标发现。

(三)影像学检查

1. 超声　单活胎,横位,中央型前置胎盘,胎盘植入子宫前壁中下段肌层内及胎膜与宫壁之间血供丰富伴血管扩张。

2. MRI　宫内孕,单胎;完全性前置胎盘,瘢痕妊娠伴胎盘植入;子宫肌层多发迂曲血管。

三、诊疗经过

入院后予进一步完善检查,拟待胎儿基本成熟后择期终止妊娠。术前产科考虑到患者病情复杂,胎盘植入已穿透子宫壁,侵及膀胱,手术困难大,出血量大,组织麻醉科、泌尿外科、放射影像科、介入科及输血科等多学科会诊,确定于孕36周,于全麻下行择期剖宫产手术。术前准备充足的血液成

表 4-3　手术前、中、后 Hb 和 PLT 变化

项目	术前	术中											术后	
		12:17	12:51	13:15	14:49	15:12	15:46	16:18	16:38	16:47	18:34	18:59	19:36	20:48
Hb/(g·L⁻¹)	102	77	56	60	84	81	70	63	70	82	53	65	56	82
PLT/×(10⁹·L⁻¹)	190				72					8		9		53

表 4-4　手术前、中、后凝血功能指标变化

项目	术前	术中			术后	参考值
	13:20	16:47	18:59	22:02		
PT/s	11.6	13.9	15.1	19.1	11.9	9.6~13
APTT/s	29.9	55.1	123.6	122.6	48.1	21~34
Fbg/(mg·dl⁻¹)	236.3	119.6	64.8	111.6	120.1	170~400
TT/s	17.0	21.5	28.7	23.2	26.6	14~21

分和凝血酶原复合物、纤维蛋白原等止血药物。产科团队与患者及家属术前进行了充分的沟通,告知其家属手术风险极大,术中出血量大,可能导致切除子宫以及粘连的膀胱、肠道,出血导致失血性休克、多脏器衰竭、甚至患者死亡。

术中见胎盘完全覆盖于子宫下段前后壁,胎盘穿透浆膜层,行次子宫全切术+双侧髂内动脉结扎术。子宫下段与膀胱壁之间致密粘连,膀胱壁出血异常活跃,植入处膀胱无法切除,直视下将膀胱后壁及部分三角区缝合于阴道前壁,出血停止。术中共计出血 16 000mL。术中输注异体悬浮红细胞46U、回收自体红细胞 1 300mL、FFP 52U、单采血小板 2 个治疗剂量、晶体液5 250mL、胶体液 5 500mL、纤维蛋白原 10g、PCC 2 200IU。术后转入重症监护室进一步治疗。术后因失血过多曾出现一过性肾功能不全,经血液透析治疗后肾功能恢复,术后 23 天康复出院。

四、相关知识链接

产后出血(postpartum hemorrhage,PPH)是指胎儿娩出后 24 小时内,阴道分娩者出血量≥500mL、剖宫产分娩者出血量≥1 000mL;严重 PPH 是指胎儿娩出后 24 小时内出血量≥1 000mL;难治性 PPH 是指经宫缩剂、持续性子宫按摩或按压等保守措施无法止血,需要外科手术、介入治疗甚至切除子宫的严重 PPH[1]。PPH 是产科常见的严重分娩并发症之一,亦是导致我国产妇死亡的首位原因[2]。

胎盘植入造成的产后出血并不少见,尤其是胎盘位于子宫前壁瘢痕部位的患者平均出血量为 3 000~5 000mL,孕产妇死亡率高达 7%[3],约有 90% 的胎盘植入患者需要输血支持[4],有 40% 输血超过 10U 红细胞悬液(1U 红细胞来源于 450~500mL 全血)[5],可见输血在抢救胎盘植入造成的 PPH 中发挥着至关重要的作用。但大量输血后凝血功能障碍、酸中毒以及低体温等并发症的发生,造成接受大量输血患者的死亡率亦较高。因此,及时、合理且充足的血液成分输注,对降低胎盘植入者的死亡率具有重要意义。

诊断 PPH 的关键在于对出血量有正确的测量和估计,错误低估将会丧失抢救时机。常用的出血量估计方法有[1]:①称重法或容积法;②监测生命体征、尿量和精神状态;③休克指数法:休克指数 = 心率 / 收缩压(mmHg),见表 4-5;④Hb 水平测定:Hb 每下降 10g/L,出血量为 400~500mL。但是在产后出血早期,由于血液浓缩,Hb 值常不能准确反映实际出血量。此外,出血速度也是反映病情轻重的重要指标。重症产后出血情况包括:出血速度>150mL/min;3 小时内出血量超过总血容量的 50%;24 小时内出血量超过全身总血容量[6]。

表 4-5 休克指数与估计出血量

休克指数	估计失血量 /mL	估计失血量占血容量的比例 /%
<0.9	<500	<20
1.0	1 000	20
1.5	1 500	30
≥2.0	≥2 500	≥50

关于大量输血,我国大量输血指导方案(推荐稿)定义为[3]:成人患者在 24 小时内输注红细胞悬液≥18U(1U 红细胞悬液为 200mL 全血制备)或者 24 小时内输注红细胞悬液≥0.3U/kg;国外定义包括几种情况:24 小时内输血量达患者总血容量;3 小时内输血量超过血容量的 1/2;或 1 小时内输入红细胞 4U(1U 红细胞来源于 450~500mL 全血)并需要后续的血液制品支持[7]。大量输血的目标包括:①通过恢复血容量和纠正贫血,维持组织灌注和供氧;②阻止出血;③合理运用成分输血治疗出血、休克、DIC 等。英国《大出血输血指南(2015)》指出大量出血抢救的主要目标包括[8]:维持 Hb 在 70~90g/L 以上;PLT 在 50×10^9/L 以上;PT 低于参考值的 1.5 倍;APTT 低于参考值的 1.5 倍和 Fbg 水平在 1.5g/L 以上。我国《大量输血指导方案(推荐稿)(2012)》输血目标除了维持 Hb 在 70g/L 以上,其余目标与英国指南基本相同。

对于 PPH 而言,失血早期血液浓缩,血红蛋白值不能准确反映实际出血量,且胎盘植入患者止血困难,因此建议在 Hb<100g/L,仍有活动性出血时,就应及时进行输血治疗。在失血初期,积极止血的同时应进行液体替代治疗,选用晶体液与胶体液同时输注,一般两者比例为 2∶1(或 3∶1);晶体液以平衡盐液为好。当失血量达到血容量的 30% 时,或 Hb<70g/L 时,或 Hb 为 70g/L~100g/L 仍有活动性出血时,开始进行成分输血,首先输注红细胞悬液,输入 4U 悬浮红细胞后可考虑输注 FFP,且 FFP 与悬浮红细胞比例为 1∶1,当 PLT 75×10^9/L 时,如需继续输注红细胞和血浆,应早期输注血小板;当 PLT 50×10^9/L,必须输注血小板。大量输血时推荐使用悬浮红细胞、FFP、血小板的比例为 1∶1∶1。当大量失血致 DIC 且纤维蛋白原 <1g/L 时,输注冷沉淀或纤维蛋白原[9]。

五、案例点评

本案例患者既往有剖宫产及刮宫史,属于胎盘植入的高危人群,术前

MRI 提示完全性前置胎盘、瘢痕妊娠伴胎盘植入、凶险型前置胎盘诊断明确，术前预计到手术中出血量会很大。若这名患者采用预防性髂内动脉球囊阻断术，可减少术中出血量，减少异体血的输注量。

　　这名产妇术中失血量累积达到 16 000mL，最终还能取得良好预后主要得益于术前充分的准备工作，包括：①通过超声、MRI 确认胎盘植入的诊断和严重程度；②通过仔细阅读影像学结果，制定手术方式；③组织包括妇产科、麻醉科、泌尿外科、放射影像科、介入科、输血科的多学科会诊，详细制定手术计划；④术前与患者及家属充分沟通，做好切除子宫准备；⑤输血科和药房提前准备了充足的血液成分和止血药品。手术中积极应对急性失血，在大量输血过程中，基本保证了红细胞：血浆：血小板的输注比例维持在 1∶1∶1 左右，及时纠正稀释性凝血病，最终取得了良好的预后。

参考文献

1. 中华医学会妇产科学分会产科学组 . 产后出血预防与处理指南（2014）[J]. 中华妇产科杂志，2014，49（9）：641-646.

2. 刘兴会，陈锰 . 产后出血与孕产妇死亡[J]. 中国实用妇科与产科杂志，2014，30（4）：241-243.

3. 大量输血现状调研协作组 . 大量输血指导方案（推荐稿）[J]. 中国输血杂志，2012，25（7）：617-621.

4. HUDON L，BELFORT M A，BROOME D R. Diagnosis and management of placenta percreta：a review[J]. Obstet Gynecol Surv，1998，53（8）：509-517.

5. O'BRIEN JM，BARTON JR，DONALDSON ES. The management of placenta percreta：conservation and operative strategies[J]. Am J Obstet Gynecol，1996，175（6）：1632-1638.

6. B-LYNCH C. A comprehensive textbook of postpartumhemorrhage：an essential clinical reference for effective management. 2nd ed[M]. London：Sapien Publishing，2012.

7. PHAM H P，SHAZ B H. Update onmassivetransfusion[J]. Br J Anaesth，2013，111（S1）：i71-i82.

8. HUNT B J，ALLARD S，KEELING D，et al. Apracticalguidelinefor thehaematologicalmanagementof major haemorrhage[J]. Br J Haematol，2015，170（6）：788-803.

9. 潘天颖, 刘兴会. 胎盘植入患者的大量输血策略 [J]. 中华产科急救电子杂志, 2014, 3 (1): 13-17.

4. 产后出血纤溶亢进抢救 1 例

一、简要病史

患者, 女性, 23 岁, 妊娠 33^{+5} 周, 因"停经 8 个月, 前置胎盘, 阴道出血 12h"入院。孕 2 产 1, 无输血史。

二、辅助检查

(一) 体格检查

入院时体温 36.5℃, 脉搏 88 次 /min, 呼吸 18 次 /min, 血压 109/76mmHg。神清语明, 贫血貌, 心肺听诊未闻及异常, 腹部膨隆, 无压痛、反跳痛及肌紧张, 偶可扪及宫缩, 双下肢无水肿, 四肢活动良好。产科检查: 宫高 27cm, 腹围 97cm, 胎心率 157 次 /min。窥视见阴道内血块及鲜血约 10mL。

(二) 实验室检查

1. 血常规 Hb 66g/L, PLT 172 × 10^9/L。

2. 血生化 ALT 29U/L, AST 21U/L, TP 68.4g/L, Alb 42.5g/L, BUN 5.5mmol/L, Cr 109μmol/L, TB 15.2μmol/L。

3. 凝血功能筛查 PT 10.8s, APTT 26s, Fbg 2.6g/L, D-Dimer 1 749μg/L, FDP 14.3mg/L, AT-Ⅲ 83%。

4. 血型血清学检测 血型为 A 型、RhD 阳性, 抗体筛查阴性。

(三) 影像学检查

1. 超声检查 (入院时) 胎儿双顶径约 8.5cm, 头围约 30.5cm, 腹围约 27.7cm, 股骨长约 6.4cm。胎儿心率约 141 次 /min。胎盘厚度约 5.1cm。羊水深度约 6.7cm, 羊水指数 14。脐动脉 S/D 为 3.0。胎儿颅骨呈类圆形环状回声。脊柱颈胸段未见明显中断, 腰骶部显示不清。胎盘附着在子宫前壁, 成熟度Ⅰ级, 回声略不均, 其内可见散在液性区。胎盘附着部位子宫前壁肌层显示不清, 可检出较丰富血流信号, 胎盘下缘受胎头遮挡显示欠清, 似可见覆盖宫颈内口。

2. MRI 检查 子宫内可见一个胎儿, 胎头位于子宫下部。母体前下腹及子宫前壁见瘢痕影, 瘢痕处子宫壁局部变薄, 胎盘下缘覆盖子宫颈内口, 胎下缘与子宫壁局部分解欠清, 余胎盘形态及信号未见异常。

三、诊疗过程

入院诊断为:孕不足月,瘢痕子宫,凶险性前置胎盘。入院后给予硫酸镁解痉挛,保胎治疗,血常规检查提示 Hb 66g/L,给予输注 A 型、RhD 阳性红细胞悬液 4U 纠正贫血。患者经对症支持治疗 48 小时后,阴道出血量无明显减少,持续有血性分泌物,于住院第 5 天在全麻下行子宫下段剖宫产术。术中可见胎盘植入子宫前壁且穿透子宫植入至膀胱,剔除胎盘植入部位,胎儿娩出后,产妇阴道持续出血,经纱布填塞及持续宫底按摩无效后行双侧子宫动脉结扎术,出血没有得到有效控制。经综合评估后,行子宫全切术 + 双 J 管置入术 + 膀胱修补术,术中共出血约 5 000mL,连续给予的晶体液 + 胶体液维持血容量,输注红细胞改善组织供氧,输注血浆及冷沉淀补充凝血因子。子宫切除术中行 TEG 检测发现患者出现纤溶亢进(EPL 42.6%、LY30 42.6%,CI-3.1,图 4-1),在原有补液、输血基础上给予 2g 氨甲环酸抗纤溶治疗,出血逐渐得到控制。术中共输注冷沉淀 40U,滤白红细胞悬液 26.7U,FFP 12U,凝血酶原复合物 600IU,纤维蛋白原 4.5g。手术结束 2 小时后复查 TEG 结果提示凝血功能得到纠正(图 4-2),患者共住院 15 天后康复出院。

四、相关知识链接

TEG 技术是近年来临床上常用的一项监测患者整体凝血功能的技术,主要的工作原理是通过悬垂丝监控血液凝集、血块的强度和血块的溶解过程,

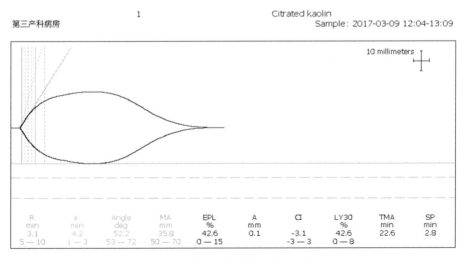

第三产科病房   1   Citrated kaolin
Sample: 2017-03-09 12:04-13:09

10 millimeters

R min	k min	Angle deg	MA mm	EPL %	A mm	CI	LY30	TMA min	SP min
3.1	4.2	52.2	35.8	42.6	0.1	-3.1	42.6	22.6	2.8
5 — 10	1 — 3	53 — 72	50 — 70	0 — 15		-3 — 3	0 — 8		

图 4-1 子宫切除过程中 TEG 结果

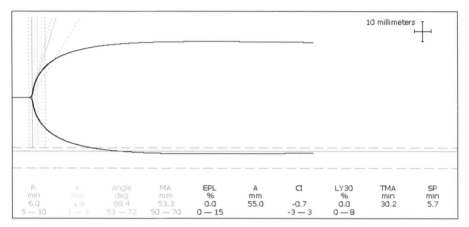

重症监护病房ICU

Citrated kaolin
Sample: 2017-03-09 19:29-21:00

10 millimeters

R min	K min	Angle deg	MA mm	EPL %	A mm	CI	LY30 %	TMA min	SP min
6.0	1.8	68.4	53.3		55.0	-0.7	0.0	30.2	5.7
5－10	1－3	53－72	50－70	0－15		-3－3	0－8		

图 4-2　抗纤溶治疗后 TEG 检测结果

将监测到的凝血动力信号转化为电信号,以反映患者纤维蛋白原水平、血小板聚集功能以及凝血因子水平的一种技术[1-2]。TEG 的优势在于应用少量全血评估患者的凝血全貌,并通过不同参数反映凝血通路中不同凝血因子、纤维蛋白原和血小板的水平。与传统的凝血功能检测对比,TEG 可以总体评估患者的凝血水平和纤溶状态,更客观、真实。

DIC 是临床常见的病理过程,基本的特点是在一些致病因子的作用下,凝血因子和血小板被广泛激活,促凝物质入血,凝血酶激活,微循环形成广泛的微血栓,微血栓形成过程中消耗了大量的凝血因子和血小板,同时引起继发纤维蛋白溶解功能增强,导致患者显著出血、休克、器官功能衰竭。产科大量失血时,分娩造成的大量组织因子释放激活外源性凝血途径,引起 DIC,导致凝血因子消耗或者纤溶亢进。

DIC 主要分高凝期、消耗性低凝期和继发纤溶亢进期[3]。对于不同时期的 DIC 治疗的重点不同,除了积极的治疗原发病以外,高凝期以肝素抗凝为主,同时补充 AT-Ⅲ 以稳定血块,消耗性低凝期以积极补充凝血因子和血小板为主,继发纤溶亢进期以稳定血块抑制纤溶为主。准确判断 DIC 分期对于指导治疗有重要的作用。但是,DIC 临床分期常常较模糊,TEG 技术能够提供相对可靠的帮助[4]。

氨甲环酸可以与纤溶酶、纤溶酶原上的纤维蛋白亲和部位中的赖氨酸结合,阻止纤溶酶、纤溶酶原与纤维蛋白结合,从而抑制由纤溶酶所致纤维蛋白分解。另外,在血清中 α2 巨球蛋白等抗纤溶酶的存在下,氨甲环酸抗纤溶作用更加明显,止血作用更加显著[5]。英国皇家妇产科医师协会"产后出血指南(2016版)"中将应用0.5~1.0g氨甲环酸作为预防产后出血A级推荐[6]。

五、案例点评

本案例产妇住院前就出现了阴道出血,出血来自前置胎盘出血。尽管出血量不多,但已经激活了患者凝血系统,实验室检查发现患者在手术前D-Dimer升高,手术开始后患者纤溶系统迅速激活,引起纤溶亢进,表现术野弥漫性出血,很容易误判为大量输血输液造成的稀释性凝血因子减少。快速准确判断患者的凝血功能状态可以及时为患者提供合理的输血方案。该例产妇在术野弥漫出血时,通过TEG技术评估及时发现患者存在纤溶亢进,及时应用氨甲环酸后患者出血迅速得到控制。本案例成功抢救提示在产科出血抢救过程中,采用TEG技术及时评估凝血状态的必要性以及使用氨甲环酸抗纤溶的有效性和安全性。

参考文献

1. BAUTERS A, DUCLOY-BOUTHORS A, LEJEUNE C, et al. ROTEM ® thromboelastometry in obstetric: near patient-test as an early predictor of post-partum hemorrhage(PPH)[J]. J Thromb Haemost, 2007, 5(S2): P-S-220.

2. DE LANGE NM, LANCÉ MD, DE GROOT R, et al. Obstetric Hemorrhage and Coagulation: An Update. Thromboelastography, Thromboelastometry, and Conventional Coagulation Tests in the Diagnosis and Prediction of Postpartum Hemorrhage[J]. Obstet Gynecol Surv, 2012, 67(7): 426-435.

3. 金惠铭,王建枝.病理生理学.7版[M].人民卫生出版社,2008.

4. WADA H, THACHIL J, DI NISIO M, et al. Guidance for diagnosis andtreatment ofDICfrom harmonizationof therecommendationsfrom threeguidelines[J]. J Thromb Haemost, 2013, 11: 761-767.

5. 杨世杰.药理学.6版[M].人民卫生出版社,2007.

6. Anon. Prevention and Management of Postpartum Haemorrhage: Green-top Guideline No. 52[J]. BJOG, 2017, 124(5): e106-e149.

5. 产科 RhD 阴性患者相容性输血抢救 1 例

一、简要病史

患者,女性,34 岁,妊娠 37^{+3} 周,因"停经 9 个月,腹痛 1 天"收入院。入院后诊断为"单胎,凶险型前置胎盘,完全植入型,瘢痕子宫,胎儿先天性心血管病"。孕 3 产 1,无输血史。

二、辅助检查

(一)体格检查

入院时体温 36.5℃,脉搏 78 次 /min,呼吸 19 次 /min,血压 119/78mmHg。神清,轻度贫血貌,心肺听诊未闻及异常,腹部膨隆,无压痛、反跳痛及肌紧张,偶可扪及宫缩,双下肢无水肿,四肢活动良好。产科检查:宫高 29cm,腹围 101cm,胎心率 151 次 /min。

(二)实验室检查

1. 血常规 WBC 19.3×10^9/L, Hb 92g/L, PLT 115×10^9/L。

2. 血生化 ALT 19U/L, AST 11U/L, TP 71.4g/L, Alb 45.5g/L, BUN 6.1mmol/L, Cr 101μmol/L, TB 13.2μmol/L。

3. 凝血功能筛查 PT 9.8s, APTT 27s, Fbg 4.0g/L, D-Dimer 561μg/L, INR 0.9。

4. 血型血清学检测 血型为 B 型、RhD 阴性,抗体筛查阴性。

(三)影像学检查

1. 产科超声 单活胎,头位,完全性前置胎盘,完全植入型,瘢痕子宫。

2. 子宫 MRI 宫内孕,单胎;完全性前置胎盘,瘢痕妊娠伴胎盘植入。

三、诊疗经过

入院后行急诊子宫下段剖宫产术,娩出 1 活男婴,术中出血约 500mL,由于术前存在贫血,术中输注 B 型、RhD 阴性红细胞 2 单位,返回病房观察。术后发现持续阴道出血、Hb 持续下降,在术后当天连续输注 B 型、RhD 阴性悬浮红细胞 6U、FFP 800U、PCC 800IU,患者阴道出血没有得到有效控制。至次日凌晨,患者 Hb 仍进行性下降,最低为 29g/L,出现失血性休克的症状,急诊入手术室行开腹行子宫全切术、双侧髂内动脉结扎术。由于术前准备的 B 型 RhD 阴性红细胞已经全部用完,血液中心也在无法短时间内提供 B 型(或

O 型）RhD 阴性血液。为了抢救患者生命,经患者家属知情同意后输注相容 B 型、RhD 阳性悬浮红细胞 8U,FFP 800U,冷沉淀 20U,患者阴道出血停止,术后转入 ICU 继续支持治疗。产妇住院共 12 天后康复出院,出院前和出院 1 个月后复查患者抗 -D 抗体仍为阴性。

四、相关知识链接

Rh 血型系统抗体很少天然产生,多数由于妊娠或者输血等显著免疫刺激而产生。有报告一次输注阳性血液后,RhD 阴性的患者产生抗 -D 抗体的概率为 50%~75%。抗体多数为可以通过胎盘的 IgG 型。由于 Rh 血型抗原表位是多肽,在胎儿出生时已发育成熟,与相应的 IgG 抗体亲和力较强,体内存在抗 -D 抗体的 RhD 阴性产妇可能引起严重 HDFN[1]。此外,体内存在 IgG 抗 -D 抗体的 RhD 阴性患者一旦输注阳性血液后可能引起严重迟发溶血反应[2]。

在非紧急情况下,RhD 阴性患者应输注 ABO 同型或相容的 RhD 阴性血液。在紧急情况下,由各种原因导致患者失血性休克或严重贫血,不立即输血将危及其生命,应启动紧急输血方案[3]:首选 ABO 血型与患者同型 RhD 阴性红细胞输注;次选 ABO 血型与患者相容的 RhD 阴性红细胞输注。在确认 RhD 阴性患者无抗 -D,同时无法获得 ABO 同型或相容的 RhD 阴性红细胞时,首选 ABO 血型同型 RhD 阳性红细胞输注,次选 ABO 血型与患者相容的 RhD 阳性红细胞输注。对于 RhD 阴性患者紧急抢救患者,可以直接输注 ABO 同型 RhD 阳性的血浆、冷沉淀以及血小板。

五、案例点评

本案例产妇尽管有 3 次妊娠史,但是产前抗 -D 抗体检查为阴性,在出现危及患者生命的大失血时,参照《特殊情况紧急抢救输血推荐方案》,输注了 ABO 同型、RhD 阳性相容性血液,输注后无不良反应发生,患者贫血得到了有效纠正,最终挽救了患者生命。RhD 阴性患者尽量输注 RhD 阴性血液,主要是为了防止 RhD 阳性红细胞刺激机体产生抗 -D 抗体,导致后续再输血时发生溶血性输血反应以及 HDFN 的风险,但是当患者因为大失血或严重贫血而受到生命威胁时,首先应该考虑及时输注 RhD 阳性血液挽救生命,而不该过于纠结可能产生的抗 -D 抗体问题。

参考文献

1. 徐文皓,黄亚娟 . Rh 阴性孕妇的产前免疫血液学检查及妊娠结局分析

[J]. 实用妇产科杂志, 2017, 33（10）: 772-777.

2. 方晓蕾, 梅礼军, 刘锋, 等. 96 例 Rh 血型抗体检测及分析 [J]. 中国输血杂志, 2015, 28（19）: 1021-1023.

3. 中国医师协会输血科医师分会, 中华医学会临床输血学分会. 特殊情况紧急抢救输血推荐方案 [J]. 中国输血杂志 2014, 27（1）: 1-3.

（陈　凤　李碧娟　王秋实　张　蕾）

第五章

儿科输血相关案例

1. ABO 新生儿溶血病换血治疗 1 例

一、简要病史

患儿,男性,出生 15 小时,发现皮肤黄染 3 小时入院,患儿系第 1 胎第 1 产,胎龄 40^{+3} 周,否认胎膜早破史,否认宫内窒息史,否认胎盘异常。出生后 1 分钟、5 分钟和 10 分钟 Apgar 评分均为 10 分,出生体重 3 200g。入院 3 小时前(生后 12 小时)发现患儿皮肤黄染,检测经皮胆红素 12.5mg/dL,血型为 A 型、RhD 阳性,无发热。孕母 22 岁,血型 O 型、RhD 阳性,孕 1 产 1,否认妊娠高血压、糖尿病病史,否认感染性疾病史,否认放射性物质及血制品接触史。患儿父亲 25 岁,血型 A 型、RhD 阳性,体健,非近亲结婚,否认传染病及家族遗传病史。

二、辅助检查

(一)体格检查

入院时体温 36.7℃,脉搏 131 次/min,呼吸 34 次/min,血压 81/42mmHg,精神反应可,易激惹,呼吸平稳,轻度贫血貌,颜面、躯干、四肢皮肤黄染。全身无皮疹、皮下出血,前囟平,张力不高,口唇、黏膜欠红润,双肺呼吸音粗,未闻及干湿啰音,心音有力,律齐,各瓣膜听诊区未闻及杂音。腹略膨隆,触软,肝、脾肋下未及,脐带未脱落,脐轮无红肿,脐凹未见脓性分泌物,四肢肌张力正常,吸吮反射、觅食反射正常引出,握持反射正常引出,牵拉、拥抱反射引出不完全。

(二)实验室检查(入院时)

1. 血型鉴定 患儿为 A 型、RhD 阳性,母亲 O 型、RhD 阳性,父亲为 A 型、RhD 阳性。

2. 抗体筛查　患儿及母亲均为阴性。

3. 新生儿溶血三项　DAT 阳性；游离抗体检测（IAT），患儿血清与 A_{1c} 阳性（3+），与 B_c、O_c 无反应；放散试验（IAT），放散液与 A_c 阳性（3+），与 B_c、O_c 无反应。

4. 血常规　WBC 16.26×10^9/L，Hb 129g/L，PLT 301×10^9/L，CRP 1.0mg/L。

5. 血生化　ALT 12U/L，TB 407.75μmol/L，DB 18.85μmol/L。

6. 凝血功能筛查　PT 29.9s，PTA 25%，APTT 44.6s，D-Dimer 0.184mg/L。

（三）影像学检查

未查。

三、诊疗经过

患儿入院后给予哌拉西林钠他唑巴坦钠抗感染，蓝光照射，碱化血液，丙种球蛋白阻断溶血，维生素 K_1 预防新生儿出血症。次日查体全身重度黄染，波及手足心，考虑为 ABO 血型不合 HDFN，符合换血指征。临床立即行换血治疗，换血量为 450mL（O 型 RhD 阳性悬浮红细胞 3U 和 AB 型 FFP 150mL），换血过程顺利，无不良反应发生。换血结束后查 TB 降至 269.24μmol/L，黄染明显减轻，Hb 升至 135g/L，凝血功能改善（PT 12.9s，PTA 77%，APTT 35.1s）。继续蓝光照射促胆红素排泄。综合治疗 22 天后患儿生命体征平稳，全身皮肤红润，病情明显好转后出院。

四、相关知识链接

HDFN 是由于母婴血型不合，母体血液中 IgG 血型抗体通过胎盘进入胎儿体内致敏胎儿红细胞所致的免疫性疾病，临床通常表现为高胆红素血症，严重时可导致患儿智力发育障碍、听力异常等[1-2]。HDFN 可以发生在所有能够免疫产生 IgG 抗体的血型系统中，以 ABO 血型最为多见，通常母亲为 O 血型，新生儿为非 O 型（A 型、B 型或者 AB 型）[3]。

HDFN 若治疗不及时可造成不同程度的不可逆神经系统后遗症，甚至危及患儿生命[4]。换血疗法可较快地清除血液中游离胆红素及致敏红细胞，降低胆红素脑病发生率[5-6]。对于一些严重溶血患儿，需进行二次换血后胆红素才会明显下降，同时配合常规性治疗，例如静脉输注白蛋白，可促进未结合胆红素排出，减轻神经毒性，预防胆红素脑病的发生；大剂量免疫球蛋白的应用可抑制机体内的吞噬细胞破坏致敏红细胞，减轻溶血程度；同时配合抗感染和蓝光照射，使疗效更为稳固。

新生儿溶血病换血指征：①产前确诊为 HDFN，出生时有贫血，脐血 TB>76μmol/L Hb<110g/L，水肿、肝脏肿大、心力衰竭者；②生后 24~48 小时血

清 TB>257μmoI/L,每日 TB 上升速度 >85μmoI/L,或经综合治疗血清总胆红素继续上升达 342μmoI/L 者;③出现早期胆红素脑病症状者;④早产儿及前一胎有死胎,全身水肿,严重贫血者可放宽换血指征[7]。换血治疗存在一定风险,尤其对于超低出生体重患儿,换血时易出现心率、血压反复下降,导致多器官功能衰竭等。

五、案例点评

本案例为典型 ABO 系统新生儿溶血引起的高胆红素血症,通过 1 次换血术后,使胆红素水平明显下降,凝血功能显著改善,贫血得到一定程度纠正,后续配合常规对症治疗,临床症状逐步改善并最终康复出院。因此,对于诊断及适应证明确的 HDFN,应及时采取换血治疗,尽快降低胆红素水平,以防止严重并发症,改善患儿预后。

参考文献

1. 雷红霞,牛芳,屠晓华,等. 孕妇血型 IgG 抗体与新生儿溶血病关系研究[J].中国输血杂志,2004,17(5):344-346.

2. 张晨光,吴子钊,王亚荣,等. ABO 新生儿溶血病与 O 型孕妇血清中 IgG 及其亚类含量的相关分析[J].中国输血杂志,2007,20(1):15-17.

3. 胡有瑶,关付红. 178 例新生儿溶血病血型分布及血清学检测结果分析[J].辽宁医学杂志,2013,27(6):278-280.

4. 付朝杰. 外周动静脉同步换血术治疗新生儿高胆红素血症 35 例疗效分析[J].中国当代医药,2013,20(8):88-189.

5. 郭江红,林妃红. 外周动静脉同步换血术治疗新生儿高胆红素血症临床疗效观察[J].临床和试验医学杂志,2011,10(9):707-709.

6. 张蕾. 输血治疗新生儿溶血病[J].中国社区医师,2008,10(17):152.

7. 曾立军. 不同疾病对高危高胆红素血症新生儿换血治疗疗效影响[J].中国妇幼保健,2016,8(31):1640-1643.

2. 抗 -Diᵃ 抗体导致新生儿溶血病换血治疗 1 例

一、简要病史

患儿,女性,出生 32 小时,于生后 16 小时发现颜面皮肤浅黄染,渐波及躯干四肢及手足心。无发热,无哭声尖直及抽搐,纳奶可,无吐泻,无呛奶吐沫。尿黄不染尿布,生后 2 小时排胎便。该患儿为其母第 3 胎,第 2 产,足月剖宫产,出生体重 3 150g,Apgar 评分不详。患儿母亲否认传染病、家族遗传性疾病史,否认输血史。

二、辅助检查

（一）体格检查

体温 36.9℃,脉搏 124 次 /min,呼吸 36 次 /min,血压 74/32mmHg,精神反应可,易激惹,呼吸平稳,贫血貌。颜面、躯干、四肢皮肤杏黄染,手足心淡黄染,无皮疹、皮下出血。前囟平,张力不高。巩膜黄染,口唇、黏膜欠红润。双肺呼吸音粗,未闻及干湿啰音,心音有力,律齐,各瓣膜听诊区未闻及杂音。腹略膨隆,触软,肝、脾肋下未及,脐带未脱落,脐轮无红肿,脐凹未见脓性分泌物,肠鸣音 4 次 /min。四肢肌张力正常,吸吮反射、觅食反射正常引出,握持反射正常引出,牵拉、拥抱反射引出不完全。

（二）实验室检查

1. 血型鉴定　患儿为 B 型、RhD 阳性,患儿母亲为 B 型、RhD 阳性。

2. 抗体筛查　患儿及其母亲均为阳性,结果见表 5-1。

3. 抗体鉴定　结果见表 5-2,根据反应结果对照格局表,怀疑为抗 -Di^a 抗体。

4. 放散试验　患儿红细胞进行酸放散,对放散液进行抗体筛查（见表 5-1）和鉴定（见表 5-2）。

5. Diego 血型分型　母 Di（a–b+）,父 Di（a+b+）,子 Di（a+b+）。

6. DAT　患儿为 4+,未分型。

7. 血常规　WBC 16.94×10^9/L, Hb 94g/L, PLT 104×10^9/L, CRP<8mg/L。

8. 血生化　BUN 4.21mmol/L, Cr 62μmol/L, AST 37U/L, ALT 7U/L, γ-GT 64U/L, TB 424.2μmol/L, DB 7.4μmol/L, IB 385.4μmol/L, LDH 912U/L。

9. 动脉血气分析　pH 7.44, PCO_2 30.9mmHg, PO_2 77mmHg, K^+ 4.7mmol/L, Na^+ 147mmol/L, Ca^{2+} 1.14mmol/L, Cl^- 111mmol/L, BE-2.2mmol/L。

综合血型血清学结果,并结合血常规及生化指标,推断该患儿为抗 -Di^a 引起的 HDFN。

（三）影像学检查

1. 颅脑彩超　新生儿脑白质回声增强。

2. 头颅 MRI　提示双侧苍白球对称性 T1WI 高信号,考虑新生儿胆红素脑病。

表 5-1　患儿及其母亲抗体筛查结果

序号	Rh D	Rh C	Rh c	Rh E	Rh e	Kell k	Duffy Fyᵃ	Duffy Fyᵇ	Kidd Jkᵃ	Kidd Jkᵇ	Lewis Leᵃ	Lewis Leᵇ	MNS M	MNS N	MNS S	MNS s	Diego Diᵃ	儿血浆 IS	儿血浆 IAT	儿放散液 IAT	母血浆 IS	母血浆 IAT
1	+	+	0	0	+	+	+	0	0	+	+	+	+	0	0	+	0	0	0	0	0	0
2	+	0	+	+	0	+	+	0	+	+	+	+	+	+	0	+	0	0	0	0	0	0
3	0	0	+	0	+	+	+	+	0	+	+	+	+	0	0	+	+	0	2+	1+	0	3+
自身																		0	0	/	0	0

表 5-2　患儿及其母亲抗体鉴定结果

序号	Rh-Hr C	Rh-Hr D	Rh-Hr E	Rh-Hr c	Rh-Hr e	Rh-Hr Cᵂ	Kell K	Kell k	Kell Kpᵃ	Kell Kpᵇ	Kell Jsᵃ	Kell Jsᵇ	Duffy Fyᵃ	Duffy Fyᵇ	Kidd Jkᵃ	Kidd Jkᵇ	Lewis Leᵃ	Lewis Leᵇ	P P1	MNS M	MNS N	MNS S	MNS s	Luther Luᵃ	Luther Luᵇ	Xg Xgᵃ	儿血浆 IAT	儿放散液 IAT	母血浆 IAT
1	+	+	0	0	+	+	+	+	0	+	/	+	+	+	+	+	+	+	+	+	0	0	0	0	+	0	0	0	0
2	+	+	0	+	0	0	+	+	0	+	/	+	+	+	+	0	+	+	0	+	+	0	+	+	+	+	0	0	0
3	0	+	+	+	0	0	+	+	0	+	0	+	+	+	+	+	0	+	0	0	+	0	+	0	+	0	0	0	0
4	0	+	0	+	0	0	+	+	0	+	0	+	+	+	0	+	0	+	+	0	+	+	0	+	+	+0	0	0	0
5	+	0	0	+	+	0	+	+	0	+	/	+	+	0	+	0	+	0	+	+	0	0	+	0	+	+	0	0	0
6	0	0	0	+	+	0	+	0	0	+	/	+	+	+	+	+	0	+	+	+	+	+	0	+	+	+	0	0	0
7	0	0	0	+	+	0	+	+	0	+	0	0	+	+	0	+	+	0	+	+	+	+	+	+	+	+	0	0	0
8	0	0	0	+	+	0	+	+	0	+	/	+	0	+	+	0	+	0	0	+	0	0	+	0	+	0	0	0	0
9	0	0	0	+	+	0	+	+	0	+	/	+	+	+	+	+	0	+	+	+	+	0	0	+	+	0	0	0	0
10	0	0	+	+	0	0	+	+	0	+	/	+	+	+	w	0	+	0	+	0	+	+	+	0	+	+	0	0	0
11	0	0	+	+	0	0	+	+	0	+	/	+	+	0	+	+	0	+	+	+	+	0	+	0	+	+	0	0	0
12	w	0	0	+	+	0	+	+	0	+	/	+	+	0	+	w	0	+	+	+	0	0	+	0	+	+	0	0	0
13	0	+	0	+	+	0	+	+	0	+	/	+	++	+	+	0	+	0	0	+	+	0	+	+	+	+	0	0	0
14	0	0	+	+	0	0	+	+	0	+	0	+	+	+	+	+	+	0	0	+	0	+	0	+	+	+	0	0	0
15	0	0	0	+	+	0	+	+	0	+	/	+	+	+	+	0	0	+	0	+	+	0	+	+	+	+	0	0	0
16	0	0	0	+	+	+	+	+	0	+	/	+	+	+	+	0	0	+	+	+	+	+	+	+	+	+	3+	/	0

三、诊疗经过

入院后积极蓝光退黄,丙种球蛋白静脉滴注抑制免疫反应及人血白蛋白联结血中游离胆红素,门冬氨酸鸟氨酸保肝促进胆红素代谢,维生素 K_1 肌内注射 3 天以预防出血。入院当天行外周动静脉同步换血术治疗,按 150~180mL/kg 换血(申请 B 型、Rh 阳性洗涤红细胞 4U 及 B 型 Rh 阳性 FFP 250mL,与患儿交叉配血主侧相合),换血过程顺利。共输入混合血 500mL,换血后 TB 下降至 204.2μmol/L、Hb 升至正常,PLT 降至 76×10^9/L,继续蓝光退黄治疗。换血后 12 小时复查 TB 再次升高(287.1μmol/L),Hb 进行性下降,考虑溶血免疫反应持续存在,再次静脉给予人免疫球蛋白,抑制免疫反应。入院后第 6 天复查血常规,Hb、PLT 升至正常;第 10 天患儿纳奶可,无呛奶及吐奶,无发热、咳嗽、吐沫、气促、青紫,无腹胀、腹泻、便血,无抽搐、易惊等情况,查体颜面皮肤浅黄染,TB 降至 123.37μmol/L,家长要求出院。

四、相关知识链接

Diego 血型系统抗原位于红细胞膜外带 3 蛋白上,是单基因 *SLC4A1* 单核苷酸多态性的产物,在 ISBT 命名中符号为 DI,数字 010,其调控基因片段位于 17 号染色体 q12~q21,目前已知有 22 种抗原,包含 2 个高频抗原 DISK 与 Di^b、4 种常见抗原 Di^a、Wr^a、Wr^b、Wu 与 16 种低频抗原,其中 Di^a 和 Di^b 是对偶抗原。至今报道了抗 -Di^a、抗 -Di^b、抗 -Wr^a、抗 -ELO、抗 -DISK 具有临床意义,可引起轻重程度不等的 HDFN 和溶血性输血反应[1-2]。Di^a 抗原在不同人群中的频率差别很大,具有明显的种族差异:Di^a 抗原在南美印第安人种中抗原频率为 3.6%,而在白人、黑人和澳大利亚土著人中则低于 0.1%,在东方人中为 8%~12%[3-5]。

因为人种关系,目前国内使用的进口筛选细胞和谱细胞一般都没有 Di^a 抗原,有可能造成抗 -Di^a 抗体的漏检,而国产筛选细胞和谱细胞,都会有 1~2 个 Di^a 抗原阳性细胞。抗 -Di^a 大多数是由输血而产生,也可由妊娠刺激而引起,抗 -Di^a 可引起溶血性输血反应[6-7]。由于此抗体为 IgG 类抗体,可以通过胎盘进入胎儿体内,若胎儿为 Di^a 抗原阳性者,就可能引发 HDFN[8]。

五、案例点评

本案例患儿,出生 16 小时后 TB 高达 424.2μmol/L,DAT 强阳性(4+),高度怀疑 HDFN。对母、子的血样进行 HDFN 相关检测发现,母子 ABO、RhD 同型、母、子血浆和子红细胞放散液分别与 16 系谱细胞反应阴性,与含有 Di^a 抗原的三系谱细胞反应阳性,同时检测母、父、子三人的 Diego 血型,结果发现患儿母 Di（a–b+）、患儿父 Di（a+b+）、患儿 Di（a+b+）；母、子血浆和子红细胞放散液中均存在抗 -Di^a，最终确定患儿为抗 -Di^a 引起的 HDFN。后经过蓝光照射、白蛋白及人免疫球蛋白输注、换血治疗，患儿病情缓解。因此，在中国人群 HDFN 及输血反应的检查和预防中应引起注意，有必要将含有 Diego 抗原的红细胞常规列入检查用的谱细胞（尤其是使用欧美人种来源细胞试剂时）；同时要加强对多次输血或多次妊娠孕妇的产前检查，使用适当的 O 型筛检细胞，做好抗体的筛查，防止漏检而引起溶血反应或 HDFN。

参考文献

1. 张金菊，李勇，蒙青林，等．人类红细胞血型 Diego（DI，010）研究进展［J］.中国输血杂志，2014，27（6）：670-673.

2. FLÔRES M A，VISENTAINER J E，GUELSIN G A，et al. Rh，Kell，Duffy，Kidd and Diego blood group system polymorphism in Brazilian Japanese descendants［J］. Transfus Apher Sci，2014，50（1）：123-128.

3. MOCHIZUKI K，OHTO H，HIRAI S，et al. Hemolytic disease of the newborn due to anti-Di：a case study and review of the literature［J］. Transfusion，2006，46（3）：454-460.

4. 肖莉，吴红，李国良，等．Diego 血型基因在江西地区汉族人群中的频率分布［J］.实验与检验医学，2010，28（4）：427.

5. GEOFF DANIELS. Technical Manual. 17th ed［M］. Bethesda：Association of Blood Banks，2011，425-426.

6. 洪毅．抗体致新生儿溶血病换血治疗的研究分析［J］.现代检验医学杂志，2016，31（6）：135-137.

7. 马曙轩，田军，薛晖，等．新生儿换血治疗 49 例分析［J］.临床血液学杂志（输血与检验版），2010，23（5）：588-590.

8. 洪毅．36 例抗体致新生儿溶血病分析［J］.临床输血与检验，2017，19（2）：176-178.

3. 重症 Rh 系统新生儿溶血病换血治疗 1 例

一、简要病史

患儿，女性，出生 24 小时，其母孕 36 周时顺产，系第二胎第二产，因出生时患儿全身水肿，肝脾肿大 1 天后全身皮肤黄染明显急诊入院，入院诊断"新生儿溶血病"。

二、辅助检查

（一）体格检查

入院时体温 36.6℃，脉搏 131 次 /min，呼吸 33 次 /min，血压 80/38mmHg，体重 3.2kg。精神反应可，呼吸平稳，轻度贫血貌，颜面、躯干、四肢皮肤黄染，手足心淡黄染，无皮疹、皮下出血。脐带未脱落，脐轮无红肿，脐凹未见脓性分泌物，四肢肌张力正常，吸吮反射、觅食反射正常引出，握持反射正常引出，牵拉、拥抱反射引出不完全。

（二）实验室检查

1. 血型鉴定　患儿为 O 型、RhD 阳性，母亲为 A 型、RhD 阳性。

2. 抗体筛查　阳性，结果见表 5-3。

3. 抗体鉴定　结果见表 5-4，符合 IgG 抗 -E 抗体联合 IgG 抗 -c 格局。

4. Rh 分型试验　患儿为 CcDEe，母亲为 CCDee。

5. 新生儿溶血三项检查　DAT 阳性（3+）；游离抗体检查 IgG 抗 -E 抗体；放散试验检出 IgG 抗 -E 抗体。结果见表 5-4。

6. 抗体效价测定　母亲血清中 IgG 抗 -E 抗体效价为 32、IgG 抗 -c 抗体效价为 8，患儿血清中 IgG 抗 -E 抗体效价为 8。

7. 血常规　WBC 12.64×10^9/L，Hb 106g/L，PLT 174×10^9/L。

8. 血生化　TB 450.1μmol/L，DB 9.4μmol/L，IB 395.4μmol/L。

（三）影像学检查

胸部 X 线平片：心肺无异常发现。

三、诊疗经过

患儿入院后给予静脉滴注人免疫球蛋白及蓝光照射治疗后症状无明显改善，遂请输血科会诊。输血科会诊意见：结合病史、实验室检查及治疗效果，目前患儿出生后 48 小时 TB 450.1μmol/L，Hb 106g/L，考虑为 Rh 系统 HDFN，建议进行换血治疗。

入院后第 2 天开始换血治疗，术中输入 O 型、Ec 抗原均阴性的红细胞悬液 0.8U，AB 型 FFP 80mL，共置换出血液 150mL。换血完毕后血清 TB 略有下降。入院后第 3 天进行第 2 次换血治疗，术中输入 O 型、Ec 抗原均阴性的红细胞悬液 1.0U，AB 型 FFP 150mL，置换出血液 350mL，换血过程顺利，患儿生命体征平稳，无不良反应，心率维持在 132~148 次 /min，心音有力，四肢温暖，双下肢轻度水肿。第 2 次换血 24 小时后血清 TB 下降至 340.4μmol/L，DAT 试验弱阳性（+/-），继续给予蓝光照射，静脉滴注人免疫球蛋白、白蛋白治疗。

表 5-3　患儿及母亲抗体筛查结果

序号	Rh-hr						Kell						Duffy		Kidd		Lewis PP			MNS				Luther		Xg	患儿	母亲	
	D	C	E	c	e	Cw	K	k	Kpa	Kpb	Jsa	Jsb	Fya	Fyb	Jka	Jkb	Lea	Leb	P1	M	N	S	s	Lua	Lub	Xga	IAT	IS	IAT
1	+	+	-	-	+	-	+	+	-	+	/	/	-	+	-	+	-	+	+	+	+	+	+	-	+	-	0	0	0
2	+	-	+	+	-	-	-	+	-	+	/	/	+	-	+	+	+	-	+	+	-	+	-	-	+	-	2+	0	3+
3	+	-	+	+	-	-	-	+	+	+	/	/	+	-	+	-	+	+	+	+	+	+	+	+	+	+	2+	0	3+
自身																											3+	0	0

表 5-4　患儿及母亲抗体鉴定结果

序号	Rh-hr					Kidd		MNSs					Duffy		Diego		Kell	P	Lewis		患儿（IAT）		母亲
	D	C	E	c	e	Jka	Jkb	M	N	S	s	Mur	Fya	Fyb	Dia	Dib	K	P1	Lea	Leb	血浆	放散液	IAT
1	+	+	0	0	+	+	+	+	+	0	+	0	+	0	0	+	0	+	0	+	0	0	0
2	+	0	+	+	0	0	0	0	+	+	+	0	+	+	0	+	0	+	0	+	2+	1+	3+
3	+	+	0	+	+	+	0	+	+	+	+	0	0	0	0	+	0	+	0	+	0	0	2+
4	+	+	+	+	+	0	0	0	+	0	+	0	0	0	0	+	0	+	+	+	2+	1+	3+
5	+	0	+	+	+	+	+	+	0	0	+	0	+	+	0	+	0	+	0	+	2+	1+	2+
6	0	0	0	+	+	0	+	+	+	0	+	+	0	+	0	+	0	+	+	0	2+	0	3+
7	0	0	+	+	+	+	0	0	0	0	+	+	-	0	0	0	0	/	0	+	/	/	3+
8	+	0	+	+	+	+	0	+	+	0	+	0	+	0	0	+	0	+	+	+	2+	1+	2+
9	0	0	0	+	0	0	+	0	+	0	+	0	+	0	0	+	0	+	0	0	2+	0	3+
10	+	0	0	+	0	0	0	0	+	0	+	0	+	+	0	+	+	+	0	+	2+	1+	3+
自身	+	0	0	+	+	0	+	/	/	/	/	/	/	/	/	/	/	/	+	+	3+	/	0

至出生后 6 天血清 TB 降至 50.5μmol/L，Hb 111g/L，RBC 3.55×10^{12}/L，DAT 阴性，抗体筛选阴性，查体无异常，于出生后 14 天康复出院。

四、相关知识链接

大多数 HDFN 病例出生时与正常新生儿相似，并无明显的贫血、水肿和肝脾肿大，在出生 1~2 天后逐渐出现贫血和黄疸，程度日益加深。HDFN 主要临床表现是新生儿高胆红素血症，特别是免疫溶血指征阳性的新生儿是胆红素脑病的高危对象；当患儿出生 24 小时血清 TB 高于 273μmol/L 时应考虑换血治疗[1-2]。换血是治疗新生儿高胆红素血症最快速有效的方法，可快速清除血中游离胆红素、致敏红细胞以及免疫性抗体，降低胆红素脑病发生概率。

在 Rh 血型系统中，以 D 抗原的抗原性最强，E、C 抗原次之，c 抗原再次之。东方人有 E 抗原者约占 21%，c 抗原者约占 16%[3]。由于 E 抗原阴性频率远高于 D 抗原阴性频率，免疫原性在 Rh 血型系统中仅次于 D 抗原，容易因输血或妊娠等同种免疫刺激后产生抗 -E 抗体。另外，抗 -c 也是较常见的 Rh 系统抗体，由抗 -c 引起的新生儿溶血病临床症状也较严重。既往文献报道临床上发现母婴 E 和 / 或 c 抗原不合引起新生儿溶血病概率较高，特别是抗 -E 和抗 -c 常常同时出现[4]。

五、案例点评

本案例患儿红细胞 DAT 强阳性，血清和红细胞放散液中均存在 IgG 抗 -E，值得探讨的是患儿 Rh 血型为 CcDEe，由于其母血清中还同时存在 IgG 抗 -c，因此不能排除同时存在抗 -c 引起的 HDFN 的可能性。患儿母亲血清中 IgG 抗 -E 效价为 32，IgG 抗 -c 效价为 8，故抗 -c 虽能通过胎盘屏障进入胎儿体内，但其效价必将更低，造成即使有一部分吸附到胎儿红细胞上，也达不到放散试验检出的强度，故放散试验为阴性，综合以上血型血清学检测结果，本例患儿应诊断抗 -E 联合抗 -c 抗体引起的 HDFN。本例患儿为其母亲生育的第二胎，在出生后就出现了明显的全身水肿、肝脾肿大和高胆红素的阳性指征，属于重症 HDFN，是胆红素脑病的高危对象。该患儿血清胆红素最高时达 450.1μmol/L，及时对其选用 E、c 抗原均阴性的血液进行 2 次换血治疗，有效预防了高胆红素血症对新生儿的损害，并同时纠正贫血。最终患儿住院治疗 14 天出院，1 个月后复查各项指标均正常。

本案例孕母产前未进行免疫血清学检测，也未进行任何干预治疗，造成患儿发生重症 HDFN。本案提示：应积极倡导有妊娠史、流产史和输血史的孕妇，在怀孕期内常规进行产前免疫血清学监测，根据监测结果进行风险评估，以便及时采取准确有效的预防和干预措施，促进优生优育。

参考文献

1. SHASTRY S, BHAT S. Severe hemolytic disease of newborn in a Rh D--positive mother: time to mandate the antenatal antibody screening[J]. J Obstet Gynaecol India, 2014, 64(4): 291-292.

2. 兰炯采, 负中桥, 陈静娴. 输血免疫学试验技术[M]. 北京: 人民卫生出版社, 2012.

3. SILVA D C, JOVINO C N, SILVA C A, et al. Optical tweezers as a new biomedical tool to measure zeta potential of stored red blood cells[J]. PLoS One, 2012, 7(2): e31778.

4. KUMAR R, SAINI N, KAUR P, et al. Severe ABO Hemolytic Disease of Newborn with High Maternal Antibody Titres in a Direct Antiglobulin Test Negative Neonate[J]. Indian J Pediatr, 2016, 83(7): 740-741.

4. 抗 -Hr_0 抗体导致新生儿溶血病 1 例

一、简要病史

患儿,女性,足月顺产,羊水污染,24 小时内出现黄疸,肌张力减退,当地医院治疗后效果不佳转院至省级儿童医院,以"新生儿母婴血型不合溶血病,新生儿高胆红素血症,溶血性贫血,胆红素脑病"收入院。多次交叉配血失败,无法进行换血及输血治疗,送检输血科。患儿母亲孕 3 产 1,有两次流产史,否认家族遗传性疾病史,否认输血史。

二、辅助检查

(一)体格检查

入院时体温 37.2℃,脉搏 135 次 /min,呼吸 36 次 /min,血压 90/48mmHg,体重 3.1kg。精神反应差,呼吸急促,重度贫血貌,颜面、躯干、四肢皮肤黄染,手足心黄染,无皮疹、皮下出血。脐带未脱落,脐轮无红肿,脐凹未见脓性分泌物,四肢肌张力减退,吸吮反射、觅食反射可引出,握持反射正常未引出,牵拉、拥抱反射引出不完全。

(二)实验室检查

1. 血型鉴定　患儿为 A 型、RhD 阳性,其母亲为 A 型、RhD 阳性,其父亲为 O 型、RhD 阳性,具体结果见表 5-5。

表 5-5 患儿及父母血型鉴定结果

	抗-A	抗-B	抗-D	抗-C	抗-c	抗-e	抗-e	DAT	自身	A_{1c}	B_c	O_c	结论
患儿（ZZAP处理前）	4+	0	4+	4+	0	4+	0	4+	+	0	4+	0	
患儿（ZZAP处理后）	4+	0	4+	4+	0	4+	0	0	+	0	4+	0	A
母亲	4+	0	4+	0	0	0	0	0	0	0	4+	0	A
父亲	0	0	4+	4+	0	4+	0	0	0	4+	4+	0	O

2. 抗体筛查 结果见表 5-6，患儿及母亲血浆中存在 IgG 类同种抗体，患儿红细胞被抗体致敏。

3. 抗体鉴定 用患儿放散液和母亲血浆分别用 10 个谱细胞进行抗体鉴定，结果为 10 个谱细胞反应均为强阳性，结果见表 5-7。

4. DAT 抗-IgG+抗-C3d 阳性，抗-IgG 阳性，抗-C3d 阴性。

5. Rh 分型试验 患儿 CCDee，其母亲为 D--，其父亲为 CCDee。

6. 吸收放散 分别使用 O 型 CcDEe、CCDee、ccDEE、ccdee 四种细胞进行吸收放散试验，证明患儿及其母亲血清中的抗体不是抗-C、抗-c、抗-E、抗-e，而是一种与普通 Rh 细胞共有抗原反应的抗体，所有细胞吸收的是同 1 种抗体，此种抗体不是个别独立的抗体，而是 1 种针对 CcEe 抗原的复合抗体，此种抗体也称抗-Hr_0。

7. 抗体效价 患儿血浆分别采用 O 型 CcDEe、CCDee、ccDEE、ccdee 细胞测得 IgG 抗体效价均为 512。

8. 血常规 RBC 1.32×10^{12}/L，WBC 123.7×10^9/L，Hb 58.0g/L，Ret% 0.396。

9. 血生化 TB 354.2μmol/L，IB 290.5μmol/L。

三、诊疗经过

患儿溶血严重，重度贫血，入院后在积极给予蓝光照射、丙种球蛋白、白蛋白应用的基础上建议换血治疗。多次交叉配血不合，无法找到配型相合血源，无法进行换血治疗。入院第二天呼吸急促，给予美罗培南、白蛋白、免疫球蛋白、苯巴比妥、维生素 B_2、多巴胺等治疗后，复查 TB 351μmol/L，IB 290.5μmol/L，WBC 119.2×10^9/L，Hb 60g/L，患儿病情进行性加重，家长要求放弃治疗，患儿出院。

表 5-6 患儿血浆、患儿放散液及母亲血浆抗体筛查结果

序号	Rh-hr C	D	E	c	e	Kell K	k	Duffy Fy^a	Fy^b	Kidd Jk^a	Jk^b	Lewis Le^a	Le^b	P P1	MNS M	N	S	s	患儿血浆 IS	IAT	患儿放散液 IS	IAT	母亲血浆 IS	IAT
1	+	+	0	0	+	+	+	0	+	+	+	+	0	+	+	+	0	+	0	3+	0	4+	0	3+
2	0	+	+	+	0	0	+	+	+	+	+	0	+	0	+	+	0	+	0	3+	0	4+	0	3+
3	+	0	0	+	+	0	+	+	+	0	0	+	0	0	+	+	0	+	0	3+	0	4+	0	3+
自身																			0	3+	/	4+	0	0

表 5-7 患儿放散液和母亲血浆抗体鉴定结果

序号	Rh-hr C	D	E	c	e	Kell K	k	Duffy Fy^a	Fy^b	Kidd Jk^a	Jk^b	Lewis Le^a	Le^b	P P1	MNS M	N	S	s	患儿放散液 IAT	母亲血浆 IAT
1	+	+	0	0	+	0	+	0	+	0	+	0	+	+	0	+	+	+	4+	3+
2	+	+	0	0	+	+	+	+	0	+	0	0	+	+	+	+	+	+	4+	3+
3	0	+	+	+	0	0	+	0	+	+	+	0	+	0	+	+	+	+	4+	3+
4	+	0	0	+	+	0	+	0	+	+	0	0	+	+	+	+	0	0	4+	3+
5	0	0	+	+	+	0	+	+	+	0	+	0	+	+	0	0	+	+	4+	3+
6	0	0	0	+	+	0	+	0	0	0	+	0	+	0	0	0	0	0	4+	3+
7	+	0	0	+	+	0	+	0	0	+	+	0	+	+	+	+	0	+	4+	3+
8	0	+	0	0	+	0	+	0	0	+	+	0	+	+	+	+	0	+	4+	3+
9	0	0	0	+	+	0	+	+	+	+	0	0	+	+	+	+	0	+	4+	3+
10												+	0	0	+	0	+	0	4+	0
自身																			4+	0

四、相关知识链接

RhD-- 表型极为罕见,这种红细胞只有 D 抗原的表达,且 D 抗原的反应性高。RhD-- 表型个体通常从其父母各得 1 个 D-- 染色体,其父母多为近亲结婚,说明 RhD-- 是可以遗传的。在输血医学领域,RhD-- 表型的重要性在于这种表型的个体如果被 Rh 抗原致敏会产生针对 C、c、E 或 e 抗原的多种 Rh 抗体,使他们濒临严重的溶血性输血反应危险[1-4]。迄今,RhD-- 表型的临床相关报道多半为其在孕产妇中引起胎儿或新生儿轻到重度溶血性疾病[5-9]。研究发现,RhD-- 表型个体受到免疫后体内通常能够找到针对 RhCc/Ee 抗原的抗 -Rh17 抗体(抗 -Hr$_0$),它是一种针对 Rh 高频抗原的抗体[10]。

通常情况下,产生 IgG 抗 -Hr$_0$ 抗体的患者包括需换血的新生儿,要找到合适的供者血液非常困难,可采取以下 3 种措施:①自体备血或在近亲属中寻找合适供者;②求助稀有血型库;③紧急情况下,以上 2 种途径都无法解决时可采用最小不相容的血液,但其还是有引发急性溶血的风险。为应对 RhD-- 患者及孕妇的临床输血需求,日本已建有完善的 RhD-- 稀有血型库。荷兰也通过术中血液回收和自体血液预储回输技术成功地为因输血产生多种抗体的急诊患者进行了冠状动脉旁路移植术。

五、案例点评

本案例患儿母亲由于多次妊娠免疫刺激,致使其体内存在针对 CcEe 抗原位点的 IgG 抗体,即抗 -Hr$_0$,经胎盘进入胎儿血液循环中,导致患儿溶血发生。抗 -Hr$_0$ 这种抗体可引起不同程度的胎儿或新生儿溶血病的发生,输血可造成严重的溶血性输血反应,甚至可危及生命。虽然我国尚没有 RhD-- 发生频率的相关报道,但其临床重要性却不容忽视,应从行业层面逐步完善 RhD-- 筛查和自体血预储机制,并建立完善的 Rh 缺失型稀有血型库,从各个环节避免稀有 Rh 表型患者在输血时被致敏,将其溶血性输血反应风险降到最低,真正做到有效输血,保障输血安全。

参考文献

1. 龚福利,左琴琴,吴大洲,等. 一例 IgG-Hr$_0$ 联合抗体的鉴定及相关输血探讨[J]. 中国输血杂志,2014,27(10):1055-1057.
2. SALAMAT N, BHATTI F A, HUSSAIN A, et al. Anti-Rh17(anti-Hr0):a rare diagnostic and management problem[J]. J Pak Med Assoc,2004,54(4):

215-218.

3. YUN J W, KANG E S, KI C S, et al. Sensitization to Multiple Rh Antigens by Transfusion of Random Donor Platelet Concentrates in a -D- Phenotype Patient [J]. Ann Lab Med, 2012, 32 (6): 429-432.

4. DE V KM, DEMIR A Y, FOLMAN C C, et al. Successful transfusion care for a patient with the Rhesus -D- phenotype and antibodies against Rh17 and two additional alloantibodies[J]. Annals Hematol, 2012, 91 (6): 963-964.

5. 尹志柱. 抗体抗 -Hr0 致新生儿溶血病 1 例[J]. 中国输血杂志, 2013, 26 (12): 1274-1276.

6. 杨槐波. D- 产生抗 -Hr0 引起死胎 1 例[J]. 中国输血杂志, 2010, 23 (1): 61-62.

7. GONG Y, AI Y, ZHOU R. Rare case of hemolytic death of the newborn due to anti-hr0 and anti-e[J]. J Obstet Gynaecol Res, 2011, 37 (5): 465-467.

8. WHANG DH, KIM HC, HUR M, et al. A successful delivery of a baby from a D--/D-- mother with strong anti- Hr0[J]. Immunohematology, 2000, 16 (3): 112-114.

9. LENKIEWICZ B, ZUPANSKA B. Moderate hemolytic disease of the newborn due to anti-Hr0 in a mother with the D--/D-- phenotype[J]. Immunohematology, 2000, 16 (3): 109-111.

10. LI B J, JIANG YJ, YUAN F, et al. Exchange transfusion of least incompatible blood for severe hemolytic disease of the newborn due to anti-Rh17[J]. Transfus Med, 2010, 20 (1): 66-69.

5. 儿童溶血尿毒综合征输血救治 1 例

一、简要病史

患儿，女性，6 岁，2 天前出现咳嗽、发热等上呼吸道感染症状，同时伴有呕吐，为非喷射状，呕吐物为胃内容物，予拉氧头孢抗感染、肺力咳止咳等治疗，症状有所改善，1 天前患儿出血酱油色尿。为求进一步诊治，急诊收入院。该患儿为其母第 2 胎第 2 产，孕 35^{+4} 周因前置胎盘剖宫产，出生体重 2.5kg，出生时无窒息及抢救史。否认输血史、否认药物及食物过敏史。

二、辅助检查

（一）体格检查

入院时体温 37.5℃,呼吸 25 次 /min,心率 110 次 /min,血压 95/55mmHg。身高（长）122cm,体重 24.5kg。发育正常,营养中等,面色苍白,皮肤及巩膜轻度黄染,皮肤可见多处瘀斑,全身浮肿。肝脾肿大,心肺无杂音。

（二）实验室检查

1. 血常规　WBC $13 \times 10^9/L$, RBC $2.16 \times 10^{12}/L$, Hb 74g/L, PLT $68 \times 10^9/L$, CRP 7mg/L, Rtc% 11.37%。

2. 尿常规　PRO3+, RBC35 个 /μL。

3. 血生化　TB 107μmol/L, DB 13.9μmol/L, IB 40.2μmol/L, ALT 44U/L, BUN 9.8mmol/L, Cr 127μmol/L, LDH 4 900U/L, K^+ 5.3mmol/L, Na^+ 3.72mmol/L。

4. TEG　结果如图 5-1, LY 30 及 EPL 60.9%, CI -4.6,提示为原发性纤溶亢进。

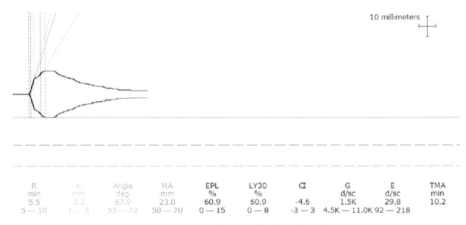

R min	K min	Angle deg	MA mm	EPL %	LY30 %	CI	G d/sc	E d/sc	TMA min
5.5	3.2	67.9	23.0	60.9	60.9	-4.6	1.5K	29.8	10.2
5 — 10	1 — 3	53 — 72	50 — 70	0 — 15	0 — 8	-3 — 3	4.5K — 11.0K	92 — 218	

图 5-1　入院时患者血栓弹力图结果

5. DAT　阴性。

6. 抗核抗体检测　阴性。

（三）影像学检查

1. 超声检查提示　肝大、脾大,双肾弥漫性病变。

2. 头颅 CT　未见明显异常。

（四）其他

1. 肾活检　提示肾脏微血管栓塞。

2. 骨髓检查　骨髓增生活跃,尤以红系更为显著。血涂片检查可见红细胞形态、大小不等,泪滴状、棘状、三角形等异形红细胞超过 2%,中央淡染区扩大。

三、诊疗经过

患儿急性起病,初始主要表现为咳嗽、发热、呕吐、皮肤黄染,排酱油色尿、少尿,血常规示红细胞和血小板明显减低,血生化可见 BUN、Cr 明显增高,尿常规发现 PRO3+、RBC3+。综合临床表现和实验室检查结果,提示存在溶血性贫血、血小板减少、肾功能衰竭三联征,故临床诊断“溶血尿毒综合征”明确。嘱患儿注意休息,予低盐、低脂、高生物价蛋白饮食,监测患儿生命体征及出入量。口服黄芪颗粒、阿魏酸哌嗪片保肾抗凝治疗,予磷酸肌酸钠保护心肌,行环磷酰胺冲击治疗。综合治疗 3 天后,症状无显著改善,请输血科会诊,行 TPE 治疗 3 次,每次置换量为 1 200mL(约为 1.2 倍循环血浆量),置换液为 FFP,共计 3 600mL,低分子量肝素 1 000U 抗凝。TPE 前后行 FFP 输注 3 次,每次 2U,共计 6U。两次输注去白细胞红细胞共 2U,以纠正贫血。入院后第 9 天复查血常规示 PLT 升至正常,BUN、Cr、LDH 及胆红素均较前明显降低,血电解质及凝血功能大致正常。皮肤黄染较前明显消退,未诉特殊不适,尿色清亮,患儿好转出院。

四、相关知识链接

溶血尿毒综合征(hemolytic-uremic syndrome,HUS)是以急性微血管性溶血性贫血、急性肾功能衰竭、血小板减少三联征为特点的一种罕见的儿科疾病[1]。目前公认该病可分为两大类:腹泻后 HUS 和无腹泻 HUS。后者又可分为继发性(常见诱因有:链球菌、肺炎球菌感染,肾小球病变,某些药物,骨髓移植及肿瘤等)和特发性(发病原因不明,常有家族遗传史)。发病机制与内皮细胞受损、内毒素启动、白细胞介导的炎症反应、血小板及凝血系统被激活、前列环素水平低下、内皮素 - 一氧化氮轴紊乱、脂质过氧化和免疫功能紊乱等多因素有关。该病发病急,病情重,病死率高,而且近年来发病率有逐年增高的趋势。本病临床症状差异很大,目前尚无统一有效的治疗方法。临床治疗通常按急性肾衰竭治疗原则,糖皮质激素治疗以及抗感染等对症治疗。但是成分输血,尤其是 FFP 的输注及 TPE 在该疾病的治疗中具有重要的不可替代的作用[2]。

由于 HUS 患儿血浆中存在异常水平的促血小板聚集因子(如 Von Willebrand 因子、血小板激活因子等),或缺乏正常抑制血小板聚集的因子,如前列环素(prostacyclin,PGI$_2$),从而导致微血管血栓形成,使血流中红细胞和血小板通过时受损,导致红细胞碎裂溶血,出现微血管性溶血性贫血和血小板减少[3-4]，血栓弹力图可表现为纤溶亢进。TPE 是治疗 HUS 的一种有效的方法，不仅能补充患儿血浆中缺乏的抑制血小板凝集因子，还能去除血浆中抑制 PGI_2 合成的物质，恢复 PGI_2 活性，使病情缓解或改善，尤其是血小板严重持续减少的患儿。

对急性期和血小板持续严重减少的患儿，TPE 不仅可以缓解尿毒症症状，更重要的是可以增加血浆中抗炎细胞因子，终止微血管病进程，使死亡或长期后遗症的危险减到最小[5]。TPE 疗法应该在症状出现后 24 小时内进行，过迟则可能导致治疗失败。TPE 通常进行到患儿血小板计数达到 150×10^9/L 以上，并持续 2~3 天[6-7]。由于普通冰冻血浆中不稳定凝血因子含量大量减少，不宜给溶血尿毒综合征患儿输注，而最好输注 FFP[8]。

五、案例点评

本案例患儿短时间内出现严重贫血，血红蛋白快速下降，胆红素增高，而且以间接胆红素为主；肝脏肿大，有血红蛋白尿，网织红细胞比例大幅升高，骨髓增生活跃，尤以红系更为显著；同时血小板减少，有出血倾向；肾活检提示肾脏微血管栓塞。据此可以诊断患儿为 HUS。由于患儿体内已经存在大量破碎异型红细胞，因此输注红细胞时应尽量选择新鲜的红细胞，以减轻患儿肾脏负担。输血时血容量的迅速扩充可导致循环超负荷，因此输血速度不宜过快。本患儿经过 3 次 TPE 后，Cr、BUN、LDH 及 TB 均较前明显降低，电解质及凝血功能大致正常，血小板逐步恢复到正常水平。因此，TPE 是治疗 HUS 的有效手段，条件允许的情况下，宜尽早使用，以获得更好预后。尽管本病患儿血小板严重减少，但除非临床上存在严重出血或需采用侵入性治疗时，不轻易输注血小板，以免加重微血管血栓。

参考文献

1. 马曙轩，徐樨巍，宋文琪，等 . 43 例儿童溶血尿毒综合征的输血治疗［J］. 北京医学，2009，31（5）：284-286.

2. 陈植，刘小荣，沈颖，等 . 血浆置换治疗儿科危重症 87 例分析［J］. 中国实用儿科杂志，2015，30（4）：300-302.

3. RAMOS M V, MEJIAS M P, SABBIONE F, et al. Induction of Neutrophil Extracellular Traps in Shiga Toxin-Associated Hemolytic Uremic Syndrome［J］. J Innate Immun, 2016, 8（4）: 400-411.

4. MALINA M, ROUMENINA L T, SEEMAN T, et al. Genetics of hemolytic uremic syndromes［J］. Presse Med, 2012, 41（3Pt2）: 105-114.

5. 邓会英，高岩，李颖杰，等 . 血浆置换术后联合小剂量激素治疗溶血尿毒综合征［J］. 实用儿科临床杂志，2012，27（6）：412-414+445.

6. 何莉，胡宛如. 溶血尿毒综合征诊断与治疗［J］. 中国实用儿科杂志，2013，28（9）：662-665.

7. 夏正坤，高春林. 溶血尿毒综合征的诊断和治疗策略［J］. 中华临床医师杂志（电子版），2013，7（13）：5708-5710.

8. HOFER J, GINER T, JÓZSI M. Complement Factor H-Antibody-Associated Hemolytic Uremic Syndrome：Pathogenesis, Clinical Presentation, and Treatment［J］. Semin Thromb Hemost, 2014, 40（4）：431-443.

6. 婴幼儿血友病 A 输血治疗 1 例

一、简要病史

患儿，男性，出生 8 个月，发现皮肤瘀斑 3 个月，无明显磕碰皮肤出现多处直径大于 3cm 瘀斑，入院前 1 天突然排柏油样便一次，并出现精神萎靡伴面色苍白，静脉采血部位渗血不止。当地医院诊断为"贫血，消化道出血"，对症治疗后，患儿病情无好转。急诊以"消化道出血"收入院。自幼输液、抽血后易出血肿，否认手术、外伤、输血史，否认家族遗传性疾病史。

二、辅助检查

（一）体格检查

入院时体温 36.6℃，心率 120 次 /min，呼吸 39 次 /min，血压 84/55mmHg，身长 67cm，体重 9.1kg。神志清醒，面色苍白，全身皮肤巩膜无黄染，双侧腹股沟采血部位见陈旧性瘀斑，躯干及四肢可见多处直径大于 3cm 瘀斑，浅表淋巴结未触及肿大，颈软，心肺正常，腹平软，肠鸣音 5 次 /min~7 次 /min，肝脾肋下未触及肿大。双下肢无水肿。神经系统查体未见阳性定位体征。

（二）实验室检查

1. 血常规　WBC 32.53×10^9/L, Hb 106g/L, Hct 0.348, PLT 355×10^9/L。

2. 血生化　ALT197U/L, AST 348U/L, TB 27.1μmol/L, DB 13.9μmol/L, BUN 5.8mmol/L, Cr 107μmol/L。

3. 凝血功能筛查　PT 11.4s, Fbg 1.83g/L, APTT 78.4s, TT 23.4s。

4. 血型血清学检查　血型为 B 型、RhD 阳性，抗体筛查阴性。

5. 便潜血检测 阳性。

（三）影像学检查

1. 头颅 CT 提示未见明显异常。

2. 腹部超声 无明显异常。

三、诊疗经过

入院后积极完善各项检查,给予凝血酶原复合物、FFP 及维生素 K₁ 等止血治疗,患儿症状改变不明显,仍排黑便 1 次。凝血功能筛查试验提示 APTT 延长至 96s,其余指标无明显异常。血浆凝血因子活性检查提示 FⅧ活性 4%,FIX 正常。根据患儿 FⅧ活性严重减低及补充维生素 K₁ 无效等,可诊断为中度 HA。后经多次输注 FFP（10mL/kg）、FⅧ浓缩物后,该患儿便潜血转阴,躯干及四肢无新发瘀斑,病情好转出院。

四、相关知识链接

出血是 HA 的主要症状,其特点是未发生出血时患者与正常人无异,但轻微外伤即可引起长期甚至致命的流血不止,重症患者没有明显外伤也可发生"自发性出血"[1]。HA 多于婴儿开始学爬、学走时,因外伤导致出血不止或瘀斑、瘀点、血肿时被发现和确诊。新生儿期被发现者极少见,HA 在新生儿期发病者常与围产因素有关：如产程延长、胎儿吸引、产钳引产等,也有部分患儿表现为自发性出血倾向[2]。新生儿期即发病者多为中重型患者,一旦发病病情严重,易危及生命,部分幸存者亦遗留不同程度的中枢神经系统损害[3]。

HA 治疗上主要为预防及治疗出血与预防关节畸形[4]。预防出血主要是避免外伤和剧烈运动,必要的预防接种可用小针头作皮内或皮下注射。治疗主要是输注血制品,如 FFP、冷沉淀及各种 FⅧ浓缩剂等[5],但血液制品因其血浆蛋白半衰期较短,需长期使用,存在感染经血途径传播疾病,如艾滋病、肝炎等的风险,且长期输入 FⅧ浓缩剂后可产生相应抗体而加重病情[6]。故应加强对该病的认识,早期发现及诊断,为治疗赢得时机。对血友病患儿的家庭成员进行家系调查,以确定患者及携带者。对高危孕妇于孕 16~22 周进行产前诊断,以降低重型血友病 A 患儿的出生率。

五、案例点评

该患儿当地医院曾诊断为贫血、消化道出血,入院后最终诊断为中度 HA、消化道出血。主要依据是患儿血浆 FⅧ活性 4%,远低于正常水平。又排除了维生素 K 依赖因子缺乏症等其他出凝血疾病。该患儿家属中未发现血友病家族史,发病年龄过早,APTT 延长,易造成诊断上的困难。临床若遇婴幼儿无明显诱因的严重自发性出血,APTT 明显延长,经补充维生素 K₁ 及常规止血治疗后仍有 APTT 延长者,应高度怀疑本病,及早检测血浆 FⅧ浓度以明确诊断。治疗方面尚无根治性方法,关键还是避免损伤,预防出血。临床主要使用 FⅧ替代疗法以提高患儿血浆中 FⅧ活性,从而达到预防出血和止血的效果[7]。已经生育过 HA 患儿的母亲再次怀孕时,应尽早作染色体检测,在无法做基因检测时,则应避免男性婴儿的出生。

参考文献

1. 闫红,胡宛如,张乾忠,等 . 儿童甲型血友病并 4 次颅内出血 1 例[J]. 中国实用儿科杂志, 2013, 28 (3): 239-240.

2. GRINGERI A, LUNDIN B, VON MACKENSEN S, et al. A randomized clinical trial of prophylaxis in children with hemophilia A (the ESPRIT Study)[J]. J Thromb Haemost, 2011, 9 (4): 700-710.

3. SATYA SENAPATI, SUDHANSU MISHRA, MANMATH DHIR, et al. Intracerebellar haemorrage in a haemophilia child[J]. Asian J Neurosurg, 2016, 11 (2): 179.

4. 王谷云,姚红霞 . 甲型血友病的治疗研究概况[J]. 中国预防医学杂志, 2017, 18 (2): 137-139.

5. 黄伟,王天兵,张鹏,等 . 血友病合并骨折患者的特点及围手术期治疗[J]. 北京大学学报 (医学版), 2015, 47 (2): 281-284.

6. ATWA ZEZE, ELDASH HANAA, TELEP NEJM ELDIN. Joint health in Egyptian children with hemophilia A: what are the affecting factors[J]？ The Egyptian Journal of Haematology, 2016, 41 (4): 168-173.

7. YANKOV I V, SPASOVA M I, ANDONOV V N, et al. Endoscopic Diagnosis of Intramural Hematoma in The Colon sigmoideum In a Child With High Titer Inhibitory Hemophilia A[J]. Folia Med (Plovdiv), 2014, 56 (2): 126-128.

7. 儿童 Evans 综合征救治 1 例

一、简要病史

患儿,女性,6 岁,入院前 1 个月无明显诱因出现皮肤散在出血点、瘀斑,以颜面部、前胸为主,伴鼻衄 2 次,量中等,最长压迫约 20 分钟方可止血。无发热、皮疹、血尿、血便等,就诊于当地医院,血常规示 PLT 26×10^9/L,考虑血小板减少症,予丙种球蛋白 40g(1~2g/kg)冲击治疗,氢化可的松 150mg 静脉滴注,10 天后复查血常规示 PLT 64×10^9/L,网织红细胞计数 193.6×10^9/L。出院后患儿未继续口服激素,遂再次就诊,门诊以"血小板减少原因待查"收入院。自发病以来,患儿精神反应可,饮食一般,睡眠可,小便正常,大便稍干燥。患儿系其母第 1 胎第 1 产,出生体重 3kg,出生时无窒息、皮肤黄染等。患儿 3 岁半时行扁桃体切除术,否认输血史,否认食物及药物过敏史。

二、辅助检查

(一)体格检查

入院时体温 36.5℃,脉搏 100 次/min,呼吸 20 次/min,血压 90/60mmHg,身高 128cm,体重 34.5kg。发育正常,营养良好,正常面容,表情自如,自主体位,神志清楚,查体合作。全身皮肤可见散在出血点,全身皮肤及巩膜无黄染。浅表淋巴结未扪及肿大。咽部稍充血,心音有力,律齐,未闻及杂音。双肺呼吸音粗,未闻及啰音。腹平软,未扪及肝脾肿大。四肢末梢暖,双下肢无水肿。

(二)实验室检查

1. 血常规 WBC 4.5×10^9/L, NEU% 27%, NEU 1.22×10^9/L, LY% 57.8%, RBC 4.04×10^{12}/L, Hb 120g/L, PLT 42×10^9/L。

2. 血生化 TB 6.31μmol/L, DB 0.51μmol/L, IB 5.8μmol/L, TG 2.38mmol/L, CK 24U/L, CK-MB 20U/L。

3. 凝血功能筛查 PT 11.1s, INR 0.97, Fbg 1.77g/L, APTT 25.2s, D-Dimer 0.159mg/L, AT-Ⅲ 135%。

4. 骨髓活检 骨髓增生活跃,粒、红系统各阶段细胞构成比及比值、形态大致正常,全片共找到约 277 个巨核细胞。

5. 血小板表面相关抗体 血小板抗体 IgG/CD41 为 68.2%, IgM/CD41 为 10.1%, IgA/CD41 为 7.9%。

6. DAT 广谱抗人球蛋白 3+,抗-IgG 2+,抗-C3d 阴性。

7. 红细胞沉降率 2mm/h。

8. 其他 补体 C3 为 1.15g/L,补体 C4 为 0.16g/L。抗可溶性抗原抗体谱中 Ro-52 弱阳性。

(三)影像学检查

1. 腹部超声 肝不大,肝实质回声均匀,肝内外胆管无扩张,胆囊(-)。

胰腺不肿,胰管无扩张。

2. 心脏彩超　各房室内径正常,房室间隔回声连续完整,各瓣膜形态及活动未见明显异常。

3. 胸部 X 线平片　肺支气管血管束增多,肺透光度欠均匀,肺内未见异常高及低密度病灶未见,肺门区未见明显病灶,心影丰满。气管及隆突形态、位置正常,大血管形态、位置正常,腔静脉后软组织增厚,余纵隔内未见肿大淋巴结。

三、诊疗经过

患儿起病急,以全身皮肤出血点为主要表现,查体全身皮肤散在针尖样出血点,鲜红色,未高出皮面,肝脾及浅表淋巴结无肿大。外周血象提示血小板一系减低,网织红细胞升高。予丙种球蛋白、糖皮质激素治疗有效,骨髓片示骨髓增生活跃,巨核细胞明显增多,提示免疫性血小板减少,结合患儿DAT3+,故诊断 Evans 综合征。

入院后完善相关检查,输血科会诊后,鉴于患儿 DAT 阳性(3+),体内抗体成分复杂,对 ABO 血型鉴定及交叉配血结果均有影响,建议先治疗原发病,无明显出血倾向暂不输血。予甲泼尼龙 60mg/d 静脉滴注及大剂量人免疫球蛋白冲击治疗,同时予护心保肝等对症支持治疗。综合治疗 5 天后,血常规提示 WBC 17.2×10^9/L, Hb 137g/L, PLT 118×10^9/L。血小板升至正常值范围,准予带药出院。住院期间患儿未输注任何血液成分。嘱离院后注意有无皮肤黏膜出血、鼻衄、血尿、黑便等出血表现,至少半年暂停疫苗接种;减少活动,避免磕碰出血。出院后继续口服泼尼松 30mg/ 次,2 次 /d,应用激素期间注意口服钙剂。

四、相关知识链接

Evans 综合征(Evans Syndrome)为一种自身免疫性疾病,系血细胞特异性自身抗体引起红细胞和血小板破坏增加,而导致相继或同时发生自身免疫性溶血性贫血(autoimmune hemolytic anemia, AIHA)和免疫性血小板减少症(immune thrombocytopenia, ITP)[1-2]。该病目前国际上尚无公认的统一诊断标准。通常认为,如同时符合 AIHA 及 ITP 两种疾病的诊断标准,并且排除其他溶血性贫血及继发性血小板减少症,即可做出 Evans 综合征的诊断[3],但应注意与 MDS、TTP 相鉴别[4]。因 Evans 综合征为一组具有相似临床症状的综合征,目前检查手段还未发现其明确病因,该病可能为一类由不同病因所致的免疫异常的共同表现。在临床工作中,如发现患儿出现难治性 AIHA 或 ITP,同时有半岁以内易反复感染、发热、多系统器官免疫性疾病时,应注意排除继发于自身免疫性淋巴细胞增生综合征(autoimmune lymphoproliferative syndrome, ALPS)、原发性免疫缺陷病(primary immunodeficiency diseases, PID)等遗传性疾病引发血细胞减少的可能性[5]。临床上,Evans综合征患儿随疾病进展,均出现溶血、贫血及出血等表现,贫血多为中至重度,可呈小细胞低色素性、正细胞性及大细胞性贫血[6]。部分患儿并不同时具有上述所有典型临床表现及实验室指标,可以单纯AIHA或ITP起病,易致误诊。该综合征的特点是慢性、易复发,需要长期的免疫抑制治疗,糖皮质激素是治疗该病的主要手段,利妥昔单抗已成为应用最广泛的二线治疗方法,它可以安全地达到较高的反应率和延缓脾切除术[7]。

五、案例点评

对临床上有血小板减少及溶血性贫血的患儿,应想到Evans综合征的可能性。本案例患儿以皮肤出血点、瘀斑及鼻衄为主要临床症状,需与结缔组织病鉴别,尤其是系统性红斑狼疮可伴有血小板降低,同时出现如发热、皮疹、关节肿痛、肝脾等多脏器损伤。但本患儿为6岁女童,无发热、皮疹、关节肿痛等典型症状,查体未见明显阳性体征,所以不支持结缔组织病。患儿仅表现血小板减少,DAT阳性,溶血症状不明显,治疗上糖皮质激素与丙种球蛋白联合用药,症状改善明显,没有输注血液成分。临床中典型Evans综合征患者通常抗体成分复杂,需采用氯喹放散、乙醚放散等试验进行ABO血型鉴定、同种抗体检测和自身抗体特异性鉴定。当出现严重溶血或有明显出血症状时,可选择ABO、Rh等重要血型抗原相合的、交叉反应最弱的红细胞进行输注[8]。

参考文献

1. 徐世荣,郭晓楠,张静楠. Evans综合征的研究现状[J]. 诊断学理论与实践,2010,9(3):218-221.

2. PIERO FARRUGGIA, ALESSANDRA MACALUSO, SERENA TROPIA, et al. Effectiveness of cyclosporine and mycophenolate mofetil in a child with refractory evans syndrome[J]. Pediatr Rep, 2011, 3(2):e15.

3. 朱立平. Evans综合征治疗的研究进展[J]. 国际儿科学杂志,2012,39(2):187-190.

4. MANTADAKIS E, FARMAKI E. Natural History, Pathogenesis, and Treatment of Evans Syndrome in Children[J]. J Pediatr Hematol Oncol, 2017, 39(6):413-419.

5. SANKARAN J, RODRIGUEZ V, JACOB EK, et al. Autoimmune Hemolytic Anemia in Children: Mayo Clinic Experience[J]. J Pediatr Hematol Oncol, 2016, 38(3): e120-124.

6. MENDONCA S, SRIVASTAVA S, KAPOOR R, et al. Evans syndrome and its link with systemic lupus erythematosus[J]. Saudi J Kidney Dis Transpl, 2016, 27(1): 147-149.

7. 董恂玮, 赵玉平, 郑以州, 等. 19 例儿童及青少年 Evans 综合征回顾性临床分析[J]. 临床血液学杂志, 2011, 24(01): 28-29+32.

8. 李育. Evans 综合征患者的血型血清学诊断和输血治疗对策[J]. 中国卫生检验杂志, 2010, 20(9): 2141-2142+2145.

8. 儿童暴发性心肌炎救治 1 例

一、简要病史

患儿，男性，7 岁，2 天前无明显诱因出现发热，体温 38.8℃，自服"小儿柴桂颗粒口服（具体剂量不详）"，无其他症状，未就诊。1 天前复测患儿体温 38.5℃，发热未见好转，精神差，遂就诊于门诊，初步诊断"咽喉炎"，查 CRP 27mg/L，WBC 14.73×10⁹/L，NEU% 86.1%，LY% 9.5%。予布洛芬口服退烧；头孢泊肟 100mg 口服，每日 2 次，抗感染；蒲地蓝消炎口服液 10mL 口服，每日 3 次。患儿体温逐渐下降至 37.2℃，但出现呕吐，精神反应差逐渐加重，并出现四肢末梢凉，血压 70/40mmHg。胸部正位片提示两肺纹理增多，心影增大；心电图提示室性心动过速，以"暴发性心肌炎"收入 PICU 进一步救治。平素体健，无家族遗传性疾病史，无输血史，无食物及药物过敏史。

二、辅助检查

（一）体格检查

入院时体温 37.7℃，脉搏 126 次/min，呼吸 25 次/min，血压 71/52mmHg，身高 128cm，体重 24kg。神志清，精神反应差。呼吸稍促，三凹征阴性，全身皮肤未见出血点及瘀斑，全身浅表淋巴结未及。双侧瞳孔等大等圆，直径 3.0mm，对光反射灵敏。颈抵抗阴性。双肺呼吸音粗，未闻及干湿啰音。心音低钝，未闻及明显心脏杂音，心脏相对浊音界扩大。腹平软，肝肋下 5cm，质韧，脾肋下未及，肠鸣音正常。四肢肌力、肌张力大致正常，双侧 Babinski 阴性,双侧克尼格征、布鲁辛斯基征阴性。四肢凉,双下肢凉至大腿,双上肢凉至肘部。

（二）实验室检查

1. 血常规　CRP 27mg/L, WBC 14.73×10⁹/L, NEU% 86.1%, LY% 9.5%, Hb 145g/L, PLT 275×10⁹/L。

2. 血生化　BUN 13.19mmol/L, UA 642.9μmol/L, Glu 12.18mmol/L, AST 340U/L, ALT 50U/L, CK 2 093U/L, CK-MB 168U/L, LDH 787U/L, γ-GT 691U/L。

3. 凝血功能筛查　PT 15.5s, INR 1.07, Fbg 2.77g/L, APTT 32.2s。

4. 血型血清学检测　血型为 O 型、RhD 阳性,抗体筛查阴性。

5. 心脏损伤标志物　BNP 6 206pg/mL。

6. TEG（普通杯,入院第 3 天,行 ECMO 和 CRRT1 天后）　提示凝血因子活性差,纤维蛋白原及血小板功能低下,如图 5-2 所示:

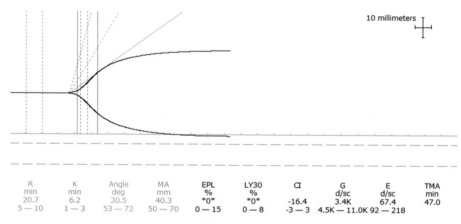

R min 20.7 5—10	K min 6.2 1—3	Angle deg 30.5 53—72	MA mm 40.3 50—70	EPL % *0* 0—15	LY30 % *0* 0—8	CI -16.4 -3—3	G d/sc 3.4K 4.5K—11.0K	E d/sc 67.4 92—218	TMA min 47.0

图 5-2　血栓弹力图普通杯检测结果

（三）影像学检查

1. 胸部正位片　两肺纹理增多,心影增大。

2. 心脏彩超　右房室内径轻度增大、左室收缩及舒张功能减低、三尖瓣反流（少量以上）、二尖瓣反流（少量）、心包积液（少量）。

三、诊疗经过

患儿为学龄男童,以发热、精神差、呕吐起病;病史短,病情进展迅猛,迅速出现循环功能衰竭;心电图提示室性心动过速;心脏彩超示右房室内径轻度增大、左室收缩及舒张功能减低、三尖瓣反流（少量以上）、二尖瓣反流（少量）、心包积液（少量），诊断暴发性心肌炎成立。根据患儿诊断暴发性心肌炎，入院查体精神萎靡，血压71/52mmHg，心音低钝，肝大，尿少，四肢末梢凉，毛细血管再充盈时间（capillary refill time，CRT）5s，诊断为心源性休克。

入院后予鼻导管吸氧，磷酸肌酸钠、心肌肽、维生素C保护心肌，多巴酚丁胺改善微循环，头孢曲松钠抗感染，丙种球蛋白（总量2g/kg）及甲泼尼龙400mg冲击治疗。患儿逐渐出现呼吸困难，神志模糊，伴烦躁，予气管插管接呼吸机辅助呼吸。病情持续加重，入院第2天行体外膜氧合（extracorporeal membrane oxygenation，ECMO）及连续性肾脏替代治疗（continuous renal replacement therapy，CRRT），并换用美罗培南、利奈唑胺抗感染。入院第3天血生化结果提示肾脏、肝脏功能不全，伴胃肠道出血，结合有呼吸衰竭、心源性休克，诊断多脏器功能衰竭（心脏、肝脏、肾脏、胃肠道、血液、神经系统）。输血科会诊：患儿病情危重，ECMO及CRRT治疗需持续全身抗凝，应及时复查凝血四项及TEG，根据其结果综合判断患儿出凝血功能，及时补充各种血液成分及凝血因子，调节抗凝剂用量。患儿急查TEG检测发现肝素抗凝过量，凝血因子及血小板功能低下，立即给予鱼精蛋白中和治疗，并输注FFP及浓缩血小板输注纠正凝血。经ECMO、CRRT等积极治疗2天，患儿症状无改善，心率下降，伴有恶性心律失常，心脏彩超提示心脏搏动微弱，停镇静剂后仍深昏迷，意识无恢复，抢救无效，宣布临床死亡。入院后患儿共输注O型、RhD阳性FFP 6U，手工制备浓缩血小板10U，悬浮红细胞8U。

四、相关知识链接

病毒性心肌炎（viral myocarditis，VM）是心内科常见疾病，常见于青少年。在病毒性心肌炎基础上，出现阿斯综合征、持续性室性心动过速伴低血压、心包炎等一项或多项表现，以急性血流动力学障碍为特点，可诊断暴发性心肌炎（fulminant myocarditis，FM）[1-2]。其早期诊断需依靠血清学指标、心电图、超声心动图等进行综合分析，心脏磁共振成像检查在心肌炎诊断中也具有很好的应用价值。传统的FM治疗，包括对症支持、抗病毒及免疫疗法等，但对危重患儿往往难以奏效，通常需要积极的机械循环辅助治疗，包括心室辅助装置、ECMO、CRRT等，特别是ECMO的应用可降低FM患儿早期病死率，大大提高了儿童FM的抢救成功率，成为救治儿童FM的可靠手段[3-4]。ECMO治疗最常见的并发症是出血，出血可能发生在外科手术部位、插管部位或先前有创操作部位、胸腔、腹腔或者腹膜后等部位[5]。出血原因包括全身肝素化、血小板功能障碍和凝血因子消耗[6-7]，所以患儿在治疗过程中，可采用 TEG 监测凝血功能及肝素化程度，能及时指导临床医师安全合理有效输注血液成分，纠正凝血功能障碍及可能的肝素过量，最大限度维持患儿生命体征平稳。

五、案例点评

FM 是儿科较严重的疾病，具有发病急骤、病程进展迅速，常在短时间内发生严重心力衰竭、心律失常、心源性休克及多脏器功能损害等，可危及患儿生命。本案例患儿因发热、精神反应差、呕吐为首发症状，入院后病情迅速恶化，出现心源性休克，立即行 ECMO 及 CRRT 治疗，治疗中 TEG 检测发现肝素抗凝过量，凝血因子及血小板功能低下，立即鱼精蛋白中和治疗，并相应给予 FFP 及浓缩血小板输注，纠正患儿凝血功能。但患儿病情仍持续加重，相继出现肝衰、肾衰、胃肠道出血，凝血功能紊乱，虽经积极治疗，但仍无法控制病情，最终死亡。因此，行 ECMO 治疗的患者应注意从开始就持续监测患者的凝血功能，以确保抗凝适当，防止凝血功能紊乱，提高患者救治成功率。

参考文献

1. 廖骏. 儿童重症心肌炎病例分析报告［D］. 浙江大学，2016.

2. WILMOT I，MORALES D L，PRICE J F，et al. Effectiveness of mechanical circulatory support in children with acute fulminant and persistent myocarditis ［J］. J Card Fail，2011，17（6）：478-494.

3. 郑慧萍，徐敏，张喆，等. 体外膜肺氧合在重症暴发性心肌炎患者中的应用［J］. 中国微创外科杂志，2017，17（2）：141-146+162.

4. 徐先增. 体外膜肺氧合（ECMO）治疗心脏外科术后心源性休克新进展［J］. 内科，2017，12（02）：195-198+223.

5. RAMACHANDRA G，SHIELDS L，BROWN K，et al. The challenges of prompt identification and resuscitation in children with acute fulminant myocarditis：case series and review of the literature［J］. J Paediatr Child Health，2010，46（10）：579-582.

6. 廖小卒，李斌飞，程周，等. 成人暴发性心肌炎患者应用体外膜肺氧合临床预后及危险因素分析［J］. 实用医学杂志，2016，32（2）：257-260.

7. ANG A L，TEO D，LIM C H，et al. Blood transfusion requirements and independent predictors of increased transfusion requirements among adult

patients on extracorporeal membrane oxygenation -a single centre experience [J]. Vox Sang, 2009, 96（1）: 34-43.

9. 儿童噬血细胞综合征输血治疗 1 例

一、简要病史

患儿,男性,2 岁 4 个月,19 天前患儿四肢出现淡红色皮疹,高出皮肤,压之褪色,并出现贫血、肝功能及凝血功能异常、肝脾肿大等,且症状持续加重,为进一步治疗,急诊以"噬血细胞综合征"收入儿科 ICU。患儿自发病以来,精神、饮食欠佳,大小便无明显异常,体重变化不详。否认输血史、食物及药物过敏史。

二、辅助检查

（一）体格检查

入院时体温 39.1℃,呼吸 25 次 /min,心率 150 次 /min,血压 85/55mmHg,身高 86cm,体重 12kg。发育正常,营养良好,神清,精神反应尚可,全身皮肤黏膜无黄染,躯干及四肢可见散在红色丘疹,压之褪色,左上臂卡疤阳性。双肺呼吸音清,未闻及干湿啰音。心律齐,未闻及明显心脏杂音。腹平软,肝脾肋下未及,肠鸣音正常。双下肢无水肿。

（二）实验室检查

1. 血常规　快速 CRP 16mg/L, WBC 3.3×10^9/L, Hb 60g/L, PLT 61×10^9/L。

2. 血生化　K^+ 4.19mmol/L, Na^+ 122.8mmol/L, Cl^- 92.2mmol/L, Alb 31.9g/L, AST 285.2U/L, ALT 214.1U/L, NH_3 76μmol/L, TB 35.3μmol/L, DB 9.5μmol/L。

3. 凝血功能检测　APTT 47.7s, PT 21.5s, INR 1.27, Fbg 2.77g/L, FDP 21.8μg/mL。

4. 血型血清学检测　患者为 B 型、RhD 阳性,抗体筛查阴性。

5. 动脉血气分析　pH 7.490, $PaCO_2$ 34.4mmHg, PaO_2 61.5mmHg, HCO_3^- 27.0mmol/L, BE−2.8mmol/L。

6. 流感筛查　血流感病毒 B 型 IgM 抗体阳性。

7. 脑脊液检测　Cl^- 110.8mmol/L, PRO 1 302mg/L,潘氏球蛋白定性实验阳性, WBC 30×10^6/L, MO 5%。

8. 骨髓检查　发现红细胞大小均等,中空明显可见,可见环形红细胞,血小板成簇散在可见,全片红系可见核浆发育不平衡现象,见到 7% 的网状组织细胞。

（三）影像学检查

1. 腹部超声　提示肝大、脾大,腹腔积液。

2. 颅脑 CT　提示软脑膜强化略明显,余未见明显异常。

3. 胸腹部 CT　提示双肺炎性病变,右侧少量胸腔积液,肝脏饱满,脾大等。

三、诊疗经过

根据患儿入院前发热时间超过 1 周,体温峰值 39℃以上,肝脾肿大,血象三系减低及骨穿报告诊断为噬血细胞综合征。患儿入院后给予气管插管机械通气,并输注碳酸氢钠纠正酸中毒、扩容、肾上腺素等抗休克;美罗培南 20mg/kg 每 8 小时 1 次,万古霉素 20mg/kg 每 8 小时 1 次,氟康唑 12mg/kg（负荷量）抗细菌、抗真菌治疗;阿昔洛韦 10mg/kg 每 8 小时 1 次,抗病毒治疗;甘露醇降颅压;对症止血、保护心肌和肝脏功能、抑酸等治疗;予甲泼尼龙 20mg/kg 冲击免疫治疗。

患儿病情危重,Hb 60g/L,PLT 61×10^9/L,并有活动性出血（胃肠减压有暗红色液体）,参照输血科会诊意见,先后输注 B 型、RhD 阳性悬浮红细胞 2U、手工浓缩血小板 12U 及 FFP 4U 纠正贫血和凝血功能障碍。患儿经积极治疗,血乳酸逐渐增高,至高于检测上限。结合患儿深昏迷状态,Glasgow 评分 3 分,双侧瞳孔散大固定,考虑脑功能衰竭。因患儿严重代谢性酸中毒合并高钾血症,心电监测、心电图可见 T 波高尖,传导阻滞,给予碳酸氢钠纠正酸中毒,并予葡萄糖液 + 胰岛素、呋塞米等协同降低血钾,葡萄糖酸钙输注拮抗高钾毒性等治疗。患儿入院后约 3 小时心率降至 60 次 /min,立即予心外按压,复苏气囊加压给氧,并肾上腺素静推,患儿心率逐渐降至 0 次 /min,持续心肺复苏 >1 小时,始终无自主心率,双侧瞳孔散大固定,大动脉无搏动,心电监测显示心电活动呈一条直线,宣布临床死亡。

四、相关知识链接

噬血细胞综合征（hemophagocytic syndrome,HPS）又称噬血细胞性淋巴组织细胞增生症,其病理生理机制是由于免疫功能缺陷和 / 或免疫调节功能异常,使自身淋巴细胞和组织细胞过度活化,发生快速、严重的炎性反应[1]。其临床表现复杂,进展快,预后凶险,病死率极高。因为 HPS 没有独特的临床、生物学或组织学特征,而是一组临床综合征,所以与其他疾病如严重脓毒症或血液恶性肿瘤相比,噬血细胞综合征可能很难区分[2-3]。HPS 分为遗传性和继发性两种,其特征是与一种主要家族疾病、基因突变或偶发性疾病相关的病理免疫激活。遗传性 HPS 为常染色体隐性遗传性疾病,主要见于婴幼儿,病程凶险,预后差,需要阳性家族史或基因检测等确诊,故诊断较困难。继发性 HPS 可继发于感染、恶性肿瘤、药物和自身免疫性疾病,EB 病毒感染是 HPS 患儿的最常见病因及死亡的危险因素之一[4-6]。临床上噬血细胞综合征的发病人群多以儿童为主,易被误诊或延误治疗时机,极易导致患儿死亡。

HPS 治疗首选地塞米松、大剂量人免疫球蛋白、依托泊苷(VP-16)和环孢素联合化疗。如果化疗效果欠佳,可行造血干细胞移植。血小板计数和功能的变化可作为该病活动性的一个指标,病情缓解时,首先可见到血小板计数上升,而在病情恶化时,则首先见到血小板计数下降。血小板计数低于 $30 \times 10^9/L$ 者预后不良,病死率高,可能与此时已出现骨髓造血功能衰竭和 / 或并发 DIC 引起多脏器功能衰竭有关[7]。

五、案例点评

此病大多以发热为首发症状,如伴有肝、脾、淋巴结肿大,外周血两系或三系减低的患者,都应作 HPS 的相关检查(生化、凝血、骨髓形态学等)。骨髓中找到噬血组织细胞可高度怀疑此病[8]。实验室检查以肝功能异常最为突出,其中以酶学(ALT、LDH、AST)改变为主,次为低蛋白血症及高胆红素血症,之后依次为骨髓中发现噬血细胞,外周血至少两系细胞减少,高甘油三酯血症,血清铁蛋白升高,低纤维蛋白原血症等。

HPS 伴有肝细胞合成功能障碍时(如凝血因子合成减少)可导致 PT、APTT 时间延长。另一方面是由于巨噬细胞产生高水平的纤溶酶原活化物质,血纤溶酶浓度增高,导致血液中纤维蛋白原水平低下[9]。所以对于 HPS 患儿要及时补充凝血因子及纤维蛋白原,合理输注血液成分防止活动性出血。本案例患儿病程进展迅速,由于前期外院病程(诊断)过长,虽然入院后及时明确诊断并输注了各类血液成分,但仍然未能改变预后。因此,提高对 HPS 整体认识,早期诊断,早期提供有效治疗对于患者预后至关重要。

参考文献

1. 周玉兰,张荣艳,李菲. 恶性肿瘤相关噬血细胞综合征的研究新进展[J]. 中国肿瘤临床,2016,43(21):958-961.

2. 赵婷婷,吴俣. 噬血细胞综合征的诊治进展[J]. 西部医学,2016,28(11):1620-1624+1628.

3. KUMAKURA S, MURAKAWA Y. Clinical characteristics and treatment

outcomes of autoimmune-associated hemophagocytic syndrome in adults[J].
Arthritis Rheumatol, 2014, 66(8): 2297-2307.

4. 李国辉, 范玉贞, 陈任安, 等. EB 病毒感染相关性噬血细胞综合征 37 例单
中心回顾性分析[J]. 临床血液学杂志, 2016, 29(4): 576-580.

5. FARDET L, GALICIER L, LAMBOTTE O, et al. Development and validation of
the HScore, a score for the diagnosis of reactive hemophagocytic syndrome[J].
Arthritis Rheumatol, 2014, 66(9): 2613-2620.

6. KOIKE Y, AOKI N. Hemophagocytic Syndrome Associated with Mycoplasma
pneumoniae Pneumonia[J]. Case Rep Pediatr, 2013, 2013: 586705.

7. ANSUINI V, RIGANTE D, ESPOSITO S. Debate around infection-dependent
hemophagocytic syndrome in paediatrics[J]. BMC Infect Dis, 2013, 13: 15.

8. 马曙轩, 徐樨巍, 宋文琪, 等. 82 例儿童噬血细胞综合征检验指标分析及成
分输血治疗[J]. 临床输血与检验, 2013, 15(1): 31-33.

9. 郑湧智, 郑浩, 李健, 等. 儿童 NK/T 细胞淋巴瘤相关噬血细胞综合征 6 例
临床分析[J]. 中国实验血液学杂志, 2016, 24(6): 1764-1770.

10. 新生儿卡梅综合征输血治疗 1 例

一、简要病史

患儿, 女性, 出生 17 天, 出生后发现患儿左侧胸部可见一大小约
3cm×4cm 包块, 暗红色, 局部未见肿胀及破溃, 全身未见明显出血点、瘀斑,
纳奶好, 未予特殊处理。患儿生后第 15 天, 家长发现患儿左侧胸部包块进
行性增大, 大小约 12cm×15cm, 伴局部皮肤肿胀、青紫及瘀斑, 当地医院查
Hb 97g/L, PLT $9×10^9$/L, 门诊以 "卡梅综合征" 收入院。患儿自发病以来, 精
神状态正常, 母乳喂养, 奶量不详, 纳奶好, 大小便正常, 睡眠情况良好。否认
输血史, 否认食物及药物过敏史。

二、辅助检查

（一）体格检查

入院时体温 36.7℃, 脉搏 145 次/min, 呼吸 46 次/min, 血压 79/44mmHg,
体重 3.49kg, 身长 51cm, 头围 34.5cm。发育正常, 营养中等, 精神反应好, 呼
吸平稳, 左侧胸背部可见一包块, 上达左肩顶部、左腋下, 下至左乳头下 6cm,

前至左侧胸骨外缘,后至左侧肩胛外侧,大小约 12cm×15cm,包块表面皮肤粗糙,质硬,温度稍高、肿胀,紫红色,伴少许脱屑及青紫,未见破溃及出血。颜面及躯干皮肤浅黄染,余皮肤无明显黄染,前囟平软,张力正常,双肺呼吸音粗,未闻及干湿啰音,心音有力,律齐,心前区未闻及杂音。腹软不胀,肝脾肋下未触及,未及包块,肠鸣音约 5 次 /min。四肢肌张力正常,新生儿反射引出完全。

（二）实验室检查

1. 血常规　WBC $11.12×10^9$/L, RBC $2.97×10^{12}$/L, Hb 97g/L, PLT $9×10^9$/L, NEU% 46.6%, LY% 40.2%, MO% 10.6%。

2. 凝血功能筛查　PT 12.9s, INR 1.13, Fbg 1.0g/L, APTT 50.8s。

3. 血生化　AST 18.4U/L, ALT 4.8U/L, AKP 256U/L, γ-GT 75.4U/L, TB 139.1μmol/L, DB 5.2μmol/L, IB 133.8μmol/L, TBA 9.11μmol/L, Mg^{2+} 0.79mmol/L, TG 1.71mmol/L, CK 161U/L, CK-MB 26U/L, LDH 447U/L。

4. 血型血清学检测　血型为 O 型、RhD 阳性,抗体筛查阴性。

（三）影像学检查

胸背部软组织超声:左胸部及腋下皮损区探查,肌层深方至皮层低回声团,后方延续至肩胛骨深方,内侧缘延续至胸大肌深方累及部分肋间软组织,向上延续至肩前,较厚处约 3.8cm,上下径约 8.4cm,左侧锁骨下动脉及腋深动脉走行于瘤灶边缘,周围皮下脂肪层回声增强,左侧乳腺组织旁皮下脂肪层厚约 0.9cm,深、浅筋膜间多发条状低回声。

CDFI: 血流丰富。诊断意见:左胸部及腋下低回声包块,考虑卡波西型血管内皮瘤。

三、诊疗经过

患儿生后即发现左胸部暗红色包块,2 天前进行性加重,范围增大伴局部皮肤肿胀、青紫,超声检查提示卡波西型血管内皮瘤及入院后查血小板 $9×10^9$/L,数量降低明显,可确诊为卡梅综合征。患儿为足月新生儿,入院日龄 17 天,查体颜面及躯干皮肤浅黄染,黄疸消退延迟,入院查 TB 为 139.06μmol/L,可诊断新生儿病理性黄疸,以间接胆红素升高为主。根据患儿入院后查 CK-MB 为 26U/L>25U/L,可诊断存在心肌损害。

患儿入院后置于新生儿开放暖台,观察局部皮肤颜色及末梢循环情况,酌情蓝光照射退黄;因患儿血小板明显减低,不除外脏器大出血可能,予以输注 FFP 50mL、单采血小板 0.5 个治疗剂量等对症支持治疗;泼尼松 7mg/kg,口服,每日 1 次;维生素 K_1 1mg/d,肌内注射,预防出血;入院第 3 天复查血常规血小板较前上升,予泼尼松 7mg,口服,每日 1 次;予拉氧头孢 140mg,静脉滴注,每日 2 次,预防感染;酚磺乙胺 0.125g、尖吻蝮蛇血凝酶 0.3U 静脉滴注,每日 1 次,预防出血。外科会诊建议:纠正患儿凝血功能,条件具备可考虑手术切除病变部位。患儿入院 6 天后共输注 FFP 250mL、单采血小板 1.5 个治疗剂量,查 Hb 103g/L, PLT 18×10^9/L,虽然有所提升但明显低于正常,随时可能出现颅内出血、内脏器官出血等,需继续住院诊治,但家属要求放弃治疗,自动出院。

四、相关知识链接

卡梅综合征(Kasabach-Merritt syndrome, KMS)是由 Kasabach 和 Merritt 于 1940 年首次提出,以巨大血管瘤伴发血小板减少和全身出血倾向为特征,出生时或出生后不久出现,病变部位多位于四肢、躯干体表,少数生长在内脏及腹膜后[1]。临床特征为反复周期性出血,表现为血管瘤迅速增大,周围有新鲜出血,严重者伴贫血,血小板极重度减少[2]。其病理组织学为卡波西型血管内皮瘤(Kaposi form hemangioendothelioma, KHE)或丛状血管瘤(tufted hemangioma, TA)。这两类肿瘤均表现为瘤体内杂乱的血管网,且许多微血管为盲端,导致血小板被捕获和全身凝血功能障碍[3]。KHE 常见于皮肤、四肢、胸腹壁甚至颈项等部位,表现为逐渐增大的皮肤红斑或紫红色斑块、结节状软组织肿块,有局部疼痛或肿胀感[4]。

近年又有学者将各种原因引起的血小板减少和凝血紊乱统称为卡梅现象(Kasabach-Merritt phenomenon, KMP)。KMP 由于发病率较低,样本量少,因而目前缺少标准的治疗方案[2-3]。临床多采用包括物理及内外科联合的综合疗法。血管瘤治疗包括:①手术切除,主要选择病变早期(病程最好在 3 个月内)体积小且解剖清楚,不邻近重要脏器[5];②栓塞介入治疗,适用于比较容易确定血管走行的病变[6]。药物治疗包括:①糖皮质激素被认为是一线首选药物。但治疗敏感率只有 30%~50%。目前常推荐口服泼尼松龙,其剂量为 2~3mg/(kg·d),重症患者可使用超大剂量 30mg/(kg·d) 冲击治疗;②化学疗法常用药物包括长春新碱、环磷酰胺和放射菌素 D;③α- 干扰素(α-IFN)不作为首选药物,但对于占位并侵犯主要脏器或通道而危及生命者、生长在四肢有致截肢危险者,经皮质类固醇系统治疗无效的重症婴幼儿血管瘤,可考虑用药[7]。纠正凝血异常及支持补充疗法:需根据患儿临床表现及出凝血指标检查,合理输注 FFP、红细胞、纤维蛋白原、冷沉淀、凝血因子、血小板等血液成分。需要注意血小板不宜常规大量输注,因其内含有血管内皮细胞生长因子,当血小板在肿瘤中被捕获破坏时,血管内皮细胞生长因子可能会刺激肿瘤生长[8]。KMP患儿往往因凝血功能紊乱大出血、败血症、重要器官损害而死亡,病死率可高达20%~30%[2]。

五、案例点评

KMS主要靠超声及病理明确诊断,本案例患儿自出生便发现左侧胸部大小约3cm×4cm血管瘤,进行性增大,血常规提示PLT 9×10^9/L,结合临床表现、实验室及影像学检查,不难做出KMS的诊断。治疗的关键在于根除或缩小血管瘤,纠正凝血异常,根据情况选择外科治疗(手术切除、介入治疗)或药物治疗(糖皮质激素、干扰素等)。本患儿住院后给予糖皮质激素及输注血液成分(FFP及血小板),症状有所缓解。但因考虑患儿年龄小及手术切除的巨大风险,家长选择放弃治疗。

参考文献

1. KUMAR S, TANEJA B, SAXENA K N, et al. Anaesthetic management of a neonate with Kasabach-Merritt syndrome[J]. Indian J Anaesth, 2013, 57(3): 292-294.

2. TRAIVAREE C, LUMKUL R, TORCHARUS K, et al. Outcome of Kasabach-Merritt phenomenon: the role of vincristine as monotherapy: report of a case[J]. J Med Assoc Thai, 2012, 95(S5): S181-S185.

3. 苏刚. 卡梅综合征和卡梅现象[J]. 中国小儿血液与肿瘤杂志, 2015, 20(1): 1-5.

4. 赵亚梅, 高怡瑾, 周莺, 等. 儿童卡梅现象13例回顾性分析并文献复习[J]. 临床儿科杂志, 2017, 35(6): 458-461+466.

5. 李波, 张瑞冬. 卡梅综合征麻醉处理1例[J]. 麻醉安全与质控, 2017, 1(2): 87-89.

6. AFNAN A, BANDAR A. Large facial hemangioma causing Kasabach-Merritt syndrome, treated with percutaneous endovascular embolization[J]. Saudi Journal of Medicine and Medical Sciences, 2015, 3(1): 75-77.

7. DAPAAH-SIAKWAN F, BRYAN C, WALKER L S, et al. A Rare Presentation of Isolated Congenital Splenic Hemangioma With Kasabach-Merritt Syndrome[J]. J Pediatr Hematol Oncol, 2017, 39(1): e29-e32.

8. 夏红萍, 何振娟, 朱建幸, 等. 卡-梅综合征10例临床分析[J]. 中国实用儿科杂志, 2011, 26(2): 125-127.

11. TEG 在儿童川崎病诊治中的应用 1 例

一、简要病史

患儿,男性,1 岁 1 个月,无明显诱因出现发热,病初体温 37.8℃,伴轻咳,无痰,无喘憋,查血常规 WBC 12.5×10⁹/L, Hb 74g/L, PLT 326×10⁹/L,输液治疗(具体用药不详)共 2 天,体温最高 39.4℃,热峰 4 次/d,无寒战及抽搐,口服布洛芬体温可暂时下降,后出现双眼红、口唇及肛周皮肤潮红,躯干出现散在红色丘疹,杨梅舌明显,急诊以"川崎病"收入院。患儿 6 个月时发现贫血,未治疗,入院前 1 个月因舌系带短行手术治疗(具体不详),否认外伤、输血史,否认肝炎、结核等传染病密切接触史,否认食物及药物过敏史。

二、辅助检查

(一)体格查体

入院时体温 37.1℃,呼吸 26 次/min,心率 150 次/min,血压 85/45mmHg,体重 8.7kg。神清,精神反应尚可,全身皮肤黏膜无黄染,躯干隐约可见散在红色丘疹,压之褪色,左上臂卡疤阳性,周围发红伴硬肿,双侧颈部可触及黄豆大小淋巴结数枚,质软,活动度好,无压痛,与周围组织无粘连,双眼睑浮肿,球结膜轻度充血,唇干红,杨梅舌阳性,咽部稍充血,双侧扁桃体无肿大,无脓性分泌物。双肺呼吸音粗,未闻及干湿啰音。叩诊心界不大,心音有力,律齐,各瓣膜听诊区未闻及杂音。腹膨隆,触软,无压痛、反跳痛及肌紧张,肝脾肋下未触及,肠鸣音 4 次/min。四肢末梢暖,手足末端皮肤无硬肿及蜕皮,肛周皮肤稍红,无破溃,可见脱皮。

(二)实验室检查

1. 血常规　WBC 16.58×10⁹/L, Hb 75g/L, PLT 417×10⁹/L, NEU% 46.4%, LY% 44.8%, MO% 4%, EO% 4.6%, CRP 95mg/L。

2. 血生化　AST 24.4U/L, ALT 15.8U/L, TB 13.1μmol/L, DB 3.2μmol/L, Alb 43.3g/L, LDH 247U/L。

3. ESR　67mm/h。

4. 凝血功能筛查　PT 12.9s, INR 1.13, Fbg 3.43g/L, APTT 45.4s。

5. TEG　主要表现为血小板功能亢进(MA 74.5mm),凝血因子活性异常增高(R 2.7min),具体结果见图 5-3。

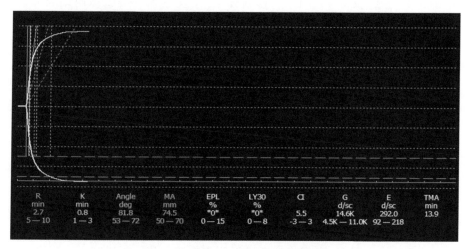

图 5-3　血栓弹力图普通杯检测结果

6. 血型血清学检测　血型为 A 型、RhD 阳性,抗体筛查阴性。

（三）影像学检查

心脏彩超:各房室内径正常,房室间隔回声连续完整,各瓣膜形态及活动未见明显异。

三、诊疗经过

入院当天予大剂量人免疫球蛋白 2g/kg(实际 17.5g)冲击治疗,观察体温变化。阿司匹林 30~50mg/(kg·d)抗炎(实际 100mg,口服,每日 3 次)、双嘧达莫 3~5mg/(kg·d)(实际 12.5mg,口服,每日 3 次)抑制血小板凝集,予磷酸肌酸、能量合剂及心肌肽静脉滴注,果糖、辅酶 Q10 口服保护心肌及营养脏器治疗。入院第 3 天体温降至正常,入院第 4 天加左卡尼汀口服保护心肌治疗。查 TEG:花生四烯酸(arachidonic acid, AA)抑制率为 79.4%。入院第 8 天患儿一般情况好,无咳嗽及呕吐、腹泻,二便正常,复查炎性指标明显下降,冠脉超声示内径正常,带药出院。

四、相关知识链接

川崎病(Kawasaki disease, KD)又称皮肤黏膜淋巴结综合征,是一种以全身血管病变为主的急性发热出疹性疾病。主要侵及全身大中动脉,其并发症主要为冠状动脉扩张、冠状动脉瘤,最终导致冠状动脉狭窄、心肌梗死甚至猝死[1-2]。本病病因未明,感染可诱发本病,好发于儿童[3-4]。根据首都医科大学附属北京儿童医院近十年数据统计,高发年龄为 1 岁,80% 以上的患儿小于 5 岁。男 : 女为 1.8 : 1[1]。诊断标准 : ①发热≥5 天 ; ②双眼结膜充血 ; ③唇和口腔改变,口唇潮红、咽部黏膜弥散性充血 ; ④多形皮疹 ; ⑤四肢末端改变 : 急性期掌跖发红、硬肿 ; ⑥急性颈部非化脓性淋巴结大 ; ⑦超声心动图或冠脉造影提示冠脉扩张或受损[5]。实验室检查 : 转氨酶升高 ; 发病 7 天后 PLT>450×10^9/L ; 急性期 WBC≥15×10^9/L[3] ; CRP 和 ESR 均显著升高。常规治疗方案为 : 免疫球蛋白 + 阿司匹林,阿司匹林作为治疗 KD 的基础药物,其兼有抗感染和抗凝的疗效[6-7]。

KD 患儿由于免疫功能紊乱,细胞因子及炎性介质的异常释放,导致血管内皮细胞损伤,血管壁上胶原纤维暴露,使血小板黏附、活化[8]。血小板的增多及活化在血管内皮损伤、血栓形成及内膜增厚、管腔狭窄过程中起促进作用。活化的血小板释放多种缩血管及促凝物质,使血液处于高凝状态,增加血栓形成的危险性。阿司匹林是非甾体类药物,在大剂量时,主要表现为抗感染作用 ; 小剂量时,表现为抗血小板凝集作用。其作用机制为抑制血小板环氧化酶的作用,阻断血栓素 A$_2$ 的产生,抑制血小板凝集及血栓形成,但单独应用阿司匹林见效较慢,不能显著降低冠状动脉损害的发生率,需要与免疫球蛋白联合应用才能发挥作用。

五、案例点评

KD 通常会导致凝血功能异常,在 TEG 检测中主要表现为高凝血状态,包括凝血因子、纤维蛋白原和血小板功能亢进,凝血指数 (coagulation index, CI) 值通常大于 3,与血常规中血小板计数升高及凝血功能筛查试验结果基本一致[9]。本案例患儿在入院时常规 TEG 检查发现血小板功能亢进 (MA 74.5mm),凝血因子活性异常增高 (R 2.7min)。治疗第 4 天查 AA 抑制率为 79.4%,抑制率达到良好,证明抗血小板药量合理。因 KD 患儿在治疗时个体差异非常大,及时送检 TEG,特别是对 AA 及 ADP 抑制率的检测,能协助医师分析抗血小板药物的有效性,使抑制率控制在 50% 以上,并能有效帮助医师判断该病发展进程,对患儿进行精准的个体化抗血小板治疗具有重要参考价值。

参考文献

1. 付培培,杜忠东,潘岳松 . 2002—2010 年北京儿童医院川崎病住院患儿临床分析[J]. 实用儿科临床杂志,2012,27 (9) : 661-664.

2. DAVIES S, SUTTON N, BLACKSTOCK S, et al. Predicting IVIG resistance in UK Kawasaki disease[J]. Arch Dis Child, 2015, 100 (4) : 366-368.

3. 朱迪,罗钢 . 不完全川崎病患儿的实验室检查分析[J]. 中国医科大学学报, 2017, 46（3）: 219-222.

4. PRINCIPI N, RIGANTE D, ESPOSITO S. The role of infection in Kawasaki syndrome［J］. Infect, 2013, 67（1）: 1-10.

5. 李晓惠. 川崎病诊断与治疗新进展［J］. 中华实用儿科临床杂志, 2013, 28（1）: 9-13.

6. NAKAMURA Y, YASHIRO M, UEHARA R, et al. Epidemiologic features of Kawasaki disease in Japan: results of the 2007-2008 nationwide survey［J］. J Epidemiol, 2010, 20（4）: 302-307.

7. KOBAYASHI T, SAJI T, OTANI T, et al. Efficacy of immunoglobulin plus prednisolone for prevention of coronary artery abnormalities in severe Kawasaki disease（RAISE study）: a randomized, open-label, Blinded-endpoints trial［J］. Lancet, 2012, 379（9826）: 1613-1620.

8. 唐孕佳, 刘婷, 严文华, 等. 不完全川崎病 173 例的临床分析［J］. 中华临床医师杂志, 2015, 9（18）: 104-108.

9. 马曙轩, 王孟键, 张慧敏, 等. 126 例 2-14 岁儿童血栓弹力图检测结果分析［J］. 中国输血杂志, 2017, 30（2）: 151-153.

（陈　剑　马曙轩　尹　文　周　俊）

第六章

实体器官移植输血案例

1. 乙型肝炎肝硬化失代偿期患者肝移植手术输血治疗 1 例

一、简要病史

患者,男性,42 岁,于 2 个月前无明显诱因出现乏力,查 HBsAg 阳性、TB 302μmol/L,腹部彩超提示肝硬化、腹水,诊断为"乙型肝炎肝硬化失代偿期、腹水"。给予保肝、降黄等药物治疗,并行血浆置换治疗后,症状未见明显好转,急诊收入院。自患病以来,患者精神欠佳,体力下降,食欲、睡眠一般,体重明显减少,大小便正常。既往有明确输血史(具体不详),无输血过敏史,否认药物、食物过敏史。

二、辅助检查

(一)体格查体

入院时体温 36.6℃,脉搏 102 次 /min,呼吸 16 次 /min,血压 112/65mmHg,体重 75kg。神志淡漠,精神欠佳,急性病容,发育正常,营养差,平车推入病房,自动体位,查体合作。全身皮肤黏膜重度黄染,未见出血点、蜘蛛痣及皮疹,有肝掌。皮肤无弹性,未见明显水肿。全身淋巴结未及明显肿大,全腹未触及包块,腹部叩诊呈鼓音,移动性浊音阳性、肝区叩击痛阴性、双侧肾区叩击痛阴性。

(二)实验室检查

1. **血常规** RBC 2.76×10^{12}/L,WBC 9.71×10^{9}/L,PLT 64×10^{9}/L,Hb 100g/L。

2. **血生化** ALT 18.2U/L、Alb 38.0g/L、TB 305.96μmol/L,LDH 227U/L。

3. **凝血功能筛查** PT 41.9s、INR 3.57,Fbg 2.13g/L,APTT 44.1s。

4. **肿瘤标志物检测** CA199 为 288.5U/mL,余正常。

5. **血型血清学检测** 血型为 B 型、RhD 阳性,抗体筛查阴性。

（三）影像学检查

1. 腹部彩超　提示肝硬化、腹水。

2. 胸部 X 线平片　心肺未见明显异常。

三、诊疗经过

入院诊断为乙型肝炎肝硬化失代偿期、慢性乙型病毒性肝炎、肝功能衰竭、腹水、贫血（轻度）、血小板减少症。入院后完善相关检查，Child 评分为 C 级 10 分，拟行肝移植手术，供肝来源为心脏死亡器官捐献（donation after cardiac death，DCD）。手术前给予护肝、护肾、护脑等支持治疗，维持水电解质平衡，监测患者生命体征及神志的变化。输血科会诊意见：①为纠正凝血、减少术中出血，术前先快速输注 FFP 10U；②给予利尿剂，以减轻心肺功能负担；③术中和术后根据凝血监测情况，除了输注红细胞悬液外，继续输注 FFP、单采血小板。该患者全肝移植术中出血量约 7 000mL，输注去白细胞红细胞 20U，FP 44U，单采血小板 1 个治疗剂量，自体血液回收 3 322mL，术中补液 17 372mL，同时间断补充葡萄糖酸钙，输血过程顺利，无不良反应发生。术后给予补液、维持水电解质酸碱平衡、营养支持、抗感染治疗、免疫抑制治疗、监测血药浓度、凝血功能调控、保肝利胆、胃肠道功能保护等。术后第 7 天肝功能和凝血功能逐渐恢复，停用所有血液成分。术后第 11 天肝功能和凝血功能趋于正常，治疗上继续给予保肝、抗病毒、抗排斥药物治疗，患者生命体征平稳，恢复良好。术后第 17 天出院，随访至今 23 个月仍存活。

四、相关知识链接

肝脏移植是救治急性或慢性终末期肝病的有效手段，早期的肝移植适应证主要为肝恶性肿瘤，目前主要是良性终末期肝病。终末期肝病患者的肝功能极度减退甚至衰竭，死亡率高达 50%，及时进行肝移植是挽救生命的唯一希望[1-3]。接受肝移植的患者多处于肝脏疾病的终末期，肝移植围手术期各种原因导致的大量失血及凝血功能障碍，术中易发生出血，严重威胁患者的生命安全[4-5]。肝移植作为外科的一种超大手术，围手术期常需要大量输血，术前做好用血评估很有必要。早期肝移植有学者建议术前备悬浮红细胞 18~20U，手工浓缩血小板 10U，冷沉淀 10U[6]。近年来随着肝移植技术的发展和各种血液保护措施的应用，肝移植术中用血量已明显减少。

五、案例点评

本案例患者乙型肝炎后肝硬化失代偿,腹水、黄疸,为典型的慢性重症肝炎晚期、肝功能衰竭,入院时肝功能较差,Child 评分为 C 级 10 分,仅单纯药物治疗不能达到根治的目的,患者生存期短且生命质量差,有明确的肝移植术指征。根据患者凝血功能情况在术前预防性地补充 FFP,在术中采取自体血回输,不仅降低出血、输血风险,也节约了血液资源。由于 FFP 库存量有限,术中只能输注 FP,故 FP 的使用量要明显大于 FFP。肝移植手术患者多数肝功能低下,全身状况较差,机体内环境紊乱,临床表现复杂,常存在凝血功能障碍,纤溶系统紊乱,术中可能出现大量出血、渗血,甚至发生 DIC、移植肝内血管、肝动脉血栓等严重并发症[7]。因此,出凝血功能监测与调控是肝移植围手术期治疗的重点。

参考文献

1. SIBULESKY L, HECKMAN M G, TANER C B, et al. Outcomes following liver transplantation in intensive care unit patients[J]. World J Hepatol, 2013, 5 (1): 26-32.

2. BARONE M, VIGGIANI M T, AVOLIO A W, et al. Obesity as predictor of postoperative outcomes in liver transplant candidates: Review of the literature and future perspectives[J]. Dig Liver Dis, 2017, 49(9): 957-966.

3. CLELAND S, CORREDOR C, YE J J, et al. Massive haemorrhage in liver transplantation: Consequences, prediction and management[J]. World J Transplant, 2016, 6(2): 291-305.

4. RANA A, PETROWSKY H, HONG J C, et al. Blood transfusion requirement during liver transplantation is an important risk factor for mortality[J]. J Am Coll Surg, 2013, 216(5): 902-907.

5. REAL C, SOBREIRA FD, SÁ CP, et al. Survival Predictors in Liver Transplantation: Time-Varying Effect of Red Blood Cell Transfusion[J]. Transplant Proc, 2016, 48(10): 3303-3306.

6. 蒋学兵,成海. 肝移植围手术期输血研究进展[J]. 中国输血杂志,2011, 24(7): 627-630.

7. LIU B, TENG F, FU H, et al. Excessive intraoperative blood loss independently predicts recurrence of hepatocellular carcinoma after liver transplantation[J]. BMC Gastroenterol, 2015, 15(15): 138-146.

2. 重度慢加亚急性肝衰竭患者经典原位肝移植输血治疗 1 例

一、简要病史

患者,男性,40 岁,发现 HBsAg 阳性 20 年,未予特殊治疗。无明显诱因出现间断乏力 5 年,伴肝功能异常,保肝治疗后好转,20 个月前加重,给予 α- 干扰素抗病毒治疗后肝功能恢复正常。2 个月前以"类风湿性关节炎"收入当地医院,给予抗风湿、激素、对症治疗,并停用干扰素,后患者乏力加重,伴腹胀及皮肤巩膜黄染,保肝治疗后无明显好转。CT 检查提示:肝硬化、腹水、脾大。予保肝、利胆、恩替卡韦抗病毒、输血、利尿等支持治疗,症状无明显缓解。为行肝移植术,门诊以"慢性乙型病毒性肝炎、肝炎后肝硬化、重度慢加亚急性肝衰竭"收入院。既往无高血压、糖尿病、冠心病史,无结核等传染病史,无手术、外伤史,否认食物及药物过敏史,有输血史。

二、辅助检查

(一)体格检查

入院时体温 36.4℃,脉搏 86 次 /min,呼吸 20 次 /min,血压 111/69mmHg,体重 67kg。发育正常,营养中等,急性面容,自动体位,神清语利,查体合作。全身皮肤黏膜黄染,双手不能握拳。腹平坦,未见胃肠型及蠕动波,未见腹壁静脉曲张。全腹软,无压痛、反跳痛及肌紧张,未触及包块,肝脾肋下未触及,Murphy 征阴性,麦氏点无压痛。腹部叩鼓音,无移动性浊音,肝区、脾区、双肾区无叩击痛。肠鸣音正常存在,未闻及振水音及高调气过水声。

(二)实验室检查

1. 血常规　RBC 3.76×10^{12}/L, WBC 6.71×10^9/L, PLT 128×10^9/L, Hb 118g/L。

2. 血生化检测　ALT 511U/L, TB 262.9μmol/L, Alb 29g/L。

3. 凝血功能筛查　PT 42.6s, PTA 16%, INR 1.15, Fbg 3.13g/L, APTT 35.1s。

4. 传染病八项　HBsAg 阳性, Anti-HBs 阴性, HBeAg 阴性, Anti-HBe 阳性, Anti-HBc 阳性, Anti-HCV 阴性, Anti-HIV 1/2 阴性,梅毒抗体阴性。

5. HBV-DNA　1.24×10^6copies/L。

6. 血型血清学检测　血型为 A 型、RhD 阳性,抗体筛查阴性。

(三)影像学检查

1. 腹部 CT 平扫　肝硬化、腹水、脾大。

2. 胸部 CT 平扫　左肺上叶舌端稍高密度影,考虑为炎性病变。

3. 床旁 DR(胸正位)　双肺纹理增多。

三、诊疗经过

患者入院后结合病史、查体、实验室指标及影像学结果,诊断为慢性乙型病毒性肝炎(重度)、慢加亚急性肝衰竭、肝炎后肝硬化、类风湿性关节炎。既往保守治疗无效,有明确的肝移植手术指征。完善术前相关检查,考虑患者凝血功能差、白蛋白低,予以输注 FFP 4U。患者于入院后第 2 天,行经典非流转原位肝移植术,手术过程顺利,术中出血约 6 000mL,输注悬浮红细胞 24U、FFP 20U、冷沉淀 31U、单采血小板 2 个治疗剂量。开放血流后新肝血运良好,颜色质地正常,有胆汁分泌。术后病理报告:结节性肝硬化、局部肝组织变性、坏死、慢性胆囊炎。术后第 15 天病情稳定后出院。

四、相关知识链接

肝脏是一个尚未被完全认识的器官,其结构和功能非常复杂。现有的众多治疗手段对一些肝脏疾病仍然束手无策。从 1963 年 Starzl 首创将肝移植术应用于临床后,肝移植已然成为各类不可逆性终末期肝病的最有效治疗手段[1]。近些年,国内肝移植水平大幅提升,围手术期病死率已降到 5% 以下,患者术后 1、5、10 年存活率已经分别达到了 90%、80% 和 70%[2]。中国肝移植注册中心(China Liver Transplant Registry, CLTR)数据显示,截至 2013 年,大陆地区肝移植手术已经实施 24 025 例[3],我国肝移植术水平正在快速稳步提高。

目前,肝癌并不是肝移植术的唯一适应证。肝移植在治疗肝硬化、门静脉高压、暴发性肝炎及其他胆道疾病方面也发挥着不可替代的作用[4]。经典非流转原位肝移植是一种较成熟的、可靠的手术方式。术中需要阻断下腔静脉和门静脉,这样会导致回心血量骤减,机体内环境和血流动力学变化显著,维持相对稳定的血流动力学参数和组织灌注成为了重中之重[5]。同时,作为复杂的器官移植手术,术中失血量较大,术中容量管理、充足和适当的血液成分供应是保证移植肝血运和手术成功的关键。

终末期肝病患者常常伴有出、凝血功能及纤溶系统功能异常,使得患者对手术耐受能力大大降低,造成术中大量出血、渗血,甚至导致 DIC、移植肝内血管及门静脉血栓、肝动脉血栓等[6]。而导致患者凝血系统受损的因素有很多,除了原有基础疾病所致的肝功能受损、凝血因子合成不足外,手术创伤及麻醉状态下肝脏血运的改变也会引起血液稀释、凝血因子的消耗等。同时,由于肝移植手术的复杂性及肝移植供受体的个体差异性,其术中用血量差异也很大,使得肝移植手术对出血量、输血量的预估很困难[7]。减少术中大量输血的危险因素,对改善预后有重要意义。常规肝移植术前加强支持,必要时输注血液成分,纠正贫血或凝血功能障碍。术中及时输注红细胞以维持一定的血红蛋白浓度,确保移植肝的血运正常,输注 FFP、冷沉淀及血小板,以纠正患者的凝血功能,防止术中、术后大出血、DIC 等并发症[8]。

五、案例点评

本案例患者为中年男性,入院前有乙肝感染及乙肝病毒复制活跃史,有肝功能衰竭表现,查体可见皮肤、巩膜重度黄染,CT 示肝硬化、脾大、腹水,结合相应实验室检查,诊断为慢性乙型病毒性肝炎、慢加亚急性肝衰竭、肝炎后肝硬化。完善术前检查后行经典原位肝移植术。术中及时、有效地给予成分血的输注,开放血运后,移植肝血运良好,有胆汁分泌,颜色质地正常。术后常规 ICU 病区观察,并继续给予抗病毒、抗排斥、保肝、利胆等治疗,病情稳定后出院。患者术中失血量在肝移植手术中属于中等量,但输血量已达到大剂量输血的标准,通过监测凝血功能,合理搭配使用不同血液成分,保障了移植肝的正常血运,维持了相对稳定的血流动力学、组织灌溉和凝血功能,术后过程顺利,患者预后满意。

参考文献

1. 郑树森,俞军,张武.肝移植在中国的发展现状[J].临床肝胆杂志,2014,30(1):2-4.
2. 黄文峰,张小玲,谢志军,等.肝移植的研究进展及常见并发症[J].中国组织工程研究杂志,2012,16(5):907-910.
3. 罗遥,肖颖,景桂霞,等.非流转经典原位肝移植术中的容量管理[J].齐齐哈尔医学院学报,2016,27(2):9-11.
4. CLELAND S, CORREDOR C, YE J J, et al. Massive haemorrhage in liver transplantation:Consequences, prediction and managemen[J]t. World J of Transplant, 2016, 6(2):291-305.
5. WIESEN P, MASSION P B, JORIS J, et al. Incidence and risk factors for early renal dysfunction after liver transplantation[J]. World J of Transplant, 2016, 6(1):220-232.
6. ARAUJO R L, PANTANALI C A, HADDAD L, et al. Does autologous blood transfusion during liver transplantation for hepatocellular carcinoma increase risk of recurrence[J]? World J Gastrointest Surg, 2016, 8(2):161-168.
7. NACOTI M, CORBELLA D, FAZZI F, et al. Coagulopathy and transfusion

therapy in pediatric liver transplantation [J]. World J Gastroenterol, 2016, 22（6）: 2005-2023.

8. DONOHUE C I, MALLETT S V. Reducing transfusion requirements in liver transplantation [J]. World J of Transplant, 2015, 5（4）: 165-182.

3. 肝移植术后大出血剖腹探查大量输血 1 例

一、简要病史

患者,男性,30 岁,因"乏力、食欲不振、尿黄半个月"入院,入院诊断为慢性乙型病毒性肝炎,慢加急性肝衰竭。拟行病肝切除术、同种异体原位全肝移植术。既往有 10 余年乙肝病史,具体治疗经过不详。无血吸虫疫水接触史,无放射性物质、毒性物质接触史,无食物及药物过敏史,无家族性遗传病史,有多次输血史(具体不详)。

二、辅助检查

（一）体格检查

入院时体温 37.1℃,心率 76 次 /min,呼吸 19 次 /min,血压 129/78mmHg,身高 185cm,体重 112kg。神志清楚,步态正常,查体合作,全身皮肤巩膜黄染,未见皮下出血点,无皮下结节,肝掌阳性,未见蜘蛛痣,肝脾肋下未触及,肝 - 颈静脉回流征阴性,胆囊未触及明显异常,Murphy 征阴性,移动性浊音阴性,肝上届位于右锁骨中线上平第 5 肋间,肝区叩击痛阴性,双侧肾区叩击痛阴性,其余正常。

（二）实验室检查

1. 血常规　WBC 3.65×10^9/L, RBC 3.27×10^{12}/L, Hb 108g/L, Hct 0.342, PLT 15×10^9/L。

2. 血生化　TP 43g/L, Alb 29g/L, DB 47.8μmol/L, TB 58.1μmol/L, CHE 2 684U/L, LDH 576U/L, NH_3 186.1μmol/L。

3. 凝血功能筛查　PT 20.6s, PTA 35.6%, INR 1.82, Fbg 0.64g/L, APTT 81.2s, D-Dimer 8.0mg/L, TT 22.0s。

4. 血型血清学检测　血型为 B 型、RhD 阳性,抗体筛查阴性。

（三）影像学检查

腹部超声检查:肝移植术后、胆囊切除术后,肝脏符合肝移植术后表现;腹腔积液;脾大、脾静脉扩张;双侧胸腔积液。

三、诊疗经过

完善术前相关检查后行病肝切除术、同种异体原位全肝移植术、移植肝胆囊切除术,术中失血约 2 000mL,输注异体悬浮红细胞 8U,FFP 16U,单采血小板 2 个治疗剂量。术后 6 天拔除右肝上引流液,肝功能逐渐好转,右肝下腹腔引流管持续有淡血性液体引出。术后第 27 天起患者突发高热 39~40℃,呼吸困难,腹腔引流管引出血性和脓性液体,引流量约 500mL/d,持续性腹痛,经广谱抗感染治疗及 CT 引导下局部穿刺引流后症状无明显缓解。术后第 29 天患者突然出现头晕、心慌,引流量增多,血压迅速降至 70/45mmHg,心率 125 次/min,失血性休克等症状,考虑腹腔内感染性积液腐蚀后血管破裂可能,拟行急诊剖腹探查手术。输血科积极联系准备足量相合血液,同时建议不要回收被脓液污染的血液。剖腹探查见肝脏、胃、十二指肠、结肠均有粘连,并有脓苔及坏死组织,肝动脉有血液涌出,腹腔大量积血并有血凝块。立即行肝动脉吻合术止血治疗,将积血及脓苔、坏死组织清理干净,手术大约持续 7 小时,失血总量约 6 500mL,输入悬浮红细胞 35U,FFP 20U,单采血小板 1 个治疗剂量,乳酸钠林格注射液 1 000mL,复方醋酸林格钠注射液 1 500mL,琥珀酰明胶注射液 500mL,羟乙基淀粉 130/0.4 氯化钠注射液 1 000mL,5% 碳酸氢钠 750mL,20% 白蛋白 400mL。输血过程顺利、无输血反应,术后转外科 ICU 继续治疗,3 天后撤除呼吸机,1 个月后康复出院。

四、相关知识链接

肝脏动脉破裂是肝移植术后罕见并发症,但会导致移植肝的功能丧失,甚至患者的死亡,多发生在术后第 2~29 天,多是由于假性动脉瘤的形成引起的[1-3],而真菌、细菌及病毒的感染又是引起假性动脉瘤的主要原因[4],一般在假性动脉瘤形成期间难以发现,一旦发现时多已破裂出血。假性动脉瘤一经发现需要即刻手术,手术方式根据病情的危重程度选择:开腹探查,通过吻合口翻修或肝主动脉移植,或是对肝动脉进行结扎,或是进行再次移植[5-7]。鉴于肝动脉破裂的危险性,预防非常关键。假性动脉瘤一旦形成,在不知情的情况下进行胆肠吻合重建或术后发生胆漏非常容易诱发肝动脉破裂。因此,在怀疑有假性动脉瘤形成时,就应该及时进行增强 CT 监测[8-9]。

五、个案点评

本案例患者肝动脉破裂导致腹腔大出血,发生于术后第 29 天,根据术中探查所见有脓苔及坏死组织,应该是由于感染、化脓引起的吻合口溃烂破裂,消化液腐蚀肝动脉所致大出血,若及早进行 B 超或 CT 检查,或许能更早发现病灶。临床怀疑腹腔大出血后立即启动多学科协作机制,急诊行剖腹探查并进行肝动脉吻合手术,输血科积极配合,迅速提供足量、相合的血液成分,保证手术的顺利进行,最终患者康复出院。因此,对于急性大失血患者救治,医疗机构应该制定多学科协作机制,确保遇到此类患者时,能够及时、高效地开展救治工作,提高此类患者的救治成功率。

参考文献

1. GOLSE N, SPINA A, ABDELAAL A, et al. Extra-anatomical hepatic artery reconstruction following post-embolization iatrogenic dissection and arterial anastomotic rupture in two liver transplant recipients[J]. Gastroenterol Clin Biol, 2010, 34(2): 111-114.

2. 郑艳华,马兴涛. 一例肝动脉大出血抢救护理[J]. 护士进修杂志,2012, 27(4): 384-385.

3. IIDA T, KAIDO T, YAGI S, et al. Hepatic arterial complications in adult living donor liver transplant recipients: a single-center experience of 673 cases[J]. Clin Transplant, 2014, 28(9): 1025-1030.

4. VOLPIN E, PESSAUX P, SAUVANET A, et al. Preservation of the arterial vascularisation after hepatic artery pseudoaneurysm following orthotopic liver transplantation: long-term results[J]. Ann Transplant, 2014, 19: 346-352.

5. KHOSLA ANKAJ, FETZER DAVID, REIS STEPHEN, et al. Vascular Complications Following Liver Transplantation: Diagnosis and Intervention[J]. Contemporary Diagnostic Radiology, 2016, 39(26): 1-6.

6. HARRISON J, HARRISON M, DORIA C. Hepatic Artery Pseudoaneurysm Following Orthotopic Liver Transplantation: Increasing Clinical Suspicion for a Rare but Lethal Pathology[J]. Ann Transplant, 2017, 22: 417-424.

7. MA L, CHEN K, LU Q, et al. Case report of hepatic artery dissection secondary to hepatic artery pseudoaneurysm after living donor liver transplantation[J]. BMC Gastroenterol, 2016, 16: 44.

8. JENG K S, HUANG C C, LIN C K, et al. Early Detection of a Hepatic Artery Pseudoaneurysm After Liver Transplantation Is the Determinant of Survival[J]. Transplant Proc, 2016, 48(4): 1149-1155.

9. BOLESLAWSKI E, BOURAS A F, TRUANT S, et al. Hepatic artery ligation for arterial rupture following liver transplantation: a reasonable option[J]. Am J Transplant, 2013, 13(4): 1055-1062.

4. 心脏移植手术输血治疗 1 例

一、简要病史

患者,女性,31 岁。临床诊断为"扩张型心肌病,二尖瓣中度关闭不全、三尖瓣中度关闭不全、肺动脉高压、心功能Ⅳ级、心律失常、心房颤动、心房扑动、三度房室传导阻滞、频发性室性期前收缩、短阵室性心动过速、心房血栓、高脂血症、心脏扩大",拟行原位心脏移植手术收入院。曾植入起搏器。无输血史,无妊娠史,否认食物及药物过敏史。

二、辅助检查

(一)体格检查

入院时体温 36.8℃,脉搏 76 次 /min,呼吸 36 次 /min,血压 91/60mmHg,体重 37.5kg。双肺呼吸音清,未闻及干湿啰音。心率 76 次 /min,心律绝对不齐,二尖瓣、三尖瓣听诊区均可闻及收缩期吹风样杂音。腹软,无压痛及反跳痛,肝脾肋下未及,双下肢无水肿。余无异常发现。

(二)实验室检查

1. 血常规 WBC 11.58×10^9/L, RBC 4.26×10^{12}/L, Hb 122g/L, Hct 0.393, PLT 69×10^9/L。术后 Hb 和 PLT 变化见图 6-1 和图 6-2。

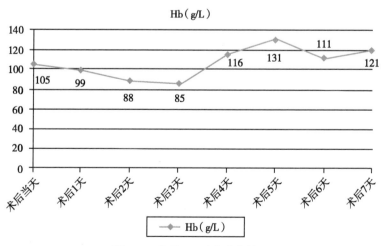

图 6-1 术后 Hb 动态变化情况

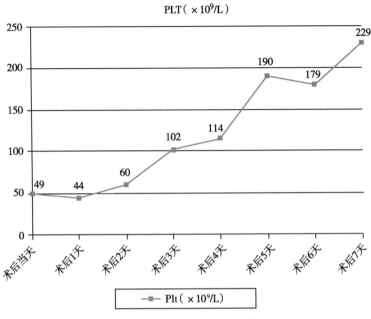

图 6-2　术后 PLT 动态变化情况

2. 血生化　TP 63.3g/L，Alb 28.1g/L，ALT 132U/L，AST 46U/L，K^+ 3.82mmol/L，Na^+ 140.6mmol/L，CO_2 26.77mmol/L，Cr 59.74μmol/L，BUN 3.85mmol/L，UA 130.03μmol/L，BNP 9 405pg/mL。

3. 凝血功能筛查　PT 14.9s，PTA 76%，INR 1.19，APTT 51.5s。

4. 血型血清学检测　患者血型为 AB 型、RhD 阳性，抗体筛选阴性，交叉配血试验（术前备血 RBC 4U）相合。供体血型为 O 型、RhD 阳性。

（三）影像学检查

心脏超声心动图：LA 49mm，LV 62mm，EF 21%。

三、诊疗经过

术前综合评估患者全身状况及重要脏器未发现明显手术禁忌。常规申请术前备血：悬浮红细胞 4U、FFP 6U 和单采血小板 2 个治疗剂量。术中采取正中开胸，全身肝素化，活化凝血时间（actived clotting time，ACT）>480s 后常规经主动脉和上下腔插管建立体外循环（cardiopulmonary bypass，CPB）。中度低温 CPB（最低鼻温 28℃），阻断升主动脉后，切除自体心脏，经原位移植供体心脏，充分排气后开放升主动脉，心脏复跳，辅助循环 1 小时。体外循环复温前，查 Hb 60g/L，输注辐照去白细胞红细胞 4U。体外循环时间共 215 分钟，阻断时间 66 分钟，复温至 36℃，超滤量 500mL，自体血液回收量 200mL。术中预防应用 10% 氨甲环酸 5g 泵注（CPB 前静脉泵注 2g，另外 3g 静脉泵注至 CPB 结束）。常规使用术中血液回收装置（自切皮开始应用，到缝合皮肤时停止），醋酸去氨加压素 15μg 在 CPB 复温时静脉注射。CPB 结束中和肝素后，给予纤维蛋白原 1g，PCC 300IU。体外循环机器余血常规直接回输给患者。

CPB 复温时查 TEG 显示 MA 28.8mm，评估有出血风险，输注辐照单采血小板 1 个治疗剂量，停机中和肝素后输注纤维蛋白原 1g；关胸时 TEG 检测结果 MA 66.1mm，血小板功能正常。手术术毕时 BP 98/60mmHg，HR 104 次/min，SaO_2 100%，使用呼吸机辅助呼吸，送回 ICU 继续治疗。

患者术中应用巴利昔单抗诱导治疗，拔管后改为三联免疫抑制方案"他克莫司 + 吗替麦考酚酯 + 泼尼松"口服维持免疫治疗，根据血药浓度调整剂量，预防排异反应。术后第 3 天血常规显示 Hb 85g/L，输注辐照去白细胞红细胞 2U，之后患者未再输注红细胞成分。术后机械通气时间 17 小时，ICU 停留时间 9 天，术后住院时间 13 天，顺利出院。出院时超声心动图提示：LA 24mm，LV 34mm，EF 63%，心内结构及血流未见明显异常。BP 100/64mmHg，HR 70 次/min，心律齐，BNP 4 919pg/mL，Hb 108g/L，Hct 0.322，PLT 447×10^9/L。

四、相关知识链接

1967 年 12 月，南非开普敦 Christian Barnard 成功地进行了世界上首例人类原位心脏移植，至此心脏移植成为治疗各种病因导致的终末期心力衰竭患者的最有效手段。随着免疫抑制剂的发展及外科技术、术后管理水平的提高，心脏移植术后生存率明显提高，据 2013 年国际心肺移植学会报道心脏移植手术成功率约 95%，术后中位生存时间长达 11 年[1]。在国人心脏移植受体以心肌病为主要病因，供体以男性为主的情况下，受体性别对心脏移植术后排异反应发生率以及中长期生存率的影响不明显[2]。

心脏移植术的最常见风险之一是围手术期出血，主要原因是肝功能异常、手术创伤、体外循环等[3]。在术中使用丝氨酸蛋白酶抑制剂、氨甲环酸、氨基己酸等药物进行血液保护，减少血液有形成分丢失与破坏，有利于血小板功能保护，减少术中出血及术后渗血。一项随机双盲临床试验研究表明，去氨加压素可明显降低心脏移植手术患者的红细胞输注量及胸液引流量，减少术后出血[4]。

ABO 抗原作为血管内皮细胞内一种最重要的移植抗原直接影响移植效果，因此器官移植时供受者血型必须相同或相容，ABO 血型不相容理论上不会引起严重的排斥反应，但发生与细胞免疫有关的急性排斥反应风险可能性仍然很大，国外有报道这类移植近期疗效良好，但其远期疗效尚不确定[5]。输血相关移植物抗宿主病(transfusion associated graft versus host diseases, TA-GVHD)是一种致命的输血并发症,多发生于输注未经辐照的血液后 2~30 天[6]。有研究采取动物实验得出结论认为,若输入淋巴细胞数量超过 10^7/kg 体重,就有出现 TA-GVHD 的可能,亦有病例报告输入 WBC 5.4×10^7 即可发生 TA-GVHD,输注 T 淋巴细胞数达 1×10^8/kg 时,TA-GVHD 发生率为 76%。目前临床使用的悬浮红细胞、单采血小板的 WBC 含量均可能诱发 TA-GVHD,最有效的预防方法是对血液成分进行放射性辐照,剂量 35Gy 的 γ 或 X 射线对红细胞及血小板的数量、形态和功能均无明显影响,不会影响临床输注效果[7]。目前国内通常采用的辐照剂量标准是 25Gy。

五、回顾性点评

本案例患者为扩张型心肌病、晚期心力衰竭,低体重,女性,接受心脏移植手术,体外循环时间长,具有多个异体输血危险因素,围手术期需要提高血液保护级别。由于体重低,CPB 中血液被稀释后 Hb 降低幅度明显,输注异体悬浮红细胞 4U。患者术前 PLT 低(69×10^9/L),为防止术后因血小板功能低下导致更多出血,在 CPB 复温时检测 TEG 示 MA 28mm,预测出血风险增加,决定输注单采血小板 1 个治疗剂量。术后第 3 天因 Hb 降至 85g/L 输注异体红细胞 2U。参照 2007 年美国胸外科医师学会和心血管麻醉医师学会联合制定的心外科围手术期输血和血液保护临床指南,制定的心脏手术患者红细胞输注阈值为 Hb 低于 80g/L、CPB 中度低温时 Hb 低于 70g/L、某些术后危重患者 Hb 低于 90g/L 时输注红细胞。本案患者因术后早期移植心脏的代偿受限,故当发现 Hb 85g/L 时给予输注红细胞 2U。

本案例患者所输注的均为辐照后的血液成分,虽然使用白细胞去除率 >99.99% 的高效滤器能够降低 TA-GVHD 的风险,亦有报道去白细胞输血也可减少 TA-GVHD[8],但目前并没有大规模研究证实使用白细胞滤器可完全预防 TA-GVHD,过滤后残留的淋巴细胞仍可能存活和增殖,因此输注辐照少白细胞红细胞更为安全。

参考文献

1. YUSEN RD, CHRISTIE JD, EDWARDS LB, et al. The Registry of the International Society for Heart and Lung Transplantation: thirtieth adult lung and heart-lung transplant report-2013; focus theme: age[J]. Heart Lung Transpl, 2013, 32(10): 965-978.

2. 史立英,黄洁,胡盛寿,等. 心脏移植受体性别对心脏移植术后生存影响的研究[J]. 中国循环杂志, 2015, 30(5): 465-468.

3. 黄小彬, 叶凤青. 同种异体心脏移植手术麻醉处理进展 [J]. 中国临床新医学, 2014, 7 (7): 679-682.

4. JAHANGIRIFARD A, RAZAVI M R, AHMADI Z H, et al. The Effect of Desmopressin on the Amount of Bleeding and Transfusion Requirement in Patients undergoing Heart Transplant Surgery [J]. Basic clin Pharmacol Toxicol, 2017, 121 (3): 175-180.

5. NEVES C, PRIETO D, SOLA E, et al. Heart transplantion from donors of different ABO blood type [J]. Transplant Proc, 2009, 41 (3): 938-940.

6. SUNNUL H, ERGUVEN N. Transfusion-associated graft-versus-host disease [J]. Transfus Apher Sei, 2013, 49 (2): 331-333.

7. 王维. 输血相关移植物抗宿主病报告情况综述和医学社会学评价 [J]. 检验医学与临床, 2015, 12 (S1): 267-269.

8. WILLIAMSON L M, STAINSBY D, JONES H, et al. The impact of universal leukodepletion of the blood supply on hemovigilance reports of post transfusion purpura and transfusion-associated graft-versus-host disease [J]. Transfusion, 2007, 47 (8): 1455-1467.

（陈　静　纪宏文　刘志国　杨　超）

第七章

围手术期输血治疗案例

1. 二尖瓣置换术后合并肝素诱导性血小板减少症 1 例

一、简要病史

患者,男性,51岁,胸闷、气短、心慌 10 年,加重 2 年。患者自 10 年前起,无明显诱因反复胸闷、气短、心慌,近两年患者自觉上述症状加重,夜间不能平卧,活动耐量明显下降。门诊行心脏超声检查提示"二尖瓣小腱索断裂并重度关闭不全,左心扩大,升主动脉增宽",遂以超声诊断入院。有高血压病史 9 年。否认糖尿病、脑梗死、胃溃疡等病史,否认输血史、食物及药物过敏史。

二、辅助检查

(一)体格检查

入院时体温 36.7℃,脉搏 88 次 /min,呼吸 19 次 /min,血压 133/85mmHg,体重 65kg。神志清楚,浅表淋巴结未触及肿大,颈软,颈动脉搏动增强,甲状腺未触及肿大。双肺呼吸音清,未闻及干湿啰音。心界向左扩大,心率 88 次 /min,律齐,心尖部可闻及 3/6 级收缩期吹风样杂音,向左侧腋下传导。腹膨隆,腹软,右上腹压痛,无反跳痛,Murphy 征阳性,肝脾肋缘下未触及,双下肢不肿。

(二)实验室检查

1. 血常规 WBC 7.38×10^9/L, RBC 4.31×10^{12}/L, Hb 134g/L, PLT 224×10^9/L。

2. 血生化 TP 69.3g/L, Alb 43.1g/L, ALT 32U/L, AST 16U/L, Cr 99.7μmol/L, BUN 4.895mmol/L, UA 180.1μmol/L。

3. 凝血功能筛查 PT 11.3s, INR 1.04, APTT 31.6s, Fbg 3.16g/L。

4. 血型血清学检测 血型为 O 型、RhD 阳性,抗体筛选阴性。

（三）影像学检查

心脏超声：二尖瓣小腱索断裂并重度关闭不全，左心扩大，升主动脉增宽。

（四）其他

心电图：窦性心律，T 波改变。

三、诊疗经过

患者入院后完善相关检查，在体外循环辅助下行二尖瓣机械瓣膜置换术，手术过程顺利，术后进入 ICU 病房。患者术后第 1 天胸腔引流持续不止，80~200mL/h，血常规提示 PLT 38×10^9/L，SONOCLOT 结果提示患者 PF 0.6（参考值 >1.0）；凝血功能筛查显示：PT 15.2s，APTT 47s，Fbg 1.23g/L。考虑患者是由于凝血因子缺乏和血小板功能低下导致的出血，输注单采血小板 1 个治疗剂量、FFP 4U 和冷沉淀 6U。患者胸腔引流渐止，凝血指标基本恢复正常，血小板逐渐回升至 114×10^9/L。术后第 7 天患者血小板计数再次下降到 23×10^9/L。临床第二次申请单采血小板 1 个治疗量。检验科和输血科联合会诊评估后，建议临床排除 HIT 的可能。临床首先进行 4Ts 评分，结果为 6 分，送检 HIT- 抗体检测，结果为强阳性，确诊为 HIT。输血科会诊认为：第一次申请血小板为术后第 1 天，当时 PLT 38×10^9/L，PF 0.6，且胸腔引流较多，存在血小板输注指征。术后第 7 天第二次申请血小板时，考虑患者存在 HIT，临床未见明确的出血症状和体征，HIT 属于易栓症，尽管血小板数量偏低，但患者面临的主要问题可能是血栓风险而非出血，建议不输注血小板。此时输注血小板并不能带来临床获益，反而会增加患者输血相关风险。临床接受输血科意见，未进行第二次的血小板输注，按照 HIT 诊疗方案给予停肝素，改用阿加曲班抗凝。停肝素 4 天后 PLT 升至 127×10^9/L，桥接为口服华法林后转出 ICU，停肝素 10 天后患者康复出院。

四、相关知识链接

由于心脏手术中的凝血消耗、机械破坏以及血液稀释，术后常可见血小板降低，这是围手术期出血的最常见原因之一。血常规检测和 TEG 检测有助于指导血液精准输注及个体化的血液管理[1-3]。血小板数量减少，并不都代表一定有出血风险，某些血栓性疾病中也可观察到血小板数量减少，例如 TTP、HIT[4]，因此对血小板的使用也应进行个体化权衡。

HIT 是一类严重的肝素应用并发症，30%~50% 并发血栓形成[5]。国内外报道 HIT 发病率 0.3%~5%[6]。典型的 HIT 多发生在初次肝素接触后的 5~14 天，主要表现为血小板数量降低，血栓形成倾向。其机制是由于体内形成的肝素 - 血小板 4 因子（PF4）- 抗 PF4 抗体复合物会激活血小板，活化后的血小板被机体快速清除，从而造成血小板数量降低，同时活化的血小板释放促凝因子促进血栓形成[7]。由于其发病特点不典型，临床上常被漏诊或迟诊。HIT 管理的关键是提高医师的警惕性和及时启动替代抗凝治疗[8]。通常 HIT 患者尽管血小板数量低下，但极少出现出血并发症[6]，因此一般不建议输注血小板、止血成分或药物。虽然目前尚无足够证据，但输注血小板可能会加重血栓形成风险。只有在患者发生出血或具有极高危出血风险时才考虑预防性输注血小板[4]。

五、案例点评

本案例提示：输血科对临床输血指征的把控，不能只看实验室指标，还要结合患者具体的病情进行个体化的综合分析。就本案例患者而言，不是血小板数量低就一定要输注血小板来纠正，分析清楚血小板数量减低的原因，才可能做出更合理的决策。科学拒绝有时也是输血管理一个重要策略。

参考文献

1. SERRAINO G F, MURPHY G J. Routine use of viscoelastic blood tests for diagnosis and treatment of coagulopathic bleeding in cardiac surgery: updated systematic review and meta-analysis[J]. Br J Anaesth, 2017, 118(6): 823-833.

2. RANUCCI M. Bank blood shortage, transfusion containment and viscoelastic point-of-care coagulation testing in cardiac surgery[J]. Br J Anaesth, 2017, 118(6): 814-815.

3. BOLLIGER D, TANAKA K A. Point-of-Care Coagulation Testing in Cardiac Surgery[J]. Semin Thromb Hemost, 2017, 43(4): 386-396.

4. LINKINS L A, DANS A L, MOORES L K, et al. Treatment and prevention of heparin-induced thrombocytopenia: Antithrombotic Therapy and Prevention of Thrombosis, 9th ed: American College of Chest Physicians Evidence-Based Clinical Practice Guidelines[J]. Chest, 2012, 141(S2): e495S-e530S.

5. SALTER B S, WEINER M M, TRINH M A, et al. Heparin-Induced Thrombocytopenia: A Comprehensive Clinical Review[J]. J Am Coll Cardiol,

2016, 67（21）: 2519-2532.

6. 范庆坤, 李玲, 陈晓英, 等. 全自动免疫分析法检测肝素诱导性血小板减少症抗体的诊断效能研究 [J]. 中华检验医学杂志, 2017, 40（2）: 109-113.

7. GREINACHER A. Heparin-Induced Thrombocytopenia [J]. N Engl J Med, 2015, 373（3）: 252-261.

8. WARKENTIN T E, GREINACHER A. Management of heparin-induced thrombocytopenia [J]. Curr Opin Hematol, 2016, 23（5）: 462-470.

2. 肝母细胞瘤围手术期大量输血 1 例

一、简要病史

患儿, 女性, 14 岁, 因第二性征发育迟缓, 行妇科超声检查时发现肝脏巨大占位性病变, 子宫及附件未见异常, 行腹部增强 CT 提示: 肝左叶及右前叶巨大占位, 恶性肿瘤可能性大。多次血常规检查提示: Hb 60~70g/L（未见当地医院报告）, 患者无不适症状, 诊断为"巨大肝腺癌可能性大", 予动脉栓塞治疗, 复查影像学显示肿物体积减小不明显（未见医院报告）。为求进一步诊治门诊以"肝脏巨大占位"收入院。既往无输血史, 否认家族遗传性疾病史, 否认食物及药物过敏史。

二、辅助检查

（一）体格检查

入院时体温 36.5℃, 脉搏 90 次 /min, 呼吸 19 次 /min, 血压 123/75mmHg, 身高 162cm, 体重 38kg, BMI 14.5。全身皮肤及巩膜无黄染, 消瘦, 营养不良, 贫血貌。心肺无异常。腹膨隆, 未见肠型及胃蠕动波, 腹壁静脉曲张。腹部可扪及肝脏巨大肿物, 质硬, 活动度差, 肿物延至盆腔, 无明显压痛, 无反跳痛, Murphy 征阴性, 脾未触及, 肾脏无叩击痛, 无移动性浊音。肠鸣音正常。

（二）实验室检查（入院时）

1. 血常规　WBC 6.5×10^{12}/L, RBC 2.297×10^{12}/L, Hb 35g/L, Hct 0.153, PLT 583×10^9/L。

2. 血生化　TP 51.3g/L, Alb 30.1g/L, TB 5.5μmol/L, DB 2.2μmol/L, LDH 1 446.4U/L。

3. 凝血功能筛查　PT 14.8s, PTA 79.0%, INR 1.16, Fbg 5.15g/L, APTT 47.5s。

4. 肿瘤标记物 AFP 71.27μg/L，CA15-3 31.28U/mL。

5. 血型血清学检测 血型为 B 型、RhD 阳性，抗体筛选阴性。

（三）影像学检查

1. 心脏超声 全心增大，左室整体收缩功能正常低限；主肺动脉增宽；检查过程中心率偏快；极少量心包积液。

2. 全身 PET-CT 肝脏体积明显增大，下缘达盆腔内骶 2 椎体下缘，肝左、右叶见巨大肿块，密度混杂，似有多结节融合。腹腔脏器明显受压推移，考虑肝脏原发恶性肿瘤性病变可能性大。

三、诊疗经过

患者入院诊断：①肝脏巨大肿瘤：肝腺瘤出血？肝母细胞瘤？②重度贫血；③心功能不全；④低蛋白血症。入院后给予对症支持、补液及静脉营养及间断输血治疗，组织多学科术前疑难病例讨论。输血科意见：①患者入院体重 38kg（含瘤体），营养严重不良，全血容量不会超过 2 500mL，难以耐受快速、大量出血；②入院时 Hb 35g/L，经间断输血后 Hb 维持在 70~80g/L 之间，建议术前再输注悬浮红细胞 2U，将 Hb 提高到 100g/L 左右，以耐受术中失血；③患者心功能受损，建议评估能否耐受快速输血补液，防治循环超负荷发生；④尽管患者术前凝血功能（PT、APTT、Fbg）未见异常，需预防大量输血补液引起的凝血功能障碍；⑤术中若出现大量失血，采用大剂量输血策略（massive transfusion protocol，MTP），建议输血科医师直接参与围手术期血液管理；⑥建议术前备血：单采血小板 3 个治疗量，加备冷沉淀 10U，人纤维蛋白原 2g。

临床采纳输血科意见，术中一名输血科医师进入手术室全程参与输血方案的实施与协调工作。肿瘤切除前完整暴露，直径超过 30cm，可见大小不等的结节。术中患者共出血 11 000mL，输注血液成分包括悬浮红细胞 44U、FFP 40U、单采血小板 3 个治疗剂量、冷沉淀 10U、人纤维蛋白原 2.0g 和氨甲苯酸 0.1g。术后患者转入肝胆外科 ICU，给予 200mg 重组Ⅶ因子改善凝血。实验室检查：Hb 65g/L，PLT 66×10⁹/L，APTT 90.9s，INR 2.76，Fbg 1.01g/L，AT-Ⅲ 38%，PTA 27%，D-Dimer 9.05μg/mL，给予输注 FFP 6U，冷沉淀 5U，悬浮红细胞 4U，静滴氨甲苯酸 0.2g。24 小时后 TEG 结果显示：R 值 6.8min（3~8min），angle 角 47°（53°~72°），MA 值 44.0mm（55.0~70.0mm），病情稳定。术后 3 天转出 ICU，术后 17 天康复出院。

四、相关知识链接

肝母细胞瘤是儿童最常见的原发恶性肝肿瘤，占儿科恶性肝肿瘤的 70%

以上[1]。超过95%的病例发生在5岁以下儿童。手术切除是肝母细胞瘤最为重要的治疗手段。手术中面临的一个重要问题就是术中大量失血及大量输血输液导致的系列问题。择期手术之前应该进行充分的评估和准备,包括:①早期认识到大量失血及患者术前准备;②及时复苏以预防休克和组织缺氧;③及时有效地启动MTP方案。

大量输血通常被定义为在24小时内输血量相当于患者总的外周循环血量。在美国,成年患者通常是通过输注量≥10U(每单位来源于450~500mL全血)悬浮红细胞来估计的[2]。大量输血是一个复杂的临床管理问题,需要外科医师、麻醉医师、输血技师、输血医师和供血单位之间的沟通和协作[3]。

五、病例点评

本案例的成功救治,得益于输血医师参与了患者整个治疗过程,包括:

1. 术前考虑患者严重贫血及心功能异常,建议输注悬浮红细胞改善患者状况,使其Hb升高至合理水平。

2. 术前外科医师拟申请悬浮红细胞25U,FFP 25U,单采血小板1个治疗剂量和冷沉淀10U,考虑大量输血导致稀释性凝血病,建议增加血小板的备血量及必要的纤维蛋白原准备。

3. 手术期间输血医师根据患者术中失血量、输液量、输血量、Hct和血流动力学变化判断MTP的触发时机。术中由于出血难以预计及出血速度难以控制,患者无法进行及时有效的床旁检测,例如血小板计数,纤维蛋白原水平和常规凝血试验,输血医师与麻醉医师、手术医师主要通过以下原则进行输血决策:①术中早期采用悬浮红细胞和FFP输注比例为1∶1,及时补充凝血因子;②大量补液、输血易导致稀释性血小板减少症,表现为微血管出血,即渗血、黏膜出血、套管部位出血或意外伤口出血[4]。一般来说,术前血小板计数正常、凝血功能正常的患者,1.5倍血容量替换后血小板计数降至100×10^9/L以下,两倍血容量置换后下降到50×10^9/L[5]。术中如果无法进行及时的血小板计数及功能检测,可简单对患者出血量及血容量置换量进行估算,及时补充血小板;③特别重视Fbg的补充。术前Fbg在正常范围的患者,1.5倍全血容量被置换后,纤维蛋白原降至1.0g/L的临界水平,需要及时补充冷沉淀制品及纤维蛋白原。

本案例患者是大剂量输血的典型病例,在术前是可以预估到的,应做好相应的准备,对救治意义重大;这种准备应包括MTP方案、输血时机、输血科的配合、术中、术后凝血功能动态监测与及时纠正;这类患者的输血管理应该依靠多学科协作,包括外科医师、麻醉医师、输血医师、实验室及相关医务人员的共同参与；目前很多医院大部分手术中只查 Hct，心外科手术中凝血功能监测用 ACT，肝移植术中监测 TEG（时间长，完整图形需要 0.5h 以上，不能及时反应凝血功能状态），所以通过出血量、输血量来判断患者凝血功能变化，及时、主动纠正凝血功能对于大剂量输血患者救治成功至关重要。

参考文献

1. LITTEN J B，TOMLINSON G E. Liver tumors in children［J］. Oncologist，2008，13（7）：812-820.

2. SHAZ B H，DENTE C J，HARRIS R S，et al. Transfusion management of trauma patients［J］. Anesth Analg，2009，108（6）：1760-1768.

3. STAINSBY D，MACLENNAN S，HAMILTON P J. Management of massive blood loss a template guideline［J］. Br J Anaesthes，2000，85（5）：487-491.

4. REED R L，CIAVARELLA D，HEIMBACH D M，et al. Prophylactic platelet administration during massive transfusion：a prospective randomized double-blind clinical study［J］. Ann Surg，1986，203（1）：40-48.

5. COUNTS R B，HAISCH C，SIMON T L，et al. Haemostasis in massively transfused trauma patients［J］. Ann Surg，1979，190（1）：91-99.

3. 全胸腹主动脉置换术血液管理 1 例

一、简要病史

患者，男性，30 岁，6 个月前出现腹痛症状。全主动脉 CT 检查提示：腹主动脉夹层。未行手术治疗，经对症治疗后症状逐渐缓解。两周前腹痛逐渐加重，为进一步诊治，以"马方综合征、主动脉夹层（Stanford B 型），胸腹主动脉瘤，心功能 I 级"急诊收入院。既往有高血压史，曾于 10 年前行主动脉根部置换术，4 年前行胸主动脉支架置入术。无糖尿病史，无高血脂史，无吸烟、饮酒史。有多次输血史，无食物及药物过敏史。

二、辅助检查

（一）体格检查

入院时体温 36.5℃，血压 110/70mmHg，脉搏 75 次 /min，呼吸 18 次 /min，体重 73kg。神志清晰，无病容。无颈筋脉怒张，双肺呼吸音清晰，心律齐，未闻及心脏杂音。腹部平坦,无移动性浊音,肠鸣音正常,双下肢无浮肿。

（二）实验室检查（术前）

1. 血常规　WBC 8.98×10^9/L, RBC 4.61×10^{12}/L, Hb 140g/L, Hct 0.39, PLT 258×10^9/L。

2. 血生化　TP 67.3g/L, Alb 41.3g/L, ALT 16U/L, AST 20U/L, K^+ 3.21mmol/L, Na^+ 142.31mmol/L, CO_2 26.17mmol/L, Cr 56.55μmol/L, BUN 5.79mmol/L, UA 320.99μmol/L。

3. 凝血功能筛查　PT 16.2s, PTA 66％, INR 1.31, APTT 40.2s。

4. TEG 检测　R 6.2min, K 1.4min, Angle 68.9°, MA 63.4mm, CI 0.6。

5. 血型血清学检测　血型为 O 型、RhD 阳性,抗体筛查阴性。

（三）影像学检查

腹部 CT:腹主动脉、肾动脉水平可见一内膜破口,远至双侧髂动脉可见内膜片,右肾动脉居上一支起自真腔,左肾动脉居下一支起自假腔。

三、诊疗经过

手术前综合评估全身状况及重要脏器未发现明显手术禁忌证,备悬浮红细胞 8U, FFP 16U,单采血小板 3 个治疗剂量。术中采取复合全身麻醉,右侧矫正体位,胸腹联合切口。实施胸、腹主动脉人工血管置换术,肋间动脉、腹腔干、肠系膜动脉及肾动脉重建术。手术时间共 10 小时,出血总量 930mL。术中血液回收机回收洗涤红细胞 300mL,输注异体悬浮红细胞 4U。

术中采取综合血液保护措施包括:①应用 10％ 氨甲环酸 10g 在手术开始泵注;②常规使用术中血液回收装置（自切皮开始应用,到缝合皮肤时停止）;③醋酸去氨加压素 15μg 在中和肝素后静脉泵注（1h）;④中和肝素后,输注纤维蛋白原 4g,凝血酶原复合物 1 200IU;⑤术中应用温毯机以及体外循环变温水箱保温;⑥应用 TEG 监测指导血液成分输注。

术中出、凝血监测及输血治疗:鱼精蛋白中和肝素后,TEG 高岭土杯 R 5.5min, K 2.5min, Angle 59.5°, MA 42.7mm, CI-2.6;肝素酶杯 R 5.3min, K 2.6min, Angle 59.9°, MA 43.2mm, CI-2.4。结果提示无肝素残留,但 MA 42.7mm,评估有出血风险。在输注纤维蛋白原2g后,输注单采血小板 1 个治疗量。关胸时（输注血小板后）TEG 高岭土杯 R 5.7min, K 1.6min, Angle 66.4°, MA 48.7mm, CI-1.1,提示血小板功能接近正常,其他凝血指标正常,未输注其他血液成分。

术后患者状况平稳,24 小时引流量约 900mL,机械通气时间 12 小时,术后第 1 天血常规示 Hb 79g/L,输注悬浮红细胞 2U。患者 ICU 停留时间 3 天,无并发症,术后第 9 天顺利出院。出院时 BP 118/76mmHg, HR 82 次 /min, Hb 105g/L, Hct 0.335, PLT 109×10^9/L。

四、相关知识链接

主动脉夹层(aortic dissection, AD)是指主动脉腔内的血液通过内膜破口进入到主动脉壁中层形成血肿。Stanford 分型法依据夹层累及范围分为 A 型和 B 型主动脉夹层,无论夹层起源于哪个部位,凡累及升主动脉者为 A 型夹层,B 型夹层起源于胸降主动脉且未累及升主动脉。全胸腹主动脉瘤(thoracoabdominal aortic aneurysm, TAAA)是指同时累及胸腔段和腹腔段的主动脉以及侵犯到肾动脉以上的腹主动脉瘤,病情凶险,发展迅速,死亡率及并发症发生率高,我国患者以中青年和慢性夹层为主,病变程度复杂,治疗难度较大[1]。开放性外科手术是治疗 TAAA 的金标准[2],但此类手术技术操作难度大、创伤大,手术过程涉及多种脏器的保护。

以往全胸腹主动脉置换术(total thoracoabdominal aortic aneurysm replacement, tTAAAR)都是在深低温停循环下进行,手术时间长。国内外均有报道深低温停循环下行 tTAAAR 术后早期死亡率和呼吸系统并发症发生率高,低心排血量综合征及延长呼吸机使用风险更大[3-4]。而常温非体外循环下行 tTAAAR 术,可避免深低温停循环对机体各个脏器的不良影响,缩短手术时间,减少异体血液用量,降低术后并发症的发生率,缩短住院时间[5]。

患者血液管理(Patient blood management, PBM)是基于循证医学和多学科联合的方法,通过维持患者血红蛋白水平,改善凝血功能,减少术中术后失血,限制性输血等措施减少或避免异体输血,改善患者转归[6]。PBM 的目的并非单纯降低异体输血率和减少血液成分的使用,而是通过更合理地使用血液成分从而提高患者的治疗效果。合理的 PBM 方案的制定应包括患者的贫血治疗、改善凝血功能、联合使用多种技术减少出血及以患者为中心的输血策略[7]。PBM 的具体内容包括:①应用血泵法血液回收技术,在全身肝素化后将术野出血全部回收至体外循环储血罐,然后再通过股动脉插管输回患者体内,可以减少术中血液的丢失,避免应用自体血液回收机造成的凝血因子丢失;②常温下 tTAAAR 术中体温会轻度下降,低温会导致凝血障碍,即使是中度的低温(核心温度降低 <1℃)也会显著增加手术失血[8],因此在完成肋间动脉重建后可通过调节室温、变温毯保暖、使用输液加热装置等措施尽量保持正常体温范围;③氨甲环酸是有效的抗纤溶药物,可保护血小板功能,明显减少术中出血,术中持续输

注至手术结束,可采用 30mg/kg 剂量输注;④TEG 可监测凝血功能,以指导血液成分的输注,减少不必要的血液成分输注;⑤与 FFP 相比,PCC 亦可减少术后出血和红细胞的输注[9],在心脏手术中、手术后应用安全有效;⑥术中当 Hb<80g/L 时输注悬浮红细胞。

五、回顾性点评

本案例在术前全面评估患者的心、肺、肾等重要脏器功能及凝血功能;术中严密监测血流动力学改变及容量变化,做好各脏器保护及血液保护;术中应用血泵法血液回收技术收集术野出血,中和肝素后改用普通血液回收机回收自体血液 300mL,当 Hb 77g/L 时输注异体悬浮红细胞;TEG 检测结果提示血小板功能低下时输注单采血小板 2 个治疗剂量,术中为止血及补充凝血因子输注 PCC 及纤维蛋白原,未输注 FFP。术后入ICU 继续监测各项指标,术后第 1 天血常规示 Hb 79g/L,输注悬浮红细胞 2U。通过连续、综合的 PBM 措施,最终达到减少异体输血和改善患者预后。

参考文献

1. 孙立忠,程力剑,朱俊明,等. 常温非体外循环下全胸腹主动脉替换术[J].中华胸心血管外科杂志,2011,27(12):705-708.

2. WONG D R, PARENTI J L, GREEN S Y, et al. Open repair of thoracoabdominal aortic aneurysm in the modern surgical era: contemporary outcomes in 509 patients[J]. J Am Coll Surg, 2011, 212(4): 569-579.

3. 程力剑,孙立忠,朱俊明,等. 63 例全胸腹主动脉置换术患者中期结果分析[J].中国胸心血管外科临床杂志,2009,16(5):339-343.

4. YOO JS, KIM JB, JOO Y, et al. Deep hypothermic circulatory arrest versus non-deep hypothermic beating heart strategy in descending thoracic or thoracoabdominal aortic surgery[J]. Eur J Cardiothorac Surg, 2014, 46(4): 678-684.

5. 李军,石佳,纪宏文,等. 非体外循环全胸腹主动脉置换术的麻醉处理[J].中华医学杂志,2013,93(7):528-530.

6. 邓硕曾,纪宏文. 从血液保护到血液管理 - 解读 2011 版 STS 和 SCA《心脏手术血液保护指南》[J]. 中国输血杂志,2011,24(11):921-923.

7. 侯忱,蒋以植,汤朝晖. 患者血液管理的重要性与多学科团队的作用[J].上海医药,2016,37(12):3-5.

8. RAJAGOPALAN S, MASCHA E, NA J, et al. The effects of mildperioperative hypothermia on blood loss and transfusion requirement [J]. Anesthesiology, 2008, 108（1）: 71-77.

9. CAPPABIANCA G, MARISCALCO G, BIANCAN F, et al. Safety and efficacy of prothrombin complex concentrate as first-line treatment in bleeding after cardiac surgery [J]. Crit Care, 2016, 20: 5.

4. 臀部巨大神经纤维瘤切除术快速输血 1 例

一、简要病史

患者，男性，40 岁，因臀部巨大无痛肿物 35 年，门诊以"神经纤维瘤病 I 型；巨大神经纤维瘤病（臀部）"收入院。既往无高血压、糖尿病、高血脂病史，无吸烟、饮酒史，无输血史，无家族性遗传病史，否认食物及药物过敏史。

二、辅助检查

（一）体格检查

入院时体温 37.1℃，脉搏 75 次/min，血压 120/70mmHg，呼吸 18 次/min，体重 68kg。双肺呼吸音清，心律齐，未闻及心脏杂音。腹部平坦，无移动性浊音，肠鸣音正常。双臀部可见 50cm×40cm×30cm 大小肿物，质地柔软，有深褐色色素沉着，与周围及深部组织分界不清，肿物下垂明显，臀沟、双侧臀下皱襞深埋于下垂的肿大组织内。

（二）实验室检查

1. 血常规　WBC 5.11×10^9/L，RBC 5.13×10^{12}/L，Hb 154g/L，Hct 0.446，PLT 247×10^9/L。

2. 血生化　ALT 5U/L，TP 67.6g/L，Alb 43.3g/L，Cr 96.5μmol/L，BUN 5.09mmol/L，UA 270.9μmol/L。

3. 凝血功能筛查　PT 13s，APTT 35s，PTA 70%，Fbg 3.39g/L，TT 15.8s。

4. 血型血清学检测　血型为 A 型、RhD 阳性，抗体筛查阴性。

（三）影像学检查

MRI 检查：前下腹壁、双侧大腿及臀部皮下肌肉软组织多发异常信号，符合神经纤维瘤病表现，右髋关节积液。

三、诊疗过程

患者入院后完善各项检查及术前准备,先后3次单采自体成分血,共采集自体红细胞10U,自体单采血小板3个治疗量。在全麻下行臀部巨大神经纤维瘤切除术,手术历时6.5小时,过程顺利,切除瘤体3.5kg,出血约2 500mL,术中回输自体红细胞10U及自体血小板3个治疗剂量。术后患者转入ICU,给以抗炎、止血、补液等治疗。

术后第1天,病情平稳,转回普通病房,查Hb 10^{9}g/L、PLT 133×10^9/L。术后第2天患者突然出现面色及结膜苍白、口干,诉心慌、气短,心率波动于100~130次/min。患者臀部负压引流出多量血性液体。急查血常规提示Hb 87g/L,PLT 172×10^9/L;凝血功能筛查提示PT 15.8s,PTA 60%;快速TEG结果如图7-1。立即输注悬浮红细胞2U。患者四肢冷、结膜苍白、口干、呼吸急促、躁动。再次急查血常规提示Hb 48g/L,PLT 134×10^9/L;凝血功能筛查提示PT 20.8s,PTA 41%,APTT 50.6s,Fbg 1.72g/L,TT 18.3s。快速TEG结果如图7-2。请输血科急会诊:补充葡萄糖酸钙注射液10mL后查血钙,并紧急水浴加温后多通道加压快速(血袋用血压计袖带捆绑加压)输注悬浮红细胞4U、FFP 4U。当日20:00急诊手术行躯干部(臀部)清创探查术,术区发现多处活动性出血点,经缝扎止血,术中出血约2 700mL,术中快速TEG结果如图7-3,快速输注悬浮红细胞10U,FFP 10U,单采血小板2个治疗剂量,PCC 1 200IU,纤维蛋白原3g;术中自体血回输750mL。次日00:00患者术后入ICU,查血常规提示Hb 95g/L,PLT 80×10^9/L;凝血功能筛查提示PT 13.2s,PTA 79%,TT 18.3s,D-Dimer 2 753ng/mL,快速TEG结果如图7-4。患者病情逐渐平稳,血压105/85mmHg,心率95次/min,平卧位,精神状态佳,转回普通病房。术后20天患者体温正常,精神状态佳,术区无菌纱布及绷带加压包扎中,松紧适宜,未见明显血性渗出,未闻及异味,准予出院。

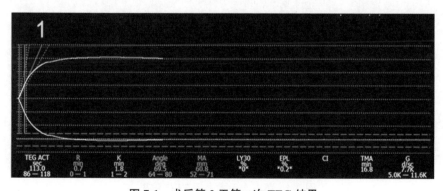

图7-1　术后第2天第一次TEG结果

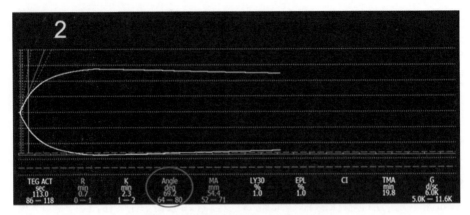

图 7-2　术后第 2 天第二次 TEG 结果

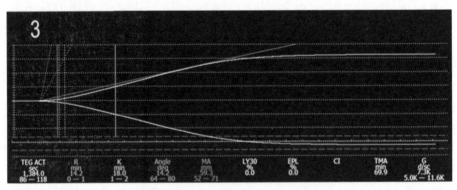

图 7-3　第二次手术术中 TEG 结果

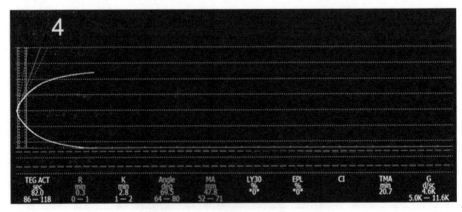

图 7-4　第二次手术术后 TEG 结果

四、相关知识链接

快速输血是抢救大量快速出血患者的重要措施,快速纠正大量快速出血患者的血容量,并且有效预防大量输血带来的严重并发症,成为此类患者被抢救成功的关键[1]。快速输血的目标:①迅速补充血容量,维持稳定的生命体征;②快速有效维持或纠正患者止凝血功能;③预防快速输血严重并发症。快速输血通常采取的策略包括:①建立两条以上输血专用大静脉通道;②所有血液成分需加温,以预防低体温带来的凝血功能问题,推荐使用专业加温设备,条件不具备时可以 37℃水浴加温;③加压快速输注(加压输血器、血压计袖带、手工挤压法);④观察中心静脉压和尿量;⑤及时足量补钙(1 000mL∶10mL)。快速输血的常见并发症包括:①严重的出血倾向;②低体温;③低钙血症(枸橼酸中毒);④轻度低钾血症;⑤肺栓塞;⑥循环超负荷(老年患者)[2-5]。

五、案例点评

掌握快速输血策略,避免快速输血并发症,对于输血科指导临床救治战创伤、术中或术后急性大量出血或出血休克患者迅速逆转休克,维持生命体征,避免稀释性凝血病,避免患者进入死亡三角恶性循环而导致多器官功能衰竭,为下一步治疗创造条件至关重要。本案例为术后手术区域大出血,病情凶险,输血科与临床科室通力合作,保温、加压输注、及时的凝血功能监测、不同血液成分及止血药物的合理配比输注,通过及时、恰当的大量输血策略使患者转危为安,是典型的大量输血成功案例。

参考文献

1. 大量输血现状调研协作组 . 大量输血指导方案(推荐稿)[J]. 中国输血杂志, 2012, 25(7): 617-621.

2. STAINSBY D, MACLENNAN S, THOMAS D, et al. Guidelines on the management of massive blood loss[J]. Br Commit Stand Haematol, 2006, 135(5): 634-641.

3. STAINSBY D, MACLENNAN S, HAMILTON PJ, et al. Management of massive blood loss: a template guideline[J]. Br J Anaesth, 2000, 85(3): 487-491.

4. KOZEK-LANGENECKER S. Management of massive operative blood loss[J]. Minerva Anestesiol, 2007, 73(7): 401-415.

5. SAMAMA C M, DJOUDI R, LECOMPTE T. Perioperative platelet transfusion recommendations of the French Health Products Safety Agency(AFSSAPS) 2003[J]. Minerva Anestesiol, 2006, 72(6): 447-452.

5. TEG 指导心脏手术后输血治疗 1 例

一、简要病史

患者,男性,41 岁,主因突发剧烈胸背痛 8 天收入院。临床诊断"主动脉夹层(Stanford A 型),高血压病 2 级,肝囊肿"。既往有高血压病史 1 年,未服用降压药,无输血史,否认食物及药物过敏史。

二、辅助检查

(一)体格检查

体温 36.2℃,血压 138/99mmHg,脉搏 62 次/min,呼吸 20 次/min,体重 71kg。神志清醒,表情痛苦。无颈静脉怒张,双肺呼吸音清晰,心律齐,未闻及心脏杂音。腹部平坦,无移动性浊音,肠鸣音正常,双下肢无浮肿。

(二)实验室检查

1. 血常规 WBC 65×10^9/L,RBC 4.86×10^{12}/L,Hb 153g/L,Hct 0.436,PLT 240×10^9/L。

2. 血生化 TP 71.8g/L,Alb 41.2g/L,ALT 31U/L,AST 23U/L,K^+ 3.89mmol/L,Na^+ 140.11mmol/L,CO_2 24.98mmol/L,Cr 68.39μmol/L,BUN 2.90mmol/L,UA 284.83μmol/L。

3. 凝血功能筛查 PT 12s,PTA 122%,INR 0.9,APTT 34.5s。

4. TEG 检测 R 4.7min,K 1.7min,Angle 66.7°,MA 57mm,CI 0.6。

5. 血型血清学检测 血型为 O 型、RhD 阳性,抗体筛查阴性;交叉配血试验(术前备血 RBC 8U)均相合。

三、诊疗经过

入院后完善相关检查,综合评估全身状况及重要脏器未发现明显手术禁忌。术前备血悬浮红细胞 8U,FFP 10U,单采血小板 2 个治疗剂量。患者在静吸复合维持麻醉下行全主动脉弓人工血管置换并支架象鼻手术。术中采取正中开胸,游离右侧腋动脉、股动脉及主动脉弓血管。全身肝素化(400U/kg),经右侧腋动脉和股动脉插管,经右房插入房腔插管,ACT>480s 后开始 CPB。CPB 转机时间 106 分钟,心肌阻断时间 58 分钟,最低鼻温 23.6℃,停循环时间 15 分钟。复温至 36℃,复温时间 53 分钟,超滤量 2 000mL,回收血量 260mL,机器余血量 800mL,CPB 中使用白蛋白 50g,未输注异体红细胞。手术时间共 275 分钟，出血量 780mL。

术中采取以下血液保护措施：①预防应用 10% 氨甲环酸 5g 泵注（体外循环前静脉泵注 2g，另外 3g 静脉泵注至体外循环结束）；②常规使用术中血液回收装置（自切皮开始应用，到缝合皮肤时停止）；③醋酸去氨加压素 15μg 在体外循环复温时静脉注射；④CPB 结束中和肝素后，给予纤维蛋白原 2g，PCC 1 200IU；⑤体外循环机器余血常规直接回输给患者。

鱼精蛋白中和肝素后查 TEG，高岭土杯结果 R 4.8min，K 2.3min，Angle 60.1°，MA 48.6mm，CI-1.3；肝素酶杯结果 R 4.8min，K 2.2min，Angle 61.6°，MA 45.7mm，CI-1.5。综合结果提示无肝素残留，MA 45.7mm，评估有出血风险，输注纤维蛋白原 2g、单采血小板 1 个治疗剂量。关胸时再查 TEG，高岭土杯结果 R 5.7min，K 1.6min，Angle 66.4°，MA 50.8mm，CI-1.1，提示血小板功能基本正常，其他凝血指标正常，未再输注其他血液成分。

手术结束时血气分析结果 pH 7.332，PCO_2 57mmHg，PO_2 271.4mmHg，SO_2 99.8%，Hct 0.326，Hb 105g/L，K^+ 3.75mmol/L，Na^+ 142.6mmol/L，Cl^- 107.2mmol/L，Ca^{2+} 1.16mmol/L，Mg^{2+} 0.63mmol/L，BUN 9.2mmol/L。患者术后 24 小时胸腔引流 360mL，术后机械通气时间 17 小时，ICU 停留时间 2 天，术后 8 天康复出院。出院时血压 135/89mmHg，心率 62 次 /min，心律正常，Hb 104g/L，Hct 0.315，PLT $121 × 10^9$/L。

四、相关知识链接

心脏手术由于体外循环装置对管道中血液的机械挤压致血液成分破坏及血小板功能受损、使用抗凝药物、存在血小板及凝血因子活化与消耗，患者凝血功能受到严重干扰，异常出血是体外循环心脏手术术后的严重并发症，影响患者术后恢复[1]。Ranucci 等进行的研究显示围手术期大出血不仅是引起输血和相关不良事件的主要原因，也是增加术后死亡率的独立危险因素[2]。在中国心脏手术患者输血率平均为 70%~80%，研究表明无论何种手术类型，输血能明显增加术后并发症及死亡率[3]。

TEG 是一种涵盖凝血和纤溶全过程的动态监测手段，可有效监测凝血过程并反映血小板功能，尤其适用于易发生凝血功能紊乱的体外循环心脏手术[4]。相比常规凝血检测手段，TEG 能更好地预测术中出血风险[5]，并减少手术输血量，降低输血风险。亦有随机对照研究显示，应用 TEG 可明显减少围手术期大出血和输血[6]。

TEG 在国内外心脏手术的出、凝血管理和输血治疗中已广泛应用，一项关于 8 332 名患者基于 TEG/ROTEM 指导的凝血治疗及输血策略的 Meta 分析表明：基于 TEG 的凝血治疗可降低心脏手术后同种异体血液输注风险，还可显著降低心脏手术患者再次探查率、术后急性肾损伤的发生率和血栓栓塞事件,其分析结果表明,TEG 导向的输血治疗更为精准[7]。

五、回顾性点评

医院根据 TEG 结果制订的临床输血指导方案为:R>12min 可输注 FFP,MA<45mm 可输注血小板,Angle<45° 可输注纤维蛋白原。本案例患者在术中鱼精蛋白中和肝素后 TEG 检测结果显示无肝素残留,MA 45.7mm,评估有出血风险,故输注单采血小板 1 个治疗剂量,体外循环停机关胸时再次检测 TEG 结果显示 MA 50.8mm,血小板功能基本正常,虽然术前备血小板 2 个治疗剂量,但根据 TEG 检测结果仅输注 1 个治疗剂量,且未输注其他血液成分。这个案例充分说明:及时的 TEG 检测可以准确地反映患者凝血功能状态,为止凝血药物及血液成分的使用提供可靠依据。

参考文献

1. BONDING ANDREASEN J, HVAS A M, RAVN H B. Marked changes in platelet count and function following pediatric congenital heart surgery[J]. Paediatr Anaesth, 2014, 24(4): 386-392.

2. RANUCCI M, BARYSHNIKOVA E, CASTELVECCHIO S, et al. Major Bleeding, Transfusions and Anemia: The Deadly Triad of Cardiac Surgery[J]. The Annals of thoracic surgery, 2013, 96(2): 478-485.

3. SHANDER A, JAVIDROOZI M, OZAWA S, et al. What is really dangerous: anaemia or transfusion[J]. Br J Anaesth, 2011, 107(S1): 141-159.

4. WELSH K J, PADILLA A, DASGUPTA A, et al. Thromboelastography is a suboptimal test for determination of the underlying cause of bleeding associated with cardiopulmonary bypass and may not predict a hypercoagulable state[J]. Am J chin Pathol, 2014, 142(4): 492-497.

5. COSMI B, ALATRI A, CATTANEO M, et al. Assessment of the risk of bleeding in patients undergoing surgery or invasive procedures: Guidelines of the Italian Society for Haemostasis and Thrombosis(SISET)[J]. Thromb Res, 2009, 124(5): 6-12.

6. WEBER CF, GORLINGER K, MEININGER D, et al. Point-of-care testing: a prospective, randomized clinical trial of efficacy in coagulopathic cardiac surgery patients[J]. Anesthesiology, 2012, 117(3): 531-547.

7. DEEPE A C, WEBER C, ZIMMERMANN J, et al. Point-of-care thromboelastography /thromboelastomertry-based coagulation management in cardiac

surgery: a meta-analysis of 8332 patients［J］. J surg Res, 2016, 203（2）: 424-433.

6. 体外循环术中肝素抵抗的血浆输注策略 1 例

一、简要病史

患者,女性,18 岁,发现心脏杂蒙音 15 年。近年来体力下降明显,并逐渐出现稍剧烈活动后胸闷、气促,伴黑蒙。门诊以"先天性心脏病、主动脉瓣二瓣化畸形并重度狭窄（TypeO 型）、二尖瓣轻 - 中度关闭不全、动脉导管未闭（管型）,左冠状动脉瘘可能"收入院。患者出生时为孕 8 个月早产儿,幼时有多次"肺炎"病史,"类风湿关节炎"病史 8 个月,未治疗。否认输血史,否认食物及药物过敏史。

二、辅助检查

（一）体格检查

入院时体温 36.4℃,脉搏 97 次 /min,呼吸 22 次 /min,血压 94/64mmHg,体重 50kg。双肺呼吸音清,未闻及干湿啰音。心界向左扩大,心率 97 次 /min,律齐,心尖区可闻及 2/6 收缩期吹风样杂音,传导局限;主动脉瓣听诊区可闻及 3/6 级收缩期喷射样杂音,向颈部传导。腹部平、软,无压痛及反跳痛,肝脾肋下未触及,双下肢无水肿,双手指关节可见梭状畸形。

（二）实验室检查

1. 血常规　WBC 5.67×10^9/L, RBC 3.48×10^{12}/L, Hb 116g/L, PLT 155×10^9/L。

2. 血生化　TP 65.8g/L, Alb 40.2g/L, ALT 21U/L, AST 23U/L, Cr 102.4μmol/L, BUN 5.9mmol/L, NT-proBNP 398ng/mL。

3. 凝血功能筛查　PT 12.0s, APTT 32.4s, Fbg 3.36g/L, INR 1.07, AT-Ⅲ 21%。

4. 血型血清学检测　血型为 A 型、RhD 阳性,抗体筛查阴性。

（三）影像学检查

心脏超声:先天性心脏病。主动脉瓣二瓣化畸形并重度狭窄（TypeO 型）、二尖瓣轻 - 中度反流室间隔、左室壁肥厚、左冠状动脉瘘可能、动脉导管未闭（管型,左向右分流）。

三、诊疗经过

完善术前相关检查后,具有明确手术指征,计划行体外循环辅助下复杂先心病手术。患者准备体外循环时,发现给予400U/kg普通肝素后,ACT 230s,无法达到转机需要(>480s),后又追加普通肝素200U/kg,ACT 250s,仍然不达标;临床紧急申请输注FFP 5U后,复测ACT 320s,依然没有达到要求。请求输血科会诊,输血科会诊意见:患者出现肝素抵抗,初步判断为AT-Ⅲ活性减低所致。原因如下:①术前AT-Ⅲ活性检测仅为21%,证据明确;②患者出现肝素抵抗,符合AT-Ⅲ减低的表现;③补充FFP后,AT-Ⅲ水平升高,肝素抵抗的现象有改善,ACT升高。建议再追加输注FFP 6U。临床根据输血科意见,追加FFP 6U后,复测ACT 596s,满足手术需要,手术顺利进行。

四、相关知识链接

肝素是体外循环中常规使用的抗凝药物,但无法单独发挥抗凝作用,它是通过极大地增强(1 000~5 000倍)体内生理性抗凝蛋白(antithrombin,AT)的活性来达到抗凝的效果,AT是肝素作用的支点[1-2]。体外循环中的肝素抵抗是指当肝素剂量超过500U/kg时,ACT依然无法满足要求(>400s或>480s)的现象,发病率约3%~26%[3]。AT活性降低多见于遗传性AT活性减低、婴幼儿、肝功能障碍等。AT活性不足是引起肝素抵抗的最常见原因[4]。体外试验研究表明,AT活性低于50%,会出现显著的肝素抵抗。因此,对术前AT低于50%的患者,建议补充AT[5]。但AT水平补充至多少为最佳,目前还没有定论。但最低应补充至50%以上[6]。

补充AT的方式有两种,AT浓缩物和冰冻血浆[7]。优先选择AT浓缩物,其次为冰冻血浆,其原因是冰冻血浆需要融化、运输等过程,较耗时;另外血浆还会增加输血过敏反应、传播疾病、循环超负荷等风险。但是,比较遗憾的是目前国内尚无已获CFDA批文的AT浓缩物可用。在无AT浓缩物可用的情况下,冰冻血浆依然是AT缺乏型肝素抵抗的有效治疗手段。冰冻血浆不会造成AT浓度过高而引起术后出血增加等[8]。AT输入体内后半衰期约3天,如果术前确认AT活性降低的患者,可提前1天输注血浆补充AT,可减少术中等待血浆融化时间,降低因大量输注血浆而引起的循环超负荷风险。

补充血浆的量需要科学计算。如果有术前的AT活性检测结果,可个体化地估算所需血浆量,既可避免血浆输注不足导致治疗无效,也可避免血浆输注过度。输注血浆补充AT计算公式为:$V=[V_{blood} \times (1-Hct) \times (50\%-AT\%)]/(50\%+AT\%)$。如果无法知道AT检测结果,血浆输注补充AT的经验性剂量为20mL/kg[6]。

五、案例点评

本案例患者在临床采取追加肝素、输注 FFP 后，ACT 依然不达标的原因如下：术前 AT 浓度为 21%（正常人 80%~120%），输注 FFP 5U（500mL），按 AT 活性 100% 计算，可使 AT 活性提升约 15%，依然达不到 AT 浓度高于 50% 的要求。该患者体重约 50kg，估算血容量约 4 000mL（按体重 8% 计算），体外循环中 Hct 0.307，则循环中的血浆量为约 2 800mL。要把 2 800 血浆的 AT 水平提升 30%，所需冰冻血浆量约为 1 050mL。患者在之前输注血浆的基础上，继续追加输注 6U（600mL）后，ACT 达标，手术顺利进行。

参考文献

1. GARCIA D A, BAGLIN T P, WEITZ J I, et al. Parenteral anticoagulants： Antithrombotic Therapy and Prevention of Thrombosis, 9th ed：American College of Chest Physicians Evidence-Based Clinical Practice Guidelines［J］. Chest, 2012, 141（2 Suppl）：e24S-43S.

2. FINLEY A, GREENBERG C. Review article：heparin sensitivity and resistance： management during cardiopulmonary bypass［J］. Anesth Analg, 2013, 116（6）： 1210-1222.

3. BAGHERI K, HONARMAND A, SAFAVI M, et al. The evaluations of frequency distribution heparin resistance during coronary artery bypass graft［J］. Adv Biomed Res, 2014, 3：53.

4. MANLHIOT C, GRUENWALD C E, HOLTBY H M, et al. Challenges with heparin-based anticoagulation during cardiopulmonary bypass in children： Impact of low antithrombin activity［J］. J Thorac Cardiovasc Surg, 2016, 151 （2）：444-450.

5. Society of Thoracic Surgeons Blood Conservation Guideline Task F, FERRARIS V A, BROWN J R, et al. 2011 update to the Society of Thoracic Surgeons and the Society of Cardiovascular Anesthesiologists blood conservation clinical practice guidelines［J］. Ann Thorac Surg, 2011, 91（3）：944-982.

6. CHO H J, KIM D W, KIM G S, et al. Anticoagulation Therapy during Extracorporeal Membrane Oxygenator Support in Pediatric Patients［J］. Chonnam Medical Journal, 2017, 53（2）：110.

7. SPIESS B D. Treating heparin resistance with antithrombin or fresh frozen plasma［J］. Ann Thorac Surg, 2008, 85（6）：2153-2160.

8. BEATTIE GW, JEFFREY RR. Is there evidence that fresh frozen plasma is

superior to antithrombin administration to treat heparin resistance in cardiac surgery［J］? Interact Cardiovasc Thorac Surg, 2014, 18（1）: 117-120.

7. RhD 阴性患者股动脉刀伤出血抢救 1 例

一、简要病史

患者,女性,32 岁,因股动脉刀刺伤急性失血性休克急诊收入院。既往体健,孕 2 产 1,否认输血史,否认家族遗传性疾病史,否认食物及药物过敏史。

二、辅助检查

（一）体格检查

急诊入院时脉搏 120 次 /min,呼吸 25 次 /min,血压 85/54mmHg,处于昏迷休克状态,面色苍白,呼之不应。查体发现左股前部一处长约 20cm 伤口,可见明显的活动性出血。

（二）实验室检查（急诊入院时）

1. 血常规 WBC 6.76×10^9/L, Hb 40g/L, RBC 1.54×10^{12}/L, Hct 0.168, PLT 65×10^9/L。

2. 血生化 TP 63.1g/L, Alb 38.2g/L, ALT 28U/L, AST 33U/L, Cr 95.4μmol/L, BUN 4.9mmol/L。

3. 凝血功能筛查 PT 15.1s, APTT 39.4s, Fbg 2.36g/L, INR 1.17。

4. 血型血清学检查 血型为 B 型、RhD 阴性,抗体筛查阴性。

三、诊疗经过

患者因股动脉刀刺伤急性失血性休克入院,检测患者血型为 B 型 RhD 阴性,短时间内无法筹集足量 B 型、RhD 阴性血液。输血科会诊意见:因抢救时间紧迫,当前 B 型、RhD 阴性血液库存不能满足患者需求,可启动紧急抢救输血预案。由于患者已生育,抗体筛查阴性,考虑一次性输注足量的 RhD 阳性相容血液进行抢救,输血科及经治医师向患者家属告知抢救方案,获取知情同意,签订《非同型血输注治疗同意书》。

术中紧急进行配合性输注 B 型、RhD 阳性红细胞 20U 及 FFP 30U。术后 24h 复查血常规:Hb 57g/L, RBC 1.84×10^{12}/L, Hct 0.184, PLT 92×10^9/L, WBC 8.96×10^9/L。再次给予输注 B 型、RhD 阴性去甘油冰冻红细胞共 4U, Hb 逐步上升。术后第 10 天血常规提示:Hb 83g/L, RBC 2.62×10^{12}/L, Hct 0.260,

PLT 198×10^9/L，WBC 5.82×10^9/L。术后第 12 天，查抗体筛查（IAT）阴性，DAT 阴性，RhD 血型抗原鉴定呈混合凝集状，患者痊愈出院。

四、相关知识链接

RhD 阴性表型频率因不同种族而存在很大差异，RhD 阴性血型在我国汉族人群中仅占 0.4%，白种人中 RhD 阴性约占 15%，所占比例相对较高。RhD 抗原抗体与输血的关系仅次于 ABO 血型系统，RhD 阴性受血者接受阳性血液后，大约 20% 受血者被 D 抗原致敏，再次接触到 D 抗原后可能会引起迟发性溶血反应。RhD 阴性妇女在妊娠过程中，若胎儿是 RhD 阳性，则在妊娠后期胎儿 RhD 阳性红细胞可能会通过胎 - 母出血的方式进入母体使其致敏，产生抗 -D 抗体。当该妇女再次妊娠时，IgG 抗 -D 抗体可通过胎盘引起 RhD 阳性胎儿发生 HDFN[1-4]。

我国 2000 年版《临床输血技术规范》规定：对于 RhD 阴性和其他稀有血型者，应采用自身输血、同型输血或配合型输血[5]。在紧急情况下输注 RhD 阳性相容血液挽救生命，与可能带来的同种免疫问题相比，抢救生命更为重要，所以配合性输血是紧急情况下抢救患者生命的重要措施之一[6-8]。

五、案例点评

对于 RhD 阴性择期手术患者而言，其术前备血可以选择自体输血、从阴性献血者资料库中预约或者解冻库存冰冻红细胞，尽量使用同型或相容的 RhD 阴性血液，以避免同种免疫产生抗 -D 抗体。本案患者因股动脉刀刺伤引发急性大失血，短时间内无法筹集足够的 RhD 阴性血液情况下，果断输注 RhD 阳性相容血液，一次足量输注，可以挽救患者生命，不能因为寻找 RhD 阴性血液而延误抢救时间。该患者输血前抗体筛查阴性，输注 RhD 阳性相容红细胞 12 天后，抗体筛查（IAT）阴性，DAT 试验阴性，RhD 血型鉴定呈混合凝集状态，表明血液中仍然存在输入的 RhD 阳性红细胞，但并未产生抗 -D 抗体。因此，在临床输血实践中，以《临床输血技术规范》为基础，建立适合于医院特点的应急输血预案，针对 RhD 阴性患者的不同情况，特别是急性大失血抢救的患者，能有效地解决 RhD 阴性患者的输血安全问题。

参考文献

1. SILVY M, SIMON S, GOUVITSONS J, et al. Weak D and DEL alleles detected by routine SNaPshot genotyping: identi cation of four novel RHD alleles［J］. Transfusion, 2011, 51（2）: 401-411.

2. HOJJATI M T, EINOLLAHI N, NABATCHIAN F, et al. Allele-specific oligonucleotide polymerase chain reaction for the determination of RhC/c and RhE/e antigens in thalassaemic patients[J]. Blood Transfus, 2011, 9(3): 301-305.

3. STABENTHEINER S, DANZER M, NIKALS N, et al. Overcoming methodical limits of standard RHD genotyping by next generation sequencing[J]. Vox Sang, 2011, 100(4): 381-388.

4. HUANG C H, LIU P Z, CHENG J G. Molecular biology and genetics of the Rh blood group system[J]. Semin Hematol, 2000, 37(2): 150-165.

5. 中华人民共和国卫生部. 临床输血技术规范[S]. 卫医发〔2000〕184号.

6. 兰炯采, 魏亚明, 张印则. Rh阴性患者的科学安全输血[J]. 中国输血杂志, 2008, 21(2): 84-84.

7. 刘达庄. 稀有血型工作在中国的发展状况[J]. 中国输血杂志, 2001, 14(S1): 12-17.

8. 杨江存. 临床急救缺血时的应急处理[J]. 中国卫生质量管理, 2009, 1(16): 10-12.

（纪宏文　欧阳锡林　陶翠华　尹　文　庄　远）

第八章

自体输血案例

1. 术前单采自体成分血在脊柱侧弯术中应用 1 例

一、简要病史

患者,女性,15 岁,发现脊柱侧凸畸形 10 年。患者 5 岁时父母发现其背部局部隆起,随后出现右上肢及左下肢感觉、力量较对侧明显减退,就诊当地医院行脊柱 X 线检查发现脊柱侧弯畸形(胸段),脊柱 MRI 发现小脑扁桃体下疝伴脊髓空洞,建议手术治疗。患者一直采取保守治疗,但未严格遵照医嘱佩戴矫形支具。患者进入青春期后腰椎侧弯迅速加重,为求进一步治疗收入院。既往无输血史,无食物及药物过敏史。

二、辅助检查

(一)体格查体

入院时体温 36.4℃,脉搏 85 次 /min,呼吸 20 次 /min,血压 129/82mmHg,体重 55kg,身高 157cm。神志清楚,查体合作。脊柱弯曲异常,左肩低,右肩高,颈、胸、腰段各向活动正常,左侧背部隆起约 2cm,四肢肌力、肌张力正常,四肢关键肌肌力 V 级,双侧肱三头肌肌腱反射、桡骨膜反射、肱二头肌腱反射、膝腱反射及跟腱反射存在,无明显亢进,双侧 Hoffmann 征阴性,双侧 Babinski 征可疑阳性。

(二)实验室检查

1. 血常规 RBC $4.89 \times 1\ 012/L$, Hb 128g/L, Hct 0.386, PLT $249 \times 10^9/L$。

2. 血生化 TP 73.1g/L, Alb 45.2g/L, ALT 18U/L, AST 13U/L, Cr 99.4μmol/L, BUN 4.5mmol/L。

3. 凝血功能筛查 PT 10.8s, PTA 102%, APTT 31.4s, Fbg 2.06g/L, TT 15.2s。

4. 血型血清学检查 血型为 O 型、RhD 阴性,抗体筛查阴性。

（三）影像学检查

1. 胸腰椎 X 线　脊柱侧弯畸形，胸段左凹右凸 cobb 角约 46°，腰段左凸右凹 cobb 角约 49°。双肩高差约 1cm。

2. 脊柱 MRI　颈椎侧弯，颈 1~胸 4 水平脊髓空洞形成。胸椎侧弯，胸髓中央管扩张。

（四）其他

肺功能：气道阻力正常，通气功能基本正常，小气道功能基本正常，弥散功能轻度减退。

三、诊疗经过

入院后完善相关检测，输血科会诊后建议采集自体血。术前采集自体浓缩红细胞 4U，血液采集后静脉补充蔗糖铁 200mg。全麻下行脊柱侧弯畸形矫形内固定术。手术过程顺利，术中出血 400mL，回输手术野回收的经洗涤后红细胞约 200mL 以及术前采集的自体浓缩红细胞 4U。患者生命征平稳，醒后双下肢活动良好，安返病房。

术后第 1 天，患者诉腰背部切口处疼痛，双下肢肌张力、肌力正常，双侧膝跳反射正常，双侧跟腱反射正常，双足背伸趾屈功能好，引流管固定在位，双侧引流深色血性液体共约 1 075mL。复查 Hb 83g/L、Hct 0.250，有贫血貌，再次静脉补充蔗糖铁 200mg 治疗。术后第 9 天，患者生命体征平稳，已无明显贫血貌（未复查血常规），切口愈合好，双下肢活动好，无明显渗出，已佩戴支具下地活动，复查 X 线可见畸形纠正良好，术后第 13 天出院。一年后随访恢复良好，正常学习生活。

四、相关知识链接

脊柱侧弯矫形术是骨科的大手术，手术时间长，出血量大，手术异体用血量多[1-2]。由于异体血液供应短缺，且异体输血仍存在输血传播传染病的风险，同时同种免疫反应可能对年轻未育女性以后的怀孕、分娩带来潜在的不利影响，因此采取自体输血可以有效避免上述问题，最大限度降低异体输血风险。目前国内外关于脊柱侧弯手术患者采用自体输血策略包括传统术前自体储血、术前稀释性自体储血及术中回收式自体输血[3-4]，同时联合术前促红细胞生成素的使用以及术中控制性低血压的麻醉管理等[5-6]。

五、案例点评

本案例患者术前的影像学资料显示胸段左凹右凸 cobb 角约 46°，腰段左凸右凹 cobb 角约 49°,脊柱侧弯畸形严重,涉及 12 段椎体,属于特大手术。术前临床医师预估术中出血及术后引流约 2 000mL。由于该患者为年轻未育女性,术前各项指标均符合单采自体血液适应证,因此术前采集 4U 自体浓缩红细胞,基本能满足 1 000~2 000mL 出血量的用血需求。本案例患者在单采自体成分血的同时,还联合术中自体血回输,自体血液采集后和术后两次静脉补充铁剂等方法,使患者术后血红蛋白恢复迅速,完全避免了异体血的输注及相关不良反应,值得在临床推广。

参考文献

1. KELLY M P, ZEBALA L P, KIM H J, et al. Effectiveness of preoperative autologous blood donation for protection against allogeneic blood exposure in adult spinal deformity surgeries: a propensity-matched cohort analysis[J]. J Neurosury Spine, 2016, 24(1): 124-130.

2. 薛彩霞,常世卿,赵俊桃,等. 急性等容稀释式和回收式自身输血技术在脊柱侧弯矫形术中的联合应用[J]. 临床血液学杂志, 2013, 26(12): 852-854.

3. IKEGAMI S, TAKAHASHI J, KURAISHI S, et al. Efficacy of Erythropoietin-Beta Injections During Autologous Blood Donation Before Spinal Deformity Surgery in Children and Teenagers[J]. Spine, 2015, 40(21): E1144-1149.

4. 徐云,康亚梅,陈跃波,等. 不同自体输血方法在特发性脊柱侧弯矫形术中的应用与体会[J]. 河北医科大学学报, 2012, 33(1): 55-58.

5. REGIS D, FRANCHINI M, CORALLO F, et al. Recombinant human erythropotietin in pediatric patients: efficacy in facilitating autologous blood donation in spinal deformity surgery[J]. Chir Organi Mov, 2004, 89(4): 299-303.

6. ZHOU LW, LI MQ, WANG XS, et al. Application of controlled hypotension combined with autotransfusion in spinal orthomorphia[J]. Anesth Essays Res, 2014, 8(2): 145-149.

2. 术前单采自体成分血在特殊血型孕妇中应用 7 例

一、简要病史

7 例孕妇均属特殊血型,孕 35~38 周,平均年龄 30 岁(27~33 岁),平均体重75.8kg（63~95kg），平均血容量（4 392.3±315.5）mL，其中4人有孕产史，均无输血史。

二、辅助检查

（一）体格检查

7例孕妇查体时均无特殊专科体征。

（二）实验室检查

1. 血型血清学检测　ABO及Rh血型结果见表8-1。

表8-1　7例孕妇ABO血型及Rh分型结果

	ABO系统				Rh系统				
	A	B	O	AB	D	C	E	c	e
病例1	+	−	−	−	−	+	−	+	+
病例2	+	−	−	−	−	−	−	+	+
病例3	−	+	−	−	−	+	−	+	+
病例4	−	−	+	−	−	−	−	+	+
病例5	+	−	−	−	−	+	−	+	+
病例6	+	−	−	−	−	−	−	+	+
病例7	−	B（A）	−	−	+	+	+	+	+

2. 血常规　Hb（125.0±11.8）g/L，PLT（217.0±57.1）×10⁹/L。

3. 凝血功能筛查　7例凝血功能均未见异常结果。

三、诊疗经过

7例孕妇，其中6例RhD阴性且无E抗原，1例B（A），抗体筛查均为阴性，一般情况均良好，经输血科评估后认为这7例孕妇术中均有输血可能且均符合单采自体成分血适应证。在预计分娩前1~3周，所有孕妇采集自体成分血备用。其中6例孕妇一次采集浓缩红细胞3U和单采血小板1个治疗剂量，1例孕妇采集了浓缩红细胞2U和单采血小板1个治疗剂量。采血过程中同步补充等量晶体液并及时给予补钙，监测采血不同时间点孕妇和胎儿的生命体征，记录采血过程中可能出现的不良反应，采血后常规静脉给予蔗糖铁200mg。7例孕妇整个采血过程顺利，除1例孕妇出现低钙反应，其余均无不良反应发生，孕妇和胎儿生命体征均平稳。采血完成后在浓缩红细胞中添加红细胞保存液后于 4℃储血冰箱保存，采集的自体血小板加入冷冻保护剂后 –80℃深低温冰箱储存。

7 例产妇中 4 例顺娩、3 例剖宫产，2 小时平均出血量（267.1±107.3）mL，24 小时平均出血量（367.0±109.5）mL，分娩时或分娩后均回输术前储备自体红细胞，无输血反应发生，且未输注异体血。7 例产妇分娩后生命体征平稳，于分娩后（3.3±0.8）天出院，分别为 1 例 2 天，3 例 3 天，3 例 4 天；所有新生儿出生 Apgar 评分均为 10 分，体重（3 442.9±524.7）g，身长（49.4±1.1）cm。

四、相关知识链接

产后出血是我国孕产妇死亡的首位原因[1]，特别是稀有血型孕妇若发生产后大出血而又无相应的血液储备，可能会因大出血死亡。《临床输血技术规范》中指出对于稀有血型患者，建议采用自身输血等方法[2]。对于稀有血型孕妇进行产前自体储血的安全性一直颇受关注。相比其他患者，中晚期孕妇的血容量会增高 30%~45%，在妊娠末 3 个月进行术前自体储血，是安全可行的，通常不会对孕妇及胎儿健康造成威胁[3-4]。

目前文献报道的稀有血型孕妇主要采用传统自体全血的储血模式，于分娩前 1~5 周开始采血，每次采集 200mL 或 400mL，根据预计出血情况，间隔一周再次采血[5-8]。该方法存在一定的缺陷：①一次采集获得的红细胞含量较少，凝血因子、血小板等其他血液成分难以有效保存；②多次采血穿刺增加孕妇的不适感，同时血液保存时间相对较短；③节约异体血的能力有限。

相比传统采集自体全血，单采自体成分血具有一定优势[9]：①可以在预产期前两周一次采集大量的浓缩红细胞和自体血小板；②采血后促进血容量增加及红细胞快速增长；③缩短术后住院时间；④显著减轻献血反应甚至减少献血反应的发生。因此，单采自体成分血技术为稀有血型患者、配血困难患者等提供了一条可以依赖的快速大量自体备血途径。

五、案例点评

本案例中 7 例特殊血型的孕妇通过单采技术完成产前自体储血，平均采集浓缩红细胞 3U（250mL）和单采血小板 1 个治疗剂量（130mL），共约 380mL/ 人次。全程慢速采血，边采集、边分离、边回输，平均 94 分钟循环约 2 460mL 全血，整个过程平稳缓慢，7 例孕妇均未发生低血容量反应，明显低于采集全血引起孕妇的献血反应[5,10]。

由于单采过程中需要枸橼酸盐抗凝，而孕晚期孕妇因血容量增加，使血清钙浓度偏低,因此对低钙相对敏感。其中第一例产妇在采血过程中早期出现了低钙反应,感到口周发麻、心慌,我们迅速暂停采血,及时进行补钙治疗,很快纠正了患者的不良反应,后续采血顺利完成。我们根据第一例产妇在采血过程中出现的情况总结孕晚期产妇采血经验,建议每输注 100mL 枸橼酸盐抗凝剂补充 10mL 葡萄糖酸钙注射液(1g 钙)预防低钙反应。后续的 6 例患者我们做到早期、分阶段、足量补钙,均未发生低钙反应,顺利完成自体成分血采集。

综上所述,对于孕妇特别是特殊(稀有)血型孕妇,在产前进行单采自体成分血是一种安全、高效的自体储血方式,既能够大量采集自体红细胞和血小板,也能缩短产前的备血时间,显著减少异体输血及其带来的输血风险,同时对孕妇及胎儿无不良影响,具有良好的临床推广前景。

参考文献

1. DENEUX-THARAUX C, CARMONA E, BOUVIER-COLLE M H, et al. Postpartum maternal mortality and cesarean delivery [J]. Obstet Gynecol, 2006, 108 (Pt 1): 541-548.

2. 中华人民共和国卫生部. 临床输血技术规范 [S]. 医卫发〔2000〕184 号.

3. KRUSKALL M S. Controversies in transfusion medicine. The safety and utility of autologous donations by pregnant patients: pro [J]. Transfusion, 1990, 30 (2): 168-171.

4. WA DJAMBA D, BOHRER H, GATEAU O, et al. Autologous blood donation in obstetrics [J]. Anaesthesist, 1995, 44 (9): 631-633.

5. NORIYOSHI W, TOMO S, KOHEI O, et al. Five-year study assessing the feasibility and safety of autologous blood transfusion in pregnant Japanese women [J]. Journal of obstetrics and Gynaecology Research, 2011, 37 (12): 1773-1777.

6. YAMAMOTO Y, YAMASHITA T, TSUNO N H, et al. Safety and efficacy of preoperative autologous blood donation for high-risk pregnant women: experience of a large university hospital in Japan [J]. J Obstet Gynaecol Res, 2014, 40 (5): 1308-1316.

7. 甘建玲. 23 例 RH(D)阴性孕妇自体输血后结果分析 [J]. 国际检验医学杂志, 2013, 34 (6): 720-721.

8. 许进明, 周小玉, 余悦娇, 等. 贮存式自体输血在 RH(D)阴性孕妇分娩中的应用 [J]. 临床血液学杂志, 2011, 24 (12): 699-700.

9. KIM M, KIM HS, KIM YH, et al. Comparison of whole blood collection and

double-unit erythrocytapheresis in preoperative autologous blood donation[J].
Transfus Apher Sci, 2013, 49（3）: 542-547.

10. 杜文渊. 稀有血型孕妇孕晚期预存式自体储血的临床应用[J]. 中外女性
健康研究, 2017, 4: 132-134.

3. 特大神经纤维瘤患者围手术期自体输血 1 例

一、简要病史

患者, 男性, 37 岁, 腰臀部、右大腿巨大无痛肿物 28 年余, 半年前肿物
迅速增大, 导致无法正常行走, 2 个月前肿物向背部生长并迅速增大, 严重
影响患者日常生活, 门诊以 "右侧躯干巨大神经纤维瘤病" 收入院。患者 12
岁时诊断神经纤维瘤, 曾行多次手术切除。否认输血史, 否认食物、药物过
敏史。

二、辅助检查

（一）体格检查

入院时体温 36.8℃, 脉搏 88 次 /min, 呼吸 16 次 /min, 血压 135/85mmHg,
体重无法测量。一般情况好, 发育正常, 营养中等, 神志清楚。心、肺、肝等重
要脏器无异常。患者被动体位不能平卧, 无法正常行走, 巨大肿物围绕患者
躯干及右膝, 其范围前侧上至约脐下, 下至右膝部, 后侧上至约第十肋, 下至
骶尾部, 宽约 60cm, 厚约 30cm, 外围周径约 230cm, 呈褐色, 散在深褐色色素
沉着, 皮肤粗糙。

（二）实验室检查（入院时）

1. 血常规　WBC 4.5×10^9/L, RBC 4.26×10^{12}/L, Hb 125g/L, Hct 0.382, PLT
206×10^9。

2. 血生化　ALT 6U/L, TP 67.9g/L, Alb 43.2g/L, TC 6.40mmol/L, TG 1.84mmol/L,
Cr 89.4μmol/L, BUN 4.9mmol/L。

3. 凝血功能筛查　PT 14.2s, APTT 40.7s, PTA 63%, Fbg 4.94g/L, TT 13.6s。

4. 血型血清学检查　血型为 O 型, Rh 分型为 CCDee, 抗体筛查阴性。

（三）影像学检查

1. MRI 及 CT　因患者瘤体巨大, 不能进检查仓, 无法行上述二项检查。

2. 肿瘤 DSA 造影（术前 2 天）　显示左侧腰动脉分支、右侧髂内动脉及

右侧髂外动脉分支（股动脉上段）参与巨大肿瘤血供，血管增粗、迂曲，呈典型肿瘤染色，血供丰富。栓塞术后，再次造影见血管闭塞，肿瘤供血血管基本消失。

三、诊疗经过

入院后完善各项检查，经多学科（普外科、骨科、心内科、介入科、ICU、输血科、内分泌科、麻醉科、超声科等）会诊，给予综合会诊意见：①瘤体内血窦多，术中不易止血，出血量大，手术风险大，手术前可对肿瘤行介入栓塞治疗；②术中可能需要大量血液，尽量备足血液；③注意防范术中、术后DIC。输血科专科会诊意见：①术前分次采集自体红细胞 8~12U 和单采血小板 2~3 个治疗剂量；②术前备异体悬浮红细胞 15U，FFP 20U，单采血小板 2 个治疗剂量，PCC 4 800IU，纤维蛋白原 5g；③术前 30 分钟预防性使用氨甲环酸 1g；④术前建立 2 条可快速输血的专用大静脉通路；⑤术中进行自体血回收；⑥术中输血顺序为：先输自体血，后输异体血液；⑦自体血可按照每 4U 红细胞、1 个治疗剂量血小板和 1 200IU 凝血酶原复合物比例输注；异体血液成分输注可按 10U 红细胞：10U FFP：1 个治疗剂量单采血小板比例输注；⑧术中监测出、凝血功能，根据结果调整上述相应血液制剂的输注；⑨血液输注前加温，预防低体温；⑩术中及时足量补钙，并监测血钙水平。

患者术前每隔一周采集 4U 浓缩红细胞和 1 个治疗剂量单采血小板，共备自体浓缩红细胞 12U，自体冰冻单采血小板 3 个治疗剂量，3 次采血前 Hb 分别为 125g/L、127g/L 和 124g/L。术前另备异体悬浮红细胞 15U，FFP 20U，单采血小板 2 个治疗剂量，PCC 4 800IU，纤维蛋白原 5g。术前 2 天对患者肿瘤行介入栓塞治疗，栓塞后复查 DSA 造影提示：供应肿瘤血液的主要血管已闭塞，肿瘤供血血管基本消失。

手术过程顺利，历时 18 小时，切下瘤体组织称重约 80kg，出血量超过 10 000mL。术中回输术前储存的自体红细胞 12U、血小板 3 个治疗剂量以及术中回收的红细胞 770mL（经白细胞滤器过滤和 γ 射线辐照），输注异体悬浮红细胞 18U、FFP 31U 和单采血小板 1 个治疗剂量、PCC 2 400IU 和纤维蛋白原 2g。TEG 监测止凝血功能共 8 次，止凝血功能一直维持在基本正常水平，患者生命体征平稳。

四、相关知识链接

神经纤维瘤病（neurofibromatosis，NF）是一种具有遗传性的良性肿瘤，可发生于全身的多个部位,常累及皮肤、软组织、神经系统、肌肉及骨骼等,瘤体组织随生长而逐渐增大,从而影响患者发育、造成肢体功能障碍甚至发生恶变[1-3]。手术切除是治疗该类疾病的有效方法[4-5]。但巨大神经纤维瘤因其瘤体巨大,血供丰富,手术风险高,术中大量失血且难以有效控制。该手术是一类技术难度大、操作过程复杂、手术时间长、术中出血多的特大手术,常需大量输血,因此需要术前进行充足备血[6-8]。

利用血液单采技术可以术前多次采集大量自体浓缩红细胞和血小板,保证择期特大手术安全顺利进行。采集过程中采取液体进出平衡的慢速采集策略,避免了采血前后患者血容量急剧变化带来的不适。自体输血避免或减少了异体输血副作用,并且可刺激人体正常的造血功能,使自身的血液得到更为充分的利用。

围手术期止凝血功能监测和输血管理方案,主要针对创伤急救、手术患者及各种出血患者,将术前会诊输血预案、术中术后快速动态监测凝血功能相结合,更准确地提供患者围手术期输血建议,可大幅度降低围手术期大出血事件的发生率,对减少异体血液需求、提高出血患者输血抢救成功率有显著效果。特大手术输血管理的核心是维持患者正常的止凝血功能,避免不可控制的大出血事件发生。

五、案例点评

本案例作为特大手术成功典范,至少具有以下亮点:①患者瘤体重量和体积巨大,未见更大的文献报道;②术前采集自体浓缩红细胞12U和自体单采血小板3个治疗剂量,未见更大剂量的自体储血相关案例报道;③术前输血预案设计合理、准备充分,体现出多学科协作的优势;④将凝血因子和血小板输注设计进入围手术期输血治疗方案,与红细胞合理搭配,预先制定输血包,术中分步骤进行输注,对于主动维持患者围手术期止凝血功能起了关键作用;⑤对围手术期止凝血功能进行主动管理,突破了以往被动应付手术患者凝血功能变化的传统模式。

参考文献

1. KORF BR. Neurofibromatosis[J]. Handb Clin Neurol, 2013, 111: 333-340.

2. YUAN S M, LEI C, YAO G, et al. Surgical management of giant neurofibroma in soft tissue: a single-center retrospective analysis[J]. Int J Clin Exp Med, 2015, 8(4): 5245-5253.

3. 郝永红,宋慧锋,许明火,等. 巨大神经纤维瘤病诊断及整形外科治疗[J].

中国美容医学, 2013, 22（16）: 1724-1727.

4. JANES L E, SABINO J, MATTHEWS J A, et al. Surgical management of craniofacial neurofibromatosis type 1 associated tumors［J］. J Craniofac Surg, 2013, 24（4）: 1273-1277.

5. LATHAM K, BUCHANAN E P, SUVER D, et al. Neurofibromatosis of the Head and Neck: Classification and Surgical Management［J］. Plast Reconstr Surg, 2015, 135（3）: 845-855.

6. 梁辉, 康洪林, 姬宏斌, 等. 周围型神经纤维瘤病的临床治疗［J］. 现代肿瘤医学, 2009, 17（2）: 323-324.

7. 陈育哲, 马勇光, 毕洪森, 等. 神经纤维瘤的整形外科治疗探讨［J］. 中华医学美学美容杂志, 2007, 13（6）: 329-331.

8. 薛文君, 王明青, 马晓东, 等. 神经纤维瘤的整形外科治疗［J］. 中华医学美学美容杂志, 2005, 11（6）: 344-347.

4. 髋关节置换术中自体血回输 1 例

一、简要病史

患者, 男性, 61 岁, 因"左髋部疼痛伴活动受限 5 年"入院, 患者 2007 年因"左胫骨下段粉碎性骨折、左腓骨近端骨折"行左胫骨下段骨折闭合复位内固定术, 术后恢复良好。2011 年因髋关节疼痛, 行左髋关节 X 线检查, 提示左侧股骨头坏死, 5 年来患者左髋部疼痛一直未予减轻, 劳累后及夜间疼痛明显。为求进一步治疗收入院。否认输血史, 否认食物及药物过敏史。

二、辅助检查

（一）体格检查

入院时体温 36.9℃, 脉搏 76 次/min, 呼吸 18 次/min, 血压 140/90mmHg, 体重 72kg。一般情况可, 发育正常, 营养中等, 神志清楚。心、肺、肝等重要脏器无异常体征发现。专科查体发现: 左髋关节前外侧可见一处陈旧性手术瘢痕, 伤口愈合良好, 局部无肿胀, 无压痛及触痛, 左髋活动受限, 旋转髋关节有摩擦伴疼痛。右髋关节活动受限, 活动范围为屈曲 90°, 伸直 0°, 外展 30°, 内收 20°, 内旋 15°, 外旋 35°。双侧"4"字实验阳性。左小腿远端内侧可见三处手术切口瘢痕,愈合良好,局部无畸形、异常活动,无压痛及触痛,纵向叩击痛(-)。左足背动脉搏动可触及,末梢血运好,左下肢感觉正常,活动不受限。

（二）实验室检查

1. 血常规 RBC 5.44×10^{12}/L, Hb 145g/L, WBC 4.41×10^9/L, PLT 167×10^9/L。

2. 血生化 ALT 19.9U/L, TP 67.9g/L, Alb 45.2g/L, BUN 5.5mmol/L, Cr 74.8μmol/L。

3. 凝血功能筛查 PT 12.2s, APTT 33.7s, PTA 83%, Fbg 3.94g/L, TT 15.6s。

4. 血型血清学检查 血型为 B 型、RhD 阳性,抗体筛查阴性。

（三）影像学检查

1. 胸部 X 线平片 心肺无异常发现。

2. 左髋关节 X 线 提示左侧股骨头坏死。

三、诊疗经过

入院后完善相关检查,手术指征明确,无明确手术禁忌,行左侧全髋关节置换手术。术中采用自体血液回收机进行清洗式血液回收,血液洗出后即刻回输,术中共计出血 800mL,回输洗涤后自体红细胞 394mL,未输注异体血,给予补液 2 520mL。术毕患者神志清,血压 120/70mmHg,心率 72 次/min,呼吸 16 次/min,SpO_2 98%,生命体征平稳,无不适主诉,安返病房,给予预防感染、消肿、预防深静脉血栓、止痛等处理。术后恢复良好,第 15 天伤口愈合出院。

四、相关知识链接

人工髋关节置换术大多数为择期无菌性手术,涉及软组织和骨组织,不可避免的会在术中、术后造成大量失血[1]。由于无法使用止血带,手术区域骨组织的血供丰富,关节骨髓腔和骨创面渗血不易控制。髋关节置换手术出血较多,未采用术中自体血回输的患者住院期间几乎均需要输注异体血[2]。有研究指出进行异体血输注的全髋关节置换术感染发生率较高,伤口愈合延长,延长了患者住院时间,同时加重患者的经济负担[3-4]。

术中回收式自体输血是指利用吸引装置收集手术野出血,经过抗凝、过滤、洗涤、浓缩等处理后回输给患者,可及时提供新鲜红细胞,即刻发挥携氧功能。自体血回输可有效降低异体血输注可能发生的过敏以及溶血等不良反应,同时可避免经输血传播疾病的风险,对稀有血型患者的输血尤为重要[5]。此外,自体血回输技术还可有效地节约血液资源,在一定程度上缓解血液供应短缺[6]。术中回收的自体血无需进行血型检测和交叉配血试验,回收的红细胞携氧能力活性优于库存血,各项生化指标与患者自身指标较为接近,可有效避免低钙血症、高钾血症及代谢性酸中毒的发生[7]。

五、案例点评

本案例为老年男性,对血液稀释导致的 Hb 下降耐受性较差,加之手术卧床时间较长,髋关节置换术中出血多,术后渗血多且肺部感染的风险较大。因此,人工髋关节置换术基本不采用血液稀释的血液保护方法,而是采用术中回收自体血的方法进行血液保护,既不会影响患者血流动力学的稳定,又可及时补充 Hb,同时避免了异体血的输注。

使用血液回收机处理术野回收血液时,在去除脂肪颗粒、骨水泥、骨碎屑、游离血红蛋白和纤溶降解产物等物质的同时,也丢失了血浆和血小板,降低了血液的胶体渗透压,因此在回输自体血的过程中要补充足量胶体液以维持足够的胶体渗透压,并根据凝血功能情况确定是否输注血浆及血小板成分。自体血回输后,根据患者 Hb 的多少,再决定是否输注异体血,以达到少输或不输异体血的目的。

参考文献

1. WONG S, TANG H, DE STEIGER R. Blood management in total hip replacement: an analysis of factors associated with allogenic blood transfusion [J]. ANZ J Surg, 2015, 85(6): 461-465.

2. SALEH A, SMALL T, CHANDRAN PILLAI AL, et al. Allogenic blood transfusion following total hip arthroplasty: results from the nationwide inpatient sample, 2000 to 2009 [J]. J Bone Joint Surg Am, 2014, 96(18): e155.

3. STACHURA A1, KRÓL R, POPLAWSKI T, et al. Transfusion of intra-operative autologous whole blood: influence on complement activation and interleukin formation [J]. Vox Sang, 2011, 100(2): 239-246.

4. THOMASSEN B J, PILOT P, SCHOLTES V A, et al. Limit allogeneic blood use with routine re-use of patient's own blood: a prospective, randomized, controlled trial in total hip surgery [J]. PLoS One, 2012, 7(9): e44503.

5. FROESSLER B, WEBER I, HODYL N A, et al. Dynamic changes in clot formation determined using thromboelastometry after reinfusion of unwashed anticoagulated cell-salvaged whole blood in total hip arthroplasty [J]. Blood Transfus, 2015, 13(3): 448-454.

6. 薛彩霞,常世卿,赵俊桃,等.两种自体血回输技术在全髋关节置换术中的联合应用[J].中国骨与关节损伤杂志,2013,28(8):747-748.

7. 吴亚,朱丽坤.全髋关节置换术中自体血回输对患者炎性细胞因子的影响[J].中国输血杂志,2016,29(2):165-167.

（欧阳锡林　杨　超　于　洋）

第九章

单采治疗案例

1. 血浆置换治疗重症难治性 AIHA 1 例

一、简要病史

患者,男性,53 岁,确诊慢性淋巴细胞白血病 3 年余、获得性血管性血友病半年余。15 天前无明显诱因患者出现阵发性干咳、自觉乏力、气短、头晕。急查血常规: Hb 27g/L,急诊以"溶血性贫血、获得性血管性血友病、慢性淋巴细胞白血病"收入院。

二、辅助检查

(一)体格检查

入院时体温 37.2℃,脉搏 111 次 /min,呼吸 23 次 /min,血压 126/74mmHg,体重 60kg。发育正常,重度贫血貌,表情淡漠,卧位。双肺呼吸音清,未闻及干湿啰音。心界正常,心率 111 次 /min,律齐,未闻及杂音。腹部平软,无压痛及反跳痛,腹部未扪及包块,肝脾未触。双下肢无水肿。

(二)实验室检查

1. 血常规　Hb 27g/L, Hct 0.063, PLT 80×10^9/L, WBC 121.09×10^9/L。

2. 血生化　ALT 26U/L, TP 65.9g/L, Alb 41.2g/L, Cr 101.4μmol/L, BUN 4.1mmol/L。

3. 凝血功能筛查　PT 11.6s, APTT 38.6s, Fbg 1.42g/L, TT22.2s, INR 1.01。

4. 血型血清学检测　血型为 O 型、RhD 阳性, DAT 阳性,抗体筛查阳性,抗体鉴定无特异性,血清中存在温自身抗体(IgG+C3d)。

(三)影像学检查

胸部 X 线平片:心肺未见明显异常。

三、诊疗经过

患者入院后给予大剂量激素冲击治疗,连续 4 天输注 O 型 RhD 阳性洗涤红细胞共 8U,血红蛋白未升高,反而略有下降。输血科会诊意见:结合病史及输血治疗效果,目前患者自身抗体效价高,为减轻自身抗体对红细胞的破坏,控制溶血,建议进行 TPE 治疗。经治医师采纳输血科会诊意见。

该患者体重为 60kg,每次置换量约为 2 500mL,出量:入量为 1∶1。第 1 次置换选择生理盐水配制成 5% 白蛋白溶液 2 000mL,FFP 500mL;第 2、3 次置换选择生理盐水配制成 5% 白蛋白溶液 1 000mL,FFP 1 000mL,羟乙基淀粉 500mL。连续 3 天,1 次 /d,共置换 3 次,每次置换出病理性血浆 2 500mL。第 1 次及第 2 次置换后分别输注 O 型、RhD 阳性悬浮红细胞 2U,第 3 次置换后未再输注红细胞,完成 TPE 治疗 3 天后 Hb 升至 53g/L,溶血症状得到明显控制,因患者原发慢性淋巴细胞白血病和获得性血管性血友病,TPE 治疗期间出现 TT 延长,Fbg 下降,共输注冷沉淀 36U。TPE 治疗 1 周后病情稳定,Hb 52g/L,无心慌、气短及乏力,随即出院,继续口服激素及免疫抑制剂治疗。

四、相关知识链接

自身免疫性溶血性贫血(autoimmune hemolytic anemia, AIHA)系体内免疫系统调节紊乱,产生自身抗红细胞抗体和 / 或补体,并与红细胞膜抗原结合,致使红细胞破坏加速而引起的一组溶血性贫血[1-4]。TPE 治疗 AIHA,能快速清除体内抗体,从而达到抑制红细胞破坏的目的,同时可减少由于大量溶血而导致的肝肾功能损伤等并发症,结合使用激素或免疫抑制药物,对处于紧急状态下的患者有快速确切的疗效[5-8]。

五、案例点评

本案例患者病情复杂,除 AIHA 外,还患有慢性淋巴细胞白血病及获得性血管性血友病。由于患者血清存在大量自身抗体和活化的补体,选择每次置换血浆容量约 2 500mL,因 FFP 中含有大量补体,TPE 置换液的选择尽量少用 FFP,避免大量 FFP 输注加重患者的溶血。该患者获得性血管性血友病,vWF 缺乏、出血时间延长,FⅧ促凝活性下降,置换液中 FFP 过少,可能引起患者凝血障碍,因此每次 TPE 后及时补充冷沉淀,3 次 TPE 治疗期间共输注冷沉淀 36U。经综合处理,患者在 TPE 过程中未出现出血倾向,病情平稳,TPE 术中出现轻微过敏反应,经对症处理缓解。第 1 次 TPE 后患者自感症状缓解,可能是 TPE 快速减少体内免疫反应物质和溶血后游离血红蛋白,使溶血得到改善,自觉心慌胸闷好转,头昏乏力缓解。

对于 Hb 在 40g/L 以下的重症 AIHA,经大剂量糖皮质激素冲击及输血治疗后,Hb 不升高、溶血继续加重的患者,应尽早进行 TPE 治疗,快速去除患者体内自身抗体和活化的补体,减少免疫反应物质和溶血后游离血红蛋白。但 TPE 不是一项简单的机械操作过程,且患者处于重度贫血状态,所有参数的设置、置换液的选择要根据患者的具体病情及原发病制定合适的置换方案,才能达到最佳治疗效果,确保治疗过程安全、顺利。

参考文献

1. 张之南. 血液病诊断及疗效标准. 3 版[M]. 北京:科学出版社,2007.

2. 高健,李伟华,孙伟. 自身免疫性溶血性贫血 5 例误诊分析[J]. 世界最新医学信息文摘,2013,13(5):408-409.

3. 贾晓伟. 5 例自身免疫性溶血性贫血实验诊断结果探讨[J]. 中国民族民间医药,2013,22(11):121.

4. 徐泉元. 自身免疫性溶血性贫血患者成分输血的临床分析[J]. 数理医药学杂志,2016,29(3):374-375.

5. CERDAS-QUESADA C. A life-threatening case of autoimmune hemolytic anemia successfully treated by plasma exchange[J]. Transfus Apher Sci,2010,42(3):235-237.

6. BAEK S W,LEE M W,RYU H W,et al. Clinical features and outcomes of autoimmune hemolytic anemia:a retrospective analysis of 32 cases[J]. Korean J Hematol,2011,46(2):111-117.

7. 刘平,沈正枝,张俊. 血浆置换在难治性自身免疫溶血性贫血临床应用[J]. 中国医疗前沿,2011,6(16):33-34.

8. 张焱,许煊,祝彬,等. 血浆置换在儿童危重自身免疫性疾病中的应用[J]. 中国急救复苏与灾害医学杂志,2014,9(6):497-499.

2. 血浆置换治疗高黏滞综合征 1 例

一、简要病史

患者,女性,74 岁,2 年前确诊为"多发性骨髓瘤(IgG-λ Ⅱ 期 A 组)",行 Dex+lenalidomide 方案化疗四次。1 周前患者无明显诱因出现咳嗽、咳痰,伴胸背部隐痛不适,无畏寒发热,无双下肢浮肿,院外未行特殊治疗,再次以"多发性骨髓瘤"收入院。孕 4 产 4,既往多次输血史,否认食物及药物过敏史。

二、辅助检查

（一）体格检查

入院时体温 36.8℃，脉搏 78 次 /min，呼吸 21 次 /min，血压 130/74mmHg，体重 45kg。发育正常，贫血貌，表情自如，步入病房，查体合作。全身皮肤黏膜无黄染，未见瘀点、瘀斑。双肺呼吸音清，未闻及干湿啰音。心率 78 次 /min，律齐，未闻及杂音。腹部平软，无压痛及反跳痛，腹部未扪及包块，肝脾未触及。双下肢无水肿。

（二）实验室检查

1. 血常规 RBC 2.27×10^{12}/L，Hb 62g/L，Hct 0.197，WBC 2.99×10^9/L，PLT 95×10^9/L。

2. 血生化 ALT 36U/L，TP 143.7g/L，Alb 26.4g/L，Glo 117.3g/L，A/G 0.23，Cr 87.4μmol/L，BUN 4.5mmol/L。

3. 尿常规 PRO 2+，余无异常。

4. 免疫球蛋白 IgG 78.30g/L，IgA 0.62g/L，IgM 0.34g/L。

5. 血型血清学检测 血型为 B 型、RhD 阳性，DAT 阳性（未分型），抗体筛查阴性。

（三）影像学检查

胸部 CT：双肺气肿征伴右肺上叶少许炎变；气管前淋巴结增大；心脏轻度增大，主动脉迂曲，主动脉瓣区、主动脉及冠脉壁钙化；双侧胸膜增厚。

三、诊疗经过

入院诊断考虑为"①多发性骨髓瘤（IgG-λⅡ期 A 组）；②肺部感染；③高黏滞综合征。予抗炎、抗真菌、增强免疫力、祛痰平喘、抑酸保护胃黏膜等对症支持治疗。为纠正贫血，输注悬浮红细胞 2U。为改善血液高黏滞状态，分别于入院后第 2 天和第 4 天对患者进行了 TPE（两次分别使用 FFP 1 550mL 和 2 070mL），置换过程均顺利，无不良反应发生。TPE 后予以 VAD 方案（重酒石酸长春瑞滨 + 地塞米松磷酸钠 + 盐酸多柔比星）化疗。

经过上述治疗后，患者咳嗽、咳痰、气促较前明显好转。复查血常规：RBC 2.73×10^{12}/L，WBC 1.96×10^9/L，Hb 80g/L，PLT 89×10^9/L。血生化：TP 103g/L，Alb 24.5g/L，Glo 78.5g/L。患者病情稳定后出院。

四、相关知识链接

多发性骨髓瘤（multiple myeloma，MM）是一种较为常见的浆细胞恶性肿瘤，多发于老年人。其主要发病机制为恶性浆细胞克隆性增殖，导致异常的单克隆免疫球蛋白（M蛋白）增多[1]。当血清中总蛋白>80g/L,球蛋白>35g/L,称为高球蛋白血症[2]。这些M蛋白不仅不能发挥正常的免疫功能,其轻链还会与多糖形成复合物沉积于组织、器官等,导致各系统功能受损。大量的M蛋白还能包裹红细胞,从而降低红细胞表面负电荷产生的排斥力,导致红细胞易发生聚集,使患者血液黏度增加,进而容易形成血栓,堵塞重要的血管[3-5]。TPE用正常的置换液（血浆、晶体液、胶体液）替换患者异常的血浆,有助于减轻患者的血液高黏滞状态,防止重要器官的损害[6-7]。

五、案例点评

本病例明确诊断为"多发性骨髓瘤（IgG-λII期A组）",入院时TP 143.7g/L,Alb 26.4g/L,Glo 117.3g/L,过高的M蛋白使得患者免疫力下降,血液高黏滞状态。仅采用单纯化疗无法对瘤细胞已分泌的病理性免疫球蛋白奏效[8]。因此,采用TPE疗法,减少患者循环中的M蛋白,同时联合抗感染、增强免疫力等对症支持治疗,有助于减轻患者的病情,促进康复。

参考文献

1. RAAB MS, PODAR K, BREITKREUTZ I, et al. Multiple myeloma[J]. Lancet, 2009, 374（9686）: 324-339.

2. 吴鹏强,韩丽英,李晓明,等. 血浆置换治疗多发性骨髓瘤高球蛋白血症[J]. 泸州医学院学报, 2004, 27（1）: 23.

3. 韩丽英,黄纯兰,吴鹏强,等. 多发性骨髓瘤血液流变学的临床研究[J]. 中国血液流变学杂志, 2004, 14（3）: 330-331.

4. SAIF M W, ALLEGRA C J, GREENBERG B. Bleeding diathesis in multiple myeloma[J]. J Hematother Stem Cell Res, 2001, 10（5）: 657-660.

5. IPEK Y, FEHMI H, SEVGI B K, et al. Thrombotic complications in multiple myeloma: a report of three cases and review of the literature[J]. J Thromb Thrombolysis, 2012, 33（2）: 197-201.

6. SIMEONE A, MARIA CARLA B, ANTONIO G, et al. Therapeutic plasma exchange: a review of the literature[J]. G Ital Nefrol, 2012, 29 Suppl 54: S40-48.

7. SULLIVAN K, JAGANNATH S, MAZUMDER A, et al. Plasma exchange after hematopoietic stem cell transplantation in multiple myeloma to reduce renal insufficiency[J]. Bone Marrow Transplant, 2008, 42（11）: 767.

8. 王月芳,沙信山,邓新. 血浆置换配合化疗治疗多发性骨髓瘤的临床观察[J]. 临床肿瘤学杂志, 2006, 11（12）: 944-945.

3. 血浆置换治疗 TTP 1 例

一、简要病史

患者,男性,28 岁,入院前 3 天无明显诱因突发剧烈头痛,自服布洛芬止痛后症状稍好转。入院前 1 天患者无明显诱因出现晕厥并摔倒,呼之不应,后就诊于急诊,血常规提示 Hb 90g/L, PLT 21 × 10^9/L, IB 17.27μmo/L,外周血涂片可见红细胞碎片,以"血栓性血小板减少性紫癜"急诊收入院。既往体健,否认家族遗传性疾病史,否认输血史,否认食物及药物过敏史。

二、辅助检查

(一)体格检查

入院时体温 37.5℃,脉搏 22 次/min,呼吸 23 次/min,血压 135/86mmHg,体重 60kg。神志淡漠,精神萎靡,呼之可应,不能正确回答问题。皮肤散在出血点、瘀斑,右顶部可及血肿。双肺呼吸音粗,未闻及干湿啰音,无胸膜摩擦音。心律齐,心音正常,P2<A2,未闻及杂音,无心包摩擦音。腹软,无肌紧张,无压痛及反跳痛,无腹部包块,肝脾肋下未及,双下肢不肿。

(二)实验室检查(入院当天急诊)

1. 血常规 WBC 9.03 × 10^9/L, Hb 90g/L, PLT 21 × 10^9/L,血涂片发现每 1 000 个红细胞可见破碎红细胞 64 个。

2. 血生化 TB 27.57μmol/L, IB 17.27μmol/L, DB 10.3μmol/L, LDH 1 026U/L, TnI 0.61ng/mL, CK-MB 7.7ng/mL, Mb>900ng/mL。

3. 血浆 ADADMTS13 活性 <2.5%。

4. 血型血清学检测 血型为 O 型、RhD 阳性, DAT 阴性,抗体筛查阴性。

(三)影像学检查

1. 超声心动图 心内结构及血流未见明显异常, LVEF 69%。

2. 胸腹部 CT 平扫 肝囊肿及少量心包积液。

3. 脑电图,头颅 CT、MRI 均未发现异常。

三、诊疗经过

患者入院前意识状态不清,体温 37.5℃,急诊血常规提示 Hb 90g/L, PLT 21 × 10^9/L, IB 17.27μmol/L,外周血涂片可见红细胞碎片,诊断考虑"TTP 可能性大"。入院后完善各项检查,予以地塞米松减轻溶血反应,法莫替丁保护胃黏膜等治疗,紧急联系输血科行 TPE 治疗。第一次 TPE 置换出血浆2 448mL,置换液包括 FFP 2 000mL,生理盐水 500mL,10% 葡萄糖酸钙 20mL,枸橼酸抗凝剂 411mL,置换量约为 1 倍循环血浆量。治疗过程中患者躁动,予以保护性约束,予地西泮、氯丙嗪、异丙嗪肌内注射后症状缓解。第 1 次TPE 过后患者意识状态好转,实验室检查结果好转,其中 PLT 升高为 58×10^9/L,IB(14.02μmol/L)和 LDH(642U/L)均有下降,TPE 对该患者实施有效。第2 次 TPE 后 TB 和 IB 均降至正常。连续 4 次 TPE 后,PLT 升高到正常范围(161×10^9/L),改为隔天 1 次 TPE。TPE 7 次后 LDH 正常,TPE 10 次后 Hb 恢复正常,患者症状完全消失,康复出院。

四、相关知识链接

TTP 是临床上一种罕见疾病,病死率可高达 90%[1]。有研究显示,在支持对症处理的基础上对患者早期采取 TPE,可以将患者的生存率提高到75%~92%[2]。目前没有确切的金标准用于确诊 TTP,主要根据患者的临床症状和实验室检查结果诊断是否患有 TTP[3]。该病典型的临床表现主要为血小板减少性紫癜、微血管病性溶血、神经系统症状、肾脏损害和发热,称为"五联征",仅有前三项为"三联征"[4]。只要患者出现"三联症"且不明原因的血小板减少和微血管病性溶血性贫血时,即可怀疑 TTP 并做出初步诊断,无论病情轻重,都应尽早采取 TPE 治疗措施,治疗开始时间有无延误与预后密切相关,治疗越早,预后越好[5]。2012 版 TTP 诊断中国专家共识中描述为:①TTP 的临床表现为五联征或三联征;②血细胞计数变化和血生化改变;③血浆 ADAMTS13 活性显著减低或存在自身抗体;④应与溶血尿毒综合征(haemolytic uraemic syndrome, HUS)、DIC、HELLP 综合征(hemolysis, elevated liver enzymes and low platelets syndrome, HELLP)、伊文思综合征(Evans's syndrom)、子痫等疾病相鉴别。然而临床实践中碰到的问题复杂,诊断难度相对较大[6]。

TTP 的发病机制为患者体内血管性血友病因子裂解酶(vWF-cp,又称 ADAMTS13)缺乏或活性降低,不能正常降解超大分子 vWF 聚合体(UL-vWF),聚集的 UL-vWF 促进血小板黏附与聚集,进而导致 TTP 的发生。vWF是一种糖蛋白,产生于管内皮细胞和巨核细胞,其不仅可以成为 FⅧ的载体,还可以在血管损伤部位作为一种配体来调节血小板的黏附和聚集。vWF-CP存在于正常人血浆中,内皮细胞释放 UL-vWF 可被 vWF-CP 裂解,当 vWF-CP的活性下降或者消失,导致过多的 UL-vWF 不能被裂解,未裂解的 vWF 形成多聚体,结合和聚集血小板的能力超大,引起血小板在微循环中聚集,微血栓形成,当红细胞经过时受到机械性损伤而破裂,从而导致微血管病性溶血[7]。

TTP 病理基础为微血管血小板性血栓形成,输注血小板会加重病情,仅在出现危及生命的严重出血时才考虑输注血小板[8]。

TPE 可以有效清除患者血液内 UL-vWF 多聚体、ADAMTS13 自身抗体、导致血管内皮损害的半胱氨酸蛋白酶和激活血小板的多种细胞因子,补充ADAMTS13,阻断血小板聚集,防止血栓形成[9]。不具备 TPE 条件时通过输注 FFP 补充凝血因子和 ADAMTS13 的活性,也可以达到一定的治疗效果。

五、案例点评

本案例患者为青年男性,急性起病,以神经系统症状为初始症状入院。具备 TTP 的三联征即为血小板减少性紫癜、微血管病性溶血、神经系统症状。有典型的血细胞计数变化和血生化改变,外周血涂片可见破碎红细胞,DAT 阴性,不存在自身抗体,血浆 ADADMTS13 活性 <2.5%,排除 HUS、DIC、HELLP 综合征、Evans 综合征、子痫等疾病。基于上述症状及实验室检查结果诊断为 TTP。该患者第 1 次 TPE 后患者意识状态好转,实验室检查 PLT 升高,IB 和 LDH 数值降低,治疗效果明显。10 次 TPE(每次置换量均约为 1 倍循环血浆量)后各项指标正常,症状消失,康复出院。本案提示:如果临床上遇见有神经症状、贫血和血小板计数减少的患者,高度怀疑 TTP 时,应及早考虑行 TPE 治疗,挽救患者的生命。

参考文献

1. 苏贵平,韦中玲,刘善浩. 血浆置换术救治急危重血栓性血小板减少性紫癜[J]. 皖南医学院学报,2016,35(4):343-344.

2. 杨艳,董春霞,杨林花. 血栓性血小板减少性紫癜发病机制研究现状[J]. 血栓与止血学,2016,22(1):118-119.

3. 徐焕铭,樊华. 血栓性血小板减少性紫癜诊治现状及展望[J]. 中国实用内科杂志,2017,37(2):99-100.

4. CRAWLEY J T, SCULLY M A. Thrombotic thrombocytopenic purpura:basic athophysiology and therapeutic strategies[J]. Hematology Am Soc Hematol Educ Program,2013,2013:292-299.

5. 孙亚蒙,张瑛,管阳太. 以神经系统症状为主诉的血栓性血小板减少性紫癜:1 例报道及文献复习[J]. 神经病学与神经康复学杂志,2016,12(2):112-116.

6. 中华医学会血液学分会血栓与止血学组. 血栓性血小板减少性紫癜诊断与治疗中国专家共识(2012 年版)[J]. 中华血液学杂志,2012,33(11):983-984.

7. BLOMBERY P, SCULLY M. Management of thrombotic thrombocytopenic purpura: current perspectives[J]. J Blood Med, 2014, 5: 15-23.

8. DAHLAN R, SONTROP J M, LI L, et al. Primary and Secondary Thrombotic Microangiopathy Referred to a Single Plasma Exchange Center for Suspected Thrombotic Thrombocytopenic Purpura: 2000-2011[J]. Am J Nephrol, 2015, 41(6): 429-437.

9. 余文芳, 陆元善. 血栓性血小板减少性紫癜病案分析附 2 例报告[J]. 中国输血杂志, 2015, 28(8): 985-986.

4. 血浆置换治疗 SLE 合并 TTP 1 例

一、简要病史

患者, 女性, 66 岁, 无明显诱因出现周身乏力, 伴鼻塞, 并出现活动后喘息、心悸、双下肢水肿、发热, 自服抗生素类药物(具体不详)后无好转, 且出现面色苍白, 活动后气短明显, 入血液科住院治疗。其间发现抗 SSA 抗体阳性, 抗 SSB 抗体阳性, 抗双链 DNA 抗体阳性, 抗核抗体 1:100, PCT 2.86μg/L, Hb 64g/L、PLT 进行性下降至 30.7×10⁹/L。对症治疗后因尿蛋白阳性(3+)转至肾病科, 予以输注悬浮红细胞、单采血小板等治疗(具体量不详), 发现双下肢水肿日益加重, 并逐渐蔓延至周身。风湿科门诊以"结缔组织病: 系统性红斑狼疮; 血小板减少; 低蛋白血症"收入院。自发病以来有光过敏, 无明显脱发、关节肿痛、口腔溃疡、肢端遇冷变色等, 偶有咳嗽, 无咳痰及咯血。否认药物、食物过敏史。1 年前有脑梗死病史, 且近 1 年来患者性情、习性等各方面发生明显变化。

二、辅助检查

(一)体格检查

入院时体温 36.3℃, 脉搏 92 次/min, 呼吸 19 次/min, 血压 173/76mmHg, 身高 158cm, 体重 81.5kg。发育正常, 营养良好, 贫血貌, 表情自然, 四肢及躯干可见散在出血点, 无瘀斑, 自主体位, 神志清醒, 查体合作。双肺呼吸音清, 未闻及干湿啰音。心率 92 次/min, 律齐, 心音正常。腹部平软, 无压痛及反跳痛, 腹部未扪及包块, 肝脾肋下未触及。

(二)实验室检查

1. 血常规 WBC 10.43×10⁹/L, Hb 68g/L, PLT 10×10⁹/L, CRP 4.6mg/dL,

Rtc% 5.56%。

2. 血生化 ALT 31U/L，AST 23U/L，Alb 28.0g/L，Glu 13.10mmol/L，BUN 17.1mmol/L，Cr 88.1μmol/L，UA 685.8μmol/L，CK 916.6U/L，LDH 1 237U/L，CK-MB 15.06ng/mL，Mb 1 479.0ng/mL，NT-proBNP 2 749.0pg/mL。

3. 凝血功能筛查 PT 12.9s，PTA 85%，APTT 34.6s，D-Dimer 2.64mg/L。

4. 24h 尿蛋白定量 1.86g。

5. 自身抗体检测 抗 SSA 抗体阳性，抗 SSB 抗体阳性，抗双链 DNA 抗体阳性，抗核抗体 1∶100。

6. 骨髓穿刺 红系比例增高，余未见异常。

7. 外周血红细胞形态检查 见个别红细胞碎片。

8. 贫血相关检测 SI 4.3μmol/L，SF 1.75μg/L，UIBC 28.1μmol/L，TIBC 32.4μmol/L，TS 13%。

9. ADAMTS13 活性检测 94%。

10. 血型血清学检测 血型为 O 型、RhD 阳性，DAT 阳性（C3d），抗体筛查阴性，血小板抗体筛查阳性（4+）。

（三）影像学检查

1. 心脏超声 二尖瓣轻中度关闭不全，左室舒张功能减退。

2. 腹部超声 胆囊腔内异常回声，胆汁淤积？息肉样变？腹腔积液。

3. 胸部 CT 考虑右肺上叶继发性肺结核，两肺炎症，左肺上叶肺大泡、双侧胸腔积液、心包积液。

三、诊疗经过

入院诊断为"结缔组织病：系统性红斑狼疮、血小板减少症、低蛋白血症、肺部感染、陈旧性肺结核、原发性高血压 3 级"。入院后给予甲泼尼龙 80mg 静脉滴注，人免疫球蛋白、输注单采血小板 1 个治疗剂量、悬浮红细胞 2U；哌拉西林钠他唑巴坦钠 + 莫西沙星控制肺部感染；严格限制水摄入，予以利尿减轻心脏负荷，口服缬沙坦，硝酸甘油静脉泵入控制血压。

对症支持治疗 3 天后效果不佳，请输血科会诊，意见如下：不排除继发性 TTP 可能，不建议继续输注血小板；结合患者目前病情，建议静脉置管后进行 TPE，每日 1 次，连续进行，置换量为 1~1.5 倍循环血浆量，置换液为 FFP 或冰冻血浆（frozen plasma，FP）。风湿科采纳输血科会诊意见，在原对症支持治疗基础上对患者行 TPE 治疗。

第 1 次 TPE 后患者双下肢水肿较前有所减轻，复查 PLT 31 × 10⁹/L，较置换前上升，血浆 D-Dimer 下降，肝功相关指标好转。

第 2 次 TPE 后患者发热、周身颤抖较前减轻，皮肤未见新的出血点及瘀斑。

第 3 次 TPE 后周身颤抖缓解,腹胀较前减轻,食欲较前有所好转,尿量较前增多。查体:双上、下肢瘀斑较前减轻。其余实验室指标均有好转,血压偏高,继续调整降压药物。

第 4 次 TPE 后患者意识清,精神状态好转,腹胀减轻,未再出现周身颤抖,进食较前有明显改善,无寒战及发热,无咳嗽、咳痰等不适。查体:双上肢散在出血点,周身水肿明显减轻,双肺未闻及啰音,遂停 TPE 治疗 2 天。

由于患者血小板下降趋势依然存在,继续行 TPE 2 次。6 次 TPE 后血小板抗体强度降至 2+,双下肢轻度指凹性水肿,肾功能指标恢复,病情呈明显好转趋势,PLT 维持于 $30 \times 10^9/L$ 以上,病情逐渐趋于稳定,出院时 PLT $48 \times 10^9/L$。

四、相关知识链接

系统性红斑狼疮(systemic lupus erythematosus, SLE)是一种多因素参与的特异性的自身免疫性和慢性炎症性疾病,循环自身抗体、免疫复合物和补体沉积导致细胞和组织损伤。SLE 在发病后 10 年死亡率为 70%,通常是由感染和肾功能衰竭导致。SLE 累及血液系统时,常有血栓性微血管病(thrombotic microangiopathy, TMA)表现,该病在临床上主要表现为微血管病性溶血性贫血、血小板减少以及微血栓形成所致各脏器供血不足及功能障碍,以神经系统、肾脏及心血管系统受累最为常见[1]。此病是一种特殊的病理损害,其微动脉和毛细血管的内皮细胞损伤会导致微血管血栓形成;包括 TTP、补体介导的 TMA、代谢介导的 TMA、凝血介导的 TMA 等,患者可出现 DAT 阳性、补体 C3 及 C4 减低等。

TTP 是一种罕见的危及生命的疾病,大约 2% 的 SLE 患者中可出现 TTP 症状,这种情况通常发生在活动性 SLE 患者中。TTP 作为首发症状的 SLE 不仅是一种极为罕见的情况,而且死亡率高[2-4]。目前研究认为结缔组织病,包括 SLE,可以出现 ADAMTS-13(TTP 致病因素)水平降低,暗示这些疾病可能有共同病理生理学机制[5]。

TPE 最初用来治疗 SLE 是基于去除致病性自身抗体和免疫复合物来控制疾病活动的设想。然而,这一理论并没有转化为一个明确的临床结果。在 20 世纪 80 年代早期发现 50% 的 SLE 患者 TPE 后各种症状得到改善。然而,在轻度 SLE 患者中第一次随机对照试验显示,患者在 2 周内进行了 4~6L 的置换后,预期自身抗体和免疫复合物减少,但无临床症状改善。虽然 SLE 疾病本身是 TPE 的 III 类适应证,但 SLE 的一些并发症诊断起来是比较复杂的,一旦怀疑患者发生 TTP,也应立即行 TPE 和皮质类固醇治疗[6]。对于 TTP 患者,接受充分 TPE 治疗后,80% 获得性 TTP 的患者可治愈;但 30%~40% 的患者可能会多次复发,复发的时间可为数日或数年之后,仍需要继续 TPE 治疗。

五、案例点评

本案例患者发病 1 个月内病情呈明显进展,贫血进行性加重,血小板进行性减少;同时肾功损伤较重,24h 尿蛋白定量 1.86g;周身水肿及多浆膜腔积液,抗核抗体及自身抗体等检查均阳性,外周血可见个别红细胞碎片;1 年前有脑梗死病史,且近 1 年来患者性情、习性等各方面发生明显变化,入院后发现间断周身颤抖,存在神经系统症状,不能排除 TTP 可能。

需注意的是 TTP 的诊断仍为临床诊断,若患者具备三联征,临床即可诊断 TTP,启动 TPE 治疗程序。血浆 ADAMTS13 活性 <5% 对诊断 TTP 具有较高的特异性,但活性正常并不能排除 TTP 诊断。所以本案患者虽然 ADAMTS13 活性为 94%,我们也作出 TPE 治疗决策,结果表明经治疗患者病情明显改善,患者血小板能够稳定维持在 30×10^9/L 以上,LDH 恢复正常。

参考文献

1. LI Q, YU F, ZHOU F, et al. Plasmapheresis Is Associated With Better Renal Outcomes in Lupus Nephritis Patients With Thrombotic Microangiopathy: A Case Series Study[J]. Medicine(Baltimore), 2016, 95(18): e3595.

2. MOHAMMAD A, ALAMGIR S, FNU Z. Systemic Lupus Erythematosus Presenting as Refractory Thrombotic Thrombocytopenic Purpura: A Diagnostic and Management Challenge. A Case Report and Concise Review of the Literature [J]. Am J Case Rep, 2016, 17: 782-787.

3. JOÃO T, PHILIPE V, ALINE M, et al. Thrombotic Thrombocytopenic Purpura Associated with Mixed Connective Tissue Disease: A Case Report[J]. Case Rep Med, 2011, 2011: 953890.

4. MOHAMMAD A, ZOHREH B. Thrombotic thrombocytopenic purpuraand deep vein thrombosis as the presenting manifestations of systemic lupus erythematosus: A case report and review of literature[J]. J Res Med Sci, 2011, 16(8): 1082-1088.

5. ANUM F, BIJI T, DEBASHISH D, et al. Haematological manifestations of lupus [J]. Lupus Sci Med, 2015, 2(1): e000078

6. CESAR A, NABIL A, ANUJ S, et al. Systemic Lupus Erythematosus Presenting as Thrombotic Thrombocytopenia Purpura: How Close Is Close Enough[J]? Case Rep Med, 2011, 2011: 267508.

5. 血浆置换治疗重症吉兰 - 巴雷综合征 2 例

一、简要病史

病例 1，女性，20 岁，四肢无力 32 个月，加重半个月，院外注射鼠神经生长因子 2 天后自觉下肢无力进行性加重，左手无法提裤子，为求进一步治疗来医院，门诊以 "吉兰 - 巴雷综合征" 收入院。既往体健，无孕产史及输血史，否认食物及药物过敏史。

病例 2，女性，52 岁，散步后出现发热、咳嗽、咯黄痰，体温 38.0℃，自行口服消炎药（具体不详）后体温降至 36.0℃，诊断为 "扁桃体炎"，给予莫西沙星注射液静脉滴注，患者出现腰部隐痛，间断呕吐，呕吐物为胃内容物，随后出现双下肢乏力，可自行行走。2 日后患者腰痛明显、间断呕吐，双手腕、双脚踝以下麻木，无力加重，舌麻并出现呼吸困难，急诊以 "吉兰 - 巴雷综合症" 收入院。患者有偏头痛病史 10 余年，否认传染病史、输血史，否认药物及食物过敏史。

二、辅助检查

（一）体格检查

病例 1：入院时体温 36.4℃，脉搏 75 次 /min，呼吸 19 次 /min，血压 125/77mmHg，体重 55kg。发育正常，营养良好，表情自然，被动体位，查体合作。专科检查：左上肢远端肌力 4 级，双下肢远端肌力 4 级，双上肢腱反射减弱，双下肢腱反射消失，无法独立行走。

病例 2：入院时体温 36.8℃，脉搏 85 次 /min，呼吸 18 次 /min，血压 165/77mmHg，体重 62kg。发育正常，营养良好，急性病容，表情自然，被动体位，查体合作。神经系统专科检查：意识清楚，不能言语（气管插管后），双侧瞳孔等大等圆，直径约 4.0mm，直接、间接对光反射迟钝，两侧眼球同轴，双眼外展受限，左上眼睑轻度下垂，左侧眼裂较右侧略小；腹壁反射消失，颈软，无抵抗；四肢肌力 0 级，肌张力减退，双侧肱二、三头肌腱反射消失，双侧膝、跟腱反射消失，双侧 Kernig 征阴性，双侧 Brudzinski 征阴性。

（二）实验室检查

1. 血常规

病例 1：WBC 6.43×10^9/L，Hb 128g/L，Hct 0.379，PLT 210×10^9/L。

病例 2（入院时）：WBC 18.7×10^9/L，MO% 0.905，Hb 128g/L，PLT 135×10^9/L。

2. 血生化

病例 1：ALT 21U/L，AST 29U/L，Alb 43.0g/L，Glu 6.1mmol/L，BUN 5.1mmol/L，Cr 98.6μmol/L。

病例 2：ALT 15U/L，AST 19U/L，Alb 44.2g/L，Glu 5.59mmol/L，BUN 5.7mmol/L，Cr 103.6μmol/L，Ca^{2+} 2.08mmol/L，K^+ 2.87mmol/L，Na^+ 125.0mmol/L，Cl^- 91.9mmol/L，CK-MB 7.50ng/mL，NT-proBNP 1 850.0pg/mL。

3. 凝血功能筛查

病例 1：PT 13.9s，PTA 88%，APTT 30.6s，INR 0.99。

病例 2：PT 13.1s，PTA 95%，APTT 34.1s，INR 1.10。

4. 脑脊液生化

病例 1：Pro 0.6g/L，Glu 3.95mmol/L，Cl^- 118.5mmol/L。

病例 2：Pro 817.2mg/L，Cl^- 110.2mmol/L。

5. 脑脊液常规

病例 1：球蛋白定性试验阳性、RBC 36 000 × 10^6/L，WBC 18 × 10^6/L。

病例 2：细胞总数 30 × 10^6/L，WBC 10 × 10^6/L。

6. 脑脊液免疫球蛋白

病例 1：IgG/Alb 0.33，IgA 40.6mg/L，IgG 209.0mg/L，IgM 21.5mg/L。

病例 2：未查。

7. 血型血清学检测

病例 1：血型为 A 型、RhD 阳性，抗体筛查阴性。

病例 2：血型为 B 型、RhD 阳性，抗体筛查阴性。

（三）影像学检查

病例 1：头、颈、胸椎 MRI：脑部未见明显异常，颈椎轻度增生，胸 10/11、11/12 椎间盘突出。

病例 2：头、颈、胸椎 MRI：脑部未见明显异常，腰 3/4、4/5 椎间盘突出。

（四）其他检查

病例 1：肌电图显示：①所检四肢运动神经受损，感觉神经未见异常；②双正中、胫神经 F 波波幅降低，双正中神经 F 波出现率偏低；③双胫神经 H 反射未测出。

病例 2：肌电图显示周围神经受损，符合吉兰 - 巴雷综合征周围神经损害的肌电图改变，考虑吉兰 - 巴雷综合征。

三、诊治经过

病例 1 神经内科初步诊断为吉兰 - 巴雷综合征，慢性乙型病毒性肝炎。给予营养神经、改善微循环等对症处理，并进一步完善各项检查。考虑患者病情较前加重,既往使用人免疫球蛋白治疗 2 疗程,曾一度好转,目前病情再度加重,患者对丙种球蛋白不敏感,经输血科会诊评估后行 TPE 治疗,共进行 5 次 TPE 治疗,每次置换总量约为 1 800mL,隔日 1 次,共置换出血浆 9 000mL,输入 FFP 24U(2 400mL),羟乙基淀粉 2 500mL,5% 人血白蛋白溶液 4 000mL。

该患者第 1 次置换过程患者出现面部潮红、发麻,继而烦躁,全身出现红色斑疹,考虑发生了过敏反应,立即给予减慢置换速度,盐酸异丙嗪 25mg 肌内注射,10 分钟后缓解,后续 4 次 TPE 时调整置换方案,减少血浆用量。

TPE 治疗前:左上肢远端肌力 4 级,双下肢远端肌力 4 级,双上肢腱反射减弱,左手无法提裤子;双下肢腱反射消失,无法独立行走。

第 1 次 TPE 治疗后:患者自诉左手无力及双下肢无力较前改善。

第 2 次 TPE 治疗后:患者左手无力及双下肢无力较前明显改善。

第 3 次 TPE 治疗后:患者双下肢肌力好转,下蹲后可以站起。

第 4 次 TPE 治疗后:患者明显好转,可独立行走,查体:双上肢肌力 5 级,双下肢近端肌力 5 级,双下肢远端肌力 5 级,肌张力适中。

第 5 次 PE 治疗后:患者四肢肌力 5 级,肌无力恢复正常,仅行走时双小腿有轻微疼痛感。

经 5 次 TPE 后患者病情恢复,继续营养神经及对症支持治疗 5 天后出院,院外继续口服药物,定期复查。出院后 2 周复查脑脊液显示:Pro 0.3g/L,WBC 0,免疫球蛋白未见异常。

病例 2 入院后给予甲泼尼龙琥珀酸钠、人免疫球蛋白,盐酸莫西沙星氯化钠注射液配合注射用头孢哌酮舒巴坦钠静滴抗感染、营养神经、纠正电解质紊乱、改善微循环、呼吸机辅助呼吸等治疗。患者不能站立及持物,呼吸困难加重,查血气(PaO$_2$ 44mmHg, PaCO$_2$ 41mmHg, pH 7.41)后,给予气管插管呼吸机辅助呼吸。人免疫球蛋白注射 5 天后,临床症状无明显改善遂请输血科会诊。输血科意见:①根据患者病史结合实验室检查,目前拟诊吉兰 - 巴雷综合征,有 TPE 指征;②建议行 TPE 治疗 5 次,1 次 /d;③置换液为 5% 白蛋白 500mL 和 FFP 20U,置换量为 1 倍血浆容量;④心电监测,备葡萄糖酸钙及抗过敏药物;⑤监测凝血功能、血常规、生化等。

行 TPE 治疗 2 次后,四肢可见肌肉收缩,仍不能水平移动及抬离床面,四肢末端肿胀。患者因原发病出现肺部感染,导致感染性休克,痔疮出血,暂停 TPE。给予氟康唑、卡泊芬净抗真菌治疗,加用硫酸阿米卡星注射液、注射用美罗培南、替加环素和利奈唑胺抗感染,给予盐酸多巴胺注射液、重酒石酸间羟胺注射液泵入以维持血压。患者心率持续高于 120 次 /min,给予去乙酰毛花苷注射液静推,酒石酸美托洛尔片胃管注入。综合治疗 4 天后感染及出血好转,继续连续行 TPE 治疗 3 次。

5 次 TPE 后患者双手、双脚能小幅度活动,病情稳定,四肢无力较前有减轻,双眼无复视、眼震。TPE 停止 3 天后开始脱机训练,脱机时患者无喘促、憋闷等,复查血气正常。患者病情稳定,神经专科查体:神志清楚,双侧瞳孔直径 3mm,右侧对光反射灵敏,左侧对光反射迟钝,眼球活动自如,双上肢肌力 3 级,左下肢肌力 2^+ 级,右下肢肌力 3 级,建议患者加强肢体功能锻炼。

四、相关知识链接

吉兰 - 巴雷综合征(Guillain-Barre syndrome,GBS)是一种以细胞免疫介导为主的自身免疫性疾病,以周围神经和神经根的脱髓鞘病变及小血管炎性细胞浸润为病理特点,主要表现对称性、进行性四肢麻木和无力,严重者出现呼吸肌麻痹、衰竭甚至危及生命[1]。急性炎性脱髓鞘多发性神经根性神经病占 GBS 病例的 90%,是一种累及外周运动和感觉神经的急性进展性致瘫痪疾病。剩余 GBS 病例根据其病因和临床特征,可分为急性运动轴突神经病变、急性运动 - 感觉轴索性神经病、米勒 - 费希尔综合征和急性自主神经病等类型[2]。急性炎性脱髓鞘多发性神经根性神经病一般以对称性肌无力和感觉异常发病,并会向近心端发展。在 12 小时 ~28 天之后,肌无力会到达极点,一些严重的病例甚至可累及呼吸肌和口咽肌[3-5]。因此,大约 25% 的患者需要机械通气。部分患者会自行恢复,但超过 20% 的患者会出现长期的神经系统并发症,而且约一半会重度残障,死亡率约为 3%。

在急性运动轴突神经病变和米勒 - 费希尔综合征中,出现了针对多种神经节苷脂(如 GM1、GD1a、GT1a、GalNAc-GD1a、GD1b、GQ1b、GD3 和 GT1a)的自身抗体,提示自身免疫参与发病。在部分病例中观察到发病前感染性疾病(如空肠弯曲菌),提示交叉反应抗体可能在疾病发病机制中起作用[6-8]。

TPE 是治疗 GBS 的首选治疗方法,比较单独应用 TPE 与支持性治疗的对照试验结果表明 TPE 治疗可以加速运动功能恢复,减少呼吸机使用的时间,并加速其他重要临床症状的改善[9-12]。虽然 TPE 可以促进恢复,但 GBS 致残率仍然很高。TPE 对中、重度患者治疗效果更好,四周后能自行行走的患者比例显著增加。有趣的是,TPE 治疗组比对照组复发患者多,但一年后的结果显示,TPE 组肌肉力量增加的患者比例较大,患严重肌肉后遗症的风险降低[13]。美国神经病学报告认为使用 TPE 或人免疫球蛋白治疗 GBS 同等有效。然而,临床疗效相同的条件下,人免疫球蛋白治疗 GBS 的成本是 TPE 的两倍以上。在轴索受累 GBS 患者,TPE 比人免疫球蛋白有更大的潜在效益。

五、案例点评

因人免疫球蛋白使用方便,而且治疗完成率较高,因此经常被用作 GBS 初始治疗,常用剂量为 0.4g/(kg·d),连续给药 5 天。病例 1 为青年女性,患病较久,反复发作,静脉输注人免疫球蛋白以及激素冲击治疗已经无效,故采用 TPE 治疗。考虑到病情危重,但肝肾功能及凝血基本正常,治疗方案为隔日进行 1 次,每次置换 1 800mL,置换液为羟乙基淀粉和血浆。后因患者出现严重过敏反应,减少血浆用量,增加人血白蛋白溶液,以降低输血反应的风险。经过 5 次治疗,患者肌力基本恢复正常,治疗效果明显。病例 2 为中老年女性,急性起病,进展迅速,考虑急性炎症性脱髓鞘性多发性神经病,属于美国单采协会(American Society for Apheresis, ASFA)指南中的 I 类适应证。给予人免疫球蛋白、激素冲击、抑酸护胃、抗感染等支持治疗。患者对人免疫球蛋白治疗没有反应,及时采用了每日一次强度较大的 TPE 治疗。由于自主神经功能障碍的存在,患者在治疗过程中对容量、血压和心率变化更为敏感,血压和心率变化较大。治疗过程中由于肺部感染加重,发生感染性休克,致使治疗中断 2 天。TPE 5 次后患者病情明显好转。

本案 2 例患者提示:对于重症 GBS 患者应尽早进行 TPE 治疗,可有效快速去除致病的反应性抗体,置换过程中应根据患者反应情况调整置换方案,以达到最佳治疗效果。

参考文献

1. YUKI N, HARTUNG H P. Guillain-Barre syndrome[J]. N Engl J Med, 2012, 366(24): 2294-2304.

2. HUGHES R A, SWAN A V, VAN DOORN PA. Intravenous immunoglobulin for Guillain-Barre syndrome[J]. Cochrane Database Syst Rev, 2012, 7: CD002063.

3. DE WALS P, DECEUNINCK G, TOTH E, et al. Risk of Guillain-Barré syndrome following H1N1 influenza vaccination in Quebe[J]. JAMA, 2012, 308(2): 175-181.

4. SEJVAR J J, BAUGHMAN A L, WISE M, et al. Population incidence of Guillain-Barré syndrome: a systematic review and meta-analysis[J]. Neuroepidemiol, 2011, 36(2): 123-133.

5. 张军华, 文贤慧, 刘凤霞, 等. 血浆置换术在吉兰巴雷综合征中的应用[J]. 中国输血杂志, 2014, 27(1): 48-50.

6. KAYNAR L, ALTUNTAS F, AYDOGDU I, et al. Therapeutic plasma exchange

in patients with neurologic diseases：retrospective multicenter study［J］. Transfus Apher Sci，2008，38（2）：109-115.

7. 叶芸，李苏亮 . 吉兰 - 巴雷综合征患者血浆置换与注射免疫球蛋白治疗的疗效比较［J］. 中风与神经疾病杂志，2015，32（9）：808-810.

8. CORTESE I，CHAUDHRY V，SO Y T，et al. Evidence-based guideline update：plasmapheresis in neurologic disorders：report of the Therapeutics and Technology Assessment Subcommittee of the American Academy of Neurology ［J］. Neurology，2011，76（3）：294-300.

9. SREENIVASA R，MAHESH B，MONA S，et al. Guillain-Barré syndrome： clinical profile and management［J］. Ger Med Sci，2015，13：1-15.

10. UBOGU E E. Inflammatory Neuropathies：Pathology，molecular markers and targets for specific therapeutic intervention［J］. Acta Neuropathol，2015，130 （4）：445-468.

11. MATTHEW HARMS. Inpatient Management of Guillain-Barre′ Syndrome［J］. The Neurohospitalist，2011，1（2）：78-84.

12. MEENA A，KHADILKAR S，MURTHY J. Treatment guidelines for Guillain-Barré Syndrome［J］. Ann Indian Acad Neurol，2011，14（Suppl1）：S73-S81.

13. OCZKO-WALKER M，MANOUSAKIS G，WANG S，et al. Plasma exchange after initial intravenous immunoglobulin treatment in Guillain-Barre syndrome： critical reassessment of effectiveness and cost-efficiency［J］. J Clin Neuromuscul Dis，2010，12（2）：55-61.

6. 血浆置换治疗抗 N- 甲基 -D- 天冬氨酸受体脑炎 1 例

一、简要病史

患者，女性，23 岁，9 天前劳作后感冒出现发热，体温最高达 38.0℃，7 天前夜间出现头痛、烦躁，无明显诱因发作性肢体抽搐 1 次，表现为双眼右侧凝视、口角右偏、双上肢屈曲、下肢伸直、口吐白沫、呼之不应，持续 4~5 分钟自行缓解。发作后间断出现大笑、大叫，急诊考虑"静脉窦血栓"留观，其间共有 7~8 次抽搐发作，表现同前。3 天前患者出现大喊大叫、不认识家人，逐渐出现意识不清，以"发热、头痛、发作性肢体抽搐、意识不清"收入神经内科。既往体健，未婚，否认妊娠史、输血史，否认食物及药物过敏史。

二、辅助检查

（一）体格检查

入院时体温 37.7℃，脉搏 96 次 /min，呼吸 22 次 /min，血压 110/80mmHg，体重 55kg。浅昏迷，双侧瞳孔等大等圆，直径 4mm，光反射灵敏，角膜反射存在，四肢腱反射减低，病理征阴性，颈软，脑膜刺激征可疑，余神经系统查体均不合作。

（二）实验室检查

1. 血常规（入院时）　WBC 9.7×10^9/L，Hb 132g/L，PLT 175×10^9/L。

2. 血生化　ALT 25U/L，AST 29U/L，Alb 43.2g/L，Glu 5.79mmol/L，BUN 5.5mmol/L，Cr 93.6μmol/L。

3. 凝血功能筛查　PT 14.1s，PTA 85%，APTT 37.1s，INR 1.02。

4. 脑脊液　压力 >330mmH$_2$O，Glu 43mg/dL，Cl$^-$ 111mmol/L，Pro 17mg/dL。

5. 脑脊液抗 N- 甲基 -D- 天冬氨酸受体　阳性（2+）。

6. 血型血清学检测　血型为 A 型、RhD 阳性，抗体筛查阴性。

（三）影像学检查

1. 胸部 X 线平片　心肺未见明显异常。

2. 头颅 CT　未见明显异常。

3. 头颅 MRI 平扫加增强　脑实质未见明显异常。

4. 头颅 MRV　示左侧横窦、乙状窦变细。

（四）其他检查

脑电图：中度异常，无典型癫痫波。

三、诊疗经过

入院后诊断为抗 N- 甲基 -D- 天冬氨酸受体脑炎，给予人免疫球蛋白、甲泼尼龙冲击治疗，丙戊酸钠抗癫痫，甘露醇、甘油果糖脱水及抗生素治疗，同时给予咪达唑仑及丙泊酚控制不自主运动并营养支持。患者药物治疗 5 周后症状无明显改善，经输血科会诊后行 TPE 治疗，每次置换约 1 倍循环血浆量，共 6 次（前 3 次为 1 次 /2 天，后 3 次为 1 次 /3 天）。血浆置换前患者一般情况差，SaO$_2$ 为 89%，浅昏迷，四肢及面部口周不自主抽搐，腰穿脑脊液抗 -NMDAR 抗体 2+。患者经过 6 次 TPE 治疗后，SaO$_2$ 为 100%，患者处于药物镇静状态，双侧瞳孔正大等圆，直径约 3.0mm，对光反射灵敏，四肢及面部口周偶有发作性不自主运动，可以自行缓解，双侧病理征阴性。复查脑脊液压力正常，抗 -NMDAR 抗体弱阳性（ +/- ），临床治疗有效。

四、相关知识链接

2005 年，Vitaliani 等[1]发现可能存在 1 种新的边缘叶副肿瘤性脑炎，其受累患者多为伴有良性畸胎瘤的女性，患者体内存在 1 种主要表达于海马神经元细胞膜的不明抗原。2007 年，Dalmau 等[2]在此类患者体内发现了抗海马和前额叶神经细胞膜的抗 N- 甲基 -D- 天冬氨酸受体（N-methyl-D-asparate receptor，NMDAR）抗体，并提出了抗 -NMDAR 脑炎的诊断。抗 -NMDAR 脑炎是 1 种有潜在致死性的自身免疫性脑炎。

NMDAR 属于电压、配体双重门控通道，由 NR_1、NR_2、NR_3 3 种不同亚基构成。其中 NR_1 亚基是受体的功能部分，与学习、记忆和精神行为密切相关[3]。抗 -NMDAR 脑炎的病理机制是机体产生了针对 NMDAR 中 NR_1 亚基的特异性 IgG 抗体[4]。该抗体作用于 NMDAR 从而导致脑内多巴胺和谷氨酸盐调节失衡，继而产生相应的抗 -NMDAR 脑炎相关症状[5]。目前认为，典型的抗 -NMDAR 脑炎一般多发于年轻女性，伴有不明原因的痫性发作、意识水平下降、运动障碍甚至出现中枢性通气不足等特征性临床症候群[6]。多数病例在神经症状出现 3 周至 4 个月后发现肿瘤，特别是卵巢畸胎瘤，无肿瘤者也可能与随访时间较短有关。脑脊液和 / 或血清抗 -NMDAR 抗体阳性对本病有确诊作用[7]。

抗 NMDAR 脑炎治疗基本原则是积极免疫治疗，同时筛查或尽早切除潜在肿瘤。免疫治疗包括糖皮质激素、静脉注射人免疫球蛋白和 TPE 为主的一线治疗以及一线治疗 4 周后效果不佳或复发的二线治疗[8]。

五、案例点评

本案例患者为年轻女性，伴有不明原因的痫性发作、意识水平下降、运动障碍甚至出现中枢性通气不足等特征性临床症候群，且脑脊液检查抗 -NMDAR 抗体 2+，诊断抗 -NMDAR 脑炎明确。常规使用甲基泼尼松龙和人免疫球蛋白治疗 5 周后，临床疗效不满意，后经过 6 次 TPE 治疗，病情明显好转，脑脊液中抗 -NMDAR 水平明显下降，说明 TPE 联合激素及免疫药物对本病治疗有效。因此，对于抗 -NMDAR 脑炎患者，可以考虑早期采用 TPE 治疗，以提高治疗效果，获得更好预后。

参考文献

1. VITALIANI R，MASON W，ANCES B，et al. Paraneo plastic encephalitis，psychiatric symptoms，and hypoventilation in ovarian teratoma［J］. Ann Neurol，2005，58（4）：594-604.

2. DALMAU J, TUZUN E. Paraneoplastic anti-N-methyl-D-aspartate receptor encephalitis associated with ovarian teratoma[J]. Ann Neurol, 2007, 61(1): 25-36.

3. 王冉,刘芳,吴蕾,等. 抗 -NMDA 受体脑炎患者行血浆置换术的护理观察 [J]. 护士进修杂志, 2017, 32(1): 51-52.

4. TITULAER M J, KAYSER M S, DALMAU J. Authors' reply[J]. Lancet Neurol, 2013, 12(5): 425-426.

5. IIZUKA T, SAKAI F, MOCHIZUKI H. Up date on anti-NMDA receptor encephalitis[J]. Brain Nerve, 2010, 62(4): 331-338.

6. 刘娟丽,王莉,杨春晓. 抗 -NMDA 受体脑炎新进展[J]. 中风与神经疾病 杂志, 2012, 29(2): 190-192.

7. 刘美云,谢琰臣,李继梅. 抗 NMDA 受体脑炎[J]. 中国神经免疫学和神经 病学杂志, 2010, 17(6): 449-451.

8. DALMAU J, LANCASTER E, MARTINEZ-HERNANDEZ E, et al. Clinical experience and laboratory investigations in patients with anti-NMDA encephalitis [J]. Lancet Neurol, 2011, 10(1): 63-74.

7. 血浆置换治疗急性期视神经炎 2 例

一、简要病史

病例 1, 女性, 13 岁, 主因 "右眼视力下降 2.5 年,左眼视力下降 7 天" 于 2015-12-15 收入院。患者于 2013-07-06 感冒后突发右眼疼痛,伴头痛,无视 物变形,无恶心、呕吐,无顽固性呃逆、胸部束带感及肢体麻木,当时未予诊 治。2013-07-20 患者出现右眼外斜,捂住左眼,右眼无光感。当时查视力:右 眼无光感,左眼 1.5,诊断 "右眼视神经病变"。给予甲泼尼龙 240mg 静脉滴注 3 天,120mg 静脉滴注 3 天,80mg 静脉滴注 3 天,口服激素序贯减量,出院时 右眼视力 0.02。2015-12-09 无明显诱因出现左眼视物模糊,眼球转动痛,一天 内左眼视力降到 0.06,诊断 "左眼视神经炎",予甲泼尼龙 240mg 静脉滴注 2 天,120mg 静脉滴注 2 天,治疗后左眼视力 0.08,为求进一步诊治收入院。否 认家族遗传性疾病史、传染病史、输血史,否认药物及食物过敏史。

病例 2, 女性, 36 岁, 主因 "右眼视力下降 10 年,左眼视力下降 5 天" 于 2015-03-27 收入院。患者于 2015-03-05 因工作劳累后突然出现左眼眼球转 动痛,2015-03-14 就诊于当地医院,行相关检查后未见明显异常,2015-03-23

患者午睡后突然出现左眼眼前亮光,随后出现视力下降,诊断为"左眼视神经炎可能性大"。患者为进一步检查及治疗来医院就诊。2005年右眼诊为"视神经炎",激素治疗不佳,视力维持在CF/50cm。否认家族遗传性疾病史、传染病史、输血史,否认药物及食物过敏史。

二、辅助检查

（一）入院查体（专科）

病例1:右眼裸眼视力0.02,矫正视力不提高;左眼裸眼视力0.1,矫正视力不提高;右眼瞳孔圆,直径约3.0mm,直接对光反应迟钝,间接对光反应灵敏,RAPD（+）;左眼瞳孔圆,直径约3.0mm,直接对光反应灵敏,间接对光反应迟钝;双眼眼底检查:右眼视乳头色苍白,边界清,C/D约0.3,视网膜A/V约2:3,血管走行可,无出血、渗出,黄斑部未见明显异常;左眼视乳头色淡红,边界清,C/D约0.3,视网膜A/V约2:3,血管走行可,无出血、渗出,黄斑部未见明显异常。

病例2:右眼裸眼视力0.04,矫正不提高;左眼0.04,矫正0.06;双眼前节（-）;右眼瞳孔圆,瞳孔圆,直径约5.0mm,对光反应弱,RAPD（+）;左眼瞳孔圆,直径约3.5mm,对光反应稍迟钝;双眼眼底:右眼视乳头呈长椭圆形,向颞侧倾斜,色苍白,视乳头周围及黄斑区神经纤维层薄变,黄斑中心凹反光消失,视网膜血管走行大致正常;左眼视乳头色红,向颞侧倾斜,黄斑中心凹反光存在,视网膜血管走行大致正常。

（二）实验室检查

1. AQP4-Ab（血液）

病例1:强阳性。

病例2:阴性。

2. AQP4-Ab（脑脊液）

病例1:阴性。

病例2:阴性。

3. NMO-IgG（脑脊液）

病例1:阴性。

病例2:阴性。

4. 自身抗体检测

病例1:抗核抗体五项均为阴性,类风湿三项均为阴性,抗心磷脂两项均为阴性。

病例2:抗核抗体五项均为阴性,类风湿三项均为阴性,抗心磷脂两项均为阴性。

5. 免疫球蛋白（脑脊液）

病例1：IgA 0.055mg/dL，IgG 0.867mg/dL，IgM 0.023mg/dL。

病例2：IgA 0.53mg/dL，IgG 3.66mg/dL，IgM 0.027mg/dL。

6. 血型血清学检测

病例1：血型为 AB 型、RhD 阳性，抗体筛查阴性。

病例2：血型为 O 型、RhD 阳性，抗体筛查阴性。

7. 血常规、血生化、凝血功能筛查

病例1：无明显异常。

病例2：无明显异常。

（三）影像学检查

病例1：颅脑 MRI：未见明显异常。

病例2：颅脑 MRI：左侧视神经呈稍长 T2 信号，管内段略增粗，提示左侧视神经炎性病变。

三、诊疗经过

病例1入院诊断为双眼视神经脊髓炎相关性视神经炎可能性大，行常规激素治疗，甲泼尼龙 500mg×3d，患者视功能无改善。请输血科会诊后行 TPE 治疗，每次 1~1.3 倍循环血浆量，隔日 1 次，共 5 次。患者行第 1 次 TPE 后自述视力好转，之后每次治疗后视力均有明显提升。出院时专科查体：见表 9-1。出院后 1 个月复诊，左眼视力 1.0（矫正）。出院后 2 个月复诊，左眼视力仍为 1.0（矫正）。

表 9-1　病例 1 出院时眼科专科检查结果

	左眼	右眼
视力	0.6，矫正视力 1.0	0.02，矫正视力不提高
对光反射	瞳孔圆，直径约 3.0mm	瞳孔圆，直径约 3.0mm，右眼 RAPD（+）
眼底	视乳头色淡红，边界清，C/D 约 0.3，视网膜 A/V 约 2：3，血管走行可，无出血、渗出，黄斑部未见明显异常	右眼视乳头边界清，色苍白，C/D 约 0.3，视网膜 A/V 约 2：3，血管走行可，未见出血及渗出，黄斑部未见明显异常

病例2入院诊断为双眼视神经炎。行常规激素治疗：甲泼尼龙 1 000mg×3d，500mg×3d，患者视功能无改善。请输血科会诊后行 TPE 治疗，每次 1~1.3 倍循环血浆量，隔日 1 次，共 5 次。TPE 治疗期间出现低钙反应 1

次,头面部荨麻疹 1 次,对症处理后患者缓解,5 次 TPE 治疗均顺利完成。患者行第 3 次 TPE 后自述视力开始提升,之后每次治疗后视力均有明显好转。出院时专科查体:见表 9-2。出院后 1 个月复诊,左眼视力 1.0(矫正)。出院后 2 个月复诊,左眼视力仍为 1.0(矫正)。

表 9-2　病例 2 出院时眼科专科检查结果

	左眼	右眼
视力	-4.75DS:-0.25DC*110 → 0.6	-5.50DS:-1.75DC*170 → 0.04
对光反射	瞳孔圆,直径约 3.5mm,对光反应稍迟钝	瞳孔圆,直径约 5.0mm,对光反应弱,RAPD(+)
眼底	视乳头色红,向颞侧倾斜,黄斑中心凹反光存在,视网膜血管走行大致正常	视乳头呈长椭圆形,向颞侧倾斜,色苍白,视乳头周围及黄斑区神经纤维层薄变,黄斑中心凹反光消失,视网膜血管走行大致正常

四、相关知识链接

视神经炎(optic neuritis, ON)多为严重的免疫介导的特发性脱髓鞘和坏死性疾病,主要累及视神经,易复发,急性期视力严重下降而治疗手段有限,以大剂量甲泼尼龙冲击治疗为主。ASFA 指南(第七版)中,将 TPE 治疗急性期 ON 列为 Ⅱ 类适应证,推荐等级 1B[1]。ON 患者急性发作期,首选糖皮质激素冲击治疗。部分患者不能耐受糖皮质激素或疗效不佳时,可使用 5~6 次 TPE 治疗,多数患者视力恢复明显。其作用机制除 TPE 能有效清除患者自身免疫性抗体等致病物质之外,对患者免疫功能的调节作用也值得重视。

2004 年视神经脊髓炎(Neuromyelitis optica, NMO)IgG 抗体,特别是抗水通道蛋白 4(aquaporin-4, AQP4)致病性抗体的发现[2-3],有力支持了 ON 是一种体液免疫为主、补体介导的自身免疫性疾病。尽管 AQP4 抗体被视为 ON 敏感的诊断指标和致病抗体,其在血清中的活性高低是否与临床症状直接相关仍存有争议[4-8]。但多数文献研究显示,血清中的 AQP4 抗体浓度与患者的病情相关,症状缓解后,血浆中抗体滴度降低,提示清除抗体有可能和患者症状改善呈正相关;但同时也发现,一些患者在疾病缓解期反而出现血清 AQP4 抗体滴度升高,单纯用抗体无法完全解释临床症状。同时研究也发现,血清 AQP4 抗体阴性的 NMO 患者通过 TPE 同样也能获得较好的疗效。在一项队列研究中,TPE 治疗 NMO-IgG 血清学阴性患者的有效率为 83%,甚至高于血清学阳性患者的有效率(68%)。

对于 AQP4 抗体阴性的患者治疗,大部分专家认为:①经过糖皮质激素或 TPE 治疗患者血清中的 AQP4 抗体可以转为阴性或检测呈假阴性,未能显示抗体的真实情况;②虽然 AQP4 抗体阴性,但 TPE 有可能是通过清除其他尚未检测出的 NMO-IgG 抗体,如髓鞘少突胶质细胞糖蛋白抗体(anti-myelin oligodendrocyte glycoprotein, anti-MOG)、髓鞘碱性蛋白抗体(anti-myelin basic protein, anti-MBP)以及细胞因子或补体发挥作用;③TPE 确有不依赖于抗体清除的免疫调节作用[9]。

TPE 可发挥类似糖皮质激素的作用,除了有效去除致病性的 AQP4-IgG 抗体,还能降低促炎细胞因子的浓度水平,改变 T 细胞和 B 细胞分布,并修饰辅助性 T 细胞(Th)的细胞表型[9]。TPE 有可能对患者的免疫系统产生影响,包括刺激 B 淋巴细胞和浆细胞的增生,提高此类细胞对免疫抑制剂的敏感性;增强巨噬细胞/单核细胞功能,以加速免疫复合物的清除;降低细胞因子的浓度水平;改变 T 细胞和 B 细胞数量和活性;提高抑制性 T 细胞和调节性 T 细胞的功能;改变 Th1/Th2 的比率,以增加 Th1 细胞的比例。

美国国立卫生研究院推荐治疗方案:NMO 或 ON 急性发作患者首选甲泼尼龙 1g 维持 3~5 天,若症状缓解不明显或持续恶化,推荐立刻进行 TPE,每日 1 次或隔日 1 次,治疗 5 次;若患者之前应用过 TPE 且疗效显著,再次发作时 TPE 可作为首选治疗方案[10]。医院目前的治疗方案建议为:①TPE 的频度:取决于病情的严重程度、治疗效果及所清除致病因子的分子量和血浆中的浓度,应个体化制定治疗方案。由于 ON 相关抗体为 NMO-IgG,IgG 类抗体的清除方案一般为间隔 1~2 天,5~6 次之后 IgG 的清除率可达到 80%~90%[11]。若患者出现严重的脊髓受累症状,开始也可 1 次/d,2~3 次生命体征稳定后,隔日 1 次。②TPE 剂量:单次置换剂量以 1~1.5 倍循环血浆量为宜。③置换液:以 FFP 或 FP 为主,也可用代血浆。后者要注意监测凝血功能,尤其是纤维蛋白原含量,低于 1g/L 要及时补充纤维蛋白原或冷沉淀。④TPE 的方式:以离心式血细胞分离机进行置换的方式为主。

五、案例点评

TPE 作为整个 ON/NMO 患者急性发作期治疗管理的一部分,应有严格的会诊及管理程序。对患者是否接受 TPE,要经由神经眼科和输血科医师共同判定。本案病例 1 的 AQP4 抗体强阳性,而病例 2 的 AQP4 抗体为阴性,但这两个病例经过 TPE 治疗后都取得了极好的临床转归。因此,不应以 AQP4 抗体阳性作为患者进行 TPE 治疗的唯一判断标准,一些 AQP4 抗体阴性的患者反而对 TPE 治疗有很好的反应性。输血科医师应按照患者临床病程进展、对大剂量甲泼尼龙冲击治疗的反应及影像学资料进行综合分析,但对 AQP4 抗体滴度高的患者应更为积极地进行 TPE 治疗,从而使循环系统中的抗体滴度下降到比较安全的范围内,促进组织液中抗体的进一步释放,从而延缓病程进展及降低复发的可能性。

参考文献

1. PADMANABHAN A, SMITH LC, AQUI N, et al. Guidelines on the Use of Therapeutic Apheresis in Clinical Practice-Evidence-Based Approach from the Writing Committee of the American Society for Apheresis: The Eighth Special Issue[J]. J Clin Apher. 2019; 34: 171-354.

2. WINGERCHUK D. Neuromyelitis optica: new findings on pathogenesis[J]. Int Rev Neurobiol, 2007, 79: 665-688.

3. TAKAHASHI T, FUJIHARA K, NAKASHIMA I, et al. Anti-aquaporin-4 antibody is involved in pathogenesis of NMO: a study on antibody titre[J]. Brain, 2007, 130 (Pt5): 1235-1243.

4. WATERS P, JARIUS S, LITTLETON E, et al. Aquaporin-4 antibodies in neuromyelitis optica and longitudinally extensive transverse myelitis[J]. Arch Neurol, 2008, 65 (7): 913-919.

5. JARIUS S, ABOUL-ENEIN F, WATERS P, et al. Antibody to aquaporin-4 in the long-term course of neuromyelitis optica[J]. Brain, 2008, 131 (Pt11): 3072-3080.

6. DUJMOVIC I, MADER S, SCHANDA K, et al. Temporal dynamics of cerebrospinal fluid anti-aquaporin-4 antibodies in patients with neuromyelitisoptica spectrum disorders[J]. J Neuroimmunol, 2011, 234 (1-2): 124-130.

7. HINSON SR, MCKEON A, FRYER J P, et al. Prediction of neuromyelitis optica attack severity by quantitation of complement-mediated injury to aquaporin-4-expressing cells[J]. Arch Neurol, 2009, 66 (9): 1164-1167.

8. CHANSON JB, ALAME M, COLLONGUES N, et al. Evaluation of clinical interest of anti aquaporin-4 autoantibody follow up in neuromyelitis optica[J]. Clin Dev Immunol, 2013, 2013: 146-219.

9. REEVES H M, WINTERS J L. The mechanisms of action of plasma exchange[J]. Br J Haematol, 2014, 164 (3): 342-351.

10. MERLE H, OLINDO S, JEANNIN S, et al. Treatment of optic neuritis by plasma exchange (add-on)in neuromyelitis optica[J]. Arch Ophthalmol, 2012, 130 (7): 858-862.

11. LEHMANN H C，HARTUNG H P，HETZEL GR，et al. Plasma exchange in neuroimmunological disorders：Part 1：Rationale and treatment of inflammatory central nervous system disorders［J］. Arch Neurol，2006，63（7）：930-935.

8. 血浆置换治疗重症肌无力 2 例

一、简要病史

病例 1，女性，46 岁，因间断胸闷不适，双眼睑下垂，咀嚼、吞咽困难，抬颈费力 2 年余，呼吸困难、四肢乏弱 20 天，加重 3 天急诊以"①重症肌无力Ⅳ型；②重症肌无力危象；③胸腺瘤摘除术后（AB 型胸腺瘤）；④乳腺癌术后（右侧）；⑤肺部感染"收入院。既往有右侧乳腺癌、焦虑抑郁状态、肺部感染、咽炎、白细胞减少症、结膜干燥症（双）、结膜炎、肠道菌群失调等病史，饮酒 10 余年，戒酒 2 年余。育有 1 女，体健。否认肝炎、结核等传染病史，否认输血史，否认食物及药物过敏史。

病例 2，女性，41 岁，患者于 2011-05 无明显诱因出现右眼睑下垂、视物模糊、视物成双，晨轻暮重，行肺部 CT 提示"胸腺瘤"，当地医院行胸腔镜下前上纵隔占位切除术，术后患者临床症状逐渐缓解，病理提示"良性胸腺瘤"。2011-08 患者再次出现右眼睑下垂、视物模糊症状并逐渐加重，后出现睁眼困难、偶有视物重影、吞咽困难及咀嚼无力，遂于 2011-10 就诊于神经内科，诊断为"胸腺瘤术后伴重症肌无力"，予以糖皮质激素、人免疫球蛋白冲击及口服溴吡斯的明片等治疗，患者上述症状均逐渐好转。2016-04 行胸部 CT 提示"胸腺瘤复发"，PET-CT 提示"前纵隔软组织密度影，符合恶性改变，伴双侧胸膜及腹膜转移；右侧斜裂走行区斑片影，考虑转移可能"，门诊以"重症肌无力"收入院。否认输血史，否认食物及药物过敏史。

二、辅助检查

（一）体格检查

病例 1：入院时体温 36.6℃，脉搏 133 次 /min，呼吸 16 次 /min，血压 175/132mmHg，体重 40kg。神志清楚，精神差，慢性病容，表情痛苦，发育正常，营养较差，平车推入病房，自动体位，查体合作，经口气管插管、呼吸机辅助呼吸，可点头、摇头示意。神经系统查体：意识清楚，高级皮层功能查体不配合。双瞳孔等大等圆，直径 3mm，直接、间接光反应正常，眼球活动正常，角膜反射存在,无眼震。额纹对称,闭眼对称有力,鼻唇沟对称。听力粗测正常。双上肢肌力 2 级,双下肢肌力 3 级,四肢肌张力正常。双侧腱反射阳性,Hoffmann 征阴性,双侧 Babinski 征阴性、Chaddock 征阴性。颈无抵抗,Kernig 征阴性,Brudzinski 征阴性。余查体不配合。

病例 2：入院时体温 36.4℃,脉搏 86 次/min,呼吸 17 次/min,血压 105/72mmHg,身高 162cm,体重 55kg。发育正常,营养良好,正常面容,表情自然,自主体位,意识清醒,查体合作。神经系统专科检查：言语流利,左眼球内收、外展均受限,右眼球外展受限,双眼睑下垂、闭合无力(右眼睑明显),可见复视,吞咽及四肢无力。双上肢肌力 3 级,双下肢肌力 3 级,四肢肌张力正常。双侧腱反射阳性,Hoffmann 征阴性,双侧 Babinski 征阴性、Chaddock 征阴性。颈无抵抗,Kernig 征阴性,Brudzinski 征阴性。

(二)实验室检查

1. 血常规

病例 1：WBC 19.68 × 10^9/L, Hb 95g/L, Hct 0.316, PLT 353 × 10^9/L。

病例 2：未查。

2. 血生化

病例 1：ALT 49U/L, AST 54U/L, TP 60.4g/L, Alb 33.1g/L, ID 2.7μmol/L, LDH 445U/L, CK-MB 27U/L, CRP 9.19mg/L。

病例 2：ALT 80.4U/L, AST 75.0U/L, TP 69.4g/L, Alb 42.1g/L, AMS 241.6U/L, LPS 2382.5U/L。

3. 血气分析

病例 1：pH 7.42, PCO$_2$ 46mmHg, PO$_2$ 143mmHg, HCO$_3^-$ 29.8mmol/L, BE 4.6mmol/L, K$^+$ 3.4mmol/L, SaO$_2$ 99%。

病例 2：未查。

4. 凝血功能筛查

病例 1：PT 12.9s, PTA 95%, APTT 34.6s, INR 0.91。

病例 2：PT 14.1s, PTA 91%, APTT 37.6s, INR 0.98。

5. 血型血清学检测

病例 1：血型为 A 型、RhD 阳性,抗体筛查阴性。

病例 2：血型为 A 型、RhD 阳性,抗体筛查阴性。

(三)影像学检查

1. 胸部 CT

病例 1(平扫)：提示胸腺瘤术后改变。

病例 2(平扫+增强)：①胸腺瘤术后复发,伴胸膜多发转移瘤可能,建议治疗后复查;②双肺少许炎性索条。

2. 胸部 X 线平片

病例 1：提示心、肺、膈未见明显异常。

病例 2：未查。

3. 腹部超声检查

病例 1：未发现异常。

病例 2：右侧肝肾区低回声肿块，结合病史考虑转移灶可能性大。

（四）其他检查

1. 心电图

病例 1：窦性心动过速，左前分支传导阻滞。

2. 肌电图

病例 2：结果提示肌源性受损，神经重复频率刺激波幅递减。服用胆碱酯酶抑制剂如新斯的明有效，肌电图表现为低频重频刺激波幅递减 10% 以上，符合重症肌无力Ⅱb 型。

三、诊疗经过

病例 1 入院后收入 ICU，给予呼吸机辅助呼吸、心电监测。心电图提示窦性心动过速，左前分支传导阻滞，给予酒石酸美托洛尔稳定心率，甲基泼尼松龙注射液 1 000mg/d，连续 3 天静脉滴注，同时给予营养支持、改善肌无力症状、化痰等治疗。综合治疗 6 天后，症状无明显改善。请输血科会诊：行 TPE 治疗，每次去除自体病理性血浆约 2 000mL（约 1.2 倍循环血浆量），置换液为 FFP 或 FP、人血白蛋白、生理盐水复合配方，各成分比例根据患者凝血和生化指标进行设置调整，每次 TPE 后监测凝血功能和血液生化指标。

病例 1 为重症肌无力危象，经大剂量激素冲击无效，连续行 5 次 TPE 后患者自觉呼吸困难明显减轻，顺利脱离呼吸机，恢复自主呼吸，转入普通病房。继续给予口服溴吡斯的明、泼尼松治疗，单纯口服药物可控制肌无力症状，未再发生肌无力危象，症状体征好转后出院。

病例 2 入院后完善相关辅助检查，给予溴吡斯的明片口服及对症支持治疗。一般情况较差，临床综合评估后认为不适合激素冲击治疗，请输血科会诊。输血科建议：患者重症肌无力诊断明确，可行 TPE 作为辅助支持治疗。拟行 TPE 5 次，隔日 1 次，置换量为 1~1.5 倍循环血浆量，置换液为 5% 白蛋白 500mL、FFP 20U、适量生理盐水。

第 1 次 TPE 后，患者诉肌无力症状较前好转。查体发现双侧三角肌肌力变为 3+ 级，左股二头肌肌力增加为 4 级。第 2 次 TPE 后，患者四肢无力较前进一步好转，可下地自己行走。第 5 次 TPE 后，患者左眼眼动基本正常，右眼球外展稍受限,双瞳直径 3mm,对光反射灵敏。无呼吸困难,可自由行走,继续给予吗替麦考酚酯免疫抑制治疗。

四、相关知识链接

重症肌无力(myasthenia gravis, MG)是一种主要累及神经肌肉接头突触后膜上乙酰胆碱受体(acetylcholine receptor, AchR)的自身免疫性疾病[1]。患者血清中抗乙酰胆碱受体抗体(AchR-Ab)明显升高,封闭或破坏神经肌肉接头突触后膜上的乙酰胆碱受体,影响信息传递从而导致肌无力[2]。由于 AchR-Ab 水平与疾病严重程度无关,所以推测可能还有其他因素在该疾病中起作用。在检测不到抗体的情况下也可能发生严重的疾病。约 50% 血清 AchR-Ab 阴性患者是由于抗肌肉特异性酪氨酸激酶受体(muscle-specific kinase, MuSK)抗体所致。

MG 患者常见胸腺异常,约 15% MG 患者合并胸腺瘤,约 70% 的 MG 患者胸腺肥大、淋巴滤泡增生[3]。MG 是以体液免疫介导为主的自身免疫性疾病。内科药物治疗如糖皮质激素、免疫抑制剂、人免疫球蛋白等都是通过抑制自身免疫反应而达到治疗目的,但临床上仍存在部分难治性 MG 患者,常规免疫抑制治疗无效[4-5]。

重症肌无力危象(myasthenic crisis, MC)是肌无力症状突然加重,出现呼吸肌、吞咽肌进行性无力或麻痹,危及患者生命。MC 患者的死亡率在 3%~8%[6]。目前,国内外 MG 的治疗方法包括胆碱酯酶抑制剂、TPE、非特异性免疫抑制剂或免疫调节剂、胸腺切除术等[7]。TPE 适用于严重的、伴有呼吸困难和吞咽困难、且对一般治疗无效的 MC 患者,可迅速降低患者血液中 AchR-Ab 或 MuSK-Ab 滴度,从而阻止病情进展并迅速改善症状[8]。TPE 一个循环血浆量(约 40mL/kg)大约可去除患者血浆中 50%~70% 的病理成分[9]。对于 MC 的患者,在目前尚无特效药物治疗的情况下,应用 TPE 可快速有效地去除患者血浆中致病因子,同时输注异体 FFP/FP 替换患者去除的血浆成分,快速缓解肌无力症状[10-11]。

虽然抗体阳性与阴性患者对 TPE 都有反应,TPE 主要还是用来去除循环自身抗体。TPE 起效迅速,24 小时内即可显示临床效果,但症状明显改善可能需要一周左右。2~4 周后,应开始免疫抑制疗法将抗体控制在低水平,否则 TPE 效果可能会消退。对于 MuSK 相关 MG,TPE 疗效要优于人免疫球蛋白。在住院过程中及早应用 TPE 效果更佳[12]。此外,已有 RCT 试验结果提示每隔一天的小容量置换(20~25mL/kg)也有相当的效果。大多数研究结果表明:常规应用 TPE 可以改善患者的预后,术后长期插管的高危患者选择性应用 TPE 也显示出相当好的临床效果[13]。

五、案例点评

案例 1 为中年女性、隐匿性起病,病程长,外院常规治疗患者症状未见好转,经过连续 5 次 TPE 治疗后逐渐恢复正常。TPE 能使 MC 缓解时间提前,缩短抢救过程。但 TPE 的疗效维持时间一般为 4~6 个月,故将其与临床综合治疗结合应用可明显改善预后。

案例 2 为中年女性,有明确的重症肌无力病史,并且已行胸腔镜下前上纵隔占位(病理结果为胸腺瘤)切除术,但术后胸腺瘤复发并不排除转移。由于患者一般情况较差,不能立即行激素冲击治疗,也不适于再次手术治疗,只能考虑化疗。但如果立即开始化疗,不能除外 MC 等危及生命的情况出现,所以我们做出先进行 TPE 辅助治疗的建议。结果表明 TPE 起效迅速,24 小时内即显示临床效果,4 次 TPE 后临床症状明显改善。因此,即使是胸腺瘤术后的 MG 患者,如果病情反复恶化、其他治疗手段受限或效果不佳时,也应立即启动 TPE 治疗,能够快速缓解临床症状、改善预后。

参考文献

1. BLICHFELDT-LAURIDSEN L, HANSEN B D. Anesthesia and myasthenia gravis[J]. Acta Anaesthesiol Scand, 2012, 56(1): 17-22.

2. SINGH P, IDOWU O, MALIK I, et al. Acute respiratory failure induced by magnesium replacement in a 62-Year-Old Woman with myasthenia gravis[J]. Tex Heart Inst J, 2015, 42(5): 495-497.

3. HA J C, RICHMAN D P. Myasthenia gravis and related disorders: Pathology and molecular pathogenesis[J]. Biochim Biophys Acta, 2015, 1852(4): 651-657.

4. 陈玫, 李静. 静脉注射免疫球蛋白与血浆置换治疗重症肌无力的 meta 分析[J]. 国际神经病学神经外科学杂志, 2015, 42(2): 113-117.

5. BLAHA M, PITHA J, BLAHA V, et al. Experience with extracorporeal elimination therapy in myasthenia gravis[J]. Transfus Apher Sci, 2011, 45(3): 251-256.

6. VAN BERKEL MA, TWILLA J D, ENGLAND B S. Emergency Department Management of a Myasthenia Gravis Patient with Community-Acquired Pneumonia: Does Initial Antibiotic Choice Lead to Cure or Crisis[J]. J Emerg Med, 2016, 50(2): 281-285.

7. SUSSMAN J, FARRUGIA ME, MADDISON P, et al. Myasthenia gravis: Association of British Neurologists' management guidelines[J]. Pract Neurol, 2015, 15(3): 199-206.

8. 贾立明, 进高梅, 朱燕平, 等. 血浆置换在重症肌无力患者治疗中的应用效果分析[J]. 中国实用医药, 2016, 6(11): 26-27.

9. KUMAR R, BIRINDER SP, GUPTA S, et al. Therapeutic plasma exchange in the treatment of myasthenia gravis[J]. Indian J Crit Care Med, 2015, 19(1): 9-13.

10. LÁINEZ-ANDRÉS JM, GASCÓN-GIMÉNEZ F, CORET-FERRER F, et al. Therapeutic plasma exchange: applications in neurology[J]. Revista de Neurologia, 2015, 60(3): 120-131.

11. GILHUS NE, VERSCHUUREN JJ. Myasthenia gravis: subgroup classification and therapeutic strategies[J]. Lancet Neurol, 2015, 14(10): 1023-1036.

12. CHAD H, NICHOLAS J, ROBERT H, et al. Plasma Exchange vs. Intravenous Immunoglobulin for Myasthenia Gravis Crisis: An Acute Hospital Cost Comparison Study[J]. J Clin Neuromuscul Dis, 2011, 13(2): 85-94.

13. SIVAKUMAR S. Current and emergingtreatments for the management of myasthenia gravis[J]. Ther Clin Risk Manag, 2011, 7: 313-323.

9. 血浆置换治疗肝功能衰竭 1 例

一、简要病史

患者, 男性, 43 岁, 于 20 天前无明显诱因出现厌食、乏力。无胸闷、憋气, 无头疼、头晕, 无腹痛、腹胀, 无皮肤、黏膜黄染等, 未引起患者及家人注意。6 天后患者开始出现精神疲软, 全身皮肤黏膜轻度黄染, 给予保肝治疗(具体药物不详), 病情未见明显好转, 皮肤黏膜黄染加重, 反应迟缓, 伴有头晕、恶心、呕吐, 呕吐物为胃内容物(具体量不详)。为进一步诊治, 门诊以"慢性乙型病毒性肝炎急性发作"收入院。患者既往有乙型肝炎病毒携带病史 43 年, 否认手术史、外伤史, 有输血史(具体不详), 否认食物及药物过敏史。

二、辅助检查

(一)体格查体

入院时体温 36.8℃, 脉搏 80 次/min, 呼吸 20 次/min, 血压 112/67mmHg, 身高 170cm, 体重 75kg。发育正常, 营养中等, 肝病病容, 表情痛苦, 神志淡漠、语言失语。查体发现: 皮肤、黏膜黄染。双肺呼吸音清, 未闻及干湿啰音。心界正常, 心率 80 次/min, 律齐, 未闻及杂音。腹部膨隆, 对称, 无压痛及反跳痛,腹部未扪及包块,肝脾肋下未触及,Murphy 征阴性,无移动性浊音。

（二）实验室检查

1. 血常规 WBC 6.5×10^9/L, Hb 114g/L, Hct 0.384, PLT 56×10^9/L, CRP 4.3mg/dL。

2. 血生化 AST 93U/L, ALT 130U/L, TB 284.1μmol/L, DB 154.8μmol/L, Alb 35.1g/L, BUN 14.55mmol/L, Cr 335μmol/L。

3. 凝血功能筛查 PT 32.9s, PTA 23%, APTT>150s, Fbg 1.16g/L。

4. 动脉血气 pH 7.36, pCO_2 53mmHg, pO_2 30mmHg, SO_2c 54%, HCO_3^- 29.9mmol/L, BE 3.3mmol/L。

5. 血型血清学 血型为 B 型、RhD 阳性;抗体筛查阴性。

（三）影像学检查

1. 腹部超声 肝实质回声轻度改变;胆囊壁水肿;胆囊结石;腹水（少量）。

2. 腹部 CT 平扫 肝左叶囊肿;胆囊结石;胆囊炎;腹腔积液。

三、诊疗经过

入院诊断为慢性乙型肝炎急性发作、暴发性肝功能衰竭、肝肾综合征。入院后对患者进行隔离,并卧床休息,给予持续心电监测、持续低流量吸氧、保肝、降酶、降血氨、补充白蛋白、利尿、能量支持等治疗,间断给予 FFP、冷沉淀输注以改善凝血功能。综合治疗 5 天疗效不佳,请输血科会诊后行 TPE 治疗,液体平衡量为 100%,每次置换量约为 1~1.2 倍循环血浆量,置换液包括 FFP 22U、生理盐水 800mL,每次间隔 2 天,共进行 5 次。TPE 治疗 5 次结束后查 ALT 44U/L, AST 34.8U/L, TB 75.6μmol/L, DB 15.6μmol/L, BUN 4.8mmol/L, Cr 114μmol/L,肝肾功能大致恢复正常,病情逐渐稳定。

四、相关知识链接

肝功能衰竭是临床常见的严重肝病症候群,大多是由肝炎病毒所致,特别是乙型肝炎病毒引起的严重肝脏损害,从而导致机体内蓄积大量胆红素、胆汁酸、内毒素、细胞因子等致病因子,进而诱发肝细胞的大片坏死[1-3]。肝细胞大量坏死导致肝脏代谢障碍及解毒功能下降,机体内大量有害物质无法及时排出而蓄积,而这些毒性物质又反过来通过各种途径加重肝脏损害,形成恶性循环,出现严重的代谢紊乱、黄疸、肝性脑病、腹水以及凝血机制障碍等[4]。

肝衰竭患者体内蓄积大量的致病因子不仅加重肝脏的解毒负担,而且会对人体肾脏、心血管系统等带来严重不良影响。TPE 可以清除患者血液中的胆红素、胆汁酸、内毒素、免疫复合物等有害物质,控制内毒素血症,减轻肝脏炎症,进而缓解患者的临床症状,同时补充凝血因子、调理素、白蛋白等多种机体必需的物质,改善生化指标,调节内环境,有利于肝细胞修复再生并起到保护重要脏器功能,对改善肝衰竭预后作用显著,常作为肝衰竭患者等待肝移植期间的过渡治疗手段[5-6]。由于肝衰竭后的肝细胞再生需要很长时间,短期内难以恢复,而 TPE 治疗不是针对病因的治疗,会出现短时间内胆红素反弹、甚至肝性脑病等不良反应,故 TPE 需连续治疗多次,每次间隔 1~2 天效果更佳。

五、案例点评

本案例患者为中年男性,诊断为慢性乙型肝炎急性发作、暴发性肝功能衰竭、肝肾综合征。患者极度乏力,并有明显厌食、呕吐和腹胀等消化道症状,黄疸进行性加深,血清 TB 高达 284.1μmol/L,有出血倾向,但尚未出现肝性脑病或明显腹水,符合《肝衰竭诊疗指南》中肝衰竭早期的诊断标准,肝细胞并未大块坏死,加之肝细胞再生能力强,通过 5 次 TPE 清除体内的有害物质,改善了内环境,为肝细胞再生争取了时间,肝功能明显好转。因此,肝衰竭患者采取 TPE 治疗时掌握时机非常重要,应尽早施行。

参考文献

1. MAS A, RODES J. Fulminant hepatic failure[J]. Lancet, 1997, 349(9058): 1081-1085.

2. MUKHERJEE S, MAHMOUDI T M, MUKHERJEE U. Liver transplant for viral hepatitis and fulminant hepatic failure[J]. Minerva Gastroenterol Dietol, 2009, 55(1): 83-100.

3. MEYER R A, DUFFY M C. Spontaneous reactivation of chronic hepatitis B infection leading to fulminant hepatic failure. Report of two cases and review of the literature[J]. J Clin Gastroenterol, 1993, 17(3): 231-234.

4. SARIN S K, CHOUDHURY A. Acute-on-chronic Liver Failure[J]. Curr Gastroenterol Rep, 2016, 18(12): 61.

5. LEE H J, SHIN K H, SONG D, et al. Increasing use of therapeutic apheresis as a liver-saving modality[J]. Transfus Apher Sci, 2017, 56(3): 385-388.

6. CHOE W, KWON S W, KIM S S, et al. Effects of therapeutic plasma exchange on early allograft dysfunction after liver transplantation[J]. J Clin Apher, 2017, 32(3): 147-153.

10. 血浆置换治疗乙型肝炎肝硬化 1 例

一、简要病史

患者,男性,47 岁,40 天前无明显诱因出现腹胀、乏力等不适,自行服用胃药及中药治疗 5 天后出现巩膜黄染、尿色深黄,就诊于当地医院。肝胆超声提示肝硬化、腹水,实验室检查发现 HbsAg 阳性、HBV-DNA 阳性、TB500μmol/L,患者为进一步治疗就诊于医院,门诊以"乙型肝炎肝硬化(活动性失代偿期)"收入院。既往有多年乙肝病毒携带病史,无手术、外伤及输血史,否认食物、药物及其他过敏史。

二、辅助检查

(一)体格检查

入院时体温 36.8℃,脉搏 92 次 /min,呼吸 23 次 /min,血压 150/79mmHg,体重 65kg。慢性肝病面容,全身皮肤巩膜重度黄染,可见肝掌,无蜘蛛痣,腹稍膨隆,未见胃肠型及蠕动波,未见腹壁静脉曲张,触软,无压痛、反跳痛及肌紧张,肝脾未触及,移动性浊音阴性,肠鸣音正常,双下肢无水肿。

(二)实验室检查

1. 血常规 RBC 3.22×10^{12}/L, Hb 105g/L, WBC 7.8×10^9/L, PLT 72×10^9/L。

2. 血生化 ALT 97U/L, AST 133U/L, TB 622.4μmol/L, DB 411.4μmol/L, Alb 32.5g/L, γ-GT 113U/L, NH$_3$ 23.0μmol/L。

3. 凝血功能筛查 PT 16.9s, PTA 52.5%, APTT 36.3s, AT-Ⅲ 43.2%。

4. 血型血清学 血型为 AB 型、RhD 阳性,抗体筛查阴性。

(三)影像学检查

1. 胸部 CT 平扫 双侧肺叶见斑块及条状密度影,肺纹理增多、增粗。右肺中叶可见片状稍高密度影,肺纹理聚拢。右下肺条索状高密度影。考虑右肺中叶肺部感染,右下肺条索影。

2. 腹部 CT 平扫 肝脏密度不均,肝表面不光滑,肝周围少量液体密度影。符合肝硬化改变。

三、诊疗经过

入院后完善相关检查、检验,患者间断出现发热,行胸部 CT 检查,提示存在肺部感染,给予抗感染治疗。患者肝硬化失代偿,给予药物综合支持治疗后效果欠佳。经输血科会诊后给予连续 4 次 TPE 治疗,每次去除病理性血浆 2 500mL 左右(约 1.0 倍循环血浆量),补充等量 FFP。同时继续给予保肝、退黄、改善循环及补充白蛋白等综合治疗。患者一般情况较前好转,复查肝功能及凝血较前明显改善(各指标见图 9-1 和图 9-2),未再出现发热,治疗 56 天后出院。

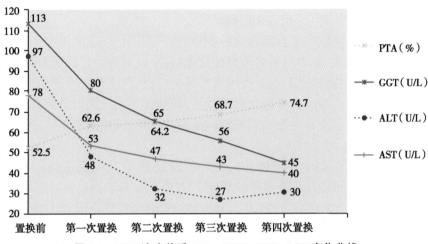

图 9-1　TPE 治疗前后 PTA、GGT、ALT、AST 变化曲线

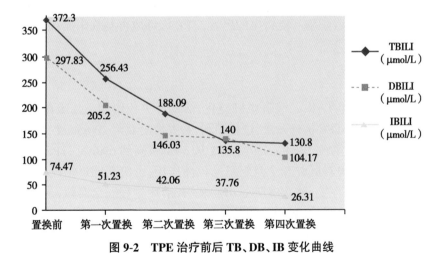

图 9-2　TPE 治疗前后 TB、DB、IB 变化曲线

四、相关知识链接

肝硬化是各类慢性肝病进展至晚期阶段的一种常见疾病[1],其病理特征主要为肝脏组织再生结节、弥漫性纤维化以及假小叶形成,乙型肝炎病毒感染是引起肝硬化的主要原因之一[2-3]。重型肝炎的病理学基础是肝细胞的炎性坏死，伴随疾病进展，逐渐出现严重肝功能障碍，肝脏失去解毒功能，导致机体蓄积大量有害物质如内毒素、细胞因子、氧自由基等。血浆内主要蛋白质几乎全部由肝脏合成[4]，肝功能严重受损，导致机体凝血因子、白蛋白等合成下降，内环境出现紊乱，进而引起机体出现黄疸、凝血功能障碍、腹水、肝性脑病等相应临床表现的一组临床症候群[5-6]。

乙型肝炎病毒感染呈世界性流行，不同地区的流行强度差异很大，主要侵犯儿童及青壮年，患者极易转为肝硬化或肝癌[7]。因此，它已成为严重威胁人类健康的世界性疾病，也是我国流行最为广泛、危害性最严重的一种传染病[8]。大多数乙型肝炎肝硬化病情危重，即使经过系统的内科综合治疗，但因其无法阻断细胞毒性物质对肝细胞的损伤作用，治疗效果不佳，死亡率仍高达 70%~80%。

随着医疗技术的不断进步，人工肝辅助系统（artificial liver support system, ALSS）逐渐应用于重型肝病的治疗，其中 TPE 是我国最常见的治疗失代偿期肝硬化的方法之一。TPE 不仅可以清除循环免疫复合物、胆红素、炎性因子、机体代谢废物等大分子物质，同时又可以为患者补充体内缺乏的白蛋白、凝血因子、血浆活性因子等物质，较好地替代了肝脏部分功能，为肝细胞的再生和修复创造了良好的内环境，使肝功能逐渐改善，提高了患者的生存率[9]。此外，对于肝细胞不能再生的患者，TPE 能够改善其临床症状，为肝移植手术赢得时间[10]。

五、案例点评

本案例为中年男性，乙型肝炎肝硬化、活动性失代偿期。临床在给予综合治疗基础上，行 TPE 治疗 4 次，过程顺利，共置换出血浆 10 650mL，患者 TB 从 622.4μmol/L 下降到 135.8μmol/L；PTA 从 50% 升高到 69.6%。TPE 极大地减轻机体代谢废物对肝脏及全身组织的毒性作用，肝脏功能逐渐改善，阻断恶性循环，稳定内环境，防止多脏器功能衰竭，治疗过程安全有效，最终患者病情稳定后出院。因此，对于乙型肝炎肝硬化患者，TPE 是一种比较安全的治疗手段，在内科药物治疗基础上行 TPE 治疗可提高患者生存率。

参考文献

1. LIAN J S, ZENG L Y, CHEN J Y, et al. De novo combined lamivudine and adefovir dipivoxil therapy vs entecavir monotherapy for hepatitis B virus-related decompensated cirrhosis [J]. World J Gastroenterol, 2013, 19 (37): 6278-6283.

2. 马红星. 60 例乙型肝炎肝硬化腹水患者的临床治疗分析 [J]. 中国农村卫生, 2017, 6: 12-13.

3. 石志平, 吴同玉. 乙型肝炎肝硬化发病机制特点研究概述 [J]. 辽宁中医药大学学报, 2014, 16 (1): 91-94.

4. 郑保平, 姚乃礼, 陶夏平, 等. 乙型肝炎肝硬化相关类证与临床检测指标关系的研究 [J]. 时珍国医国药, 2016, 27 (7): 1759-1761.

5. 汪艳, 陈乐. 血浆置换治疗慢性重型乙型肝炎的疗效及其影响因素 [J]. 新乡医学院学报, 2016, 33 (11): 993-995.

6. NAKAMOTO S, KANDA T, SHIRASAWA H, et al. Antiviral therapies for chronic hepatitis C virus infection with cirrhosis [J]. World J Hepatol, 2015, 7 (8): 1133-1141.

7. YE X G, SU Q M. Effects of entecavir and lamivudine for hepatitis B decompenstated cirrhosis: Meta-analysis [J]. World J Gastroenterol, 2013, 19 (39): 6665-6678.

8. LEE S, D KIM Y. Non-invasive diagnosis of hepatitis B virus-related cirrhosis [J]. World J Gastroenterol, 2014, 20 (2): 445-459.

9. HE N H, WANG Y J, WANG Z W, et al. Effects of hemoperfusion adsorption and/or plasma exchange in treatment of severe viral hepatitis A comparative study [J]. World J Gastroenterol, 2004, 10 (8): 1218-1221.

10. 李易灿, 高春明, 张莉, 等. 人工肝血浆置换对肝衰竭的治疗作用及影响因素分析 [J]. 中华全科医学, 2015, 13 (12): 1947-1949.

11. 血浆置换治疗高甘油三酯急性胰腺炎 1 例

一、简要病史

患者, 男性, 25 岁, 入院前 4 天大量饮酒后出现左侧下腹部呈持续性钝痛, 无放射痛, 发病后无恶心、呕吐, 无畏寒、发热, 皮肤巩膜无黄染, 诊断为重症胰腺炎, 行保守治疗 2 天无好转, 以 "高脂血症性急性胰腺炎" 急诊收入院。既往体健, 否认输血史, 否认食物及药物过敏史。

二、辅助检查

（一）体格查体

入院时体温 37.2℃, 脉搏 111 次 /min, 呼吸 23 次 /min, 血压 146/74mmHg,

身高 178cm,体重 88kg。发育正常,营养良好,急性病容,意识清醒,表情痛苦,卧位,平车推入。查体发现腹部膨隆,按压腹部时患者表情痛苦,无反跳痛,腹部未扪及包块,肝脾肋下未触及,Murphy 征阴性,无移动性浊音。余无异常发现。

（二）实验室检查

1. 血常规　Hb 116g/L, WBC 7.05×10^9/L, NEU% 0.846, PLT 146×10^9/L, CRP 19.3mg/dL。

2. 血生化（入院当天）　TC 7.48mmol/L, TG 14.51mmol/L, Alb 31.0g/L, TB 43.2μmol/L, DB 32.1μmol/L, AMS 153.3U/L, LPS 451.7U/L, Ca^{2+} 1.83mmol/L, Glu 10.4mmol/L。

3. 凝血功能筛查　APTT 22.2s, PT 16.1s, PTA 67%, INR 1.29, Fbg 10.92g/L。

4. 动脉血气分析　pH 7.35, PCO_2 39mmHg, PO_2 104mmHg, SaO_2 98%, HCO_3^- 21.5mmol/L, BE –3.8mmol/L。

5. 血型血清学检测　血型为 A 型、RhD 阳性,抗体筛查阴性。

（三）影像学检查

1. 腹部超声　①脂肪肝;②胰腺异常所见,考虑胰腺炎;③腹腔积液。

2. 腹部 CT（平扫＋增强）　胰腺形态饱满,密度弥漫性降低,周围脂肪间隙模糊,积液,符合急性胰腺炎改变。

三、诊疗经过

入院后给予持续心电监测、持续低流量吸氧、禁食水、胃肠减压、抑制胰液分泌（醋酸奥曲肽、生长抑素）、抑酸（艾司奥美拉唑钠）、抑酶（乌司他丁）、抗感染（亚胺培南西司他丁钠）、维持水电解质平衡及营养支持等治疗。综合治疗 2 天后临床症状无明显改善,经输血科会诊后行 TPE 治疗,液体平衡量为 90%,共置换出血浆 2 540mL,置换液包括 FFP 12U,5% 人血白蛋白 500mL,生理盐水 800mL,葡萄糖酸钙 4g。TPE 治疗末期患者出现全身皮肤瘙痒、散在红斑、风团,给予盐酸异丙嗪25mg肌内注射、苯海拉明 10mg 肌内注射、托拉塞米 10mg 静脉注射（滴斗入）,2 小时后症状缓解。TPE 术后24 小时内查:TC 4.67mmol/L, TG 6.16mmol/L, Alb 34.7g/L, TB 66.5μmol/L, DB 53.0μmol/L, AMS 130.3U/L, LPS 631.2U/L, Ca^{2+} 2.23mmol/L。经 TPE 1 次治疗后,患者病情逐渐稳定,TPE 治疗 5 天后患者康复出院。

四、相关知识链接

高甘油三酯急性胰腺炎（hypertriglycerdemic acute pancreatitis, HTG-AP）发病的确切机制目前尚不清楚,已有的研究表明 HTG-AP 的发生与血清甘油三酯（triacylglycerol, TG）升高有关[1-2]。TG升高可引起血液黏稠,导致胰腺微循环灌注不足,并产生大量炎性介质,造成胰腺腺泡细胞破裂和小血管损伤等。胰酶的外渗和激活,促使腹腔内的脂肪消化分解,返渗入血引起血脂水平进一步升高,后者又加重胰腺的损伤,两者相互促进[3]。因此,在疾病起始阶段快速将血脂降至低水平,打断两者之间的恶性循环,这是本病救治的关键。

　　HTG-AP患者通常具有以下特点:年龄趋于年轻化,且以男性多见,常伴有脂肪肝、糖尿病等基础疾病,血清TG显著增高,血清淀粉酶增高不明显,复发率高。当空腹高脂血症伴腹痛时,需警惕原发性HTG-AP的可能,尽快明确诊断,早期采取积极治疗措施[4]。目前认为TPE能快速清除TG、乳糜颗粒及多种炎症介质和氧自由基,阻断炎症反应持续加重,并通过清除毒素改善重要脏器功能。在危及生命的情况下,采用TPE可以在很短的时间内减少HTG-AP患者循环中的乳糜微粒,消除诱因从而减少高TG对胰腺的持续损伤,同时降低机体内有害物质的产生[5]。尽管美国血浆透析学会（American society for apheresis, ASFA）2016指南中TPE治疗HTG-AP属于Ⅲ类适应证,但对严重高TG引起的急性胰腺炎效果非常显著,单次TPE就能够将患者的TG降低49%~80%[6]。

五、案例点评

　　本案例患者为青年男性,发病前有明确的饮酒史,入院时血清TG高达14.51mmol/L,血清淀粉酶不高,发病时以腹痛为主要症状,结合实验室检查及影像学检查,符合HTG-AP诊断。临床给予对症综合治疗疗效不佳后,早期行TPE治疗1次,虽然由于发生过敏反应,最终TPE只完成0.7倍循环血浆量,但患者血清TG仍然迅速下降到6.16mmol/L,及时阻断了高脂血症与胰腺损伤的恶性循环,有效减轻了炎症反应,改善了重要脏器功能,患者病情迅速得到控制并在短时间内康复出院。TPE过程中出现的过敏性输血不良反应,经过及时对症处理后缓解,未造成不良后果。因此,对于HTG-AP患者,TPE治疗操作安全、简便、易行,应该成为常规治疗HTG-AP的辅助手段。

参考文献

1. SAH RP, SALUJA A. Molecular mechanisms of pancreatic injury[J]. Curr Opin Gastroenterol, 2011, 27（5）: 444-451.

2. ZHANG W, ZHAO Y, ZENG Y, et al. Hypeflipidemic versus normal-lipid acute necrotic pancreatitis: pmteomic analysis using an animal model[J]. Pancreas, 2012, 41（2）: 317-322.

3. SAH R P, GARG P, SALUJA A K. Pathogenic mechanisms of acute pancreatitis [J]. Curr Opin Gastroenterol, 2012, 28 (5): 507-515.

4. 王兴鹏, 李兆申, 袁耀宗, 等. 中国急性胰腺炎诊治指南 (2013, 上海) [J]. 中国实用内科杂志, 2013, 13 (2): 73-78.

5. 桂海波, 陈雪梅. 高三酰甘油血症性急性胰腺炎的研究新进展 [J]. 医学综述, 2016, 22 (21): 4245-4249.

6. RAMIREZ-BUENO A, SALAZAR-RAMIREZ C, COTA-DELGADO F, et al. Plasmapheresis as treatment for hyperlipidemic pancreatitis [J]. Eur J Intern Med, 2014, 25 (2): 160-163.

12. 血浆置换治疗 ANCA 相关性肾功能不全 1 例

一、简要病史

患者, 男性, 67 岁, 于 2 个月前无明显诱因出现胸闷、憋气, 活动后加重, 伴咳嗽、咳痰, 痰中带血, 无胸痛, 无发热、畏寒、寒战, 无双下肢水肿, 无尿急、尿频、尿痛。胸部 CT 提示双肺间质性肺炎可能性较大。实验室检查: CRP 83.54mg/L, WBC 10.46×10^9/L, 抗线粒体 2 型抗体弱阳性 (+), P-ANCA 阳性, MPO 阳性 (3+)。门诊以 "间质性肺病, ANCA 相关性血管炎" 收入院。既往体健, 否认家族遗传性疾病史, 否认输血史, 否认食物及药物过敏史。

二、辅助检查

(一) 体格检查

入院时体温 36.6℃, 脉搏 63 次 /min, 呼吸 17 次 /min, 血压 113/68mmHg, 身高 165cm, 体重 62kg。神智清, 精神可, 双肺呼吸音清, 双肺底可闻及少许湿啰音。心率 63 次 /min, 律齐, 各瓣膜听诊区未闻及病理性杂音。腹软, 无压痛及反跳痛, 肠鸣音存在。双下肢无水肿, 无静脉曲张。

(二) 实验室检查

1. 血常规　Hb 136g/L, RBC 4.53×10^{12}/L, WBC 10.46×10^9/L, PLT 203×10^9/L, Hct 0.407, CRP 83.54mg/dL。

2. 尿常规　BLO 3+, PRO+/−, RBC 1 519.7/μL, WBC 35.8/μL。

3. 血生化　AST 23U/L, ALT 29U/L, TB 17.9μmol/L, Alb 37.1g/L, BUN 15.55mmol/L, Cr 295.5μmol/L。

4. 抗核抗体及滴度测定　弱阳性滴度 1∶100, 核型 1 中心粒型。

5. 抗中性粒细胞胞质抗体测定 P-ANCA 阳性, MPO 阳性 (3+)。

6. ENA 抗体谱 抗线粒体 2 型抗体弱阳性 (+)。

7. 血型血清学检测 血型为 A 型、RhD 阳性, 抗体筛查阴性。

（三）影像学检查

1. 胸部 CT（平扫） 双肺间质性肺炎可能性大。

2. 腹部超声 双侧慢性肾实质损害声像图表现。

三、诊疗经过

入院后给予甲泼尼龙 40mg 静脉滴注治疗原发病, 美洛西林钠舒巴坦钠抗感染, 复方甲氧那明胶囊止咳, 裸花紫珠分散片、注射用矛头蝮蛇血凝酶止血及补钙、保肾、抑酸等对症支持治疗。24 小时内联系输血科会诊后, 行 TPE 治疗。液体平衡量 100%, 每次置换出血浆 2 250mL, 置换液包括 FFP 20U 和生理盐水 250mL。间隔 24 小时置换 1 次, 共置换 3 次。TPE 过程均顺利, 无不良反应发生。

3 次 TPE 治疗后复查: ①肾脏功能: BUN 10.47mmol/L, Cr 228.6μmol/L; ②血常规: Hb 85g/L, CRP 31.06mg/L, WBC 11.4×10^9/L, NEU 9.98×10^9/L; ③尿常规: BLO 3+, RBC 221.10/μL, PRO +, WBC 31.1/μL。患者症状明显好转, 出院。

四、相关知识链接

抗中性粒细胞胞质抗体 (anti-neutrophil cytoplasmic antibodies, ANCA) 是一类针对中性粒细胞胞质抗原的自身抗体, 1982 年 Davies 等首先在节段坏死性肾炎患者中检出, 目前已成为人类坏死性小血管炎的一个重要血清学标志物。ANCA 相关性血管炎 (ANCA associated vasculitis, AAV) 疾病谱包括局限于肾脏的节段性坏死性血管炎、韦格纳肉芽肿、显微镜下多血管炎等, 可伴或不伴系统性损害[1-2]。

ANCA 相关性肾小球肾炎是一类以肾脏受累为主要表现的小血管炎性自身免疫性疾病, 常表现为严重肾功能损害甚至急性肾功能衰竭, 进展到终末期肾病且多伴有多个器官和系统损害。这类疾病起病急, 病情进展快, 病死率高[3]。在轻症 AAV 中, 糖皮质激素应用较广, 常用糖皮质激素联合环磷酰胺等免疫抑制药诱导缓解, 但在严重肾功能损害者中疗效较差, 通常需要采用 TPE 治疗。TPE 能够在较短时间内有效清除患者血液循环中的免疫复合物, 减轻免疫复合物对脏器的损害, 迅速缓解临床症状[4-6]。

五、案例点评

本案例患者为老年男性, 实验室检查抗核抗体、抗中性粒细胞胞质抗体均为阳性,查体及影像学检查示病变累及肾脏和双肺,符合 ANCA 相关性肾功能不全。收入院后临床积极给予糖皮质激素及对症支持治疗,同时紧急进行 3 次 TPE 治疗。连续 3 次 TPE 后各项指标趋于正常,病情得到有效控制后改为药物治疗。因此,对于肾功能严重损害的 ANCA 相关性肾小球肾炎患者,仅用糖皮质激素疗效较差,采用 TPE 技术可迅速清除体内免疫复合物等大分子物质,TPE 技术应成为常规的辅助治疗手段。

参考文献

1. CHAIGNE B, GUILLEVIN L.Vasculitis for the internist: focus on ANCA-associated vasculitis[J].Intern Emerg Med, 2017, 12(5): 577-585.

2. CALATRONI M, OLIVA E, GIANFREDA D, et al.ANCA-associated vasculitis in childhood: recent advances[J].Ital J Pediatr, 2017, 43(1): 46.

3. GUILLEVIN L.Maintenance treatment of ANCA-associated vasculitides[J]. Clin Exp Rheumatol, 2017, 35 Suppl 103(1): 199-201.

4. KAPLAN A A.Therapeutic plasma exchange for the treatment of rapidly progressive glomerulonephritis[J].Ther Apher, 1997, 1(3): 255-259.

5. WARD D M.Conventional apheresis therapies: a review[J]. J Clin Apher, 2011, 26(5): 230-238.

6. PONS-ESTEL GJ, SALERNI G E, SERRANO R M, et al. Therapeutic plasma exchange for the management of refractory systemic autoimmune diseases: report of 31 cases and review of the literature[J]. Autoimmun Rev, 2011, 10(11): 679-684.

13. 血浆置换治疗抗 -GBM 肺出血肾炎综合征 1 例

一、简要病史

患者,女性,53 岁,1 年前因受外伤行右股骨颈骨折修复术,3 个月前术后复查时发现尿常规结果异常,血清 Cr 升高,因患者无水肿等特殊不适,未行进一步诊治。近 2 周自觉乏力明显、间断发热(具体体温不详),血生化结果提示肾功能严重受损,行右股静脉置管术后开始予血液透析治疗,3 次 /周。期间因贫血输注悬浮红细胞 1 次(2U)。近 1 周患者无明显诱因出现发热、体温最高达 38.2℃,有胸闷、气短、咳嗽、咳痰伴咯血,间断共咯血 3 次,每次约 5mL 左右,近期体重无明显变化,3 天未解大便,无尿,门诊以"急性肾功能衰竭"收入院。既往支气管扩张病史近20年,有咯血史;否认传染病史,有输血史,否认食物及药物过敏史。

二、辅助检查

（一）体格检查

入院时体温36.6℃,脉搏94次/min,呼吸19次/min,血压134/81mmHg,身高161cm,体重72kg。发育正常,营养良好,精神状态可,体力下降,食欲减弱,睡眠正常。双肺呼吸音清,双肺底可闻及细湿啰音。心率93次/min,律齐,未闻及病理性杂音。腹软,无压痛及反跳痛,肠鸣音存在。双下肢无水肿,无静脉曲张。

（二）实验室检查（入院时）

1. 血常规　Hb 67g/L, RBC 2.33×10^{12}/L, WBC 12.28×10^9/L, NEUT% 0.868, EO% 0.006, Hct 0.202, CRP 8.271mg/dL, IL-6 94.85pg/mL。

2. 尿常规　BLO3+, PRO2+,镜检RBC 3~6个/HP,管型0~1/HP,尿微量白蛋白（定量）566.16mg/L。

3. 血生化　Alb 40g/L, BUN 22.91mmol/L, Cr 961μmol/L。

4. 抗肾小球基底膜抗体　138.85Ru/mL。

5. 抗中性粒细胞胞质抗体　MPO（酶免）73.9Ru/mL, PR3（酶免）65.1Ru/mL。

6. 血型血清学试验　血型为A型、RhD阳性,抗体筛查阴性,DAT阳性（未分型）。

（三）影像学检查

胸部CT（平扫）:双肺支气管扩张合并感染,建议治疗后复查;双侧胸腔积液。

三、诊疗经过

入院后诊断为:①急进性肾小球肾炎、肾性贫血;②抗肾小球基底膜肾病、肺出血肾炎综合征;③ANCA相关性血管炎;④支气管扩张伴咯血;⑤肺部感染。给予股静脉置管、床旁血滤治疗,同时亚胺培南抗感染;连续3天甲泼尼龙琥珀酸钠500mg静脉滴注冲击治疗;兰索拉唑30mg静脉滴注（滴斗入）保护胃黏膜;苯磺酸氨氯地平降压、盐酸氨溴索雾化吸入利痰;考虑患者有急性左心衰竭的临床表现,继续给予床旁血滤治疗同时微量泵注射硝酸异山梨酯改善心功能。综合治疗3天后效果不佳,经输血科会诊后行TPE治疗,由于患者贫血较重,治疗前输注悬浮红细胞4U。TPE治疗共12次,分两个阶段。第一阶段前3次1次/d,后3次1次/2天。每次置换液为白蛋白20g, FFP 30U,置换量约1~1.2倍循环血浆量。

TPE 治疗 3 次后,患者胸闷、气短较前明显好转,咳嗽、咳白色黏痰,痰中带陈旧性血块,不易咳出。神志清,精神及睡眠较差,仍无尿。双下肢轻度压陷性水肿。TPE 治疗 6 次后,患者病理诊断:新月体肾炎。继续静滴甲泼尼龙 40mg/d。复查抗 -GBM 抗体 66.02Ru/mL,MPO(酶免)58.32Ru/mL,BUN 22.91mmol/L, Cr 690.3μmol/L。考虑抗体滴度仍高,输血科会诊后再次行 TPE 治疗 6 次,均为隔日 1 次(第二阶段)。全部 12 次 TPE 完成后,复查肺 CT 病情较前明显好转,尿素 5.79mmol/L,肌酐 339.4μmol/L,抗 -GBM 抗体阴性,MPO(酶免)17.84Ru/mL,PR3(酶免)<2Ru/mL。患者贫血明显,一方面考虑肾脏功能受损,EPO 分泌减少相关,另一方面 TPE 也可导致一定量红细胞丢失,给予输注红细胞治疗,间断补充促红细胞生成素。停止 TPE 后,患者病情逐步稳定,激素治疗方案调整为口服醋酸泼尼松片 40mg/d,出院。

四、相关知识链接

急进性肾小球肾炎(rapidly progressive glomerulonephritis, RPGN)是一类临床综合征,可由多种病因导致[1-2]。抗肾小球基底膜(glomerular basement membrane, GBM)肾病是急进性肾小球肾炎的一个原因。抗Ⅳ型胶原的自身抗体引起的 IgG 线性沉积,形成抗 -GBM 肾小球肾炎,它约占总体病例的 15%[3]。

抗 -GBM 肾小球肾炎治疗包括 TPE、环磷酰胺和糖皮质激素的联合应用。一般来说,治疗成功的患者不会复发且不需要长期使用免疫抑制剂,但抗 -GBM 抗体合并 ANCA 同时存在的患者例外。这些患者与抗 -GBM 肾病患者一样对治疗反应快速,但可复发,这与 ANCA 相关性 RPGN 患者类似。这些患者需要长期使用免疫抑制剂,进展到终末期肾病的患者可在体内数月未检测到抗 -GBM 抗体后接受肾移植治疗。

在抗 -GBM 肾病发病早期即开始 TPE,对于改善预后至关重要[4]。有几项研究表明,大多数肌酐低于 6.6mg/dL 的患者可以通过治疗恢复肾功能。在 TPE 开始时,初始肌酐高于 6.6mg/dL 或透析依赖患者存在不可逆性肾小球损伤,其肾功能通常不会恢复。这些患者通常无法从 TPE 中受益,除非同时发生了弥漫性肺泡出血(diffuse alveolar hemorrhage, DAH),否则不应进行 TPE。DAH 患者可迅速死亡,但 90% 的患者对 TPE 有反应。因此,在患者伴有 DAH 时,应及时启动 TPE。

由于自身抗体的存在和预后不良,20 世纪 70 年代初 TPE 开始用于该病,此后出现了大量个案报道和系列病例报道[5-8]。一项涉及少量患者的随机前瞻性试验结果表明:使用 TPE 患者的肾脏存活率明显提高,临床表现为抗 -GBM 抗体的快速下降和咯血快速缓解。

五、案例点评

本案例患者为合并抗 -GBM 肾病、肺出血的急性肾衰竭且依赖透析者，入院后先以糖皮质激素并环磷酰胺冲击治疗，同时进行血液透析，病情控制不理想。后分两阶段共行 TPE 12 次，肺出血症状消失，抗 -GBM 抗体转为阴性，MPO 和 PR3 抗体大幅下降，病情趋于稳定后口服醋酸泼尼松片 40mg/d 维持治疗，最终患者好转出院。因患者持续无尿，且肾脏病理以慢性改变为主，肾功能恢复可能性不大。因此，对于抗 -GBM 肺出血肾炎综合征，宜早期开始行 TPE 治疗，可快速纠正肺出血，降低抗 -GBM 抗体对脏器的损害，为后续肾脏移植赢得机会。

参考文献

1. PRABHAKAR D, RATHI M, NADA R, et al. Anti-glomerular basement membrane disease：Case series from a tertiary center in North India［J］. Indian J Nephrol, 2017, 27（2）：108-112.

2. ROTH AJ, OOI JD, HESS JJ, et al. Epitope specificity determines pathogenicity and detectability in ANCA-associated vasculitis［J］. J Clin Invest, 2013, 123（4）：1773-1783.

3. ALCHI B, GRIFFITHS M, SIVALINGAM M, et al. Predictors of renal and patient outcomes in anti-GBM disease：Clinicopathologic analysis of a two-centre cohort［J］. Nephrol Dial Transplant, 2015, 30（5）：814-821.

4. FRANCO D, STEFANO B, LORETO G, et al. Goodpasture's disease：A report of ten cases and a review of the literature［J］. Autoimmun Rev, 2013, 12（11）：1101-1108.

5. CHEN S, ZHENGT, XIANG H, et al. Etiology and Outcome of Crescentic Glomerulonephritis Froma Single Center in China：A 10-Year Review［J］. Am J Kidney Dis, 2016, 67（3）：376-383.

6. ANTONIO G, MARIA I, ARMANDO D, et al. Goodpasture's syndrome：A clinical update［J］. Autoimmun Rev, 2015, 14（3）：246-253.

7. ZHANG Y Y, TANG Z, CHEN D M, et al. Comparison of double filtration plasmapheresis with immunoadsorption therapy in patients with anti-glomerular basement membrane nephritis［J］. BMC Nephrol, 2014, 15：128.

8. TAICHI M, KOJIRO N, MOTOKAZU M, et al. MPO-ANCA-Positive Anti-glomerular Basement Membrane Antibody Disease Successfully Treated by Plasma Exchange and Immunosuppressive Therapy［J］. Ren Fail, 2011, 33（6）：626-631.

14. 血浆置换治疗抗 γ- 氨基丁酸 B 受体自身免疫性脑炎 1 例

一、简要病史

患者,男性,66 岁,10 天前睡眠中无明显诱因出现手足抽搐,以下肢更为显著,持续约 15 分钟,心悸、胸痛、无口吐白沫、无大汗淋漓、无发热等症状,当地医院急诊查头颅 CT 提示:双侧基底节区腔隙性脑梗死灶,枕大池蛛网膜囊肿;胸部增强 CT 提示:右肺下叶及左肺上叶结节,左肺门及主动脉弓旁多发淋巴结肿大,建议穿刺活检。考虑"癫痫发作",予扩血管、营养神经、抗癫痫等对症处理后,前述症状再发两次,性质及持续时间同前,为进一步诊治,门诊以"肺结节、癫痫?"收入呼吸内科。既往高血压病史 8 年,自述间断服用降压药物(具体不详),否认家族遗传性疾病史,否认输血史,否认食物及药物过敏史。

二、辅助检查

(一)体格检查

入院时体温 36.5℃,呼吸 20 次 /min,脉搏 66 次 /min,血压 144/88mmHg,体重 55kg。意识清醒,查体不合作,无对答,双瞳等大等圆,直径约 3mm,对光反射灵敏,双侧额纹、鼻唇沟对称,四肢可自主活动,双侧 Babinski 阴性。两肺呼吸音清,未闻及明显干湿啰音。心率 66 次 /min,律齐,各瓣膜区未及明显病理性杂音。腹部平软,肝脾肋下未及。无双下肢水肿。

(二)实验室检查

1. 血常规 WBC 6.8×10^9/L, Hb 114g/L, PLT 108×10^9/L, CRP 0.4mg/L。

2. 血生化 ALT 65U/L, AST 42U/L, Alb 31.0g/L,余无异常。

3. 腰穿压力测定 130mmH$_2$O。

4. 脑脊液常规 RBC 2.0/μL, WBC 8.0/μL(LY 90%, MO 10%)。

5. 脑脊液生化 潘氏试验弱阳性, Glu 3.29mmol/L, Cl⁻ 121mmol/L,微量蛋白测定 479.8mg/L,体液腺苷脱氨酶 0.5IU/L。墨汁染色、革兰氏染色、抗酸染色阴性,结核抗体阴性,细菌、真菌培养阴性。

6. 自身免疫性脑炎抗体检测 血清抗 GABAB 受体抗体 IgG 2+(1∶32),脑脊液抗 GABAB 受体抗体 IgG 2+(1∶10),血清副肿瘤抗体阴性。

7. 血型血清学试验 血型为 AB 型、RhD 阳性,抗体筛查阴性。

（三）影像学检查

1. 头颅 MRI 右侧海马信号异常,考虑缺血性梗死;两侧基底节区、侧脑室旁、半卵圆中心多发腔隙性缺血梗死灶,轻度脑白质疏松;枕大池偏大,蛛网膜囊肿不除外。

2. 头颅 CT 双侧基底节区腔隙性脑梗死灶,枕大池蛛网膜囊肿。

3. 胸部增强 CT 右肺下叶及左肺上叶结节,左肺门及主动脉弓旁多发淋巴结肿大。

三、诊疗经过

入院后收治于呼吸内科排查肺部肿瘤,后转至神经内科针对抗 γ- 氨基丁酸 B 受体(γ-aminobutyric acid-B receptor, GABABR)自身免疫性脑炎进行治疗,甲泼尼龙,静脉滴注冲击,1 000mg,每日 1 次;阿昔洛韦,静脉滴注,500mg,1 次 /8h;头孢曲松,静脉滴注,2g,1 次 /12h,经验性抗感染;左乙拉西坦,口服,0.5g,2 次 /d,抗癫痫;奥氮平改善睡眠及精神症状,辅以抑酸护胃、补钙、补钾等支持治疗。入院 10 天请输血科会诊后行 TPE 支持治疗,每次 FFP 25U(约 0.8 倍循环血浆量),隔日 1 次,共 5 次。第 1 次 TPE 后,精神状态、睡眠情况较前稍改善。第 3 次 TPE 后患者精神状态较前好转,对答切题,未再发抽搐等不适症状。第 5 次 TPE 后,患者已无明显不适,生命体征平稳,一般情况可,予带药出院。后随访半年,未再住院治疗。

四、相关知识链接

自身免疫性脑炎(autoimmune encephalitis, AE),是泛指一大类由于免疫系统针对中枢神经系统抗原产生反应而导致的疾病,以急性或亚急性发作的癫痫、认知障碍及精神症状为主要临床特征[1]。AE 中的自身抗原包括细胞内抗原和细胞表面或突触抗原。神经细胞内抗原是细胞核或胞质蛋白,如 Hu、Ma、Ri 等,针对此类抗原的抗体一般与恶性肿瘤(如小细胞肺癌、睾丸肿瘤等)相关,是某些肿瘤的生物标记物,无直接致病作用,与之相关的一系列神经系统临床表现即为神经系统副肿瘤综合征(parane-oplastic neurologic syndrome, PNS)。

抗 -GABABR 脑炎少见,仅占 AE 的 14% 左右,其主要表现为边缘性脑炎,症状包括认知功能障碍、记忆缺失、行为改变和癫痫(可出现癫痫持续状态)。此外,还可出现共济失调,斜视眼阵挛 - 肌阵挛。抗 -GABABR 脑炎患者行颅脑 MRI 和 EEG 检查,可见主要病灶在大脑海马和颞叶。高达 80% 的患者伴发肿瘤,主要是小细胞肺癌,预后较差[2]。

TPE 治疗自身免疫性脑炎的主要机制包括:快速清除致病因子,包括抗原、抗体、免疫复合物等，迅速遏制免疫损伤，缓解临床症状；清除血浆中参与疾病发展的炎症介质，尤其是活化的补体成分、细胞因子等。一般 1 个循环血浆量（约 40mL/kg）可去除血浆中 70% 左右的病理成分；TPE 具有一定的免疫调节作用，输注的血浆中含一定量的免疫球蛋白，可直接改善体液免疫功能；除去影响细胞免疫功能的细胞因子，改善细胞免疫功能，促进 T 细胞亚群恢复至正常比例[3-7]。

五、案例点评

TPE 在神经内科常用于重症肌无力、吉兰 - 巴雷综合征、慢性炎性脱髓鞘多神经病变等治疗，但用于 AE，特别是抗 -GABABR 型的治疗，鲜有文献报道。本案患者为老年男性，发病急，自身免疫性脑炎血清抗 -GABABR 抗体 IgG 2+（1∶32），脑脊液抗 GABABR 抗体 IgG 2+（1∶10），并伴右肺鳞状细胞癌，经糖皮质激素冲击和 5 次 TPE 治疗，临床症状改善明显，TPE 过程顺利，无不良反应发生。虽然本案 TPE 治疗抗 GABABR 脑炎疗效肯定，但 TPE 对 AE 的治疗效果评估还缺乏充足的循证依据，还需获得更多高质量的临床数据支持。

参考文献

1. LANCASTER E, LAI M, PENG X, et al. Antibodies to the GABA（B）receptor in limbic encephalitis with seizures: case series and characterisation of the antigen[J]. The Lancet Neurology, 2010, 9（1）: 67-76.

2. BORONAT A, SABATER L, SAIZ A, et al. GABA（B）receptor antibodies in limbic encephalitis and anti-GAD·associated neurologic disorders[J]. Neurology, 2011, 76（9）: 795-800.

3. 张跟平. 格林 - 巴利综合征患者血浆置换与 IVIG 治疗效果对比分析[J]. 医学信息, 2010, 5（4）: 845-846.

4. 田小军, 赵建华, 郝洁, 等. 床旁人工肝血浆置换治疗吉兰 - 巴雷综合征的疗效观察[J]. 南方医科大学学报, 2010, 30（6）: 1440-1442.

5. 张艳, 高岱俭, 叶红, 等. 血浆置换治疗抗 N- 甲基 -M- 天冬氨酸受体脑炎的安全性分析[J]. 中华医学杂志, 2015, 95（19）: 1505-1508.

6. HOFTBERGER R, TITULAER M J, SABATER L, et al. Encephalitis and GABAB receptor antibodies: novel findings in a new case series of 20 patients [J]. Neurology, 2013, 81（17）: 1500-1506.

7. KIM T J, LEE S T, SHIN J W, et al. Clinical manifestations and outcomes of the treatment of patients with GABAB encephalitis[J]. J Neuroimmunol, 2014, 270（1-2）: 45-50.

15. 全血置换抢救 SLE 合并重度溶血性贫血 1 例

一、简要病史

患者,女性,22 岁,1 年前诊断为"系统性红斑狼疮、自身免疫性溶血性贫血",先后给予泼尼松、吗替麦考酚酯、羟氯喹等治疗,病情好转出院。出院后激素逐渐减量至 10mg/d 维持,羟氯喹 0.2g/d。5 天前无明显诱因出现乏力并加重,活动后气促、低热,门诊以"系统性红斑狼疮、自身免疫性溶血性贫血"收入院。既往有输血史,未婚未育,否认家族遗传病史,否认食物及药物过敏史。

二、辅助检查

（一）体格检查

入院时体温 36.9℃,呼吸 22 次 /min,脉搏 95 次 /min,压 124/74mmHg,体重 47kg。意识清醒,查体合作。重度贫血貌,面色苍白,皮肤巩膜无黄染。双肺呼吸音清,未闻及明显干湿啰音。心率 95 次 /min,律齐,各瓣膜区未闻及明显的病理性杂音。腹平软,无压痛及反跳痛,肝脾肋下未及,无双下肢水肿。

（二）实验室检查

1. 血常规　WBC 6.5×10^9/L, Hb 33g/L, PLT 229×10^9/L, Ret% 0.154。

2. 尿常规　RBC 2+, PRO 3+。

3. 血生化　Alb 31.3g/L, TB 38.4μmol/L, DB 14.9μmol/L, LDH 505U/L。

4. 免疫全套　补体 C4 为 18.1mg/L,补体 C3 为 241mg/L,血沉 160mm/h。

5. 血型血清学检测　血型为 O 型、RhD 阳性,抗体筛查阳性,存在自身抗体合并同种抗体(特异性不确定); DAT: 多抗 4+,抗 -IgG 4+,抗 -C3d 3+。

6. 风湿狼疮全套　抗核抗体 1∶160,抗双链 DNA 弱阳性,抗 SSA、抗 SSB 和抗 Sm 均阴性。

7. 凝血功能筛查　结果未见异常。

（三）影像学检查

胸部 X 线平片:心肺未见明显异常。

三、诊疗经过

患者入院后完善相关检查,血红蛋白有下降趋势,请输血科急会诊。输血科会诊意见：患者 SLE 诊断明确，继发严重溶血性贫血，溶血危象，已危及生命，需立即行全血置换。全血置换后给予口服甲泼尼龙 500mg/d 及静脉滴注人免疫球蛋白 20g/d 冲击治疗，连续 3 天。

患者经一次全血置换，去除全血 2 008mL，输入 O 型去白细胞红细胞 10U，O 型 FFP 10U，术后患者 Hb 上升至 87g/L，PLT 160×10^9/L。术后结合内科对症支持治疗，患者 Hb 维持稳定，无特殊不适。口服甲泼尼龙逐渐减量至 40mg，并加用环磷酰胺 0.4g，Hb 稳定在 80g/L 左右，患者病情稳定，无不良反应发生，带药出院。

四、相关知识链接

系统性红斑狼疮（systemic lupus erythematosus，SLE）常累及血液系统，临床表现为贫血、白（粒）细胞及血小板减少等，发病机制不明。Sultan 等[1]对 305 例 SLE 患者进行最长达 22 年（平均 7 年）随访发现 6.6% 的患者出现重度溶血性贫血（<80g/L）。李海云等[2]回顾性分析 222 例 SLE 患者，发现 SLE 合并 AIHA 的发生率为 7.6%。18%~65% 的 SLE 患者 DAT 阳性，但实际上并未发生明显的溶血，也有部分患者合并冷抗体[3-4]。与非溶血性贫血的 SLE 患者相比，合并溶血的患者疾病活动指数和器官损伤指数更高，同时也容易发生血小板减少[5]。也有研究提示 AIHA 与肾脏、神经系统受累和血栓形成无直接相关性[6-7]。对于 SLE 合并中重度溶血性贫血的治疗目前仍以糖皮质激素和细胞毒性药物为主[8]。有学者认为：只有需要大剂量糖皮质激素才能控制溶血性贫血的患者才需要加用硫唑嘌呤、甲氨蝶呤等免疫抑制剂，以尽量避免免疫抑制剂所带来的不良反应，复发病例可考虑使用利妥昔单抗治疗[9]。

SLE 合并 AIHA 临床上并不少见，大部分病例内科治疗或少量输血可以见效，少数极重度溶血性贫血患者（Hb<40g/L）激素治疗效果不佳。感染、溶血危象、输血无效等均是威胁患者生命的重要因素。冷抗体型 AIHA 是 TPE 的适应证，可在短时间内清除血浆中游离的自身抗体，但对于温抗体型 AIHA 患者 TPE 无法清除在正常体温下与红细胞结合的自身抗体，因而疗效欠佳。中南大学湘雅医院输血科团队创新开展全血置换，治疗此类重度溶血性贫血，尤其适于溶血危象早期、尚未出现严重的器官功能衰竭的患者[10]。全血置换的一般适应证：①Hb<40g/L，且有快速下降趋势或生命体征明显变化；②DAT 强阳性；③药物或输血治疗无效。全血置换后 Hb 目标值一般设定在 70~80g/L，可快速改善患者一般情况，为进一步治疗创造条件。全血置换术后仍需配合常规内科治疗，患者 Hb 可能有短暂下降，之后稳定在一定水平。如有必要，可再次行全血置换。

五、案例点评

本案例患者为 SLE 合并重度溶血性贫血,直接、间接 Coombs 试验均强阳性,已对血型鉴定产生干扰,并导致配血不合。对于慢性贫血的 SLE 患者,输血治疗时遵循个体化原则,主要以生命体征为依据,而不单纯地依据 Hb 的高低。在临床上,Hb<40g/L 而生命体征平稳的患者并不少见。但该年轻患者出现了意识模糊、呼吸浅快和心率 130 次 /min 等危险状况,且实验室结果提示该患者 SLE 病情活跃度很高,显然已经无法等待内科治疗起效,输血或换血迫在眉睫。对于 AIHA 患者输血,目前还是存在一定争议,总结起来包括三点:①适应证应个体化,尽量不输血,不单纯依赖 Hb 阈值;②严格配血,准确定型,尽量避免漏检红细胞同种抗体,也可考虑主要血型抗原匹配的办法;③及时准确地评估输注疗效,发生输血无效时要及时查找原因,避免无意义输注而加重病情。对于合并重度 AIHA 的 SLE 患者,只要 Hb 相对稳定,在常规药物治疗基础上,可优先考虑小剂量输注红细胞,但在 Hb 快速下降的进展期,输血需非常谨慎。抑制溶血疗效不佳时,尽量在发生器官功能严重受损前进行换血治疗。大部分情况下,全血置换只是一项对症支持治疗,最终疗效仍将依赖有效的药物综合治疗。

参考文献

1. SULTAN S M, BEGUM S, ISENBERG D A. Prevalence, patterns of disease and outcome in patients with systemic lupus erythematosus who develop severe haematological problems[J]. Rheumatology (Oxford), 2003, 42(2): 230-234.

2. 李海云,郑毅,曾小峰. 系统性红斑狼疮自身免疫性溶血性贫血的临床分析[J]. 中华风湿病学杂志, 2011, 15(12): 803-807.

3. HIRANO Y, ITONAGA T, YASUDO H, et al. Systemic lupus erythematosus presenting with mixed-type fulminant autoimmune hemolytic anemia[J]. Pediatr Int, 2016, 58(6): 527-530.

4. STAROPOLI J F, VAN COTT E M, MAKAR R S. Membrane autoantibodies in systemic lupus erythematosus: a case of autoimmune hemolytic anemia, antiphospholipid antibodies, and transient acquired activated protein C resistance[J]. Transfusion, 2008, 48(11): 2435-2441.

5. 沈慧君. 系统性红斑狼疮合并溶血性贫血患者病情活动度脏器损害程度及相关实验室检查的特点[J]. 黑龙江医学, 2010, 34(9): 646-649.

6. ALEEM A, AL ARFAJ AS, KHALIL N, et al. Haematological abnormalities in systemic lupus erythematosus[J]. Acta Reumatol Port, 2014, 9(3): 236-241.

7. GORMEZANO N W, KERN D, PEREIRA O L, et al. Autoimmune hemolytic anemia in systemic lupus erythematosus at diagnosis: differences between pediatric and adult patients [J]. Lupus, 2017, 26 (4): 426-430.

8. ALBRECHT K, HUSCHER D, RICHTER J, et al. Changes in referral, treatment and outcomes in patients with systemic lupus erythematosus in Germany in the 1990s and the 2000s [J]. Lupus Sci Med, 2014, 1 (1): e000059.

9. SO MW, KOO BS, KIM YJ, et al. Successful rituximab treatment of refractory hemophagocytic lymphohistiocytosis and autoimmune hemolytic anemia associated with systemic lupus erythematosus [J]. Mod Rheumatol, 2014, 24 (5): 855-857.

10. LI B J, YUAN X, JIANG Y J, et al. Retrospective analysis of 30 severe autoimmune hemolytic anemia patients treated by whole blood exchange transfusion [J]. Transfusion, 2015, 55 (9): 2231-2237.

16. 血浆置换降低 ABO 血型不合小肠移植术前抗体效价 1 例

一、简要病史

患者,女性,17 岁,因"急性弥漫性腹膜炎"行剖腹探查术,术中发现全小肠坏死后未作处理,关腹后收入院,行全小肠、结肠部分切除,术后给予全胃肠外营养生命支持治疗 1 年。为实施同种异基因小肠移植术再次入院。供者系患者父亲,43 岁。患者无家族性遗传病史,无输血史及妊娠史,无食物及药物过敏史。

二、辅助检查

（一）体格检查

入院时体温 36.5℃,脉搏 75 次 /min,呼吸 18 次 /min,血压 110/70mmHg,体重 40.5kg。神志清楚,查体合作。两肺未闻及明显干湿啰音。心率 75 次 /min,律齐,各瓣膜区未闻及明显的病理性杂音。双侧肋脊角对称,双肾区无压痛、叩击痛,双肾肋下未触及;双侧输尿管点无压痛、双侧输尿管走向区域未扪及肿块。无双下肢水肿。

（二）实验室检查

1. 血常规　WBC 5.5×10^9/L, Hb 108g/L, Hct 0.380, PLT 92×10^9/L。

2. 血生化　TC 4.48mmol/L, TG 1.51mmol/L, Alb 38.0g/L, TB 13.2μmol/L,

Ca^{2+} 1.93mmol/L，Glu 5.4mmol/L。

3. 凝血功能筛查　APTT 40.2s，PT 16.1s，PTA 85%，INR 1.13，Fbg 4.92g/L。

4. 血型血清学检测　患者血型为 A 型、RhD 阳性，IgM 抗 -B 效价 128，抗体筛查阴性；供者血型为 AB 型、RhD 阳性，抗体筛查阴性。

（三）影像学检查

1. 腹部超声　肝脏、胆囊、脾脏、胰腺大小正常，未见异常；右侧腹肠管扩张。

2. 上消化道造影　十二指肠降部及水平部显影，水平部以下小肠未见显影，可见造影剂反流进入胃内。

三、诊疗经过

入院后完善相关检查，考虑患者与供者主侧 ABO 血型不合，患者抗 -B 效价为 128，存在发生急性排斥反应的风险，遂请输血科会诊。输血科意见：①因供受者血型不一致，属于主侧不合血型移植；②为降低术前患者体内抗 -B 抗体效价建议进行 TPE，主管医师同意会诊意见。移植前第 9 天开始进行第 1 次 TPE，隔日 1 次，共 4 次，置换出血浆 6 000mL，使用 FFP 和羟乙基淀粉作为置换液，共输入 FFP 5 000mL，羟乙基淀粉 1 200mL，ACD-A 抗凝剂 1 400mL。TPE 治疗后 IgM 抗 -B 效价由 128 降至 1，IgG 抗 -B 效价由 16 降至 0。小肠移植术后 1~10 天，患者 IgM 抗 -B 效价≤2，未发生超急性排斥反应。术后 15~30 天 IgM 抗 B 效价≤4，其间肠镜病理提示存在急性排斥反应，给予大剂量糖皮质激素冲击治疗，急性排斥反应得到控制。术后 60~180 天配合免疫抑制剂治疗使抗 -B 效价维持在≤2，患者病情平稳，未再发生抗体介导的排斥反应，术后 IgG 抗 B 效价一直为 0。

四、相关知识链接

小肠移植是治疗终末期小肠功能衰竭的理想方法，小肠是体内最大的淋巴库和细菌库，排斥反应是小肠移植的主要障碍。小肠移植同其他实体器官移植比较，世界范围内例数相对较少。近年来，随着免疫抑制、抗感染和外科技术的进步，小肠移植取得了显著进步[1-2]。但 ABO 血型不合的小肠移植鲜有报道，国内外只有少数大型器官移植中心尝试过。

据国际小肠移植数据库登记资料表明，术后移植物功能衰竭及受体死亡与排斥反应的发生密切相关，曾有报道，供受者血型不合移植中有 37% 发生了供受者血型相关排斥反应[3-4]。在移植的最初阶段，超急性排斥反应多在移植物恢复血供后数分钟至数小时内发生，是导致移植受体早期死亡的重要原因之一，急性排斥反应主要是由移植抗原致敏的特异性细胞介导的免疫应答反应[5-9]。TPE 可以有效降低患者血液中血型抗体滴度,有效预防或减轻移植后的排斥反应。

五、案例点评

本案例小肠移植供受者 ABO 血型不合,受者移植前经历 2 次腹部手术,体内有高效价抗 -B 抗体,术后可能与供者器官血管内皮表面相应抗原发生一系列反应,从而激发超急性血管性排斥反应,促使血管内血栓形成,以至器官缺血坏死。因此,小肠移植 2 周前开始对受者 IgM、IgG 抗 -B 抗体进行监测,采用 TPE 使受者血清中 IgM 抗 -B 效价由 128 降至 1,术后配合免疫抑制剂治疗使 IgM 抗 -B 效价始终维持在≤4 的水平。本案提示:ABO 血型主侧不合的小肠移植,手术前后应监测 ABO 抗体效价,必要时可采取 TPE 技术使血清中特异性抗体效价维持在≤4,特别是术前抗体效价尽可能地降至 1,可降低移植术后超急性血管性排斥反应或抗体介导的急性排斥反应的发生。

参考文献

1. 李元新,李宁 . 小肠移植:一个时代的到来[J]. 器官移植,2010,1(2):69-72.

2. RUIZ P,KATO T,TZAKIS A. Current status of transplantation of the small testine[J]. Transplatation,2007,83(1):1-6.

3. CRUZ RJ JR,COSTA G,BOND G,et al. Modified "liver-sparing" multivisceral transplant with preserved native spleen,pancreas,and duodenum:technique and long-term outcome[J]. J Gastrointest Surg,2010,14(11):1709-1721.

4. KATO T,SELVAGGI G,GAYNOR J J,et al. Inclusion of donor colon and fleocecal valve in intestinal transplantation[J]. Transplantation,2008,86(2):293-297.

5. LUCAS J G,CO J P,NWAOGWUGWU U T,et al. Antibody-mediated rejection in kidney transplantation:an update[J]. Expert Opln Pharmacother,2011,12(4):579-592.

6. RUIZ P,CARRENO M,WEPPLER D,et al. Immediate antibodymediated(hyperacute)rejection in small-bowel transplantation and relationship to cress-match status and donor-specific C4d-binding antibodies:case report[J]. Transplant Proc,2010,42(1):95-99.

7. 刘达庄 . 免疫血液学[M]. 上海:上海科学技术出版社,2002.

8. 杨世明,田榆,张勇萍,等 . 微柱凝胶法交叉配血试验及其影响因素的探讨[J]. 细胞与分子免疫学杂志,2007,23(8):780-781.

9. ABU-ELMAGD KM, CESTA G, BOND G J, et al. Five hundred intestinal and multiviseeral transplantations at a single center: major advances with new challenges[J]. Ann Surg, 2009, 250(4): 567-581.

17. 血浆置换救治高致敏患者肾移植术后急性排斥反应 1 例

一、简要病史

患者,男性,31 岁,主因肾移植术后 9 年,确诊移植肾功能丧失 8 年,为进一步诊治以"慢性肾功能不全尿毒症,肾移植术后"入院。否认家族遗传性疾病史,否认输血史,否认食物及药物过敏史。

二、辅助检查

（一）体格检查

入院时体温 36.7℃,脉搏 79 次/min,呼吸 19 次/min,血压 125/72mmHg,体重 70kg。神志清楚,查体合作。双肺呼吸音清,未闻及明显干湿啰音。心率 79 次/min,律齐,各瓣膜区未闻及明显的病理性杂音。双侧肋脊角对称,双肾区无压痛、叩击痛,双肾肋下未触及;双侧输尿管点无压痛,双侧输尿管走向区域未扪及肿块。腹平软,无压痛及反跳痛,肝脾肋下未及。双下肢无水肿。

（二）实验室检查

1. 血常规　WBC 6.5×10^9/L, Hb 129g/L, Hct 0.397, PLT 141×10^9/L。

2. 血生化　BUN 22.1mmol/L, Cr 976μmol/L, Alb 45.0g/L, TB 11.2μmol/L, Ca^{2+} 1.99mmol/L, Glu 5.4mmol/L。

3. 凝血功能筛查　APTT 39.2s, PT 15.1s, PTA 89%, INR 1.33, Fbg 3.52g/L。

4. 群体反应性抗体（PRA 抗体）　94%。

5. 血型血清学检测　血型为 A 型、RhD 阳性,抗体筛选阴性。

（三）影像学检查

腹部超声:双肾偏小,实质弥漫性病变;双肾多发囊肿;双肾多发结晶,双侧输尿管未见扩张,脾略大,回声未见异常。

三、诊疗经过

入院后积极完善各项术前检查后,行肾移植联合脾窝异位辅助性肝移植术,手术过程顺利,术中出血 300mL,未输血。术后给予 ATG、糖皮质激素、人免疫球蛋白冲击治疗,各项指标逐渐下降,尿量稳定,血 Cr、BUN 接近正常,PRA 降至 20%。但术后第 7 天开始,PRA 快速上升,至术后第 10 天 PRA 升至 82.5%,肌酐 261μmol/L,尿素 27.8mmol/L,当天尿量 962mL。肾脏超声提示:移植肾体积略增大,实质回声增强,阻力指数升至 0.8。输血科会诊意见:考虑患者移植肾发生了抗体介导的急性排斥反应,为降低 PRA,减轻排斥反应,阻止对移植肾的破坏,建议进行 TPE 治疗。泌尿外科主管医师同意会诊意见。

TPE 进行 2 个疗程,每疗程 5 次,每次置换出约 1 倍循环血浆量 2 500~3 000mL,出量与入量 1:1。每次置换开始阶段补入 5% 白蛋白溶液 500mL,其余使用 FFP。2 个疗程共置换出血浆 24 700mL,输入 FFP 207U 及 5% 白蛋白溶液 4 000mL。

第 1 疗程 TPE:术后第 10 天开始进行,1 次 /d,连续 5 次,经 5 次 TPE 后 PRA 稳定,略有下降,Cr 下降较前稳定,尿量正常,提示排斥反应好转。暂停 TPE,继续观察。

第 2 疗程 TPE:第 1 疗程 TPE 后观察 5 天,PRA 又升至 80%,Cr 升至 331μmol/L,BUN 23.5mmol/L,尿量 1 325mL,随即进行第 2 疗程 TPE。方案进行调整,每次间隔 3 天,有利于患者的血药浓度的维持,第二个疗程持续了 15 天,经 5 次置换后 PRA 降至 20% 以下,肌酐持续下降,排斥反应得到控制。

四、相关知识链接

在所有器官移植中,肾移植开展最早,数量最多,患者存活时间最长,技术最为成熟,但仍未能完善解决致敏受者的移植肾排斥问题,其约占等待移植患者的 30%~40%[1-4]。临床研究显示,如果再次接受器官移植的患者体内已经存在群体反应性抗体(panel reactive antibody, PRA),尤其是针对主要组织相容性抗原(HLA)产生的致敏抗体,这类患者再次移植的器官发生早期急性排斥反应的概率极大增加。同时,这类抗体的存在也与移植器官远期存活率密切相关[5-6]。

高致敏尿毒症患者的治疗现状就是间断透析,每周 2~3 次,生活质量低,花费巨大;此外也可以通过大量配型,寻找阴性供体,但是这种方式的成功概率非常低;有些患者通过 TPE、免疫吸附、免疫球蛋白和补体抑制剂等方法进行术前脱敏治疗,但存在治疗窗不稳定的问题,如果移植不成功,反而增加了肿瘤和感染的风险。高致敏状态是肾移植的禁忌证,但不是肝肾联合移植的禁忌证,对于这类患者,可以先给一个辅助性肝移植诱导免疫耐受,同期进行肾移植,利用移植肝脏的免疫保护作用,变禁忌证为适应证,最大程度降低排斥风险[7-8]。

五、案例点评

本案例患者行肾移植联合脾窝异位辅助性肝移植术,术后移植肝早期吸附大量抗体,使 PRA 从术前的 94% 降至 20%,尿量稳定,血 Cr、BUN 接近正常。但术后第 7 天 PRA 升高,同时出现了血压升高、尿量减少和 Cr 升高,B 超显示移植肝脏血流灌注良好,移植肾体积略增大,实质回声增强,阻力指数升至 0.8,考虑肾脏发生了抗体介导的急性排斥反应。移植早期移植肝已吸附了大量抗体,移植肝诱导的免疫耐受发挥作用还需 3 个月后或更长时间,只能给予免疫抑制剂、人免疫球蛋白,同时进行 TPE 降低 PRA,以去除患者体内的致敏抗体、减轻排斥反应。本案患者经 2 个疗程 10 次 TPE,PRA 稳定,在没有进行血液透析的情况下,Cr、BUN 持续下降,排斥反应得到有效控制。

本案例提示:对于高致敏肾移植患者急性排斥反应期进行 TPE 治疗,可有效阻止抗体的快速上升,减轻排斥反应移植肾的进一步损害,为临床用药赢得时间。目前该例肾移植联合脾窝异位辅助性肝移植已 2 年余,患者抗供者特异性抗体效价一直保持在可接受范围,移植肾功能正常。

参考文献

1. 米慧,王志娟,秦学祥,等. 高 PRA 肾移植受者术前血液透析滤过联合血浆置换效果[J]. 齐鲁医学杂志,2012,27(1):57-60.

2. 廖艳秋,王保龙,王红梅,等. PRA 在肾移植中的应用[J]. 临床输血与检验,2010,12(3):219-221.

3. HOLGERSSON J, RYDBERG L, BREIMER ME. Molecular deciphering of the ABO system as a basis for novel diagnostics and therapeutics in ABO incompatible transplantation[J]. Int Rev Immunol,2014,33(3):174-194.

4. MONTGOMERY RA, LONZE BE, KING KE, et al. Desensitization in HLA-incompatible Kidney Recipients and Survival[J]. N Engl J Med,2011,365(4):318-326.

5. INGELSTEN M, KARLSSON-PARRA A, GRANQVIST A B, et al. Postischemic Inflammatory Response in an Auxiliary Liver Graft Predicts Renal Graft Outcome in Sensitized Patient[J]s. Transplantation,2011,91(8):888-894.

6. 尤楠,刘卫辉,季茹,等. 脾窝异位辅助性部分肝移植治疗遗传代谢性肝病的临床研究进展[J]. 中华器官移植杂志,2012,33(8):506-508.

7. YOO S, LEE EY, HUH KH, et al. Role of plasma exchange in ABOincompatible

kidney transplantation[J]. Ann Lab Med, 2012, 32（4）: 283-288.

8. HOLGERSSON J, RYDBERG L, BREIMER ME. Molecular deciphering of the ABO system as a basis for novel diagnostics and therapeutics in ABO incompatible transplantation[J]. Int Rev Immuno, 2014, 33（3）: 174-194.

18. 血浆置换联合血流灌注抢救毒蕈中毒1例

一、简要病史

患者，男性，39岁，2天前食入野生蘑菇后出现恶心、呕吐、腹泻，呕吐物为胃内容物、无咖啡色样物，大便呈黄色稀水样，约2~3次/h，伴里急后重，无畏寒、寒战、发热、腹胀、厌油、纳差、心悸、胸闷、胸痛等，无皮疹、皮肤瘙痒等不适。当地医院就诊，行对症治疗后呕吐、腹泻次数减少，1天前患者出现皮肤巩膜黄染，伴尿色加深，呈浓茶色样，仍有恶心、呕吐、腹泻。为进一步治疗，门诊以"食入毒蘑菇中毒"收入院。既往体健，否认家族遗传性疾病史，否认输血史，否认食物及药物过敏史。

二、辅助检查

（一）体格查体

入院时体温37.3℃，脉搏98次/min，呼吸20次/min，血压146/87mmHg，身高150cm，体重60kg。发育正常，营养良好，自主体位。皮肤中度黄染，无瘀点瘀斑，全身浅表淋巴结无肿大，巩膜中度黄染，双侧瞳孔等大等圆。心率98次/min，律齐，各瓣膜区未闻及明显的病理性杂音。两肺未闻及明显干湿啰音。腹平软，无腹壁静脉曲张，上腹部轻压痛，无反跳痛，腹部无包块。肝、脾脏肋缘下未触及，Murphy征阴性，肾区无叩击痛，无移动性浊音。肠鸣音8次/min。

（二）实验室检查

1. 血常规　WBC 11.28×10^9/L, Hb 139g/L, Hct 0.41, PLT 155×10^9/L。

2. 血生化　ALT 1 206.7U/L, AST 1 276.1U/L, TB 131.7μmol/L, DB 94.6μmol/L, IB 37.1μmol/L, BUN 12.28mmol/L, Cr 95.2μmol/L, K^+ 3.90mmol/L, Na^+ 139.9mmol/L。

3. 凝血功能筛查　PT 32.9s, PTA 18.5%, Fbg 1.7g/L, D-Dimer 0.60μg/mL。

4. 血型血清学检测　血型为O型、RhD阳性，抗体筛选阴性。

（三）影像学检查

胸部 X 线平片：心肺无异常发现。

三、诊疗经过

入院后给予保肝、降酶（多烯磷脂酰胆碱、异甘草酸镁），保护胃黏膜（奥美拉唑钠），抗感染治疗（哌拉西林钠舒巴坦钠），维持水电解质平衡及对症支持治疗，监测肝、肾功能、凝血酶原活动度及其他相关化验指标。综合治疗 1 天后疗效不满意，经输血科会诊后行 TPE 治疗 1 次，共置换出血浆 1 400mL，置换液为 FFP 14U，TPE 过程中患者出现全身皮肤瘙痒，给予葡萄糖酸钙、盐酸异丙嗪处理后缓解。TPE 完成后进行血流灌流 4 000mL，术后无特殊不适。经过 1 次 TPE+ 血液灌流治疗后，患者病情逐渐稳定。住院治疗第 5 天，复查 ALT 70.6U/L, AST 37.2U/L, Alb 39.1g/L, TB 49.4μmol/L, DB 38.7μmol/L, PT 13.1s, PTA 100%，患者康复出院。

四、相关知识链接

野生蘑菇广泛生长于各地山区，以夏秋季常见，在我国有 100 多种，大部分为毒蘑菇（毒蕈），毒蕈中含有多种毒素，肝损害型最为多见，没有特殊解毒药物[1-2]。由于蘑菇种类较多，再加上人们对毒蕈缺乏认识易造成误食毒蕈造成中毒现象。

毒蕈中毒临床表现复杂多样，应尽早识别重症患者，并及时采取相应治疗措施，可降低患者病死率。毒蕈中毒后一般可见胃肠症状包括呕吐、腹痛、剧烈腹泻，神经症状包括瞳孔缩小、出汗、抽搐，还可出现黄疸、肝脾肿大以及中毒性肝炎等表现[3-4]。由于毒蕈毒素对于机体各系统伤害具有一定可逆性，因此尽早清除毒素对保护各器官功能至关重要。快速清除体内毒素、保持机体内环境稳定是提高患者生存率及改善预后的关键。

目前临床主要采用血液净化及 TPE 等方法对毒蕈中毒进行治疗，治愈率较高。由于毒蕈的毒素主要以蛋白结合毒素为主，再加上器官功能受损伤以及红细胞溶血会导致各类分子毒素增加，利用血液灌流柱中活性炭可将毒素吸附清除，从而抑制早期毒素对肝脏所产生的毒性损害。因此，目前对于临床各类药物及毒性物质中毒均首选血液灌流方法进行治疗，对防止病程长而引起的并发症及提高患者治愈率和生存质量是非常有益的。TPE 可有效阻断溶血继续加重所引起的血红蛋白尿等症状，显著减少肝脏损害对机体内各系统及组织的影响，同时补充机体所需的凝血因子及蛋白成分。因此，联合采用 TPE 和血液灌流可使大、中、小分子毒素均能快速得到清除，为后续治疗赢得时间，提高其存活率[5-8]。

五、案例点评

本案例患者进食毒蕈后肝脏炎症反应明显,ALT、AST 逐渐增高。对于毒蕈中毒患者早期救治的关键是清除体内毒素,应尽早采用 TPE 和 / 或血液灌流技术清除毒素、阻断毒素对心、肝、脑、肾等重要器官的损害。通常 2 次 TPE 即可基本清除体内的毒蕈毒素。本案例患者虽然在 TPE 过程中出现过敏性输血不良反应,但经过对症处理后,未造成不良后果,1 次 TPE 联合血液灌流就使病情得到有效控制,并最终康复出院。

参考文献

1. 任引津,张海林,倪为民,等. 实用急性中毒全书［M］. 北京:人民卫生出版社,2003.

2. GENG J, CAO Z, MA X, et al. Mushroom poisoning: an overlooked cause of acute liver injury in China［J］. Liver Int, 2016, 37（3）: 468-469.

3. CHAN C K, LAM H C, CHIU S W, et al. Mushroom poisoning in Hong Kong: a ten-year review［J］. Hong Kong Med J, 2016, 22（2）: 124-130.

4. GAO H Y, CHEN J, WANG P F, et al. Experiences of diagnosis and treatment and early clinical characteristics about mushroom poisoning［J］. Zhonghua Lao Dong Wei Sheng Zhi Ye Bing Za Zhi, 2013, 31（11）: 859-860.

5. 聂川,李政文,吕黄勇,等. 血液灌流救治 39 例蘑菇中毒的疗效观察［J］. 西南国防医药, 2010, 20（7）: 15-17.

6. FÜESSL H S. Emergency checklist: mushroom poisoning［J］. Mmw Fortschritte Der Medizin, 2011, 153（37）: 40-41.

7. 皮兰敢,何章勇. 59 例血浆置换临床应用情况分析［J］. 中外健康文摘, 2014（4）: 34-35.

8. 胡蓬勃,邱建清,许玲,等. Depmas 双重血液净化治疗急性百草枯中毒的疗效观察［J］. 中华临床医师杂志, 2014, 8（16）: 3048-3050.

19. 血浆置换治疗毒蕈中毒合并多脏器功能衰竭 1 例

一、简要病史

患者,女性,55 岁,2 天前食用野生蘑菇后出现恶心、呕吐,呕吐物为胃内容物,有腹痛、水样泻,伴头晕。进行洗胃、补液及止痛处理后病情无缓解,急诊以"毒蕈中毒、急性肾功能衰竭、中毒性肝病变"收入院。既往体健,否认手术史,否认输血史,否认食物及药物过敏史。

二、辅助检查

（一）体格查体

体温 36.2℃,脉搏 97 次/min,呼吸 27 次/min,血压 86/45mmHg。身高 163cm,体重 68kg。发育正常,营养良好,急性病容,皮肤及巩膜中度黄染,神志模糊,语言欠清,表情痛苦,卧位。腹部膨隆,全腹未扪及包块,肝脏肿大、肝脏触痛及肝区叩击痛,Murphy 征阴性,无移动性浊音。双下肢无水肿。

（二）实验室检查

1. 血常规　Hb 113g/L, WBC 17.08×10^9/L, PLT 45×10^9/L, CRP 29.3mg/dL。

2. 血生化　AST 3 659U/L, ALT 5 172U/L, TB 125μmol/L, DB 74.1μmol/L, Glu 6.99mmol/L, BUN 23.61mmol/L, Cr 418.5μmol/L, CK 153U/L, CK-MB 6.7ng/mL。

3. 凝血功能筛查　PT 293.3s, APTT 92.2s, Fbg 1.36g/L。

4. 血型血清学　血型为 A 型、RhD 阳性,抗体筛查阴性。

5. 动脉血气　pH 7.08, pCO_2 21mmHg, pO_2 107mmHg, SO_2c 96.9%, $HCO3^-$ 23.8mmol/L, BE −22.1mmol/L。

（三）影像学检查

未查。

三、诊疗经过

入院后持续心电监测、持续低流量吸氧,给予大剂量静脉补液、免疫球蛋白等解毒药物治疗,还原型谷胱甘肽、甘草酸二铵等保肝治疗,二磷酸果糖等保护心肌及抗凝治疗,维持水电解质平衡及营养支持治疗。入院后 2 小时经输血科会诊,行 TPE 治疗,液体平衡量为 100%,每次置换出血浆 2 800mL（约 0.8 倍循环血浆量）,置换液包括 FFP 23U,生理盐水 500mL,隔日 1 次,共进行 3 次。3 次 TPE 治疗结束后检查:ALT 144U/L, AST 34.8U/L, TB 75.6μmol/L, DB 15.6μmol/L, BUN 4.8mmol/L, Cr 114μmol/L, CK 130U/L, CK-MB 4.8ng/mL。TPE 结束后继续观察 5 天,恢复良好,患者尿量、肝肾功能、心肌酶恢复正常,病情逐渐稳定,康复出院。

四、相关知识链接

毒蕈含多种毒素,误食后可引起严重肝损害,其中白毒伞毒蕈中毒病情最为凶险。白毒伞毒蕈中的毒伞肽和毒肽为致命性毒素,其进入血液后与免疫球蛋白及 RNA 聚合酶Ⅱ形成紧密复合物,抑制肝细胞 mRNA 合成,从而导致多种蛋白质的合成减少,造成肝细胞核裂解坏死,误食后会出现暴发性的肝衰竭,并能严重破坏心、肾、大脑等多个脏器[1]。

急性毒蕈中毒目前尚无特效的解毒药物,内科保守治疗病死率高[2-3]。因此,在急性中毒后应尽快清除血液中的毒肽成分,减轻其对重要脏器造成的损害。近年来应用血液净化技术治疗重症急性中毒,特别是缺乏特效解毒药物的毒物中毒,效果确切,能明显改善患者预后,降低致残、致死率[4]。毒蕈等生物毒素成分复杂、分子量较大、与组织亲和力高,毒性较高且无特异性解毒剂。TPE 能够替代肝脏发挥部分解毒功能和合成功能,直接清除体内与血浆蛋白结合的毒素,降低体内毒肽浓度,毒肽清除率可达 89.9%,减轻毒素对重要脏器的损害,同时清除肝细胞损害时产生的大量蛋白结合率高的内源性毒素和炎症因子,在治疗同时还能补充血浆蛋白、凝血因子、调理素等生物活性物质,有利于肝细胞修复再生并起到保护重要脏器功能、减少器官功能衰竭发生及代偿肝脏部分代谢的作用[5-6]。

五、案例点评

本案例患者为老年女性,发病前有明确野生蘑菇食用史,发病时出现水样泻,并伴有恶心、呕吐症状,肝肾功能指标提示有器官损害的可能,符合毒蕈中毒的表现。已及时催吐、洗胃、纠正水电解质平衡及进行解毒治疗后病情无缓解,入院紧急进行 TPE 治疗,连续 3 次 TPE 后患者肝肾及心肌酶相关指标下降到正常范围内,患者病情迅速得到控制。本案例患者每次 TPE 置换量只有约 0.8 倍循环血浆量,但仍然取得了显著疗效。因此,对于急性毒蕈中毒患者,应尽早采取 TPE 治疗,即使是中小剂量置换,也能够有效提高救治成功率,改善患者预后。

参考文献

1. JO W S, HOSSAIN M A, PARK S C. Toxicological profiles of poisonous, edible and medicinal mushrooms[J]. Mycobiology, 2014, 42(3): 215-220.

2. GARCIA J, COSTA V M, CARVALHO A, et al. Amanita phalloides poisoning: Mechanisms of toxicity and treatment[J]. Food Chem Toxicol, 2015, 86: 41-55.

3. GRAEME K A. Mycetism: a review of the recent literature[J]. J Med Toxicol, 2014, 10(2): 173-189.

4. ADAMSKI J. Thrombotic microangiopathy and indications for therapeutic plasma exchange[J]. Hematology Am Soc Hematol Educ Program, 2014, 2014(1): 444-449.

5. SHI Y, HE J, CHEN S, et al. MARS：optimistic therapy method in fulminant hepatic failure secondary to cytotoxic mushroom poisoning--a case report［J］. Liver, 2002, 22（Suppl 2）：78-80.

6. CUHACI B. Plasma exchange in multiple organ failure：changing gears in sepsis and organ failure［J］. Crit Care Med, 2003, 31（6）：1875-1877.

20. 血浆置换治疗妊娠合并急性重症胰腺炎 1 例

一、简要病史

患者, 女性, 31 岁, 停经 30^{+5} 周, 上腹痛 1 天, 发现尿检异常伴血 Cr 升高 3 天, 就诊于医院门诊, 以"宫内孕 30^{+5} 周、一头一臀双胎先兆早产, 慢性肾功能不全"收入院。患者精神可, 时有乏力, 食欲减少, 睡眠正常, 体重无明显变化, 大小便正常。孕 2 产 0, 既往高脂血症病史 1 年余, 未经系统治疗, 否认家族遗传性疾病史, 否认输血史, 否认食物及药物过敏史。

二、辅助检查

（一）体格检查

入院时体温 36.6℃, 呼吸 18 次 /min, 血压 125/74mmHg, 心率 121 次 /min, 血氧饱和度 92%, 身高 158cm, 体重 73kg, BMI 29.2。发育正常, 营养良好, 急性病容, 表情痛苦, 自主体位, 神志清醒, 查体合作。双肺呼吸音粗, 未闻及干湿啰音, 心率 121 次 /min, 律齐, 各瓣膜区未闻及病理性杂音。腹部紧张, 有压痛及反跳痛, 腹部膨隆如孕月大小。双下肢无浮肿。

（二）实验室检查

1. 血常规 Hb 138g/L, WBC 10.53 × 10^9/L, NEU% 0.926, PLT 166 × 10^9/L。

2. 血生化 ALT 30.4U/L, AST 24.2U/L, TP 53.4g/L, Alb 23.1g/L, TB 15.4μmol/L, TC 27.71mmol/L, TG 13.75mmol/L, ALP 152.9U/L, Glu 3.76mmol/L, BUN 2.77mmol/L, Cr 97.5μmol/L, Ca^{2+} 1.45mmol/L, K$^+$ 3.88mmol/L, Na$^+$ 124.5mmol/L, CO$_2$ 11.3mmol/L, AMY 278.9U/L, LIP 2 249.7U/L, proBNP 550.5pg/mL。

3. 凝血功能筛查 TT 13.4s, APTT 40.9s, PT 14.2s、PTA 86.0%, INR 1.1, Fbg 4.99g/L, D-Dimer 20μg/mL, AT-Ⅲ 61.0%。

4. 血型血清学检测 血型为 A 型、RhD 阳性, 抗体筛查阴性。

（三）影像学检查

1. 腹部超声（2017-02-09 20：50） 肝脏大小形态如常, 实质回声欠均匀,门静脉主干不宽,肝内外胆管不扩张,肝内未见明确占位病变。胆囊、脾脏未见明显异常。胰腺轮廓不清,胰头、体区域似可见腺体肿大,前后径约3.1cm,尾部显示不清。肝肾间隙可见积液,深约3.2cm。右肾盂及右侧输尿管上段分离,宽约1.6cm、1.1cm。提示:①胰腺肿大待除外,建议结合淀粉酶检查;②右肾积水伴右侧输尿管上段扩张;③腹水。

2. 产科超声检查 经腹壁盆腔扫查,宫内可见两个胎儿,右侧胎儿胎头位于宫腔右上部,双顶径 7.5cm,股骨径 5.4cm,未见胎心搏动及胎动,胎盘位于前壁,成熟度Ⅰ级。羊水指数 12.1cm。超声印象:①宫内晚期妊娠,双胎之右侧胎儿臀位,死胎;②胎盘Ⅰ级。

三、诊疗经过

患者妊娠合并胰腺炎诊断明确,病情危重。急诊入院后禁食水、持续胃肠减压,给予补液、抗炎、镇痛、抑酸、抑酶等对症治疗。完善各项检查后全麻下行剖宫产、剖腹探查、腹腔清理引流术。手术过程顺利,患者娩出 1 男性活婴,1 女性死婴,术中失血约 400mL,未输血。因患者合并急性胰腺炎、腹腔感染、高脂血症,术后病情危重,无法脱机拔管,转入重症医学科。入科后给予机械通气,适当镇痛、镇静、补液,予以亚胺培南西司他丁钠、替考拉宁、奥硝唑抗感染及对症支持等治疗。

综合治疗 1 天后病情无明显改善,请输血科会诊。输血科综合评估后认为:患者妊娠合并急性胰腺炎,存在严重高脂血症和胎死宫内的病史。TPE不仅能有效降低血脂水平,同时能减少大量有毒、有害代谢物质及炎性介质。比单纯 CRRT+ 血脂吸附效果更佳。建议行 TPE,1 次 /d,连续 3 天,置换量为 1~1.5 倍循环血浆量,置换液为 FFP 或 FP+ 白蛋白。

第一次 TPE 过程中突发血压下降,最低 65/40mmHg,心率增快到 115 次 /min,血氧饱和度下降到 90% 左右,伴全身皮疹,呈风团样,予以减慢血浆置换流量,补液,肾上腺素、去甲肾上腺素、异丙嗪、地塞米松、维生素 C 等抢救治疗。约 10 分钟后血压、心率稳定,皮疹减退,考虑发生了过敏反应,待过敏反应症状减轻后继续完成 TPE。后 2 次 TPE 过程顺利。每次 TPE 后复查血脂指标:第 1 次后,TC 4.33mmol/L,TG 8.50mmol/L;第 2 次后,TC 3.02mmol/L,TG 4.48mmol/L;第 3 次后,TC 2.61mmol/L,TG 3.81mmol/L。3 次 TPE 后患者 TC 和 TG 水平均显著下降,继续给予综合治疗 12 天后康复出院。

四、相关知识链接

高甘油三酯血症(hypertriglyceridemia,HTG)是 TG 运输脂蛋白升高的结果。主要原因(小于 10% 的情况下)包括突变/多态性的基因,如编码脂蛋白脂酶和载脂蛋白 C-Ⅱ激活剂。次要原因包括糖尿病、慢性肾功能衰竭、肾病综合征、甲状腺功能减退、妊娠、缺乏运动、高碳水化合物饮食、过量饮酒、药物如糖皮质激素、雌激素、维甲酸类药物、利尿剂以及抗逆转录病毒药物等[1-2]。极端 TG 升高多是由于基因纯合子突变加上潜在的遗传缺陷引发。HTG 状态下,脂肪酸和卵磷脂刺激血管内皮细胞损伤易引起胰腺炎。

急性胰腺炎是妊娠期常见急腹症之一,多发生于妊娠晚期及产褥期。主要症状为突发的持续性上腹痛,可放射至腰、背及肩部,多伴有恶心、呕吐、腹胀、发热,约 20% 患者伴有黄疸。患者常有烦躁不安、神志淡漠等症状,严重者可出现休克症状。查体可及上腹压痛、反跳痛、肠蠕动减慢。淀粉酶或脂肪酶升高,大于正常值上限 3 倍。血清淀粉酶升高是诊断胰腺炎的重要指标,一般腹痛 8 小时开始升高,24 小时达到高峰,3~5 天降至正常。血清脂肪酶升高持续时间长,其敏感性及特异性优于淀粉酶。超声及 CT 提示胰腺弥漫性肿大、不均,可有液体渗出。

治疗 HTG 包括限制饮食和服用降脂药(如贝特类、烟酸衍生物)[3]。对于 HTG 急性胰腺炎,额外的治疗包括全胃肠外营养、禁食和热量摄入限制。已有报道显示,TPE 治疗 HTG 急性胰腺炎 1~3 次后,TG 水平可降低 46%~80%,胰腺炎的症状会得到显著改善[4-7]。由于用于 HTG 治疗的贝特类药物与致畸作用有关,TPE 已被用来作为孕期 HTG 一种替代的预防和治疗策略[8-11]。

五、案例点评

本案例患者为青年女性,双胎妊娠并发 HTG 急性胰腺炎,产科超声提示右侧胎儿胎死宫内,病情凶险。经对症支持治疗 1 天后,病情无明显改善,连续行 3 次 TPE 后,TG 由 13.75mmol/L 降至 3.81mmol/L,急性胰腺炎的症状明显改善,经后续对症支持治疗后患者康复。本案例提示:HTG 胰腺炎患者,尤其合并妊娠,TPE 治疗宜早期介入,短时间内快速降低血脂水平、消除系统性炎症反应,可以缩短病程、提高救治成功率。

参考文献

1. KATHLEEN K, AMBER M, CHRISTOPHER H, et al. Plasmapheresis for recurrent acute pancreatitis from hypertriglyceridemia[J]. Proc(Bayl Univ Med Cent), 2017, 30(3): 358-359.

2. TRUNG C, NGUYEN, JOSEPH E, et al. The Role of Plasmapheresis in Critical Illness[J]. Crit Care Clin, 2012, 28(3): 453-468.

3. CHEN J H, YEH J H, LAI H W, et al. Therapeutic plasma exchange in patients with hyperlipidemic pancreatitis[J]. World J Gastroenterol, 2004, 10(15): 2272-2274.

4. SCHAAP-FOGLER M, SCHURR D, SCHAAP T, et al. Long-term plasma exchange for severe refractory hypertriglyceridemia: a decade of experience demonstrates safety and efficacy[J]. J Clin Apher, 2009, 24(6): 254-258.

5. SIVAKUMARAN P, TABAK SW, GREGORY K, et al. Management of familial hypertriglyceridemia during pregnancy with plasma exchange[J]. J Clin Apher, 2009, 24(1): 42-46.

6. REPER P, ATTOU R, GUCCIARDO L, et al. Early plasmapheresis as a successful treatment in hypertriglyceridemia-induced acute pancreatitis in first trimester pregnancy following in vitro fertilization[J]. Eur J Obstet Gynecol Reprod Biol, 2014, 179: 257-258.

7. HONG-LIANG WANG, KAI-JIANG Yu. Sequential blood purification therapy for critical patients with hyperlipidemic severe acute pancreatitis[J]. World J Gastroenterol, 2015, 21(20): 6304-6309.

8. GOLDBERG AS, HEGELE RA. Severe hypertriglyceridemia in pregnancy[J]. J Clin Endocrinol Metab, 2012, 97(8): 2589-2596.

9. JOHN S, VIJAY SINGH, C. S PITCHUMONI, et al. Issues in Hypertriglyceridemic Pancreatitis- An Update[J]. J Clin Gastroenterol, 2014, 48(3): 195-203.

10. SUN Y, FAN C, WANG S, et al. Clinical analysis of 16 patients with acute pancreatitis in the third trimester of pregnancy[J]. Int J Clin Exp Pathol, 2013, 6(8): 1696-1701.

11. KIRAN J, BEN B, DIPEN K, et al. Therapeuticplasmapheresis for hypertriglyceridemia-associated acutepancreatitis: case series and review of the literature[J]. Ther Adv Endocrinol Metab, 2017, 8(4): 59-65.

21. 血浆置换治疗劳力性热射病 2 例

一、简要病史

病例 1,男性,25 岁,于 2015-07-14 夜间跑步 1 公里后,自觉头晕伴全身不适、高热达 41.2℃,无恶心、呕吐、抽搐及大小便失禁。以"热射病"收入当地医院,给予对症支持治疗后效果不佳,患者逐渐陷入昏迷状态。为求进一步诊治,2015-07-19 入院,以"劳力性热射病、多脏器功能衰竭"收入重症医学科。既往体健,否认输血史,否认食物及药物过敏史。

病例 2,男性,40 岁,于 2017-09-17 跑完全程马拉松后突发晕厥,伴意识丧失、抽搐、高热、大小便失禁,急诊送入当地医院。入院后仍间断抽搐、烦躁,抽搐时双眼上翻,给予对症支持治疗 6 小时后意识恢复,但仍持续高热,体温维持在 39℃ 以上,家属自述 1 天前患者开始出现皮肤黄染、尿色变深,进食后呃逆、呕吐。为求进一步诊治转院,以"劳力性热射病、多脏器功能衰竭"收入重症医学科。既往体健,否认输血史,否认食物及药物过敏史。

二、辅助检查

(一)体格检查

病例 1:入院时体温 38.3℃,脉搏 90 次 /min,呼吸 15 次 /min,血压 103/70mmHg。身高 175cm,体重 75kg。发育正常,营养良好,正常病容,昏迷状态,卧位。全身皮肤黏膜黄染、全身皮肤散在出血点,下腹部及会阴部可见大片皮疹伴脱皮。双肺呼吸音粗,未闻及干湿啰音。心率 90 次 /min,律齐,各瓣膜区未闻及病理性杂音。腹平软,无压痛及反跳痛,移动性浊音阴性。双下肢无浮肿。

病例 2:入院时体温 38.2℃,脉搏 75 次 /min,呼吸 20 次 /min,血压 140/65mmHg,身高 181cm,体重 82kg。发育正常,营养良好,意识清醒、自主体位,查体合作,全身皮肤黏膜黄染、双上肢皮肤可见散在瘀斑。双肺呼吸音粗,未闻及干湿啰音。心率 75 次 /min,律齐,各瓣膜区未闻及病理性杂音。腹平软,无压痛及反跳痛,移动性浊音阴性。双下肢无浮肿。

(二)实验室检查(入院当天)

1. 血常规

病例 1:WBC 10.53×10^9/L,Hb 84g/L,Hct 0.296,PLT 117×10^9/L;

病例 2:WBC 9.53×10^9/L,Hb 118g/L,Hct 0.346,PLT 40×10^9/L,IL-6 146.4pg/mL。

2. 血生化

病例 1:ALT 1 276.6U/L,AST 407.3U/L,TB 714.9μmol/L,DB 376.5μmol/L,LDH 1 426.5U/L,Cr 158.3μmol/L,Mb 1 768.0ng/mL,CK-MB 13.6ng/mL;

病例 2:ALT 6 602.6U/L,AST 8 867.1U/L,TB 189.8μmol/L,DB 85.3μmol/L,LDH 3 764.2U/L,Cr 309.3μmol/L,Mb 8 037.0ng/mL,CK-MB 26.9ng/mL。

3. 凝血功能筛查

病例 1:TT>240s,APTT>180s,PT 52.2s,PTA 14%,Fbg 1.16g/L,

D-dimer 5.77μg/mL;

病例 2：TT 24.4s，APTT 53.9s，PT 35.0s，PTA 22.0%，Fbg 1.23g/L，D-dimer 16.11μg/mL。

4. 血型血清学检查

病例 1：血型为 A 型、RhD 阳性，抗体筛查阴性；

病例 2：血型为 O 型、RhD 阳性，抗体筛查阴性。

（三）影像学检查

病例 1：床旁超声检查：①双肾皮质回声增强；②胆囊壁增厚；③腹腔积液。

（四）其他

心电图：

病例 1：窦性心律，无明显异常；

病例 2：窦性心律，不正常 ST-T。

三、诊疗经过

病例 1 入院后给予物理降温，水化、碱化尿液、床旁 CRRT、异甘草酸镁、多烯磷脂酰胆碱保肝、降酶，亚胺培南西司他丁钠抗感染，兰索拉唑保护胃黏膜，输注 FFP 8U 止血，悬浮红细胞 4U 纠正贫血等综合治疗 2 天后病情无明显改善。经输血科会诊后，给予连续 6 天的 TPE 治疗，置换液为 FFP，置换量为 1.0~1.2 倍循环血浆量。

经过 6 次 TPE 之后，实验室检查 Hb 89g/L，PLT 91×10⁹/L；APTT 46.1s，PT 15.5s，PTA 77%，Fbg 2.71g/L，D-dimer 5.07/mL；ALT 183.8U/L，AST 119.3U/L，TB 205.4μmol/L，DB 158.6μmol/L，LDH 298.3/L，Cr 134μmol/L，Mb 211.6ng/mL，凝血功能基本正常，肝肾功能显著改善，患者在第 4 次 TPE 后意识逐渐清醒。后继续支持治疗，共住院 88 天。出院时精神状态可，意识清楚，能进行肢体语言交流，自主呼吸平稳，皮肤黏膜黄染消失。肢体活动明显好转，双上肢肌力 3 级，双下肢肌力 1 级；血常规、生化、凝血基本正常，肝肾功能恢复；继续外院治疗和康复训练。

病例 2 入院后给予物理降温，水化、碱化尿液、床旁 CRRT、异甘草酸镁、多烯磷脂酰胆碱保肝、降酶，头孢哌酮钠舒巴坦钠抗感染，兰索拉唑保护胃黏膜，FFP 4U、冷沉淀 6U 和纤维蛋白原 2g 止血等综合治疗 1 天后病情无明显改善。经输血科会诊后，给予连续 2 天的 TPE 治疗，置换液为 FFP，置换量为 1.2 倍循环血浆量。

经过两次 TPE 治疗后,实验室检查 Hb 100g/L, PLT 56×10^9/L, IL-6 9.44pg/mL; TT 20.3s, APTT 44.5s, PT 14s, PTA 77%, Fbg 1.91g/L, D-dimer 2.65/mL; ALT 451.2U/L, AST 178.6U/L, TB 104.9μmol/L, DB 84.7μmol/L, LDH 298.3/L, Cr 134μmol/L, Mb 718.6ng/mL, CK-MM 2.9ng/mL。患者病情持续好转,继续支持治疗,住院 18 天后康复。出院时精神状态可,可下地行走,自主呼吸平稳,无口唇发绀,四肢活动自如,步行离开病房;血常规、生化、凝血基本正常,肝肾功能恢复。

四、相关知识链接

热射病(heat stroke, HS)为重症中暑或致命性中暑,是由于暴露在高温高湿环境中导致机体核心温度迅速升高,超过 40℃,发生多器官系统损伤的严重临床综合征。其病理生理过程类似于重症脓毒血症,是一种全身炎症性反应综合征(systemic inflammatory response syndrome, SIRS)[1-2]。HS 临床表现:典型表现为高热、无汗、核心体温在(40~47℃)、皮肤干热及中枢神经系统异常,如注意力不集中、记忆减退、谵妄、惊厥、昏迷等,重症患者可伴有意识障碍、横纹肌溶解、DIC、急性肝损害、急性肾损害等多器官多系统损伤[3-4]。

对于劳力性 HS 的治疗,一般常规采取水化、碱化尿液、床旁 CRRT、保肝、降酶、纠正凝血、抗感染等综合对症支持疗法[5-6]。2016 版 ASFA 应用指南没有将劳力性 HS 列入 TPE 适应证范畴,但劳力性 HS 病程中出现的肝衰竭属于 TPE 的Ⅲ类适应证、2B 推荐级别[7]。此外,TPE 对纠正 DIC、改善 SIRS 疗效确切。因此,在劳力性 HS 救治过程中,如果出现严重肝功能衰竭、凝血功能紊乱时,宜早期考虑采取 TPE 治疗,可以显著缩短病程、改善预后。

五、案例点评

病例 1 和病例 2 均为青壮年男性,发病前有明确的高温下剧烈运动史,诊断明确,均为劳力性 HS。两例患者在前期治疗中均出现了严重肝功能衰竭、凝血功能紊乱,在当地医疗机构经过常规对症支持治疗后,病情均未得到有效控制,病情危重。转院后,在加强对症支持治疗的基础上,及时进行 TPE 治疗,采取全血浆大剂量连续置换,患者在短期内凝血功能得到纠正、肝功能衰竭显著改善,为后续救治赢得了时间和机会。本案例提示:对于重症劳力性 HS,①TPE 宜早期介入;②大剂量置换:至少在 1.0 倍循环血浆量以上;③全血浆置换:优选 FFP,尽量不用晶体液,可适量使用人血白蛋白,以期达到最佳的治疗效果。

参考文献

1. YEARGIN S W, KERR Z Y, CASA D J, et al. Epidemiology of exertional heat illnesses in youth, high School, and college football［J］. Med Sci Sports Exerc, 2016, 48（8）: 1-29.

2. GU S, HUANG C, BAI L, et al. Heat-related illness in China, summer of 2013 ［J］. Int J Biometeorol, 2016, 60（1）: 131-137.

3. 陈传红, 江伟, 周俊明, 等. 体能训练致热射病并发多器官功能衰竭 1 例及文献复习［J］. 中外医学研究, 2015, 13（20）: 163-165.

4. 庞华有, 邱明才. 第 394 例高热 - 昏迷 - 气促 - 无尿 - 劳力性热射病［J］. 中华医学杂志, 2017, 97（4）: 315-317.

5. 宋青. 热射病规范化诊断与治疗专家共识（草案）［J］. 解放军医学杂志, 2015, 2015, 40（1）: 1-7.

6. 骆德强, 陈自力. 劳力性热射病国内外防治现状［J］. 解放军医学杂志, 2017, 42（8）: 737-742.

7. PADMANABHAN A, CONNELLY-SMITH L, AQUI N, et al. Guidelines on the Use of Therapeutic Apheresis in Clinical Practice-Evidence-Based Approach from the Writing Committee of the American Society for Apheresis: The Eighth Special Issue［J］. J Clin Apher, 2019, 34（3）: 171-354.

22. 红细胞单采去除术治疗高危真性红细胞增多症 1 例

一、简要病史

患者, 男性, 70 岁, 因头晕、四肢麻木 7 年, 加重 2 周至血液科门诊就诊, 以"红细胞增多待查"收入院。自诉有高血压病史 20 年, 坚持用药（具体不详）, 控制尚可。否认家族遗传性疾病史, 否认输血史, 否认食物及药物过敏史。

二、辅助检查

（一）体格检查

入院时体温 36.5℃, 脉搏 74 次 /min, 呼吸 22 次 /min, 血压 140/85mmHg, 体重 65kg。一般情况好, 营养中等, 语言清楚, 呈红细胞增多症面容, 结膜充血, 舌体绛红, 口唇轻度发绀, 双肺呼吸音清, 未闻及干湿啰音。心率 74 次 /min, 律齐,心前区无隆起,心尖搏动有力,未闻及心包叩击音,各瓣膜听诊区未闻及杂音。腹软,无压痛及反跳痛,全腹未触及包块,肝脾肋下未触及。双下肢无水肿。

(二)实验室检查

1. 血常规 WBC 17.97×10^9/L,RBC 9.04×10^9/L,Hb 245g/L,Hct 0.761,PLT 324×10^9/L。

2. 血生化 AST 29U/L,ALT 12U/L,TB 12μmol/L,Glu 5.99mmol/L,BUN 6.61mmol/L,Cr 101.5μmol/L。

3. 凝血功能筛查 PT 14.3s,APTT 32.2s,INR 0.95,Fbg 2.36g/L。

(三)影像学检查

1. 胸部 X 线平片 心肺未见异常。

2. 心脏超声 左室前壁搏动幅度减低;主动脉硬化。

(四)其他

心电图:窦性心律,ST 段压低。

三、诊治经过

入院诊断考虑真性红细胞增多症(危重),给予患者口服阿司匹林肠溶片,100mg/ 次,1 次 /d;羟基脲片,0.5g/ 次,1 次 /d。请输血科会诊,建议:实施红细胞单采去除术,隔日 1 次,每次去除浓缩红细胞 3U(约 390mL),同时补充等量生理盐水。患者高龄,心脏功能异常,单采治疗时给予持续心电监测。红细胞单采去除 1 次后,患者自诉头晕减轻,无任何不适。治疗 3 次后,患者 Hb 降至 202g/L,Hct 0.586,PLT 257 $\times 10^9$/L,临床效果明显,术中无任何不良反应。1 周后又巩固治疗 1 次后查 Hb 182g/L,Hct 0.502,PLT 247 $\times 10^9$/L。半年后随访,患者未再头晕,各项指标基本正常。

四、相关知识链接

绝对红细胞增多症定义为红细胞容量至少高出平均预测值的 25%[1]。Hct 男性大于 60%,女性大于 56% 提示为绝对红细胞增多症,单纯的血浆容量减少或其他原因不能造成这些改变。原发性红细胞增多症是指骨髓增生性疾病中的真性红细胞增多症(polycythernia vera,PV),其中异常的造血干细胞克隆自主产生过多红细胞[2-5]。PV 的其他特征包括脾肿大、粒细胞增多症、血小板增多症和酪氨酸激酶 *JAK2* 基因突变(90% 以上的病例)以及肿瘤抑制因子 *TET2* 基因突变(22%)。继发性红细胞增多症是由于其他疾病或原因导致患者内源性或外源性促红细胞生成素分泌增加导致的红细胞增多,是非克隆性原因引起的红细胞增多。

由于 Hct 超过 50%，全血黏度显著增加，导致高黏滞综合征，临床症状包括头痛、头晕、缓慢型精神活动、意识模糊、疲乏、肌痛、心绞痛、呼吸困难和血栓症等。Hct 升高可导致罹患血栓症的风险增加，血液流变学改变，将血小板推至更窄的流路，增强了血管壁和 vWF 的相互作用[6-8]。

轻症 PV 患者的处理方法通常为放血疗法，并维持红细胞比容≤45%，以及使用低剂量阿司匹林。高危 PV 患者应尽快降低红细胞比容，同时服用阿司匹林和细胞减少剂（如羟基脲）的治疗[3,8]。红细胞单采术，如同放血疗法一样，可使 RBC 减少，通过降低红细胞比容来纠正高黏滞综合征，降低毛细血管剪切力，增加微循环血流量并改善组织灌注情况。红细胞单采术比简单的放血疗法能更有效地降低红细胞比容，保持血流动力学稳定，还可减少缺血引起的血栓前因子释放。

五、案例点评

本案例为老年男性，Hb 极度增高（ Hb 245g/L，Hct 0.761 ），心脏功能异常，形成血栓风险极大，病情危重，故选用起效迅速的红细胞单采术去除过多的红细胞，隔日进行 1 次，使患者能够适应红细胞降低可能造成的不良影响，避免因红细胞快速减少，机体无法适应而带来的风险。经过 4 次单采去除，患者 Hb 及 Hct 恢复到接近正常上限，治疗效果明显。本案例提示：在决定采用红细胞单采去除术而非简单的放血法治疗红细胞增多症时，应考虑到患者自身存在的风险，根据患者的原发病及治疗技术本身特点，制定合适的治疗方案。

参考文献

1. BAI J, ZHANG L, HU X, et al. Investigation of the influence of body weight index to the result of therapeutic erythrocytapheresis in patients with polycythemia vera［J］. Transfus Apher Sci, 2012, 47(3): 295-299.

2. MARCHIOLI R, VANNUCCHI A M, BARBUI T. Treatment target in polycythemia vera［J］. N Engl J Med, 2013, 368(16): 1554-1555.

3. 李美洲,徐素芹,高顺强,等. 以皮肤瘙痒为主要表现的真性红细胞增多症 1 例［J］. 临床皮肤科杂志, 2008, 37(1): 46-47.

4. CHOE W H, PARK B G, LEE K H, et al. Automated double red-cell phlebotomy for the treatment of erythrocytosis［J］. J Clin Apher, 2012, 27(5): 255-259.

5. JOSEPH S, A PADMANABHAN, NICOLE A, et al. Guidelines on the Use of

Therapeutic Apheresis in Clinical Practice-Evidence-Based Approach from the Writing Committee of the American Society for Apheresis：The Seventh Special Issue［J］. J Clin Apher, 2016, 31（3）: 149-162.

6. MANSOURI TALEGHANI B, STRASSER E. Therapeutic hemapheresis［J］. Transfus Med Hemother, 2012, 39（4）: 232-233.

7. GRIESSHAMMER M, GISSLINGER H, MESA R. Current and future treatment options for polycythemia vera［J］. Ann Hematol, 2015, 94（6）: 901-910.

8. NOURAIE M, LEE J S, ZHANG Y, et al. The relationship between the severity of hemolysis clinical manifestations and risk of death in 415 patients with sickle cell anemia in the US and Europe［J］. Haematologica, 2013, 98（3）: 464-472.

23. 红细胞单采去除术治疗红细胞增多症并行左踝关节截骨矫形内固定术 1 例

一、简要病史

患者,男性,69 岁,因左踝关节扭伤 6 年余,疼痛伴行走受限半年,门诊以"左踝关节重度骨关节炎伴内翻畸形"收入院。既往有高血压及陈旧性脑梗死病史,否认家族遗传性疾病史,否认输血史,否认食物及药物过敏史。

二、辅助检查

（一）体格查体

入院时体温 36℃,脉搏 68 次 /min,呼吸 20 次 /min,血压 145/90mmHg,体重 68kg。一般情况好,面色红紫,神志清楚,口唇无发绀,双肺呼吸音清,未闻及干湿啰音。心率 68 次 /min,律齐,心前区无隆起,心尖搏动有力,未闻及心包叩击音,各瓣膜听诊区未闻及杂音。腹软,无压痛及反跳痛,全腹未触及包块,肝脾肋下未触及。专科查体:左踝关节内翻畸形,余无异常。

（二）实验室检查

1. 血常规　RBC 7.07×10^{12}/L, Hb 213g/L, Hct 0.66, WBC 6.2×10^9/L, PLT 113×10^9/L。

2. 血生化 AST 19U/L，ALT 28U/L，TB 12μmol/L，Glu 5.23mmol/L，BUN 5.67mmol/L，Cr 91.5μmol/L。

3. 凝血功能 PT 12.7s，APTT 33.4s，PTA 79%，Fbg 3.51g/L，INR 1.17，TT 13.6s，D-Dimer 30ng/mL。

4. 血型血清学 血型为 A 型，Rh 分型为 CcDEe，抗体筛查阴性。

（三）影像学检查

1. 左下肢磁共振 左踝胫骨下段关节面下、距骨、跟骨、骰骨退行性改变；左踝关节少量积液；软组织损伤渗出。

2. 双下肢静脉超声 左侧股总静脉、腘静脉中度反流，左侧小隐静脉、小腿中段内侧皮下浅静脉迂曲扩张。

3. 双下肢动脉超声 双下肢动脉粥样硬化。

4. 胸部 X 线平片 双肺慢性炎症改变。

5. 超声心动图 左室舒张早期充盈速率减低，未见明显异常。

三、诊疗经过

入院后，完善各项检查，考虑患者存在红细胞增多症，请输血科会诊，建议：①术前单采去除 1 000mL 浓缩红细胞；②术前加备异体血浆；③术前 TEG 监测止凝血功能。临床采纳输血科意见，使用全自动血细胞分离机采集红细胞 1 000mL，共静脉输注 0.9% 氯化钠注射液 1 500mL。去除患者浓缩红细胞 1 000mL 后，患者颜面皮肤红紫有明显改善，无低钙等不良反应，自诉整个身体较之前轻松。红细胞单采术后次日行左踝关节截骨矫形内固定术，手术历时 3 小时，术中共出血 400mL，输注晶体液 1 100mL，胶体液 500mL，未输血。术后少量引流液。患者单采 24 小时后、术后第 1、3 及 7 天复查血常规，结果见表 9-3。术后第 9 天患者康复出院。

表 9-3 患者治疗过程中血常规主要指标变化情况

指标	入院时	红细胞去除前	去除后 24h	术后 1d	术后 3d	术后 7d
RBC/($10^{12} \cdot L^{-1}$)	7.07	6.97	6.47	5.71	5.13	5.66
Hb/($g \cdot L^{-1}$)	213	208	193	170	153	172
Hct/($V \cdot V^{-1}$)	0.661	0.644	0.601	0.539	0.482	0.524
WBC/($10^9 \cdot L^{-1}$)	6.2	6.3	7.5	9.4	6.8	7.3
NEU/($10^9 \cdot L^{-1}$)	3.2	3.7	4.4	7.6	4.4	4.8
PLT/($10^9 \cdot L^{-1}$)	113	128	159	117	110	183
PCT/($\mu g \cdot L^{-1}$)	0.16	0.16	0.20	0.15	0.14	0.22

四、相关知识链接

红细胞增多症患者由于血液黏度增高可导致血流缓慢和组织缺氧,表现为头痛、眩晕、疲乏、耳鸣、肢端麻木等症状,甚至发生脑梗死、心肌梗死、肺栓塞等。目前尚无根治方法,主要治疗方法包括静脉放血、化学药物、干扰素治疗等[1-2]。红细胞单采术可一次性去除大量体内异常增生的红细胞,回输大部分血浆,可减少血浆蛋白及凝血因子的损失[3]。在单采过程中,同时补充等量的生理盐水,保持容量平衡,避免低血容量综合征发生,减少血栓形成的风险。该方法安全、可靠,不仅减少患者静脉放全血的次数,并且减少了药物引起的副作用,具有临床推广应用价值[4-5]。

由于患者体内红细胞显著增多,血液黏度增高,血流缓慢,术中、术后易发生重要脏器栓塞(如脑栓塞、肺栓塞、心肌梗死等)而导致死亡,所以手术风险明显增加[6-7]。此类患者术前应该将 Hb 降到接近正常上限为宜,既保证足够的耐受失血能力,又可降低术后血栓风险。

五、案例点评

本案例患者在手术前1天一次性去除红细胞1 000mL(压积≥80%)后,Hb 193g/L,较之前降低 15g/L,Hct 0.601,较之前降低 0.043。患者术前血压平均为 138/83mmHg,红细胞去除术后血压为 116/68mmHg,术后血压平均为 125/77mmHg,由于红细胞明显减少,血管阻力降低,患者血压有所下降,恢复至基本正常水平。患者手术过程顺利,围手术期生命体征平稳。下肢关节手术后需要一定时间制动,增加了下肢静脉血栓的风险。于术前进行红细胞单采去除,使 Hb、Hct 下降,患者血液黏度降低,不仅降低血栓形成的风险,而且有利于降低血管阻力和氧的输送[8],减轻心脏负荷和血压。

参考文献

1. ARBER DA, ORAZI A, HASSERJIAN R, et al. The 2016 revision to the World Health Organization classification of myeloid neoplasms and acute leukemia[J]. Blood, 2016, 127(20): 2391-2405.

2. PIERI L, PANCRAZZI A, PACILLI A, et al. JAK2V617F complete molecular remission in polycythemia vera/essential thrombocythemia patients treated with ruxolitinib[J]. Blood, 2015, 125(21): 3352-3353.

3. TAN D, HWANG W, GOH YT. Therapeutic leukapheresis in hyperleukocytic

leukaemias-the experience of a tertiary institution in Singapore[J]. Ann Acad Med Singapore, 2005, 34 (6): 229-234.

4. 辛延, 李晓云. 红细胞单采术辅助治疗真性红细胞增多症的应用[J]. 哈尔滨医科大学学报, 2013, 47(2): 189-190.

5. 刘海惠, 任赛赛, 陶艳玲, 等. 红细胞单采去除术治疗真性红细胞增多症疗效分析[J]. 中国医师进修杂志, 2017, 40(3): 226-229.

6. 张迎红, 张文. 1例真性红细胞增多症患者行冠状动脉搭桥术的临床观察[J]. 重庆医学, 2014, 43(17): 2255-2256.

7. TEFFERI A, BARBUI T. Polycythemia vera and essential thrombocythemia: 2015 update on diagnosis, risk-stratification and management[J]. Am J Hematol, 2015, 90(2): 162-173.

8. 马彩军, 梁华. 性红细胞增多症行腰椎内固定术麻醉1例[J]. 中国当代医药, 2009, 16(16): 131.

24. 白细胞单采去除术治疗妊娠合并慢性粒细胞白血病1例

一、简要病史

患者,女性,27岁,2010-11出现头晕、恶心、呕吐、白细胞升高(具体不详),经骨髓细胞形态学及融合基因检测确诊为"慢性粒细胞白血病"。其曾与胞弟骨髓配型但未成功,一直药物治疗。2011-08患者自行停药,2011-09明确双胎妊娠。2011-12因头痛、胸闷1个月收入院。孕1产0,既往体健,否认家族遗传性疾病史,否认输血史,否认食物及药物过敏史。

二、辅助检查

(一)体格检查

入院时体温36.5℃,脉搏80次/min,呼吸22次/min,血压112/72mmHg,体重62kg。精神尚可,贫血貌,双下肢散在瘀斑。双肺呼吸音粗,未闻及干湿啰音,心率80次/min,律齐,各瓣膜区未闻及病理性杂音。腹部膨隆如孕月大小,腹软,无压痛及反跳痛。双下肢轻度浮肿。

(二)实验室检查

1. 血常规　WBC 350×10^9/L, Hb 83g/L, PLT 422×10^9/L。

2. 血生化　AST 19U/L, ALT 15U/L, TB 17μmol/L, TP 57.5g/L, LDH 721UI/L,

Alb 31.2g/L。

3. 凝血功能筛查 PT 17.8s，APTT 57.7s，INR 1.23，Fbg 3.91g/L。

4. 血型血清学检测 血型为 O 型、RhD 阳性，抗体筛查阴性。

（三）影像学检查

胸部 CT：双肺散在分布小斑片样高密度影，炎症可能性大，脾脏体积增大。

三、诊疗经过

入院后完善相关检查，血常规示 WBC 360×10⁹/L，Hb 89g/L，PLT 194×10⁹/L，临床建议立即终止妊娠，但患者及家属坚持要求保全胎儿拒绝药物治疗。经输血科会诊后行白细胞单采去除术，隔日 1 次，共计 10 次，每次终产品细胞（白血病细胞）采集量大于 15% 体循环容量，同时予以补液维持血流动力学稳定。经过 10 次白细胞去除治疗后，复查血常规示 WBC 126×10⁹/L，Hb 74g/L，PLT 118×10⁹/L。一般情况好转后出院。2012-03 患者再次入院，血常规示 WBC 346×10⁹/L，Hb 80g/L，PLT 301×10⁹/L，每日行白细胞单采去除术，连续共计 20 次，并输注红细胞和血小板等支持治疗。20 次治疗后血常规示 WBC 106×10⁹/L，Hb 98g/L，PLT 219×10⁹/L，病情稳定后出院。2012-04 患者又一次入院，血常规示 WBC 103×10⁹/L，Hb 75g/L，PLT 214×10⁹/L。行剖宫产术后产下双胞胎女儿。患者术后大出血，Hb 最低至 50g/L，经积极治疗并输血后恢复良好。出院时血常规示 WBC 73×10⁹/L，Hb 68g/L，PLT 156×10⁹/L。

2012-07 起患者口服羟基脲 1g（3 次 /d）、别嘌醇 0.1g（3 次 /d）、碳酸氢钠 1g（3 次 /d）。于 2014-08 及 2016-06 分别再次入院，据患者病情行刺激骨髓造血、预防出血及对症支持治疗，并输注红细胞及血小板改善患者临床症状，患者病情稳定后均予以出院。

四、相关知识链接

慢性粒细胞白血病是一种起源于造血干细胞的克隆性骨髓增殖性疾病，外周血以不成熟白细胞显著增高为特征。白细胞在骨髓内聚集抑制骨髓正常造血，导致患者出现贫血、出血、感染及器官浸润等不良后果[1]。国内外相关文献显示，妊娠不会影响白血病自然进程，但白血病患者妊娠后可增加感染和产后大出血概率，白血病还可能造成死胎、早产、流产等。同时，妊娠后采用化疗方案治疗白血病对胎儿影响较大，且缓解率较低[2-4]。

随着血细胞分离机的广泛使用，临床上已将白细胞单采去除术作为治疗疑难和特殊慢性粒细胞白血病患者的一种特殊手段[5],ASFA 单采治疗指南也已将白细胞瘀滞列为治疗性白细胞单采术的Ⅰ类适应证。研究显示,患者外周血白细胞计数大于 $100×10^9$/L 或白细胞计数大于 $50×10^9$/L 且伴有白细胞瘀滞症状时,需紧急行白细胞单采去除术[6]。白细胞单采去除术可在短时间内将患者外周血中过量的不成熟细胞清除,降低白细胞瘀滞概率并改善患者预后[7]。妊娠合并白血病患者建议及早终止妊娠接受治疗,具有较高的缓解率[8]。

五、案例点评

本案例患者妊娠合并白血病后坚持保胎对临床提出了严峻挑战,如何既能保证患者白血病不进行性加重,同时又能保障胎儿安全分娩?白细胞单采术可能是目前最佳的治疗手段。患者妊娠后慢性粒细胞白血病复发仅采取白细胞单采去除术治疗,为保证患者及胎儿安全,监测患者血常规,当 WBC 大于 $100×10^9$/L 后即行白细胞单采去除术。白细胞单采去除过程可导致少部分红细胞及血小板丢失,可根据血常规结果给予输注红细胞及血小板等相应血液成分。从患者妊娠至分娩共计进行 30 次白细胞单采去除术,治疗期间无不可控不良反应发生,妊娠后病情一直相对稳定,对胎儿影响小,妊娠结局良好。本案的成功经验可为此类患者的治疗提供参考。

参考文献

1. SAWYERS C L. Chronic myeloid leukemia[J]. N Engl J Med,1999,340(17): 1330-1340.

2. 王志启,王山米,于海珍. 妊娠合并白血病 14 例分析[J]. 中华妇产科杂志,2003,4(38):233-235.

3. HANSEN W F, FRETZ P, HUNTER S K, et al. Leukemia in pregnancyand fetal response to multiagent chemotherapy[J]. Obstet Gynecol,2001,97(5):809-812.

4. BRELL J, KALAYCIO M. Leukemia inpregnancy[J]. Semin Oncol,2000,27(6):667-677.

5. 师玲玲,田兆嵩. 治疗性白细胞单采术的临床应用[J]. 中国输血杂志,2006,19(2):161-163.

6. BELAK M, JAKO J. Indications of urgent plasma exchange and cytapheresis therapies-a review based on literature data and personal experience[J]. Orv Hetil,2006,147(38):1843-1848.

7. MCLEOD B C, SNIECINSKI I, CIAVARELLA D, et al. Frequency of immediate adverse effects associated with therapeutic apheresis［J］. Transfusion, 1999, 39（3）: 282-288.

8. 吴东升, 王前, 丁茜. 妊娠合并白血病 40 例临床分析［J］. 中外医疗, 2014, 13: 100-101.

（陈　静　陈麟凤　方晓蕾　胡兴斌　黄远帅　李碧娟　刘志伟

欧阳锡林　田文沁　杨　超　姚　洁　尹　文　于　洋　张雷英

张树超　张亚南　庄　远）

第十章

细胞生物治疗案例

1. 异体淋巴细胞治疗不明原因复发性流产 1 例

一、简要病史

患者,女性,29 岁,已婚。初潮 14 岁,月经周期 24 天,不明原因反复自然流产 3 次,流产时间为孕 42~56 天。孕 3 产 0,自述无特殊接触史,否认家族遗传性疾病史,否认输血史,否认食物及药物过敏史。

二、辅助检查

(一)体格查体

入院时体温 36.7℃,脉搏 76 次 /min,呼吸 19 次 /min,血压 121/72mmHg,身高 164cm,体重 64kg。发育正常,营养良好,表情自然,自主体位,神志清醒,查体合作。心率 76 次 /min,律齐,心音有力,各瓣膜区未闻及病理性杂音。腹部平软,无压痛及反跳痛,肝脾肋下未触及,双下肢无水肿。妇产科专科查体无异常发现。

(二)实验室检查

经检查男女双方染色体正常,性激素、空腹血糖、甲状腺功能、凝血功能及免疫功能检查结果均为正常。男方精液检查正常。女方封闭抗体、自身抗体、TORCH 检查均呈阴性。

(三)影像学检查

患者经 B 超、宫腔镜检查,排除宫腔粘连、子宫畸形,月经和排卵正常。

三、诊疗经过

患者诊断为不明原因复发性流产,因其封闭抗体检测阴性,建议备孕前进行淋巴细胞主动免疫治疗。治疗前供者(患者丈夫)行乙型肝炎、丙型肝炎、人类免疫缺陷病毒及梅毒血清学筛查,结果均为阴性。前期所有检查结果符合淋巴细胞主动免疫治疗筛选条件,患者于计划妊娠前6个月开始接受治疗,治疗频率为每隔1周1次,4次为一个疗程,一个疗程结束1周后复查封闭抗体。治疗过程中每次采集供者静脉血20mL,常规加入肝素作抗凝处理并分离淋巴细胞,制备淋巴细胞悬液,液体量为1.2mL,淋巴细胞计数在(2.0~6.0)×10⁶范围内,选择患者前臂内侧给药,经皮下分4~6点均匀注入淋巴细胞悬液即可。治疗期间患者避孕,2个疗程后复查抗体转阳,即通知患者可以开始受孕。由于患者抗体转阳后6个月内未怀孕,为确保封闭抗体处于阳性状态,建议进行淋巴细胞持续治疗,治疗频率为每月1次。再次进行3次治疗后患者成功受孕。受孕后每隔1周进行1次淋巴细胞治疗直至孕12周停止,患者成功妊娠至孕39周足月顺产一男婴,后随访一年婴儿身体健康。

四、相关知识链接

习惯性流产(habitual abortion,HA)也称复发性流产,指自然流产连续发生2次或2次以上,妊娠不足28周或胎儿体重小于1 000g而终止妊娠者。其发病机制复杂,除了遗传因素、内分泌失调、生殖道异常、环境及心理因素等有明确病因外,约40%~60%患者发病原因不明,定义为不明原因HA[1-2]。不明原因HA对妊娠妇女造成极大的生理和心理创伤,对家庭稳定产生一定的负面影响[3]。

生殖免疫学认为,妊娠是半同种移植过程,胚胎一半HLA来自于父亲,位于滋养细胞表面,能刺激母体免疫系统,产生IgG型抗体,即封闭抗体。封闭抗体可阻止自身免疫反应,关闭胎盘滋养细胞与母体淋巴细胞反应,避免T淋巴细胞识别胎儿抗原,阻止了细胞毒性T淋巴细胞对胚胎的免疫攻击,在保护胎儿及维持妊娠过程中发挥重要作用[4]。当胚胎来自父方的抗原不能刺激母体产生足够的免疫应答,患者体内封闭抗体水平偏低,使得母体免疫系统容易对胚胎产生免疫攻击而引发流产。如果孕妇体内产生足够的封闭抗体,可保护胚胎生长和发育。母体的免疫耐受及其他免疫调节作用对维持正常妊娠至关重要[5]。封闭抗体主要因胚胎HLA-Ⅱ类抗原与滋养叶淋巴细胞交叉抗原而产生,通过与胎儿胎盘滋养叶抗原结合或母体淋巴细胞结合,封闭抗体可以阻止胚胎父系抗原遭母体免疫系统的识别与损害,因此采取相关治疗可有效避免流产的发生,提高妊娠成功率[6]。

淋巴细胞免疫治疗是利用丈夫或健康捐赠者(第三方)外周血的淋巴细胞作为抗原,刺激母体体内产生封闭抗体,从而防止胚胎来自父方的抗原被母体免疫系统当做异物识别和杀伤,起到保护胚胎作用[7-8]。研究显示:在接受淋巴细胞主动免疫治疗后,患者成功妊娠率高达94.12%[9]。Khonina NA等[10]研究数据表明,丈夫淋巴细胞主动免疫治疗 HA 患者,随着母体免疫反应的增强,封闭因子的诱导出现,HA 患者的妊娠结局得到明显改善。花艳蕉等[11]对封闭抗体阴性 HA 患者淋巴细胞主动免疫治疗有效性进行 meta 分析,结果证实采用淋巴细胞主动免疫治疗封闭抗体阴性的 HA 患者,可明显提高流产患者的妊娠率,降低流产风险。

五、案例点评

本案例患者淋巴细胞主动免疫治疗 2 个疗程后封闭抗体转为阳性,治疗前后免疫细胞水平对比如表 10-1 所示,T 淋巴细胞亚群出现较为明显的变化。

表 10-1　患者治疗前后 T 细胞水平比较

T 淋巴细胞亚群	治疗前 /%	治疗后 /%
CD3+	50.5	59.0
CD4+	30.4	37.2
CD8+	22.5	27.3
CD4+CD25+Treg	6.34	9.21

T 淋巴细胞是人体免疫系统中重要的一类细胞,由 CD3+、CD4+、CD8+ 等组成。采用双荧光标记流式细胞分析技术检测封闭抗体,对 CD3+、CD4+ 和 CD8+ 比值进行测定。治疗后患者 CD3+、CD4+、CD8+ 所占比值较治疗前明显提高,表明淋巴细胞免疫治疗可诱导 CD3+、CD4+、CD8+ 产生,提高外周血总 T 淋巴细胞封闭效率,对胎儿产生耐受,从而提高妊娠成功率。CD4+CD25+Treg 是一类具有免疫抑制作用的 T 细胞亚群,近年来研究发现其在母胎免疫耐受中具有十分重要的作用[12]。在 HA 患者体内,该细胞亚群比例普遍较低,导致免疫抑制功能降低,造成流产的发生。通过治疗,该细胞亚群比例有所提高。对于免疫性不孕及 HA 患者来说,淋巴细胞治疗能强化患者机体免疫耐受性,降低流产发生率,且无明显不良妊娠结局。同时,治疗时应认真严格执行诊疗常规,掌握主动免疫治疗适应证及注意事项,防止传染病的发生,异体淋巴细胞治疗不明原因 HA,操作简单、经济安全、疗效明显,具有临床推广价值。

参考文献

1. WU M, LI U P, CHENG L. Galectin-1 reuction and changes in T regulatory cells may play crucial roles in patients with unexplained recurrent spontaneous

abortion［J］. Int J Clin Exp Pathol, 2015, 8（2）: 1973-1978.

2. 刘长明, 丛林, 袁静, 等. 淋巴细胞主动免疫治疗对原因不明性复发性流产患者 Treg 及 Th17 细胞因子的影响［J］. 生殖医学杂志, 2012, 21（1）: 12-16.

3. TOFFOL E, KOPONEN P, PAETONEN T. Miscarriage and mental health: Results of two population-based studies［J］. Psychiatry research, 2013, 205（1）: 151-158.

4. 杨步琴. 复发性流产（封闭抗体阴性）应用淋巴细胞主动免疫治疗效果研究［J］. 中国医药导刊, 2016, 18（9）: 902-903.

5. WU L, LUO L H, ZHANG Y X, et al. Alteration of Th17 and Treg cells in patients with unexplained recurrent spontaneous abortion before and after lymphocyte immunization therapy［J］. Reprod Biol Endocrinol, 2014, 12: 74.

6. 王娜. 反复性自然流产不孕的封闭抗体检验与治疗分析［J］. 当代医学, 2015, 21（28）: 39-40.

7. YUAN M M, DU M R, WANG M Y, et al. Combination of CD4（+）CD25（+）CD127（-）regulatory T cells with MLC-BE and BE-Ab2: an efficient evaluation of the therapy of paternal lymphocyte induced immunization in unexplained recurrent spontaneous abortion patients［J］. Int J Clin Exp Pathol, 2015, 8（4）: 4022-4032.

8. 黄琳, 陈建明, 黄丽娟. 复发性流产淋巴细胞免疫治疗前后再次妊娠保胎的临床观察［J］. 吉林医学, 2012, 33（5）: 927-928.

9. GHARESI-FARD B, ZOLGHADRI J, FOROUGHINIA L, et al. Effectiveness of leukocyte immunotherapy in primary recurrent spontaneous abortion（RSA）［J］. Iran J Immunol, 2007, 4（3）: 173-178.

10. KHONINA NA, BROITMAN EV, SHEVELA EY, et al. Mixed lymphocyte reaction blocking factors（MLR-Bf）as potential biomarker for indication and efficacy of paternal lymphocyte immunization in recurrent spontaneous abortion［J］. Arch Gynecol Obstet, 2013, 288（4）: 933-937.

11. 花艳蕉. 淋巴细胞主动免疫治疗封闭抗体阴性复发性流产患者的疗效 meta 分析［D］. 南宁: 广西医科大学, 2016. http://cdmd. cnki. com. cn/Article/CDMD-10598-1016213076. htm

12. 赵花, 韦相才, 秦卫兵, 等. 原因不明复发性流产患者外周血 T 淋巴细胞和 NK 细胞表型研究［J］. 实用医学杂志, 2013, 29（16）: 2637-2639.

2. NK 细胞免疫治疗中晚期肺癌患者 1 例

一、简要病史

患者，男性，73 岁，确诊肺癌行肺叶切除术后 5 个月，化疗 2 个月后为进一步治疗收入院。肺癌术中及术后共输血 3 次，输注血液成分为悬浮红细胞和 FFP，具体输注量不详，自述无输血不良反应发生。既往原发性高血压 1 级，慢性阻塞性肺疾病（稳定期），脑梗死，2 型糖尿病。

二、辅助检查

（一）体格检查

入院时体温 36.5℃，脉搏 75 次 /min，呼吸 19 次 /min，血压 130/100mmHg，身高 160cm，体重 51kg。发育正常，营养差，表情自然，自主体位，正常步态，查体合作。右肋下部见手术瘢痕，右肺呼吸音粗，心率 75 次 /min，律齐，心脏听诊正常，肝、肾区无叩痛，腹水征阴性，双下肢无水肿。

（二）实验室检查

1. 血常规 Hb 130g/L，WBC 4.57×10^9/L，PLT 172×10^9/L。

2. 血生化 空腹 Glu 6.85mmol/L，餐后 Glu 11.2mmol/L，肝肾功能、电解质无明显异常。

3. 凝血功能筛查 PT 14.8s，APTT 36.6s，TT 13.7s，PTA 92%，INR 1.13，Fbg 2.15g/L。

4. 血型血清学检测 血型为 B 型、RhD 阳性，抗体筛查阴性。

（三）影像学检查

胸部 CT 检查：纵隔 7 区淋巴结肿大，与 5 个月前术后 CT 检查结果对比，隆突下淋巴结残留较前增大，右上肺慢性炎症，右侧包裹性胸腔积液。

三、诊疗经过

患者肺癌术后 5 个月，术后病理诊断为"右肺中下叶分化鳞状细胞癌 $T_4N_2M_0$ ⅢB 期"，化疗 2 个月，由于身体、精神状况欠佳，家属拒绝再行放疗控制肿瘤进展，拟行 NK 细胞免疫治疗。根据患者病理诊断及治疗状况，结合本次检查结果，符合 NK 细胞免疫治疗适应证。采用无菌肝素抗凝管采集患者外周血 80mL，用淋巴细胞分离液分离外周血单个核细胞后进行诱导培养，细胞经 14~17 天诱导扩增培养后分两次回输患者体内为一个疗程，连续进行三个疗程的治疗,每个疗程回输 NK 细胞总数 >5×10^9。三个疗程后 1 个月,复查胸部 CT 提示:隆突下淋巴结残留较前减小约 0.2mm,余无明显变化。其间患者体重较治疗前增加 3.5kg,精神状态良好。

四、相关知识链接

自然杀伤细胞(natural killer cell,NK)是机体重要的免疫细胞,具有调节免疫、抵御肿瘤和抗感染等作用。随着对固有免疫系统研究的不断深入,NK 细胞在肿瘤免疫疗法中的作用备受重视。最近研究结果显示,NK 细胞不仅是独立的淋巴细胞亚群,而且还是先天淋巴样细胞家族的初始成员[1],由于 NK 细胞不需要预先致敏,不依赖抗体和补体,也不受主要组织相容性复合体(major histocompatibility complex,MHC)的限制,能直接杀伤肿瘤细胞,具有免疫清除和免疫监视等功能,在抵御肿瘤方面,特别是对转移瘤细胞和微小肿瘤细胞的清除起到重要作用[2]。

肺癌是较为常见的肿瘤,据统计 2015 年,中国新发肿瘤患者 429 万例,其中肺癌患者约占 17%,因肿瘤死亡的患者中肺癌约占 22%,肺癌的发生率和死亡率居所有恶性肿瘤之首[3]。肺癌发病高峰在 60~79 岁,且多数确诊时已属晚期,传统的手术、放疗和化疗虽在不断改进,但肺癌患者总体生存率并无明显改善[4-5]。

近年来,随着肿瘤治疗第 4 种模式"生物治疗"的出现,过继性细胞免疫治疗在肿瘤综合治疗中的作用越来越受到重视,生物治疗通过激发或调动机体的免疫功能,增强肿瘤微环境的抗肿瘤免疫力,从而达到控制和杀伤肿瘤细胞的目的。而自体或同种异体 NK 细胞在所有的过继性细胞免疫中具有独特优势。NK 细胞过继性免疫疗法是向肿瘤患者回输经体外诱导扩增培养的 NK 细胞,在机体中直接或间接杀伤肿瘤细胞。活化后的 NK 细胞能扩散、浸润至实体肿瘤组织中从而发挥抗肿瘤作用,是一类杀瘤活性强和杀瘤谱广的抗肿瘤效应细胞[6-7]。NK 细胞杀瘤的机制尚未完全明确,目前研究认为 NK 细胞主要通过以下途径发挥抗瘤作用:①直接通过胞吐作用释放细胞毒性穿孔素和颗粒酶,激活凋亡相关酶系统(例如活化 Caspase 途径),诱导靶细胞凋亡;②活化 NK 细胞表达 Fas(CD95)配体和 TRAIL 分子,诱导 CD95+ 靶细胞和 TRAIL 受体阳性的靶细胞通过级联反应发生凋亡;③TNF-α 与靶细胞表面 TNFR-1 结合形成 TNF- 二聚体,进一步启动靶细胞凋亡系统;④NK 细胞表面 CD16 与肿瘤特异性 IgG 抗体结合,通过 ADCC 作用识别杀伤肿瘤细胞;⑤NK 细胞可通过分泌一系列细胞因子促进机体免疫应答反应,如 γ 干扰素(interferon γ,IFN-γ)、肿瘤坏死因子 α(tumor necrosis factor α,TNF-α)等,不但间接发挥抗肿瘤效应,同时进一步促进树突状细胞、巨噬细胞和 T 细胞的活化与成熟,促进适应性免疫反应的发生,改变肿瘤微环境,产生持久抗肿瘤免疫反应[8-11]。值得关注的是,在病理情况下,NK细胞在病变局部的分布具有一定规律性,可归巢于实体瘤组织,接近癌巢甚至癌细胞,一旦NK细胞浸润到实体瘤组织的微环境周围,它所具有的杀伤活性可显著延长患者的生存时间[12-13]。

五、案例点评

本案例患者通过NK细胞过继性免疫疗法治疗3个疗程,治疗前与治疗后外周血T细胞和NK细胞表面标志变化如表10-2所示,患者T淋巴细胞中CD3+和CD4+百分比及CD4+/CD8+比值经过治疗后有较大提升,同时,NK细胞表达水平也明显优于治疗前,以上结果均提示通过NK细胞免疫治疗,增加了T淋巴细胞和NK细胞含量,增强了机体的免疫效能,从而使肿瘤患者免疫状态得以改善,有利于提高抗肿瘤能力,减少复发和转移概率。

表 10-2　患者治疗前后外周血 T 细胞和 NK 细胞表面标志变化

	CD3+/%	CD4+/%	CD4+/CD8+	CD16+CD56+/%
治疗前	63.25	31.72	1.21	11.42
治疗后	71.54	37.56	1.59	23.01

NK也面临一些问题和挑战,如肿瘤微环境的免疫抑制、NK细胞体内增殖能力与细胞毒性的维持,标准临床治疗方案仍然有待确定,未来还需进行大样本多中心临床研究以获得更多、更高质量的循证依据。相信未来随着研究的深入和技术优化,NK细胞免疫治疗将会在肿瘤的治疗中扮演更加重要的作用。

参考文献

1. ARTIS D, SPITS H. The biology of innate lymphoid cells[J]. Nature, 2015, 517(7534): 293-301.

2. MENTLIK JAMES A, COHEN A D, CAMPBELL K S. Combination immune therapies to enhance anti-tumor responses by NK cells[J]. Front Immunol, 2013, 4: 481.

3. CHEN W, ZHENG R, BAADE P D, et al. Cancer statistics in China, 2015[J]. CA Cancer J Clin, 2016, 66(2): 115-132.

4. ZHAO M, LI H, LI L, et al. Effects of a gemcitabine plus platinum regimen combined with a dendritic cell-cytokine-induced killer immunotherapy on

recurrence and survival rate of non-small cell lung cancer patients [J]. Exp Ther Med, 2014, 7 (5): 1403-1407.

5. SWISHER S G, ROTH J A. Clinical update of Ad-p53 gene therapy for lung cancer [J]. Surg Oncol Clin N Am, 2002, 11 (3): 521-535.

6. LUNEMANN S, SCHLAPHOFF V, CORNBERG M, et al. NK cells in hepatitis C: role in disease susceptibility and therapy [J]. Dig Dis, 2012, 30 (Suppl 1): S48-S54.

7. 黎建军, 何诗萍, 古模发, 等. NK 细胞对不同人肝癌株的杀伤作用 [J]. 中国病理生理杂志, 2012, 28 (4): 663-677.

8. VOSKOBOINIK I, WHISSTOCK J C, TRAPANI JA. Perforin and granzymes: function, dysfunction and human pathology [J]. Nat Rev Immunol, 2015, 15 (6): 388-400.

9. CHESTER C, FRITSCH K, KOHRT HE. Natural killer cell immunomodulation: targeting activating, inhibitory, and costimulatory receptor signaling for cancer immunotherapy [J]. Front Immunol, 2015, 6: 601.

10. SCREPANTI V, WALLIN RP, LJUNGGREN HG, et al. A central role for death receptor-mediated apoptosis in the rejection of tumors by NK cells [J]. J Immunol, 2001, 167 (4): 2068-2073.

11. SCHUSTER I S, COUDERT J D, ANDONIOU C E, et al. "Natural regulators": NK cells as modulators of T cell immunity [J]. Front Immunol, 2016, 7: 235.

12. CHENG M, CHEN Y, XIAO W, et al. NK cell-based immuno-therapy for malignant diseases [J]. Cell Mol Immunol, 2013, 10 (3): 230-252.

13. QIAN X, WANG X, JIN H. Cell transfer therapy for cancer: past, present, and future [J]. J Immunol Res, 2014, 2014: 525913.

（孙福廷　张进进）

第十一章

输血相关组织工程案例

1. 富血小板凝胶在上颌骨肿物切除术中的应用 1 例

一、简要病史

患者，男性，37 岁，1 个月前无明显诱因出现右侧上颌前牙区自发疼痛不适，进食水无疼痛加重，患者自行口服"消炎药"（具体不详），疼痛无缓解，反而逐日加重，颌面外科以"上颌骨肿物"收入院。平素体健，否认家族遗传性疾病史，否认手术、外伤及输血史。

二、辅助检查

（一）体格检查

入院时体温 36.5℃，脉搏 75 次 /min，呼吸 19 次 /min，血压 130/80mmHg，身高 160cm，体重 51kg。发育正常，营养差，表情自然，自主体位，正常步态，查体合作。双肺呼吸音清，心率 75 次 /min，律齐，未闻及杂音。腹平软，未扪及包块，肝脾肋下未及，肝、肾区无叩痛，双下肢无水肿。口腔专科检查：右侧上颌 1、2 Ⅰ度松动，叩痛（2+），右侧上颌 1、2 牙体上方按压疼痛（+），无明显骨质缺如及乒乓球样感。

（二）实验室检查

1. 血常规 Hb 141g/L，WBC 6.53×10^9/L，PLT 246×10^9/L。

2. 血生化 ALT 10.4U/L，AST 14.2U/L，TP 63.4g/L，Alb 43.1g/L，TB 10.4μmol/L，Glu 4.76mmol/L，BUN 3.77mmol/L，Cr 99.5μmol/L。

3. 凝血功能筛查 TT 14.4s，APTT 31.9s，PT 14.2s、PTA 86.0%、INR 1.08，Fbg 2.99g/L。

4. 血型血清学检测 血型为 O 型、RhD 阳性，抗体筛查阴性。

（三）影像学检查

全颌曲面断层片：右侧上颌骨透影，内见一牙型致密影，余无异常。

三、诊疗经过

结合患者病史及检查情况,考虑右侧上颌含牙囊肿伴感染,就诊当日给予右侧上颌前牙开髓引流,引出灰黄色腥臭分泌物,右侧上颌前牙区疼痛缓解。后为彻底解除病患,患者在全麻下行右侧上颌骨肿物切除术,在右侧上颌 3 至左侧上颌 1 行牙龈切口,超声骨刀沿肿物周缘剥离,完整切除后送常规病理检查。右侧上颌 1、2、3 根尖部给予部分截除,冲洗后以患者自体血小板凝胶给予填充,缝合,术毕。手术过程顺利,历时 1 小时,术中出血约 20mL。术后切口愈合良好,无并发症发生。病理回报:右上颌骨增生纤维囊壁组织慢性炎,局部被覆鳞状黏膜伴钙化及骨化,符合角化囊肿。

四、相关知识链接

口腔颌面部为人类骨骼囊性病变的易发部位,颌骨囊性病变病因为壁性增大、流体静脉压增大和骨吸收因子增多等,表现为发生于颌骨内的非脓性病理性囊腔,内含半流体物质或囊液,通常由纤维结缔组织囊壁包绕,且多数囊壁有上皮衬里[1]。传统治疗方法如根管治疗术、刮治术等对较小病变具有显著疗效,能够达到快速治愈的目的。但传统囊肿刮治术中切口需充分暴露囊肿,完整刮除并去除病变周边骨质,切除累及根尖或拔除患牙,手术中创伤面大,术后疼痛明显,遗留较大骨腔,愈合时间长,且感染概率大。由于剩余骨质薄弱,易发生病理性骨折,若手术涉及下牙槽、上颌窦等解剖部位,常因手术引起相应神经或软组织损伤,如下唇麻木、上颌窦瘘等。

血小板作为一种分泌型细胞,当被激活后会在聚集的同时产生形态学改变,通过胞吐作用释放内容物,已有研究证实,血小板不但参与血栓形成和止血过程,在血管发生、组织修复和炎症过程中也发挥着重要作用。在创伤修复的不同时期,血小板可持续释放多种活性物质,促进伤口愈合和组织修复[2]。富血小板凝胶(platelet-rich gel, PRG)是富含血小板血浆(platelet-rich plasma, PRP)与钙离子及凝血酶混合时快速产生的一种黏性凝固物。PRG 中血小板可释放大量细胞因子,能够作为炎症细胞的趋化剂而发挥重要作用。血小板内的 α 颗粒产生大量血小板源性生长因子(platelet derived growth factor, PDGF),PDGF 可对多种细胞产生趋化作用,待细胞到达创面后,进一步促进其分化增殖,加速创伤愈合[3]。同时,PDGF 及其受体亦可直接促使成纤维细胞和血管内皮细胞参与肉芽组织生成,在组织修复中起重要作用[4-5]。PRG 产生的血管内皮细胞生长因子(vascular endothelial cell growth factor, VEGF),可提高内皮细胞对促血管生成因子的反应,加速新生血管的成长,促进肉芽组织的形成。另一方面,VEGF 通过对巨噬细胞和粒细胞的趋化作用,在神经的形成和保护中起重要作用[6]。当 PRG 中血小板脱颗粒释放转化生长因子 β1（transforming growth factor-β，TGF-β1），可在患处发挥多种细胞成分的调节作用。PRG 中产生的表皮生长因子（epidermal growth factor，EGF）主要通过有效的促角质形成细胞分裂，参与表皮细胞再生。急性损伤后 EGF 升高可增强创面组织张力。临床研究结果显示 EGF 能够缩短植皮术后、糖尿病足溃疡、深静脉溃疡等创面愈合时间[7]。

　　近年来，PRG 已广泛应用于口腔整形美容、口腔种植手术和口腔颌面外科手术等诸多口腔领域。与此同时，随着对颌骨囊性病变发病机制了解的不断深入，研究者不断尝试新的治疗方法，力求达到创伤小、风险低、疗效好的治疗目的[8-9]。PRG 成为上颌骨肿瘤手术研究中较为理想的填充材料之一。

五、案例点评

　　本案例患者行右上颌骨肿物切除术，因手术中需充分暴露囊肿并完整刮除，术中软组织剥离多、创面较大，遗留骨腔大、愈合时间长，极大增加了术后感染风险，特别是手术涉及上颌窦这一解剖部位，容易引起相关神经和软组织损伤。在上颌囊肿切除术中，将自体 PRG 填充入上颌窦肿物摘除后遗留的腔隙内。富含纤维蛋白原的 PRG 填充具有其独特优势，它呈胶冻状，有助于防止血小板流失，使血小板在局部长时间分泌并保持较高浓度的生长因子，且有良好的抗张强度和黏附能力，所含纤维蛋白原浓度 >150mg/dL，是修复细胞的良好支架，同时还可收缩创面，具有促进凝血的作用，能够极大促进伤口早期愈合并预防感染[10]。此外，在牙周组织伤口愈合早期 PRG 作为支架材料能够阻挡牙龈上皮在愈合过程中沿根面生长，有效避免根骨粘连和牙根吸收，有助于牙周膜细胞形成新附着性愈合，使牙周组织再生[11-12]。本案例患者术后检查结果亦显示，未出现任何术后并发症，组织愈合良好。

　　虽然 PRG 的应用在诸多领域已显示出良好的发展前景，但仍有很多问题有待解决，如 PRG 中的各成分在治疗过程中发挥作用的详细机制尚未完全清楚；PRG 的制备尚未实现标准化；PRG 的使用缺乏临床应用行业指南和公认的临床疗效评估办法等。这些尚待解决的问题，在 PRG 进行广泛的临床推广应用前，还需进行深入地研究。

参考文献

1. 冉婵. 颌骨囊性病变骨重建调控机制研究进展［J］. 中国保健营养，2016，26（4）：12-14.

2. 刘丹，李雅彬，陈蕾，等. 富血小板纤维蛋白用于上颌窦手术研究进展［J］. 人民军医，2017，60（6）：610-613.

3. MENEZES L M，RAO J. Long-term clinical evaluation of platelet-richplasma in

the treatment of human periodontal intraosseous defects：acomparative clinical trial［J］. Quintessence Int, 2012, 43（7）：571.

4. MORI M, ROSSI S, FERRARI F, et al. Calcium alginate particles for the combined delivery of platelet lysate and vancomycin hydro-chloride in chronic skin ulcers［J］. Int J Pharm, 2014, 461（1-2）：505-513.

5. GRAHAM S, LEONIDOU A, LESTER M, et al. Investigating the role of PDGF as a potential drug therapy in bone formation and fracture healing［J］. Expert Opin Investig Drugs, 2009, 18（11）：1633-1654.

6. MACKENZIE F, RUHRBERG C. Diverse roles for VEGF-A in the nervous system［J］. Development, 2012, 139（8）：1371-1380.

7. BARRIENTOS S, STOJADINOVIC O, GOLINKO M S, et al. Growth factors and cytokines in wound healing［J］. Wound Repair Regen, 2008, 16（5）：585-601.

8. XAVIER S P, DE MELLO-FILHO FV, RODRIGUES W C, et al. Conservative approach：using decompression procedure for management of a large unicystic ameloblastoma ofthe mandible［J］. Craniofac Surg, 2014, 25（3）：1012-1014.

9. PRASAD, K, LALITHA R M, RANGANATH K, et al. Unicystic ameloblastoma, a distinct clinical entity with favorable response to decompression：Our experience of 5 cases［J］. Journal of Oral and Maxillofacial Surgery, Medicine, and Pathology, 2013, 25（4）：328-332.

10. FARRIOR E, LADNER K. Platelet gels and hemostasis in facial plastic surgery ［J］. Facial Plast Surg, 2011, 27（4）：308-314.

11. 王月升, 王春兰, 赵彤, 等. 纳米胶原基骨治疗牙周病骨缺损疗效观察 ［J］. 山东医药, 2012, 52（10）：87-88.

12. 杨世茂, 王明国, 李静, 等. 富血小板纤维蛋白与富血小板血浆体外释放生长因子的比较及其对脂肪干细胞增殖分化的影响［J］. 华西口腔医学杂志, 2012, 30（6）：641-644+649.

2. 富血小板凝胶治愈难治性糖尿病足 1 例

一、简要病史

患者, 男性, 66 岁, 30 年前诊断为糖尿病。10 年前患者左足踇趾外伤, 对症换药治疗后好转。2 年前患者左足踇趾始出现肿痛不适, 在当地医院就诊治疗后有所好转, 但肿痛仍反复发作。1 年前患者左足踇趾肿痛症状加重, 并开始出现流液,为黄色脓液,诊断为2型糖尿病并发糖尿病足,行左足踇趾切除术。半年前患者左足第二趾出现破溃、流脓,伤口愈合不佳,再次行左足第二趾切除术。术后第二、三趾间出现破溃,屡次复发并加重,为求进一步治疗于2015-10-30收入院。否认家族遗传性疾病史,否认输血史、食物及药物过敏史。

二、辅助检查

(一)体格检查

入院时体温 36.7℃,脉搏 85 次 /min,呼吸 17 次 /min,血压 145/100mmHg,体重67kg。神志清楚,查体合作。双肺呼吸音清,未闻及明显干湿啰音。心率85 次 /min,律齐,各瓣膜区未闻及明显的病理性杂音。腹软,无压痛及反跳痛,肝脾肋下未及,双下肢无水肿。专科检查:左足第一、二趾缺如,第二、三趾间出现破溃、流脓。

(二)实验室检查

1. 血常规　WBC 5.5×10^9/L, RBC 3.94×10^{12}/L, Hb 97.2g/L, PLT 266×10^9/L。

2. 血生化　BUN 7.9mmol/L, Cr 115.0μmol/L, TC 6.71mmol/L, TG 5.75mmol/L, K^+ 4.45mmol/L, Na^+ 137.2mmol/L, GFR 53.8mL/min。

3. 凝血检验　TT 17.1s, APTT 34.6s, PT 12.2s, PTA 89.0%, INR 1.12, Fbg 2.78g/L。

4. 细菌鉴定结果(伤口分泌物)　铜绿假单胞菌。

5. 血型血清学检测　血型为O型、RhD阳性,抗体筛查阴性。

(三)影像学检查

胸部X线平片:心肺无明显异常。

三、诊疗经过

入院后积极给予监测血糖、血压,并予以胰岛素、米格列醇降糖,厄贝沙坦控制血压,阿司匹林抗血小板聚集,阿托伐他汀钙降脂,甲钴胺营养神经,前列地尔改善循环,头孢硫脒抗感染,尿毒清颗粒护肾,局部换药及负压吸引等对症支持治疗。2015-11-03查体左足伤口可见绿色分泌物,取分泌物培养提示铜绿假单胞菌,给予美罗培南继续抗感染治疗,局部加强换药。连续换药5天后,查体左足第一、二跖缺如,周围皮肤无红肿及皮温增高,可见第二、三趾间一裂缝,内可见新鲜肉芽组织生长,内有一直径约0.3cm窦道贯穿左足,伤口见图11-1。经输血科医师会诊后决定于2015-11-13行自体血小板凝胶创面治疗。

PRG制作(图11-2):将浓缩血小板(PLT为600×10^9)与凝血酶-钙剂混合物(将凝血酶粉1 000U加入10%葡萄糖酸钙1mL混合而成)按10∶1的比例配置成血小板凝胶。用三通管将浓缩血小板与凝血酶-钙剂混合物同时注射到深部窦道内,其表面覆以凡士林油纱,再用洁净纱布包裹足部(图11-3)。

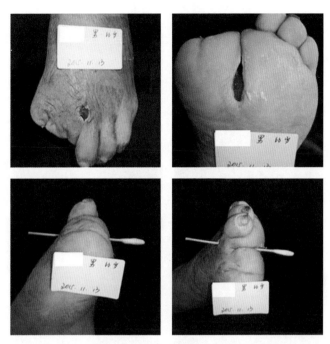

图 11-1　患者经 PRG 治疗前左足创面及窦道情况

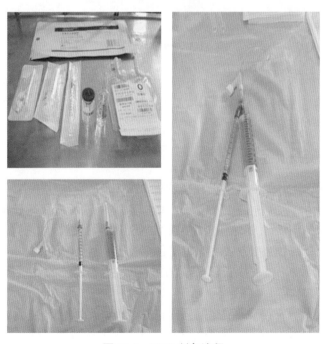

图 11-2　PRG 制备流程

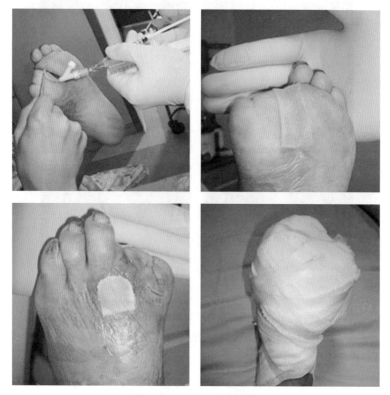

图 11-3　PRG 处理窦道

左足窦道经过 PRG 处理 20 天后,2015-12-03 查体第二、三趾间仍有一裂缝,宽度较前稍缩小,足底创口内可见新鲜肉芽组织生长。2015-12-07 查体可见:左足部溃烂面已经完全愈合,窦道上下口完全封闭(图 11-4)。

四、相关知识链接

糖尿病足溃疡是常见的糖尿病慢性并发症,是糖尿病患者致死、致残的重要原因之一。流行病学资料表明,85% 糖尿病患者下肢截肢前曾出现糖尿病足溃疡[1]。因此,如何促进糖尿病足溃疡愈合是糖尿病治疗的难题和热点。目前临床常用治疗方法主要有清创(超声清创)、引流(负压吸引)、泡沫敷料、银离子敷料、表皮生长因子喷洒等,疗效优于传统的外科换药方法,但仍无法满足临床需要[2]。

糖尿病患者终生患足溃疡的风险高达 25%,全世界每年估计有超过 100 万的糖尿病患者需要截肢,大约每 30s 就有一个大的截肢事件,预防和治疗糖尿病足溃疡可明显降低截肢率[1]。目前,糖尿病足已成为全球医疗卫生行业

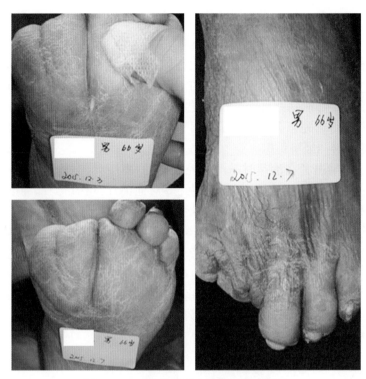

图 11-4　PRG 治疗后左足窦道愈合情况

所面临的共同难题。造成糖尿病足创面痊愈慢或难痊愈的原因主要与全身基础情况和创面局部基础环境差有关。糖尿病患者多合并有糖尿病肾病、糖尿病周围神经病变、动脉粥样硬化等慢性并发症,部分患者还有肾性贫血、低蛋白血症等,均不利于创面的修复、愈合。

PRG 促进糖尿病足溃疡愈合的机制主要与血小板受激活剂激活后释放出多种生长因子有关[3-4],包括 PDGF、VEGF、TGF-β1 以及 EGF 等[5],这些生长因子能够促进肉芽生长,在创伤愈合中发挥重要作用,而成为国内外研究热点并已取得较好的临床疗效[6]。其次,PRG 中还含有丰富的纤维蛋白,这些纤维蛋白一方面为溃疡部位细胞生长和组织修复提供了良好的支架,另一方面牵拉创面使创缘向中心移动,促进伤口愈合[7-8]。而凝血酶作为络合剂,将其凝固为胶状物敷于溃疡表面,既起到封闭、保护创面的作用,又有效避免了外界的污染,同时营造出一个相对潮湿低氧的环境,有利于创面内的细胞因子的分泌、成纤维细胞以及毛细血管的增生、肉芽组织的再生、创缘表皮细胞的爬行,从而加速溃疡的愈合。此外,PRG 中富含白细胞和单核细胞,对金黄色葡萄球菌和大肠杆菌有明显的抑菌作用,起到了有效的抗感染作用。

五、案例点评

本案例患者有三十年糖尿病病史,且有足部外伤史,近两年来病情一直反复、经久不愈,且逐步加重。给予 PRG 治疗前已行左足第一、二趾切除术,但未能治愈足部溃疡并且于半年内复发,属于难治性糖尿病足,行 PRG 治疗后足部溃疡得以完全愈合,避免了病情进一步加重而导致截肢,减轻了患者及家庭的精神和经济负担。

糖尿病足患者在治疗时需严格控制血糖、血压,同时给予活血化瘀、抗血小板、抗感染、改善微循环、营养神经等对症治疗。伤口局部经彻底清创清除坏死组织后,再使用负压吸引器引流直到伤口无脓性分泌物渗出。待肉芽组织开始生长,同时细菌学培养无细菌生长后则可使用 PRG 治疗。需注意的是,如果血管完全闭塞、足部坏疽严重必须截肢者,则不适用于该方法。

总之,糖尿病足和糖尿病慢性溃疡患者使用 PRG 可快速控制感染,促进溃疡愈合,大大缩短伤口愈合时间,减轻患者痛苦,是一种简单易行、安全有效的方法。

参考文献

1. KHANOLKAR M P, BAIN S C, STEPHENS J W. The diabetic foot[J]. QJM, 2008, 101(9): 685-695.

2. 合力平,冉兴无. 糖尿病足的诊治进展[J]. 内科急危重症杂志, 2008, 14(4): 171-174.

3. AMABLE P R, CARIAS R B, TEIXEIRA M V, et al. Platelet-rich plasma preparation for regenerative medicine: optimization and quantification of cytokines and growth factors[J]. Stem Cell Res Ther, 2013, 4(3): 67.

4. ANITUA E, ORIVE G. Endogenous regenerative technology using plasma-and platelet-derived growth factors[J]. J Control Release, 2012, 157(3): 317-320.

5. LACCI K M, DARDIK A. Platelet-rich plasma: support for its use in wound healing[J]. Yale J Biol Med, 2010, 83(1): 1-9.

6. DRIVER V R, HANFT J, FYLLING C P, et al. A prospective, randomized, controlled trial of autologous platelet-rich plasma gel for the treatment of diabetic foot ulcers[J]. Ostomy Wound Manage, 2006, 52(6): 68-74.

7. 李兰. 自体富血小板凝胶治疗糖尿病皮肤慢性难愈合创面机制的研究进

展［J］.感染、炎症、修复,2012,13（1）:53-55.

8. KANG Y H, JEON S H, PARK J Y, et al. Platelet-rich fibrin is a Bioscaffold and reservoir of growth factors for tissue regeneration［J］. Tissue Eng Part A, 2011, 17（3-4）: 349-359.

（黄远帅　张进进）

第十二章

输血相关不良反应案例

1. 抗-Mur 抗体漏检导致迟发性溶血性输血反应 1 例

一、简要病史

患者,女性,77 岁。2 个月前患者无明显诱因出现头晕、乏力,偶有反酸、烧心、嗳气,伴腹痛不适,左下腹胀痛明显,呈阵发性发作,患者未予重视。7 天前患者出现双脚疼痛、行走受限,并伴黑便 4 次(每次量约 150mL),同时头晕、乏力症状明显加重,以"上消化道出血"急诊收入院。患者有高血压、糖尿病及痛风病史多年。既往有多次妊娠史和输血史,否认家族遗传性疾病史,否认食物及药物过敏史。

二、辅助检查

(一)体格检查

入院时体温 37℃,脉搏 108 次 /min,呼吸 21 次 /min,血压 128/84mmHg,体重 51kg。神志清楚,精神差,贫血貌,睑结膜苍白,浅表淋巴结不肿大。双肺呼吸音偏低,未闻明显干湿啰音。心率 108 次 /min,律齐,未闻及明显病理性杂音。腹稍膨隆,未扪及包块,全腹无明显压痛及反跳痛,肝脾肋下未扪及,Murphy 征阴性,麦氏点无压痛,肠鸣音 4 次 /min,移动性浊音阴性,双下肢无水肿,生理反射存在,病理征未引出。

(二)实验室检查

1. 血常规 WBC 18.9×10^9/L,RBC 2.52×10^{12}/L,Hb 47g/L,PLT 251×10^9/L,Hct 0.182。

2. 血生化 BUN 5.6mmol/L,Cr 116μmol/L,UA 454μmol/L,Cys-C 1.53mg/L,TC 4.37mmol/L,TG 6.11mmol/L,Alb 33.0g/L,TB 19.5μmol/L,DB 15.4μmol/L,Glu 12.7mmol/L,CK 32U/L,HBDH 253U/L,LDH 289U/L,cTn137.4pg/mL。

3. 凝血功能筛查　PT 17s，APTT 57s，PTA 57%，INR 1.21，Fbg 2.2g/L。

4. 便常规　隐血 4+。

5. 血型血清学检查　血型为 B 型、RhD 阳性，抗体筛查阴性（见表 12-1），发生溶血性输血反应后进行抗体鉴定，结果符合抗 -Mur 抗体反应格局（见表 12-2）。

表 12-1　抗体筛查结果

序号	Rh-hr						Kell				Duffy		Kidd		Lewis		P	MNS				血浆	
	C	D	E	c	e	Cw	K	k	Kpa	Kpb	Fya	Fyb	Jka	Jkb	Lea	Leb	P1	M	N	S	s	IS	IAT
1	+	+	0	0	+	+	0	+	0	+	0	+	0	+	+	+	+	+	+	+	+	0	0
2	+	+	0	0	+	0	+	W	+	+	0	+	0	0	0	+	0	+	0	+	0	0	0
3	0	+	+	+	0	0	0	+	0	+	+	0	+	+	+	0	0	+	0	+	0	0	0

（三）影像学检查

胸部 X 线平片：心肺无明显异常。

三、诊疗经过

入院后积极给予艾司奥美拉唑抑酸、补液、止血、止痛等对症支持治疗。由于患者 Hb 47g/L，重度贫血，精神差，缺氧症状明显。考虑患者抗体筛查阴性，紧急情况下，输入盐水介质法交叉配血相合 B 型、RhD 阳性悬浮红细胞 2U，无输血不良反应。次日再次输入凝聚胺法交叉配血相合 B 型、RhD 阳性悬浮红细胞 2U，无输血不良反应，患者缺氧症状明显改善。第二次输血结束 48 小时后，患者出现低热，精神变差，尿液呈淡酒红色。实验室检查：Hb 58g/L，尿 RBC4+，TB 43.6μmol/L，DB 33.8μmol/L，疑发生溶血性输血不良反应。重新采集血液标本检测，DAT 阳性，抗体筛查阴性，将患者输血前后配血标本用 10 系谱细胞进行抗体特异性鉴定（微柱凝胶抗人球蛋白法），确定含有 IgG 型抗 -Mur 抗体，其效价分别为 2 和 8。患者 2 次血液标本与 2 位供血者红细胞重新用微柱凝胶抗人球蛋白法配血，与第 1 位供血者均呈阳性反应，与第 2 位供血者呈阴性反应，推测首次配血盐水介质法漏检 IgG 型抗 -Mur 抗体，第 1 次输血抗原刺激，导致抗体效价升高，引起迟发性溶血反应。给予地塞米松、抗休克、碱化尿液等进行对症处理，同时为患者输入经微柱凝胶抗人球蛋白法配血相合的 B 型、Mur 抗原阴性悬浮红细胞 2U，无输血不良反应，患者相应症状趋好，未出现新的溶血反应及迹象。治疗 10 天后，复查 Hb 为 82g/L，尿 BLO 阴性，TB 24.3μmol/L，DB 11.7μmol/L，病情稳定，患者出院。

表 12-2　抗体鉴定结果

序号	Rh-hr					Kidd		MNSs					Duffy		Diego		Kell		Lewis		P	DO		Yt		血浆	
	D	C	E	c	e	Jk^a	Jk^b	M	N	S	s	Mur	Fy^a	Fy^b	Di^a	Di^b	K	k	Le^a	Le^b	P1	DO^a	DO^b	Yt^a	Yt^b	IS	IAT
1	+	+	0	0	+	+	+	+	+	0	+	0	+	0	0	+	0	+	0	+	+	0	+	+	0	0	0
2	+	0	+	+	0	+	0	0	+	0	+	0	+	0	0	+	0	+	0	+	+	0	+	+	0	0	0
3	+	+	0	+	+	+	+	+	+	+	+	0	+	0	+	+	0	+	0	+	+	0	+	+	0	0	0
4	+	+	+	+	+	+	0	+	0	0	+	0	+	0	0	+	0	+	+	+	+	0	+	+	0	0	0
5	+	0	+	+	+	0	+	+	+	0	+	0	+	0	0	+	0	+	0	+	+	0	+	+	0	0	0
6	+	0	0	+	+	0	+	0	+	0	+	0	+	0	0	+	0	+	0	0	0	0	+	+	0	0	0
7	0	0	0	+	+	+	+	+	+	0	+	0	+	0	0	+	0	+	+	0	+	0	+	+	0	0	2+
8	+	+	+	0	+	+	+	+	+	0	+	+	+	+	/	/	0	/	0	+	0	/	/	/	/	0	0
9	0	0	0	+	+	0	+	0	+	0	+	0	+	0	0	+	0	+	+	0	0	0	+	+	0	0	0
10	+	0	+	+	0	+	0	+	+	+	+	0	+	0	0	/	+	+	/	+	0	/	/	/	/	0	0
自身																										0	

四、相关知识链接

MNS 血型系统抗原数目仅次于 Rh 血型系统,ISBT 命名为 MNS,数字序列为 002,目前确定的抗原有 46 个。Mur 抗原是 MNS 血型系统里的第 10 号抗原,1961 年首次在 HDFN 病例家系中发现。Mur 抗原在白种人和非洲黑人中很少见,亚洲黄种人相对多见,在中国人群中约为 7%、泰国人群中约为 10%[1-3]。中国大陆地区也有不同人群中 Mur 抗原分布的报道,四川汉族人群(包括患者和无偿献血者)为 1.5%(8/700)[4],上海地区献血人群 1.79%(30/1679),云南迪庆州献血人群 3.48%(7/201)[5],广州地区无偿献血者 6.59%(6/91)[6]。Mur 抗原的阳性频率在一些少数民族更高,如广西侗族为 15.4%(130/844)[7],云南怒族为 22.65%(29/128)[8]。同种异体抗 -Mur 同样在东南亚和东亚地区患者中有很高的发生率,被认为是有临床意义的抗体,能够引起严重的输血不良反应和 HDFN[9-10]。

五、案例点评

本案例患者有妊娠史和近期输血史,由于所在实验室使用的 3 系抗体筛查细胞均未表达 Mur 抗原,致抗体筛查结果阴性。入院当日急诊申请输血时,供血者红细胞 Mur 抗原恰为阳性,因病情紧急,实验室只使用盐水介质交叉配血,未发现配血不合,致患者输血 3 天后发生溶血性输血反应。本案提示:抗体筛查试验阴性不代表患者一定没有抗体,盐水介质法会造成 IgG 型抗体漏检,故输血相容性检测试剂和方法的合理选择需引起重视。近年来,抗 -Mur 抗体漏检所致溶血性输血不良反应时有报道[11-12],对于中国人群而言,抗体筛查细胞中包含 Mur 抗原尤为重要,同时不建议使用盐水配血法作为单独的配血方法,以防止 IgG 型抗体漏检,确保患者输血安全。

参考文献

1. LEE CK, MA ESK, TANG M, et al. Prevalence and specificity of clinically significant red cell allo antibodies in Chinese women during pregnancy: a rare view of cases from 1997 to 2001[J]. Transfus Med, 2003, 13(4): 227-231.

2. REID ME, LOMAS-FRANCIS C, OLSSON ML. The Blood Group Antigen Facts Book. Third ed[M]. New York: Elsevier Academic Press, 2012: 82-84.

3. WEBB AJ, GILES CM. Three antibody of MNSs system and their association with the Miltenberger complex of antige[J]. Vox sang, 1977, 32(3): 274-276.

4. 李翠莹,徐弘,黄菲. 四川汉族人群 Mur 抗原频率调查[J]. 临床血液学杂志,2015,28(12):1078-1079.

5. 龚淞颂,沈伟,王钰箐.中国部分人群 Mur 血型抗原分布及分子基础的研究[J].中国输血杂志,2015,28(8):997-1000.

6. 魏玲,姬艳丽,莫春妍,等.广州地区无偿献血者抗 -Mur 筛查及 Mur 抗原基因型检测[J].南方医科大学学报,2012,32(12):1833-1835.

7. 焦伟,黎海澜,王晨,等.广西侗族人群稀有血型 Mur 抗原的调查研究[J].广西医科大学报,2010,27(6):962.

8. 黄秀琼,陈丽琼,钮荣祥,等.云南怒族稀有血型 MNSs 系统(Mur)抗原抽样调查分析[J].大理学院学报,2004,3(1):39-40.

9. 韩冰,黄春妍.抗 -Mur 引起的交叉配血不合 2 例并文献复习[J].中国输血杂志,2016,29(12):1397-1399.

10. WU K H, CHANG J G, LIN M, et al. Hydrops foetalis caused anti-body in first pregnancy case report[J]. Tranfusion Med, 2002, 12(5):325-327.

11. WU K H, CHU S L, CHANG J G, et al. Haemolytic disease of the new born due to maternal irregular antibodies in the Chinese population in Taiwan[J]. Tranfusion Med, 2003, 13(5):311-314.

12. CLAS CM, ST PIERRE MW, CHURCHILL DN. Conversion between bromcresol green and bromcresol purple measured albumin in renal disease[J]. Neprol Dial Transplant, 2001, 16(9):1925-1929.

2. 回忆性抗 -Jk^a 抗体引起迟发性溶血反应 1 例

一、简要病史

患者,男性,55 岁,因"上消化道出血"急诊入院。患者既往乙型肝炎病史 15 年,肝硬化 3 年。既往有输血史,末次输血为 6 个月前。否认家族遗传性疾病史,否认食物及药物过敏史。

二、辅助检查

(一)体格检查

入院时体温 36.7℃,心率 85 次 /min,呼吸 18 次 /min,血压 90/65mmHg,体重 65kg。神志淡漠,贫血貌,睑结膜苍白,浅表淋巴结不肿大。双肺呼吸音清,未闻明显干湿啰音。心率 85 次 /min,律齐,未闻及明显病理性杂音。腹平软,未扪及包块,全腹无明显压痛及反跳痛,肝脾肋下未扪及,Murphy 征阴性,肠鸣音 4 次 /min,无移动性浊音。双下肢无水肿。

（二）实验室检查

1. 血常规（入院当天）　WBC 6.9×10^9/L, Hb 66g/L, Hc t26%, PLT 145×10^9/L。

2. 凝血功能筛查（入院当天）　PT 12.4s, APTT 28s, Fbg 2.4g/L, D-Dimer 30μg/L, FDP 5.4mg/L。

3. 血生化（输血前）　BUN 4.6mmol/L, Cr 106μmol/L, Alb 43.0g/L, TB 12.5μmol/L, Glu5.7mmol/L, LDH 189U/L。

4. 血型血清学检测　血型为 B 型、RhD 阳性,抗体筛查阴性（见表 12-3）,DAT 阳性。交叉配血:入院当天应用微柱凝胶抗人球蛋白卡进行交叉配血（1 个供者）,结果为主次侧均相合;入院第 3 天的患者再次行抗体筛查试验结果为阳性,经鉴定为抗 -Jk^a 抗体（见表 12-4）,与入院当天输注红细胞供者标本重做交叉配血试验,结果为主侧弱阳性,经鉴定抗原表型 Jk（a+b+）。

（三）影像学检查

胸部 X 线平片:心肺无明显异常。

三、诊疗经过

患者入院当天 Hb 66g/L,给予补液、抑酸、保护胃黏膜等对症支持治疗,同时输注交叉配血相合的 B 型、RhD 阳性悬浮红细胞2U。入院第 2 天出现 Hb 不升反降至 54g/L,尿色深黄,LDH 升高（889U/L）等情况,考虑发生迟发性溶血反应。在原有治疗基础上,给予碱化尿液,加大输液量后症状逐步好转。入院第 3 天重新抽血,抗体筛查阳性,抗体鉴定为抗 -Jk^a 抗体。后输注 B 型、RhD 阳性、Jk^a 表型阴性去白细胞红细胞 2U,患者贫血症状改善明显,Hb 上升到 70g/L,输注有效,未再出现迟发性溶血反应的临床表现。之后由于病情需要,患者又输注 Jk^a 表型阴性去白细胞红细胞 2U,无不良反应表现。

四、相关知识链接

Kidd 系统抗体在临床输血中具有重要的意义,其抗体可引起新生儿溶血病和溶血性输血反应。患者除了因输血、妊娠等免疫因素产生常见抗 -Jk^a、抗 -Jk^b 抗体,还可因为药物和疾病等因素产生自身抗体,造成输血困难[1]。Kidd 血型系统抗体均为免疫抗体,多数为 IgG 抗体,少数为 IgM 抗体,常合并其他血型系统抗体。Kidd 血型系统抗体和相应抗原阳性的红细胞凝集通常较弱,多数需要抗人球蛋白介质才能出现凝集,血浆标本或保存时间较长的血清标本可能出现假阴性反应,需要加入新鲜血清后,才能出现阳性结果[2]。

表 12-3　患者第一次输血前、后抗体筛查结果

序号	Rh-hr						Kell				Duffy		Kidd		Lewis		P	MNS				第一次输血前		第一次输血后	
	C	D	E	c	e	Cʷ	K	k	Kpᵃ	Kpᵇ	Fyᵃ	Fyᵇ	Jkᵃ	Jkᵇ	Leᵃ	Leᵇ	P1	M	N	S	s	IS	IAT	IS	IAT
1	+	+	0	0	+	+	0	+	0	+	+	+	0	+	0	+	+	0	+	+	+	/	0	0	0
2	+	+	0	0	+	0	+	W	+	+	+	+	+	+	0	+	+	0	+	0	+	/	0	0	1+
3	0	+	+	+	0	0	0	+	0	+	0	0	+	+	+	0	0	+	0	+	0	/	0	0	1+
自身																						/	/	0	0

表 12-4　患者第一次输血后抗体鉴定结果

序号	Rh-hr					Kidd		MNSs					Duffy		Diego		Kell		Lewis		P	第一次输血后
	D	C	E	c	e	Jkᵃ	Jkᵇ	M	N	S	s	Mur	Fyᵃ	Fyᵇ	Diᵃ	Diᵇ	K	k	Leᵃ	Leᵇ	P1	IAT
1	+	+	0	0	+	+	+	+	+	0	+	0	+	0	0	+	0	+	0	+	+	1+
2	+	0	+	+	0	+	+	+	+	+	+	/	+	0	/	+	/	/	0	+	0	1+
3	+	+	0	+	+	0	0	0	+	0	+	0	+	+	+	/	0	/	+	/	+	1+ˢ
4	+	+	0	0	+	+	+	+	+	0	+	/	0	0	0	0	0	+	0	+	+	1+
5	+	0	+	+	+	+	0	+	+	0	+	0	0	0	0	0	0	+	0	+	+	0
6	0	0	0	+	+	0	+	0	+	0	+	0	+	0	+	+	0	+	0	+	0	1+
7	0	0	0	+	+	+	+	0	+	0	+	/	+	0	/	/	/	/	0	+	+	1+
8	0	0	0	+	+	0	+	0	+	0	+	0	0	0	0	0	0	+	+	+	0	1+
9	0	0	0	+	+	0	0	0	0	0	+	0	+	+	0	+	0	+	+	0	0	0
10	+	+	0	0	+	+	+	+	+	0	+	+	+	0	/	/	0	/	0	+	+	1+

迟发型溶血反应（delayed hemolytic transfusion reaction, DHTR）通常为血管外溶血，多数是红细胞被 IgG 抗体包被，致敏后的红细胞被单核 - 巨噬细胞系统吞噬，引起红细胞过多破坏，患者临床表现类似急性血管内溶血的症状，比如发热、烦躁、腰背酸痛、血红蛋白尿等，部分不典型患者可能仅仅表现为红细胞输注疗效不佳。实验室检查可能有轻度胆红素升高，Hb 不升，LDH 增加等表现。容易引起 DHTR 的血型抗体通常来自 Rh、Kidd、Duffy 等血型系统[3]。机体在对再次输入携带 Kidd 抗原的红细胞产生回忆反应，Kidd 系统抗体迅速产生，并与血液循环中携带相应抗原的红细胞结合，引起溶血性输血反应，临床输血过程中应给予足够重视[4-5]。

五、案例点评

Kidd 血型系统抗体的典型特点是血型抗体在患者体内产生后，维持时间很短就会迅速消失，再次输血时可能无法在输血前检出抗体。但是，一旦输入对应抗原阳性的红细胞后会迅速发生回忆反应，引起迟发溶血反应[6-8]。因此，为避免此类抗体漏检而引起严重的溶血反应，对有妊娠史或反复输血史患者输血时，建议每次输血前都要进行抗体筛查试验，以确保没有新的抗体产生。对于已经明确产生特异性同种抗体的患者，需要永久记录，每次输血都需要避免输入相应抗原刺激机体产生抗体，以防引起严重的急性或迟发性溶血反应[9]。

参考文献

1. REID ME, OMAS-FRANCIS C, OLSSON ML. The Blood Group Antigen Facts Book. Third ed[M]. New York: Elsevier Academic Press, 2012.

2. 胡丽华. 临床输血检验. 2 版[M]. 北京: 中国医药科技出版社, 2010.

3. 张烨, 苗天红, 刘亚庆, 等. 抗 -Ce、抗 -Jk^b 和抗 -Fy^b 引起的交叉配血困难 1 例[J]. 中国输血杂志, 2013: 26（4）: 392-393.

4. Gilliss BM, Looney MR, Gropper MA. Reducing noninfectious risks of blood transfusion[J]. Anesthesiology, 2011, 115（3）: 635-649.

5. 闫芳, 刘亚庆, 刘素芳, 等. Kidd 血型系统自身抗体研究[J]. 中国输血杂志, 2012, 25（S1）: 112.

6. TINEGATE H, BIRCHALL J, GRAY A, et al. Guideline on the investigation and management of acute transfusion reactions. Prepared by the BCSH Blood Transfusion Task Force[J]. Br J Haematol, 2012, 159（2）: 143-153.

7. 褚晓凌, 郭永建. 国际输血协会《非感染性输血不良反应监测标准》之解读[J]. 中国输血杂志, 2012, 25（8）: 812-814.

8. ODAKA C, KATO H, OTSUBOH, et al. Online reporting system for transfusion related adverse events to enhance recipient haemovigilance in Japan: a pilot study [J]. Transfus Apher Sci, 2013, 48 (1): 95-102.

9. WILLIAMS LA 3RD, LORENZ RG, TAHIR A, et al. High Percentage of Evanescent Red Cell Antibodies in Patients with Sickle Cell Disease Highlights Need for a National Antibody Database [J]. South Med J, 2016, 109 (9): 588-591.

3. IgG 抗 -Le^{bH} 引起急性溶血性输血反应 1 例

一、简要病史

患者,男性,68 岁,肝癌患者,曾多次输注血液及血液制品。因"肝昏迷"急诊收入院。住院后第二次输血时,怀疑发生溶血性输血反应,为查明输血反应原因,送实验室鉴定。

二、辅助检查

(一)体格检查

入院时体温 36.5℃,心率 90 次 /min,呼吸 21 次 /min,血压 135/85mmHg,体重 71kg。神志淡漠,贫血貌,睑结膜苍白,浅表淋巴结不肿大。双肺呼吸音清,未闻明显干湿啰音。心率 90 次 /min,律齐,未闻及明显病理性杂音。腹略膨隆,未扪及包块,全腹无明显压痛及反跳痛,肝脾肋下未扪及,Murphy 征阴性,肠鸣音 4 次 /min,移动性浊音阳性。双下肢轻度水肿。

(二)实验室检查

1. 血常规　WBC 6.9×10^9/L, RBC 2.92×10^{12}/L, Hb 67g/L, PLT 151×10^9/L, Hct 0.221。

2. 血生化　ALT 104U/L, AST 142U/L, BUN 6.6mmol/L, Cr 106μmol/L, Alb 33.0g/L, TB 145.5μmol/L, Glu 4.7mmol/L, LDH 289U/L。

3. 凝血功能筛查　PT 20s, APTT 57s, PTA 51%, INR 1.41, Fbg 1.8g/L。

4. 血型血清学常规检查　血型为 B 型、RhD 阳性,抗体筛查阳性(见表 12-5)。患者血浆与谱细胞Ⅰ反应格局见表 12-6,在盐水介质中与谱细胞Ⅰ不反应,在抗人球蛋白和凝聚胺介质中与 O 型 Le(a-b+)细胞反应,与 O 型 Le(a-b-)细胞和自身细胞不反应。患者血浆经 2-Me 处理 1 小时后与谱细胞Ⅰ、Ⅱ反应结果见表 12-7。使用凝聚胺试剂交叉配血,与献血者 1 和献血者 2 均相合。

表 12-5　抗体筛查结果

序号	Rh-hr C	D	E	c	e	C^w	Kell K	k	Kp^a	Kp^b	Duffy Fy^a	Fy^b	Kidd Jk^a	Jk^b	Lewis Le^a	Le^b	P P1	MNS M	N	S	s	第一次输血后 IS	IAT
1	+	+	0	0	+	+	0	+	0	+	+	+	0	+	0	+	+	0	+	+	+	0	1+
2	+	+	0	0	+	0	+	W	+	+	0	+	0	+	0	0	0	0	+	0	+	0	0
3	0	+	+	+	0	0	0	+	0	0	+	0	+	+	+	0	0	+	0	+	0	0	0
自身																						0	0

表 12-6　患者血清与谱细胞Ⅰ反应格局

序号	Rh-hr D	C	E	c	e	Kidd Jk^a	Jk^b	MNSs M	N	S	s	Duffy Fy^a	Fy^b	Diego Di^a	Di^b	Xg Xg^a	Kell K	k	Kp^a	Kp^b	Kp^c	Js^a	Js^b	P P1	Lewis Le^a	Le^b	Lutheran Lu^a	Lu^b	试验结果 IS	IAT	凝聚胺
1	+	+	0	0	+	0	+	+	+	+	+	+	0	0	+	0	0	+	0	+	0	0	+	+	0	+	0	+	0	2+	2+
2	+	0	+	+	0	+	0	+	+	+	+	+	+	0	+	+	0	+	0	+	0	0	+	+	0	+	0	+	0	2+	2+
3	+	0	+	+	+	0	+	+	0	+	+	+	0	0	+		0	+	0	+	0	0	+	+	+	+	0	+	0	2+	2+
4	+	0	+	+	+	0	+	+	+	0	0	+	0	0	+	+	0	+	0	+	0	0	+	0	0	+	0	+	0	2+	2+
5	+	0	0	+	+	0	+	+	0	0	+	+	0	0	+	0	0	+	0	+	0	0	+	0	+	+	+	+	0	2+	2+
6	0	+	0	+	+	+	+	+	+	0	0	+	+	0	+	+	0	+	0	+	0	0	+	0	0	0	0	+	0	0	0
7	0	0	+	+	+	+	+	+	0	0	+	+	0	0	+		0	+	0	+	0	0	+	0	0	0	0	+	0	2+	2+
8	0	0	0	+	+	+	+	+	+	+	+	+	+	0	+	+	0	+	0	+	0	0	+	+	+	0	0	+	0	2+	2+
9	0	0	0	+	+	+	+	+	+	+	+	+	0	0	+	0	0	+	0	+	0	0	0	0	0	0	0	0	0	0	0
10	+	+	0	+	+	+	+	+	+	+	+	+	0	+	+	+	0	+	0	+	0	0	+	+	+	+	0	+	0	0	0
自身																													0	0	0

表 12-7　患者血清经 2-Me 处理后与谱细胞 Ⅰ、Ⅱ 反应格局

	编号	表现型	反应结果		
			盐水	IAT	凝聚胺
谱细胞 Ⅰ	1~5、7、8	O 型 Le（a−b+）	0	2+	2+
	6、9、10	O 型 Le（a+b−）	0	0	0
谱细胞 Ⅱ	1	A₂ 型 Le（a−b+）	0	2+	2+
	2	A₂ 型 Le（a+b−）	0	0	0
	3	A₁ 型 Le（a−b+）	0	w+	w+
	4	A₁ 型 Le（a+b−）	0	0	0
	5	B 型 Le（a−b+）	0	w+	w+
	6	B 型 Le（a+b−）	0	0	0
自身		B 型 Le（a−b−）	0	0	0

5. 血型血清学特殊检查　患者 1 为 B 型、RhD 阳性，CCDEe，Le（a−b−）；献血者 1 为 ccDEe，Le（a−b−）；献血者 2 为 B 型、RhD 阳性，CcDEe，Le（a−b+）。患者为非分泌型，分别取 A、Le（a−b+），B、Le（a−b+），O、Le（a−b+）和 O、Le（a−b−）4 名分泌 H 物质人唾液与患者血清 37℃中和 10 分钟后，在盐水、凝聚胺、间接抗人球蛋白介质中与 O 型 Le（a−b+）细胞不发生反应。结论：患者血液中存在 IgG 型抗 -LeᵇH 抗体。

三、诊疗经过

患者入院后，给予控制感染、纠正电解质及酸碱平衡，输注悬浮红细胞 2U（献血者 1），未见输血反应。3 天后再次输注悬浮红细胞 1U（献血者 2），输注过程中出现发热（体温达 39℃）、腰痛、畏寒、酱油色尿等症状，急查尿常规发现 PRO2+，RBC3+，胆红素 2+。临床按照急性溶血性输血反应处置原则给予对症治疗，次日病情逐渐稳定，住院 15 天后好转出院。

四、相关知识链接

Lewis 抗体最常见 IgM 类自然发生抗体，37℃时一般不发生反应。临床偶见 Lewis 抗体 37℃有活性，且是 IgG 性质[1]。Lewis 血型系统中抗 -Leᵇ 可分为两类，一类是抗 -LeᵇH，与 O 和 A₂ 型 Le（a−b+）细胞反应良好，与 B 型和 A₁ 型 Le（a−b+）细胞有弱反应。抗 -LeᵇH 能被 ABH 所有人分泌型人唾液抑制。另一类是抗 -LeᵇL，它能凝集所有 Leᵇ 阳性红细胞，而与其 ABO 血型无关。

O 型分泌 H 物质的 Le（a–b–）人的唾液能中和抗 Le^{bH}，却不能中和抗 Le^{bL}[2]。Lewis 血型系统抗体可结合补体引起严重溶血性输血反应[3-5]。

五、案例点评

本案例从表 12-5 和表 12-6 结果可知患者体内产生的抗体为 IgG 类，患者血浆与 O 型和 A_2 型 Le（a–b+）细胞反应最强，与 B 型和 A_1 型 Le（a–b+）细胞有弱反应（见表 12-7）。患者血浆能被 ABO，Le（a–b+）和 O 型 Le（a–b–）分泌型人唾液中和，其特异性与抗 -Le^{bH} 一致。患者输入献血者 1 悬浮红细胞 2U 时由于 Lewis 血型与患者相同未出现输血反应。3 天后输入献血者 2 悬浮红细胞 1U 时，献血者 2 血液中含有 Le^b 抗原，但由于 B 型供者 H 抗原较弱，导致抗 -Le^{bH} 在凝聚胺介质中与 B 型供者红细胞活性不高或试验操作者判断失误，结果判断为相合，输给患者后 IgG 类抗 -Le^{bH} 抗体引起急性溶血性输血反应。本案例提示：由于所在医院实验室没有抗体鉴定能力，仅仅是通过交叉配血试验（盲配）来选择供者，导致溶血反应的发生。因此，对于抗筛结果阳性的患者，盲筛相合供者并不能确保输血安全，要尽量明确抗体特异性，输注对应抗原阴性的红细胞，才能最大限度确保输血安全。

参考文献

1. 李勇，杨贵贞．人类红细胞血清学实用理论与实验技术［M］．北京：中国科学技术出版社，1999.

2. FRANCESK，WIDMANN MD．输血技术手册［M］．北京：人民卫生出版社，1993.

3. 单桂秋，吴国平，吕品，等．IgG 抗 -Le^a 引起急性溶血性输血反应 1 例［J］．中国输血杂志，2000，13（2）：113.

4. 叶健中，蔡于旭，梁延连，等．IgG 抗 -Le^a 致严重溶血性输血反应 1 例及其家系调查［J］．中国输血杂志，2003，16（4）：287.

5. MOLLISO PL. Blood transfusion in Clinical Medicine. 9th ed［M］. Oxford：Black well Scientific Publications，1993.

4. IgG 抗 -c 引起迟发性溶血性输血反应 1 例

一、简要病史

患者，男性，43 岁，因"急性上消化道出血、风湿性心脏病"急诊入院。患

者 32 年前曾行二尖瓣狭窄扩张术,术中输过血,成分及数量不详。否认家族
遗传性疾病史,否认食物及药物过敏史。

二、辅助检查

(一)体格检查

入院时体温 36.5℃,脉搏 102 次 /min,呼吸 19 次 /min,血压 100/64mmHg,
体重 64kg。贫血貌,结膜苍白,皮肤、巩膜无黄染。双肺呼吸音清,未闻明显干
湿啰音。心率 102 次 /min,律齐,未闻及明显病理性杂音。腹部胀气,无压痛及
反跳痛,肝脾未及,肠鸣音 6 次 /min,无移动性浊音,双下肢无水肿。

(二)实验室检查

1. 血常规　WBC 8.94×10^9/L,RBC 1.76×10^{12}/L,Hb 59g/L,PLT 145×10^9/L。

2. 血生化　ALT 14U/L,AST 12U/L,BUN 5.6mmol/L,Cr 106μmol/L,Alb
43.0g/L,TB 15.5μmol/L,Glu 4.89mmol/L,LDH 269U/L。

3. 凝血功能筛查　PT 15s,APTT 38s,PTA 87%,INR 1.01,Fbg 2.8g/L。

4. 血型血清学检测　血型为 AB 型、RhD 阳性;输血前(2013-07-26)
抗体筛查阴性,输血后(2013-08-03)抗体筛查阳性;输血前(2013-07-26)
DAT 阴性,输血后(2013-08-03)DAT 为弱阳性;先后两次共选择 5 袋 AB
型、RhD 阳性红细胞进行微柱凝胶抗人球蛋白法交叉配血,主、次侧均相
合。采用输血后标本(2013-08-03)与这 5 位供者重新交叉配血,主、次均
不相合。患者 Rh 分型为 CCDEe,5 位献血者 Rh 分型见表 12-8;患者两
次输血后,抗体筛查试验转为阳性,2013-08-03 重新采集患者血液标本,
对其血浆及红细胞放散液进行抗体特异性鉴定,结果见表 12-9。血浆、红
细胞放散液与 10 系谱细胞在盐水介质中不发生凝集,在抗人球蛋白介质
中,c 抗原阳性细胞均发生凝集反应,符合 IgG 抗 -c 抗体格局,测定其效价
为 128。

表 12-8　5 位献血者 Rh 分型及输血日期

供者	Rh 分型	悬浮红细胞量 /U	输血时间
供者 1	ccDee	1.5	2013-07-26
供者 2	CcDee	1.0	2013-07-26
供者 3	ccDee	1.5	2013-07-26
供者 4	ccDee	2.0	2013-07-27
供者 5	CcDEe	2.0	2013-07-27

表 12-9　患者两次输血后新血样血浆及放散液与 10 系谱细胞反应格局表

序号	Rh-hr					Kidd		MNSs					Duffy		Diego		Kell		Lewis		P	DO		Yt		血浆		放散液
	D	C	E	c	e	Jk^a	Jk^b	M	N	S	s	Mur	Fy^a	Fy^b	Di^a	Di^b	K	k	Le^a	Le^b	P1	DO^a	DO^b	Yt^a	Yt^b	IS	IAT	IAT
1	+	+	-	-	+	+	+	+	-	+	+	/	+	-	/	/	-	/	-	/	-	/	/	/	/	0	0	0
2	+	-	-	+	-	+	+	-	+	+	+	-	+	-	-	+	-	+	-	+	+	-	+	+	-	0	4+	4+
3	+	+	+	+	+	+	-	+	+	-	+	-	+	+	+	/	-	/	+	/	+	/	/	/	/	0	4+	4+
4	+	+	+	+	+	+	+	-	+	-	+	/	+	-	-	/	-	/	-	+	-	/	/	/	/	0	4+	4+
5	+	-	-	+	+	-	+	+	+	-	+	-	+	-	-	-	-	+	-	+	+	-	+	+	-	0	4+	4+
6	+	-	-	+	+	-	+	+	+	-	+	-	+	-	-	+	-	+	+	+	-	-	+	+	-	0	4+	4+
7	-	-	-	+	+	+	+	+	+	+	+	+	+	-	-	-	-	+	-	-	+	-	+	+	-	0	4+	4+
8	+	+	-	-	+	+	+	-	+	-	+	-	+	-	-	/	-	/	-	+	+	/	/	/	/	0	0	0
9	-	-	-	+	+	+	+	+	+	-	+	-	+	-	-	-	-	+	-	-	+	-	+	+	-	0	4+	4+
10	+	-	+	+	+	+	+	-	+	+	+	/	+		-	/	-	/	-	-	+	/	/	/	/	0	4+	4+
自身																										0	1+	/

（三）影像学检查

胸部 X 线平片：心肺未见明显异常。

（四）其他检查

心电图：心房颤动。

三、诊疗经过

患者入院后，连续 2 天（2013-07-26、2013-07-27）各输注红细胞悬液 4U，输血过程顺利，无不良反应发生，Hb 上升到 95g/L。2013-07-28 患者出现发热、胸痛，TB（95.5μmol/L）和 IB（78.5μmol/L）增高等表现，临床未予特殊处理。2013-08-02 患者体温 38.5℃，皮肤、巩膜出现黄染。2013-08-03 晨尿酱油色，Hb 为 75g/L。紧急抽血送输血科检查，经输血前后血样对照检查，确诊为由 IgG 抗 -c 引起的迟发性溶血性输血反应（delayed hemolytic transfusion reaction，DHTR）。后紧急为患者行 TPE（病毒灭活血浆 20U），置换后应用甲泼尼龙（80mg/d，静脉滴注 3 天，之后逐渐减量），同时通过补充血容量、利尿、碱化尿液等措施预防肾功能衰竭等综合治疗，患者病情逐渐稳定，皮肤及巩膜黄染减轻，尿液颜色恢复正常，于 2013-08-12 出院，出院时 Hb 为 79g/L。

四、相关知识链接

DHTR 是在输血 24 小时后，多半在输血后 3~7 天，出现无法解释的发热及血红蛋白下降。如有黄疸、血浆游离胆红素升高、DAT 阳性便可确诊[1-2]。DHTR 多由 Rh（如 E、c、D）、Kidd、Duffy、kell、Lutheran、Diego 等系统同种抗体引起，其溶血程度与抗体效价和输入的红细胞量成正比。其发病机制为机体受某一血型抗原刺激后可能产生相应不规则同种抗体，随着时间的延长，抗体效价逐渐减低甚至消失，用常规试验方法检测不到抗体的存在。当再次受到相应抗原刺激（如输血）时，机体免疫系统产生回忆反应，迅速产生大量的 IgG 血型抗体，并与相应抗原结合，致敏红细胞，使其被巨核细胞吞噬而发生血管外溶血，出现黄疸、发热等临床症状。少数患者发生血管内溶血，出现腰背疼痛、血红蛋白尿等症状，是临床输血较难预防且对患者危害较大的输血不良反应之一。

五、案例点评

本案例患者既往因手术输过血，有过明确的免疫刺激史。本次因急性上消化道出血再次输血后发生了 DHTR。根据病史及实验室检测结果推测：患者第一次所输血液中应含有患者红细胞缺失的 c 抗原，经免疫刺激产生抗 -c

抗体。32 年后抗 -c 抗体效价已经低到无法检测出的水平,再次输注含有 c 抗原的红细胞后,刺激机体产生免疫回忆反应,短时间内产生了大量的 IgG 抗 -c 抗体,效价达 128,诱发溶血性输血反应,出现了黄疸、发热、血红蛋白尿 等症状。确诊后立即进行 TPE 治疗 1 次,快速去除患者体内致病性抗体,置 换后抗体效价降为 64,同时配合激素、补液、强心、利尿、碱化尿液、抗感染等 综合治疗,患者最终病情稳定出院。

本案例救治过程提示:医疗机构应不断加强对临床医护人员输血知识 的培训,增强其识别潜在输血不良反应症状的能力。该患者 2013-07-28 已 出现发热、胸痛,总胆红素和间接胆红素增高等表现,但并未引起临床足够 的重视,直至 2013-08-03 出现酱油色尿,主管医师才咨询输血科,最后确诊 DHRT;对于溶血性输血反应救治,可根据抗体效价和黄疸程度采取 TPE 辅助 治疗,对减轻症状、缩短病程、改善预后意义重大[3]。

参考文献

1. 刘景汉,兰炯采 . 输血免疫血液学实验技术[M]. 北京:人民卫生出版社, 2011.
2. 刘景汉,汪德清 . 临床输血学[M]. 北京:人民卫生出版社,2011.
3. 李志强,宫济武 . 溶血性输血反应与细菌性输血反应处置流程[J]. 中国输 血杂志,2012,25(09):824-825.

5. 肝移植术后移植物抗宿主病 1 例

一、简要病史

患者,男性,47 岁,因"乙型病毒性肝炎、肝硬化、肝癌,为行肝移植术"收 入院。既往有多年乙型肝炎病史,有多次输血史,否认家族遗传性疾病史,否 认食物及药物过敏史。

二、辅助检查

(一)体格检查

入院时体温 36.8℃,心率 75 次 /min,呼吸 18 次 /min,血压 130/75mmHg, 体重 68kg。神志淡漠,贫血貌,睑结膜苍白,浅表淋巴结不肿大,双肺呼吸音 清,未闻明显干湿啰音。心率 75 次 /min,律齐,未闻及明显病理性杂音。腹 稍膨隆,未扪及包块,全腹无明显压痛及反跳痛,肝脾肋下未扪及,Murphy 征阴性,无移动性浊音,双下肢无水肿。

（二）实验室检查（术前）

1. 血常规　WBC 5.91×10^9/L,RBC 2.96×10^{12}/L,Hb 99g/L,PLT 149×10^9/L。

2. 血生化　ALT 64U/L,AST 72U/L,BUN 5.9mmol/L,Cr 116μmol/L,Alb 33.0g/L,TB 35.5μmol/L,Glu 5.87mmol/L,LDH 368U/L。

3. 凝血功能筛查　PT 17.1s,APTT 43.9s,PTA 57%,INR 1.21,Fbg 1.8g/L。

4. 血型血清学检查　患者、肝脏供者血型均为 A 型、RhD 阳性,患者抗体筛查阴性。

（三）影像学检查

1. 胸部 X 线平片　心肺无异常发现。

2. 腹部 CT　重度肝硬化、左肝实质占位。

三、诊疗经过

该患者入院完善相关检查后行 ABO 同型肝移植术,术前各项生命体征平稳,手术过程顺利,术中共输注 A 型悬浮红细胞 4U,FFP 10U,无输血不良反应发生。术后予以常规保肝、抗排斥、抗感染等支持治疗。移植术后第 3 天患者出现头晕、呕吐,为咖啡色胃内容物;术后第 5 天出现呃逆,微腹胀,继而腹泻,每日 10 余次;术后第 10 天腹泻基本缓解,复查肝功能发现 ALT 264U/L,AST 372U/L;术后第 15 天体温 38.2℃,躯干及四肢出现红斑,手足为甚,渐增多,稍痒;术后第 20 天躯干、头面颈部皮肤暗红色斑疹较前增多,口腔溃疡,嘴角溃烂,张口疼痛,进食困难。行胸前皮肤活检,病理汇报:可见炎性损害和角化不良现象,基底层细胞空泡变性,真皮浅层淋巴细胞、浆细胞浸润,提示发生 TA-GVHD。经大剂量皮质激素及人免疫球蛋白、免疫抑制剂治疗,病情逐渐稳定,未出现明显的骨髓抑制。

四、相关知识链接

GVHD 是指供体来源的免疫细胞对受体组织器官发起免疫攻击而引发的一系列临床症状的总称,是肝移植患者术后致死率最高的并发症。自 1988 年第 1 例患者被诊断为肝移植术后 GVHD 以来[1],全球已相继报道数百个临床病例。据统计,肝移植术后 GVHD 的发病率 0.1%~2.0%,病死率 65%~85%[2]。但目前尚缺乏统一的诊疗共识[3]。

TA-GVHD 是输血最严重的并发症之一[4]。它是受血者输入含有免疫活性的淋巴细胞(主要是 T 淋巴细胞)的血液或血液成分后发生的一种与骨髓移植引起的抗宿主病类似的临床症候群,死亡率高达 90%~100%。TA-GVHD 的发病率约为 0.01%~0.1%[5]。

GVHD 常见临床特征包括皮疹、腹泻、发热和全血细胞减少等。皮肤组织活检可见上皮基底层空泡变性，表皮淋巴细胞浸润，出现坏死的嗜酸性角质细胞。腹泻主要是由淋巴细胞浸润和肠黏膜破坏，导致肠道吸收能力下降而引起。肠活检标本中可见隐窝细胞凋亡，部分黏膜脱落和腺体脓肿。尽管结肠和小肠活检是诊断肠道 GVHD 的金标准，并具有特异性，但因为是有创检查，所以不建议将肠活检作为常用筛查手段，除非出现明显胃肠道症状[6]。临床上腹泻有时比皮疹出现得更早，但由于免疫抑制剂的不良反应也可导致腹泻，因此，以腹泻为临床表现的肠道 GVHD 常常被忽视。

五、案例点评

本案例患者行同种异体肝移植术，术中输入 2 位供者的红细胞成分，术后第 3 天起陆续出现腹泻、发热及红斑皮疹症状，初期皮疹主要累及躯干、四肢，手足为甚，后期皮疹也累及头面颈部。对患者胸前皮肤活检，有典型的淋巴细胞浸润表现，结合肝功能变化情况及临床诊疗经过基本排除药物所致影响，高度支持患者发生了 GVHD。

此患者移植术中输注的红细胞未进行辐照处理，有诱发 TA-GVHD 发生的风险因素存在[7-9]。同时，肝移植本身也可以发生 GVHD。因此，该患者无法判断到底是肝移植所致 GVHD，还是输血导致的 TA-GVHD。后经大剂量激素、人免疫球蛋白及免疫抑制剂治疗，病情逐渐稳定，未出现骨髓抑制，移植肝脏功能良好。

本案例提示：由于 GVHD 诊断困难，死亡率高，移植患者输血时应选择辐照后血液成分，以预防 TA-GVHD。临床应尽可能为移植患者提供输血保护，降低移植后不良反应风险，从而提高移植成功率。

参考文献

1. BURDICK J F, VOGELSANG G B, SMITH W J, et al. Severe graft versus-host disease in a liver-transplant recipient[J]. N Engl J Med, 1988, 318(11): 689-691.

2. MURALI A R, CHANDRA S, STEWART Z, et al. Graft versus host disease after liver transplantation in adults: a case series, review of literature, and an approach to management[J]. Transplantation, 2016, 100(12): 2661-2670.

3. 宫钰, 胡志强, 黄晓武. 肝移植术后移植物抗宿主病[J]. 外科理论与实践, 2018, 23(3): 196-199.

4. SUNUL H, RGUVEN N. Transfusion-associated graft-versus-host disease[J]. Transfus Apher Sci, 2013, 49(2): 331-333.

5. JAWA R S, YOUNG D H, STOTHERT J C, et al. Transfusion-Associated Graft Versus Host Disease in the Immunocompetent Patient: An Ongoing Problem[J]. J Intensive Care Med, 2015, 30(3): 123-130.

6. CHAIB E, SILVA F D, FIGUEIRA E R, et al. Graft-versus-host disease after liver transplantation[J]. Clinics(Sao Paulo), 2011, 66(6): 1115-1118.

7. 冯非儿．王谦明．朱晓璐, 等．输血相关移植物抗宿主病的发病机制及预防[J]．中国实验血液学杂志, 2015, 23(6): 1774-1779.

8. 陆典瑞, 胡继征, 李启辉, 等．γ射线辐照对保存血红细胞质量的影响[J]．临床输血与检验, 2003, 5(4): 266-268.

9. 裴仁治, 马俊霞, 刘旭辉, 等．一例输血相关移植物抗宿主病[J]．中华血液学杂志, 2001, 22(5): 46-47.

6. 输血相关急性肺损伤 1 例

一、简要病史

患者, 男性, 78 岁, 因"跌倒后左股骨粗隆间骨折"急诊收入院。既往体健, 否认心脏病、高血压及糖尿病病史, 否认输血史, 有青霉素过敏史。

二、辅助检查

（一）体格查体

入院时体温 36.0℃, 脉搏 72 次/min, 呼吸 18 次/min, 血压 150/80mmHg, 体重 76kg。神志清醒, 对答切题, 表情痛苦, 推入病房, 查体合作。双肺呼吸音清, 未闻及干湿啰音。心率 72 次/min, 律齐, 心前区无隆起, 叩诊心界不大, 各瓣膜听诊区未闻及病理性杂音。腹平软, 无压痛及反跳痛, 肝脾肋下未及。双下肢无水肿。专科查体: 左髋部稍肿胀, 局部压痛明显, 纵向叩击痛明显, 左髋关节活动障碍, 左下肢轻度外旋畸形, 左足背动脉搏动好, 左踝、足趾运动感觉正常。

（二）实验室检查

1. 血常规 WBC 6.94×10^9/L, RBC 3.16×10^{12}/L, Hb 109g/L, PLT 241×10^9/L。

2. 血生化 ALT 24U/L, AST 32U/L, BUN 5.6mmol/L, Cr 106μmol/L, Alb 43.0g/L, TB 15.5μmol/L, Glu 5.81mmol/L, LDH 264U/L。

3. 凝血功能筛查 PT 14.1s, APTT 36.9s, PTA 87%, INR 1.11, Fbg 2.5g/L。

4. 血型血清学检查 血型为 A 型、RhD 阳性, 抗体筛查阴性。术前交叉配血 1 人份,主次侧均相合。发生疑似输血不良反应后,使用新采集的标本和原来的标本分别重复交叉配血试验,结果均相合。

5. 血涂片及血培养　发生疑似输血不良反应后,留取患者新鲜血液标本、血袋中剩余血液样本进行涂片和培养,结果均阴性。

（三）影像学检查

胸部 X 线平片:术前检查双肺纹理重,肺门形态、大小位置未见异常;发生疑似输血反应后双肺纹理较前增重,双下肺野可见片絮状模糊影,心影不大,无肺动脉高压表现。

三、诊疗经过

入院完善相关检查后行股骨粗隆间骨折闭合复位内固定术,手术过程顺利,术中出血约 300mL,查 Hb 降至 100g/L,输注配血相合的异体悬浮红细胞 2U,输血过程患者无明显不适。输血后约 1 小时,患者出现寒战、发热(最高达到 39.6℃)、心悸、呼吸困难等症状,查体心率 122 次 /min,呼吸 35 次 /min,血压 106/65mmHg,双肺呼吸音粗,可闻及细湿啰音。血氧饱和度 86%,PaO$_2$ 42mmHg,给予氧气面罩高流量吸氧,血氧饱和度无明显改善。经呼吸科、输血科会诊后考虑患者为输血相关急性肺损伤引起的急性呼吸衰竭,行气管插管、呼吸机辅助呼吸,予地塞米松抗过敏治疗,去甲肾上腺素、美托洛尔等抗休克治疗,呋塞米脱水治疗,予头孢曲松钠抗炎,吲哚美辛降温,充分补液等对症支持治疗。患者于 10 小时后,体温降至 37.4℃,呼吸、心率平稳,血压维持在 110/80mmHg 左右,血氧饱和度 100%,生命体征基本平稳。48 小时后呼吸机脱机,恢复自主呼吸,术后 12 天患者康复出院。

四、相关知识链接

输血相关急性肺损伤(transfusion related acute lung injury, TRALI)是指输入全血、成分血及相关制品 6 小时内急性发作的一类临床综合征,主要表现为肺部换气功能受损,是一种严重的输血并发症,发作快,预后差,病死率高[1]。急性呼吸困难、低氧血症、非心源性肺水肿、中度低血压和发热,是 TRALI 五联征[2]。2005 年美国国家心肺血液病研究所工作组将 TRALI 的定义修订为[3]:①急性起病(输血中或输血后 6 小时内起病);②低氧血症:空气环境下动脉血氧饱和度 <90% 或氧合指数(PaO$_2$/FiO$_2$≤300mmHg);③胸部 X 线检查提示双肺浸润阴影;④肺毛细血管楔压≤18mmHg 或无左心房压力增高证据;⑤输血前不存在急性肺损伤;⑥无其他引起急性肺损伤的风险因素。对于输血前存在明显引起急性肺损伤的风险因素,如符合前 5 项,则为可疑

TRALI。

目前 TRALI 病理生理机制尚未完全明确,现有学说包括抗体介导、非抗体介导、"二次打击"、阈值模型等多种机制[4-5]。以往研究认为输注血液制品后发生特异性抗原抗体反应或血液制品中携带的生物活性物质具有介导炎性反应的功能[6],从而引发非心源性肺水肿是 TRALI 的致病机制[7]。主要有以下几种:①白细胞抗体介导:供者血液中含有针对受者 HLA-Ⅰ类、HLA-Ⅱ类和中性粒细胞抗原的白细胞抗体,此种情况所占比例较多,而受者白细胞抗体与供者白细胞抗原发生反应则较少见[8]。文献报道 65%~90% 的 TRALI 患者输注了含有白细胞抗体的异体血,引发 TRALI 的抗体主要是粒细胞抗体和淋巴细胞抗体[9-10];②生物活性物质介导:在血细胞成分中的生物活性脂质有激活中性粒细胞的作用,大鼠实验证实储存于红细胞和血小板成分中的脂质可引起 TRALI[11-12];③二重打击学说:"第一次打击"是指患者处于特殊临床病理状态,如创伤、外科手术、感染、炎症及脓毒血症等,此时中性粒细胞被激活并分布于肺组织;"第二次打击"是指输入含白细胞抗体和 / 或含生物活性脂质的血液成分后与受者白细胞发生反应并激活补体,肺微血管内皮细胞 Fcγ 受体引起中性粒细胞在肺微血管内激活并释放脱粒产物导致肺微血管内皮损伤和通透性增加,发生渗透性肺水肿,出现低氧血症,最终引起 TRALI 的临床表现[13];④其他:如补体,供体白细胞抗体与受体白细胞起反应并激活补体,补体活化产生的补体片段(尤其是过敏毒素 C5a)可促使急性肺损伤迅速恶化[14]。

TRALI 的治疗主要包括停止输血、监测生命体征;氧疗与通气,积极纠正缺氧;药物治疗;营养支持;防治其他器官功能障碍[15]。TRALI 患者一般很少直接死于呼吸衰竭,往往由于原发病和 / 或继发病未能及时控制,而死于难以纠正的严重低氧血症导致的多脏器功能衰竭。因此,加强高危患者监护、及早诊断、及早治疗,才能减低死亡率。

TRALI 在美国、英国分别占严重输血不良反应报告总数的第 1 位和第 4 位[16],引起临床以及输血医师的高度重视,但是国内临床医师对 TRALI 认识不足[17],对 TRALI 的临床病例报道甚少,输血科应积极甄别临床病例,协助临床诊断、治疗,防范严重输血不良风险。

五、案例点评

本案例患者输血后 1 小时出现:①突发的呼吸困难,呼吸频率明显加快,血氧饱和度明显下降至 86%,给予氧气面罩高流量吸氧,血氧饱和度无明显改善,氧分压下降至 42mmHg;②双肺呼吸音增粗,可闻及细湿啰音;③出现血压下降,血压由 150/80mmHg 降至 106/65mmHg,属于中度低血压;

④发热,体温增高大于2℃;⑤输血出现症状后,胸片结果提示双肺纹理较前增重,双下肺野可见片絮状模糊影;⑥无左心房压力增高表现。结合既往及现病史,基本符合TRALI临床诊断。患者股骨粗隆间骨折及经历股骨粗隆间骨折闭合复位内固定手术,对于患者而言都是打击因素,亦支持"二次打击"学说。抢救时行气管插管、呼吸机辅助通气治疗,选择呼气末正压通气模式,患者在10小时内症状明显改善,48小时呼吸机脱机,间接证明TRALI诊断。

TRALI需和过敏性输血反应、循环超负荷、细菌感染和溶血性输血反应伴发的急性呼吸困难相鉴别[2]。①严重的过敏性输血反应也可能出现呼吸困难、低血压;但过敏反应一般发生迅速,输血后数秒到数分钟,会出现皮肤红斑、荨麻疹、严重低血压。该患者发病在输血完成后1小时,无严重低血压、皮肤症状,不支持过敏性输血反应;②循环超负荷可能会于输血后数小时发生呼吸困难,心动过速等,但通常会出现血压增高,BNP结果异常升高是鉴别二者重要依据[5],而该患者为血压降低,BNP结果正常均不支持该诊断;③细菌感染和溶血性输血反应亦需鉴别,复查该患者血样及血袋剩余血液,ABO及RhD血型正确,配血相合,抗体筛查阴性,血涂片及血培养阴性,不支持细菌感染和溶血性输血反应。因此,对于TRALI而言,鉴别诊断最为重要,及时排除原发病及其他可能的输血不良反应,为后续准确施治奠定基础。

参考文献

1. HANANE EL KENZ, PHILIPPE VAN DER LINDEN. Transfusion-relate acute lung injury[J]. Eur J Anaesthesiol, 2014, 31（7）: 345-350.

2. 胡丽华. 临床输血学检验. 3版[M]. 北京: 人民卫生出版社, 2012.

3. VLAAR A P, JUFFERMANS N P. Transfusion-related acute lung injury: a clinical review[J]. Lancet, 2013, 382（9896）: 984.

4. 姜曼, 于建设. 输血相关急性肺损伤的研究进展[J]. 世界最新医学信息文摘, 2016, 16（72）: 62-65.

5. TOY P, KLEINMAN SH, LOONEY MR. Proposed revised nomenclature for transfusion-related acute lung injury[J]. Transfusion, 2017, 57（3）: 709-713.

6. 李俊祺. 输血相关性急性肺损伤的研究进展[J]. 国际检验医学杂志, 2011, 32（11）: 1209-1211.

7. 李丽玮, 李志强. 输血相关急性肺损伤的研究进展[J]. 中国输血杂志, 2012, 25（11）: 1127-1132.

8. 董海银, 洪学军. 输血相关急性肺损伤研究进展[J]. 国际检验医学杂志,

2013, 34（6）: 701-703.

9. KOPKO PM, PAGLIERONI TG, POPOVSKY MA, et al. TRALI: correlation of antigen-antibody and monocyte activation in donor recipient pairs［J］. Transfusion, 2003, 43（2）: 177-184.

10. WALLIS JP, LUBENKO A, WELLS AW, et al. Single hospital experience of TRALI［J］. Transfusion, 2003, 43（8）: 1053-1059.

11. MCFARLAND JG. Mechanisms of transfusion-related acute lung injury［J］. Clin Adv Hematol Oncol, 2006, 4（8）: 584-594.

12. HOLNESS L, KNIPPEN MA, SIMMONS L, et al. Fatalities caused by TRALI ［J］. Transfus Med Rev, 2004, 18（3）: 184-185.

13. LOONEY MR, SU X, VAN ZIFFLE JA, et al. Neutrophils and their Fcγreceptors are essential in a mouse model of transfusion-related acutelung injury［J］. J ClinInvest, 2006, 116（6）: 1615-1623.

14. NISHIMURA M, TAKANASHI M, OKAZAKI H, et al. Lung microvascular endothelial cell injury caused by treatment with polymorphonuclear neutrophils and low-IgM serum: a model of transfusion-related acute lung injury［J］. Lung, 2006, 184（1）: 25-32.

15. KIM J, NA S. Transfusion-related acute lung injury; clinical perspectives［J］. Korean J Anesthesiol, 2015, 68（2）: 101-105.

16. 李志强, 宫济武. 输血相关急性肺损伤诊治与预防原则［J］. 临床输血与检验, 2017, 19（2）: 105-107.

17. 滕方, 张燕, 孙桂香, 等. 我国三甲医院输血不良反应发生率的 Meta 分析 ［J］. 中国循证医学杂志, 2015, 15（3）: 282-289.

7. 输血依赖性铁过载 1 例

一、简要病史

患者, 男性, 57 岁, 4 年前因头晕、乏力, 确诊为"骨髓增生异常综合征", 予重组人促红素注射液（EPO）、维甲酸等药物及对症治疗, 并间断输注红细胞（共计 168U）。2 天前患者出现乏力、头晕加重, 再次就诊, 急诊查 Hb 53g/L, SI 47.4μmol/L、SF 4 021.9μg/L, 以"骨髓增生异常综合征、铁过载"收入院。既往糖尿病史 2 年, 多次输血史, 否认家族遗传性疾病史, 否认其他相关病史。

二、辅助检查

（一）体格检查

入院时体温 36.8℃，脉搏 66 次/min，呼吸 18 次/min，血压 126/72mmHg，体重 65kg。面色苍白，意识清楚，对答切题，查体合作。肺呼吸音清，未闻及干湿啰音。心率 66 次/min，心律不齐，可闻及早搏，各瓣膜区未闻及病理性杂音。腹部平软，全腹无压痛及反跳痛，未触及包块，肝、脾肋下未及，Murphy 征阴性。双下肢无水肿。

（二）实验室检查

1. **血常规** Hb 53g/L，RBC 1.75×10^{12}/L，WBC 6.60×10^9/L，PLT 321×10^9/L。
2. **血生化** ALT 106.9U/L，AST 89.4U/L，γ-GT 170.5U/L，TG 5.73mmol/L。
3. **铁代谢检测** SI 47.4μmol/L，SF 4 021.9μg/L。
4. **尿、便常规** 无异常指标发现。
5. **骨髓穿刺** 提示骨髓病态造血。
6. **血型血清学检测** 血型为 O 型、RhD 阳性，抗体筛查阴性。

（三）影像学检查

腹部 MRI：肝脏形态、各叶大小比例大致正常，轮廓光整，其内信号弥漫性减低；胰腺、双侧肾脏实质 T2 信号减低，考虑铁过载。

三、诊疗经过

患者入院后根据既往病史、临床症状、体征及辅助检查诊断为"骨髓增生异常综合征，铁过载"。给予持续心电监测，监测血压、呼吸、心率、血氧饱和度，给予输注保存期 7 天的悬浮红细胞 2U 纠正贫血，多烯磷脂酰胆碱保肝等药物治疗，给予注射用甲磺酸去铁胺祛铁治疗，患者出现铁锈色尿液，乏力逐渐改善，头晕消失，连续 2 个月未接受输血治疗。Hb 维持在 70~76g/L，ALT 35.8U/L，AST 32U/L，γ-GT 96.2U/L，SF 降至 2 715.8μg/L，病情好转出院。

四、相关知识链接

再生障碍性贫血、骨髓增生异常综合征、地中海贫血等患者往往需要长期输注红细胞来维持生命，而长期反复输注红细胞会导致铁过载（iron overload，IOL），过量的铁沉积于心脏、肝脏及内分泌系统，会引起心功能衰竭、心律失常、肝纤维化、糖尿病等并发症，从而严重影响患者的生存期及生活质量[1]。

铁是人体必需的微量元素之一，它以各种形式在人体内保持着动态平衡，多种因素可以打破这种平衡，导致 IOL 或铁缺乏[2]。IOL 常见于长期大量输注红细胞、血红蛋白合成障碍等原因。而长期铁过载会损伤机体多个器官,影响患者生活质量,严重者甚至危及生命[3]。尤其是再生障碍性贫血、骨髓增生异常综合征等血液病患者,原发病得不到缓解时,贫血导致机体缺氧,需要长期输注红细胞维持生命,人类每天除了随上皮细胞脱落可排出微量铁以外,机体没有生理性排铁途径,可是输注到患者体内的红细胞中却含有大量的铁,因此长期输注红细胞的患者容易发生 IOL[4]。过多的铁在体内蓄积会对多个器官产生氧化损伤,并且 IOL 患者的总生存率和无事件生存率均显著缩短。

对于输血依赖的患者,铁螯合剂治疗是目前预防铁过载发生的唯一方法,对于已经出现输血依赖性的 IOL 患者,铁螯合剂又可以有效减少患者体内铁负荷,改善预后,提高患者生存质量[5]。目前在临床上使用的铁螯合剂主要有去铁胺、去铁酮和地拉罗司等。去铁胺是应用最早的去铁剂,它主要是通过降低血清铁蛋白水平,预防内分泌系统并发症来起作用。通过观察,长期去铁胺治疗可以降低 IOL 所致的心脏功能障碍,降低心脏铁负荷,逆转心脏并发症。去铁胺最常见的不良反应是输注部位红肿、输注时间较长,患者的依从性相对较差,往往不能长期坚持,影响治疗,其余并发症较少。

五、案例点评

本案例为中老年男性,以贫血为主要表现的骨髓增生异常综合征,由于长期输血治疗导致 IOL,确诊后接受去铁胺治疗,其输血依赖显著减少,病情稳定,提高了生活质量。目前尽管对 IOL 的重视已经增强,但是由于临床医师认识程度存在差异,导致祛铁治疗最佳时机的把握及祛铁治疗的规范化还有待提高。另外,有专家提出了联合祛铁治疗的"shuttle 假说"[6],去铁胺与去铁酮联合使用能迅速降低肝脏铁浓度和血清铁蛋白含量,减少心肌铁沉积,进而改善心脏功能,逆转内分泌系统的并发症,降低心脏疾病的病死率[7],但是联合治疗方案,除增加患者经济负担之外,还可能增加患者不良反应发生率[8],利弊得失有待于临床进一步研究。

参考文献

1. 朱晓明,程辉,邹亮 . 去铁胺治疗骨髓增生异常综合征及再生障碍性贫血患者输血依赖性铁过载的临床观察[J]. 临床血液学杂志,2011,24(4):432-433.
2. 郑晴晴,常春康 . 铁过载相关机制的研究在 MDS 中的重要意义[J]. 中国实验血液学杂志,2017,25(1):306-310.

3. SUZUKI T, TOMONAGA M, MIYAZAK Y, et al. Japanese epidemiological survey with consensus statement on Japanese guidelines for trentment of iron overload in bone marrow failure syndromes[J]. Int J Hematol, 2008, 88(1): 30-35.

4. 马茉莉. 再生障碍性贫血患者长期多次输血致铁过载对骨髓造血功能抑制的研究[J]. 中国临床实用医学, 2015, 6: 56-57.

5. 张耀, 肖超, 顾树程, 等. MDS 患者去铁治疗与缓解 EPO 抵抗的初步研究[J]. 中国实验血液学杂志, 2014, 22(4): 1027-1032.

6. VICTOR HOFFBRAND A. Deferiprone therapy for transfusional iron overload[J]. Best Pract Res Clin Haematol, 2005, 18(2): 299-317.

7. BERDOUKAS V, CHOULIARAS G, MORAITIS P, et al. The efficacy of iron chelator regimes in reducing cardiac and hepatic iron in patients with thalassaemia major: a clinical observational study[J]. J Cardiovasc Magn Reson, 2009, 11(1): 20.

8. 任凌燕, 廖辉. 输血性铁过载[J]. 临床血液学杂志, 2011, 24(11): 694-696.

8. 可疑输血传播疟疾 1 例

一、简要病史

献血者, 男性, 32 岁, 2016-04 献血近 1 周后, 因"出现畏寒、发热 5 天"收入院, 被诊断为"疟疾感染"。追踪疑似感染疟疾献血者时, 发现其所献红细胞已发往临床, 并已输注给一位手术患者。受血者, 男性, 73 岁, 本次手术之前无输血史。随后供血机构同时抽取献血者和受血者血液并进行了相关实验室检查。

二、辅助检查

（一）体格检查

献血者: 献血时符合 GB 18467—2001《献血者健康检查要求》。

受血者: 入院时体温 37.1 ℃, 脉搏 86 次/min, 呼吸 19 次/min, 血压 136/78mmHg, 体重 65kg。意识清楚, 双肺叩诊呈清音, 双肺呼吸音清, 未闻及干湿啰音, 心律不齐, 可闻及早搏, 各瓣膜区未闻及病理性杂音。腹部平软, 未触及包块, 肝、脾肋下未及, Murphy 征阳性。

（二）实验室检查

献血者

1. 献血前检查 ALT、HBsAg、HIV 抗体、HCV 抗体、梅毒螺旋体抗体、HBV-DNA、HCV-RNA、HIV-RNA 均为阴性。

2. 血涂片镜检 在献血者发病后的血涂片镜检中找到形态典型的恶性疟原虫环状体和配子体。

3. 巢式 PCR 检测疟原虫基因组 经巢式 PCR 均扩增出 205bp 的目的条带。

受血者

1. 血涂片镜检（输血后，两次留样） 未通过镜检发现疟原虫。

2. 巢式 PCR 检测疟原虫基因组 两份受血者样本经巢式 PCR 均扩增出 205bp 的目的条带，扩增出的 DNA 片段测序经过拼接后放入 BLAST 比对，与献血者检测出的序列相似度均为 100%，且为恶性疟原虫基因序列。

3. 受血者和献血者体内疟原虫基因组测序和分子进化分析 从进化树（图 12-1）中可以看出献血者、受血者 2 次血液样本的分型结果与恶性疟疾标准序列 KT991226.1 在同一根部且 3 条序列在进化树上的位置相同，表明 3 份

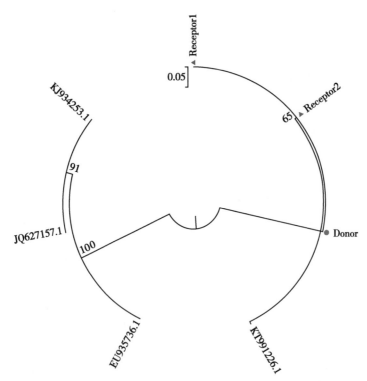

图 12-1 基于献血者和受血者体内的疟疾序列构建的分子系统进化树

血液样本 PCR 扩增结果分型均为恶性疟疾并且基因序列相同,进一步说明受血者疟疾感染来自献血者。

三、诊疗经过

献血者于 2016-04-02 从刚果(金)来广州,2016-04-10 参加无偿献血,2016-04-18 无诱因下出现畏寒发热,体温高达 39.5°C,多以夜间发热为主,间断发作 3 次,无抽搐,伴有头痛头晕,恶心、呕吐胃内容物数次,非喷射性,感全身乏力,精神食欲较差,睡眠差,无腹泻,无黏液血便及黑便,无尿频、尿急、尿痛,尿色淡黄,无四肢关节酸痛。于 2016-04-23 到医院就诊,随后诊断为恶性疟。信息反馈到采供血机构后,立刻开展相关调查,并对相应受血者进行追踪。

受血者因胆囊炎于 2016-04-20 入院,2016-04-22 行胆囊手术,手术过程顺利。2016-04-23 因术后贫血输注红细胞 1U(疑似疟疾感染者所献血液),输注时及输注后均无不良反应发生。

献血者确诊为恶性疟感染后,采供血机构于 2016-04-27 抽取献血者和受血者标本,2016-05-12 再次抽取受血者标本进行血涂片镜检、巢式 PCR 疟原虫基因组检测以及受血者和献血者体内疟原虫基因组测序和分子进化分析,最终确认,供血者感染恶性疟原虫,并通过所献血液传播给受血者。受血者输注恶性疟感染者所献血液后并未出现典型恶疾感染症状。

受血者和献血者经过综合抗疟疾治疗,均康复出院。

四、相关知识链接

人类疟疾可由五种疟原虫引起,即恶性疟原虫、间日疟原虫、三日疟原虫、卵形疟原虫和诺氏疟原虫,其中诺氏疟原虫在近几年才有所了解[1-2]。疟疾在全世界有很高的发病率和致死率,每年有约 2 亿例临床病例,其中有 50 多万例死亡病例,在撒哈拉以南的非洲地区儿童感染问题尤为严重[1]。疟疾的自然感染通常通过具有传染性的雌性按蚊叮咬实现,也可能通过输血、器官移植、胃肠外暴露或母婴传输[3]。美国的统计数据表明:1963 年到 1989 年,每年平均记录有 3 起输血相关的疟疾病例[4];20 世纪 90 年代一共有 13 个病例;从 2000 年到 2012 年有 7 个病例,大约由平均每年 1 例降至每隔一年 1 例,每百万例献血少于 0.05 个病例[5-12]。但在疟疾流行地区,每百万例献血传播的疟疾可高达 50 例[13]。疟疾的死亡率一般较低(在发达国家小于 1%)[14-15],但由于受血者通常具有各类基础性疾病,感染疟疾的死亡率可超过 10%[4]。

活体疟原虫可通过全血、悬浮红细胞、浓缩血小板而感染受血者。四种主要的疟原虫在血液中4℃条件下存活一周以上[3],诺氏疟原虫与恶性疟原虫可进入血液或者血小板中存活19天[16]。输血性疟疾潜伏期与虫种有关,恶性疟潜伏期最短,10天左右开始;间日疟原虫和卵形疟原虫需要约16天,三日疟原虫需要40天甚至更长的时间[3]。其典型的临床症状与常见的蚊传疟疾基本类似,常表现为周期性高热、寒战、出汗退热3个阶段,继而进入间歇期,并可出现继发性严重贫血、肝脑病变、肾衰竭和休克等[17]。

临床诊断技术的不断进步极大地降低了输血传播疟疾的风险。全球使用最广泛的诊断疟疾感染的方法是血涂片Giemsa染色或Wright染色后镜检,该方法需要大量的专业人员完成手工操作,不适合非流行地区的大量筛查。检测疟原虫抗原的方法如富组氨酸蛋白-Ⅱ和乳酸脱氢酶的敏感度媲美镜检,但当疟原虫密度低于200只/μL时对间日疟原虫的检出不够灵敏,仍然不足以防止输血传播。自2001年以来,英国开始使用基于三个重组恶性疟原虫抗原和一种间日疟原虫抗原(针对红细胞裂殖子阶段)的酶联免疫试剂以确定具有潜在风险的献血者[18]。澳大利亚也推行同样的策略[19],其他一些国家则在常规献血者筛查基础上加入疟疾筛查[20]。虽然英国采用的筛查试剂并未囊括五种疟原虫,但试剂针对其中两种导致大多数输血传播的疟原虫,并且该两种疟原虫与其他三种存在一些交叉反应[21]。免疫荧光抗体试验对疟疾抗体检测更敏感,但其局限性在于耗时长且结果判定具有主观性。

核酸扩增试验可以检出一种以上的疟原虫,传统PCR[22]的和半巢式PCR[23]其检测阈值为1只/mL,因此可用于降低传播风险。研究表明,输血传播疟疾的最低感染剂量为每个血液单位1~10只疟原虫[24-26],即使是最敏感的核酸的检测方法也不能将风险降低到零。

由于世界上多数国家(包括中国)没有把疟原虫筛查作为献血者常规检测项目,因此通过输血感染疟疾的病例时有发生。由于输血患者的原发病尚未痊愈或使用了抗生素等治疗药物而掩盖疟疾经血感染,使其不易被鉴别诊断,从而延误了有效的治疗时机,对于免疫功能低下的人群更是能够引起致命的危险。

五、案例点评

本案例献血者来自于疟疾高发地区刚果(金),来到中国后立即参加无偿献血,导致疟疾经过输血传播给患者。虽然受血者没有疟疾的临床表现,但是经过实验室检测,还是确认了疟疾感染的存在。因此,在没有把疟原虫筛查作为献血者常规检测项目的情况下,建议加强献血前征询审查,对有相关症状或居住或到疟疾流行国家或区域旅行的献血者实施延迟献血策略,以防止疟疾经过输血传播,给患者带来额外的伤害。

参考文献

1. WHO. World Malaria Report 2014［R］. Geneva, Switzerland. 2015.

2. SINGH B, DANESHVAR C. Human infections and detection of Plasmodium knowlesi［J］. Clin Microbiol Rev, 2013, 26（2）: 165-184.

3. GILLES H M. Epidemiology of malaria. In: Gilles HM, Warrell DA, Eds. Bruce-Chwatt's essential malariology. 3rd ed［M］. London: Edward Arnold, 1993.

4. MUNGAI M, TEGTMEIER G, Chamberland M, et al. Transfusion-transmitted malaria in the United States from 1963 through 1999［J］. N Engl J Med, 2001, 344（26）: 1973-1978.

5. PARISE M E. Traveler's malaria, locally-transmitted malaria and transfusion-transmitted malaria in the United States［EB/OL］. Rockville（MD）: US Food and Drug Administration, Center for Biologics Evaluation and Research （CBER）, 2006. http://www.fda.gov/downloads/BiologicsBloodVaccines/NewsEvents/WorkshopsMeetingsConferences/ucm091891. pdf

6. Centers for Disease Control and Prevention. Malaria surveillance-United States, 2006［R］. MMWR, 2008, 57（SS-5）.

7. Centers for Disease Control and Prevention. Malaria surveillance-United States, 2007［R］. MMWR, 2009, 58（SS-2）.

8. Centers for Disease Control and Prevention. Malaria surveillance-United States, 2008［R］. MMWR, 2010, 59（SS-7）.

9. Centers for Disease Control and Prevention. Malaria surveillance-United States, 2009［R］. MMWR, 2011, 60（SS-3）.

10. Centers for Disease Control and Prevention. Malaria surveillance-United States, 2010［R］. MMWR, 2012, 61（SS-2）.

11. Centers for Disease Control and Prevention. Malaria surveillance-United States, 2011［R］. MMWR, 2013, 62（SS-5）.

12. Centers for Disease Control and Prevention. Malaria surveillance-United States, 2012［R］. MMWR, 2014, 63（SS-12）.

13. SEED C R, KITCHEN A, DAVIS T M. The current status and potential role of laboratory testing to prevent transfusion-transmitted malaria［J］. Transfus Med Rev, 2005, 19（3）: 229-240.

14. NEWMAN R D, PARISE M E, BARBER A M, et al. Malaria-Related Deaths

among U. S. Travelers, 1963-2001 [J]. Ann Intern Med, 2004, 141 (7): 547-556.

15. LEDER K, BLACK J, O'BRIEN D, et al. Malaria in travelers: a review of the GeoSentinel surveillance network [J]. Clin Infect Dis, 2004, 39 (8): 1104-1112.

16. KITCHEN A D, BARBARA J A, HEWITT P E. Documented cases of post-transfusion malaria occurring in England: a review in relation to current and proposed donor-selection guidelines [J]. Vox Sang, 2005, 89 (2): 77-80.

17. WHITE N J, PUKRITTAYAKAMEE S, HIEN T T, et al. Malaria [J]. Lancet, 2014, 383 (9918): 723-735.

18. KITCHEN A D, LOWE P H, LALLOO K, et al. Evaluation of a malarial antibody assay for use in the screening of blood and tissue products for clinical use [J]. Vox Sang, 2004, 87 (3): 150-155.

19. SEED C R, CHENG A, DAVIS T M E, et al. The efficacy of a malarial antibody enzyme immunoassay for establishing the reinstatement status of blood donors potentially exposed to malaria [J]. Vox Sang, 2005, 88 (2): 98-106.

20. REESINK H W, PANZER S, WENDEL S, et al. The use of malaria antibody tests in the prevention of transfusion-transmitted malaria [J]. Vox Sang, 2010, 98 (3Pt2): 468-478.

21. CHIODINI P L. UK experience regarding malaria antibody tests and their contribution to blood safety [R]. Rockville, MD: US Food and Drug Administration, Center for Biologics Evaluation and Research (CBER), 2006. http: //www.fda.gov/cber/blood/malaria071206pc.htm

22. NOUR BYM, MENS P F, SAEED O K, et al. Screening of blood bank samples for the presence of malaria parasites by conventional methods and quantitative nucleic acid sequence-based amplification (QT-NASBA) assay [J]. Transfusion Alternatives in Transfusion Med, 2007, 9 (2): 120-125.

23. BENITO A, RUBIO J M. Usefulness of seminested polymerase chain reaction for screening blood donors at risk for malaria in Spain [J]. Emerg Infect Dis, 2001, 7 (6): 1068.

24. ASHLEY E A, WHITE N J. The duration of Plasmodium falciparum infections [J]. Malar J, 2014, 13: 500.

25. KITCHEN A D, CHIODINI P L, TOSSELL J. Detection of malarial DNA in blood donors-evidence of persistent infection [J]. Vox Sang, 2014, 107 (2):

123-131.

26. ASSENNATO S M, BERZUINI A, FOGLIENI B, et al. Plasmodium genome in blood donors at risk for malaria after several years of residence in Italy［J］. Transfusion, 2014, 54（10）: 2419-2424.

（李晓丰　戎　霞　孙福廷　王秋实　王远杰　姚　洁

尹　文　周吉成）